高等职业教育"十四五"药品类专业系列教材

药学综合知识与技能

彭　电　王桂梅　主编

化学工业出版社

·北京·

内容简介

本教材紧密对接国家教学标准，依据职业岗位需求，遵循技术技能型人才成长规律，以职业技能和职业素养双培育为导向编写而成。本教材共分为8个项目43个任务，内容包括药学服务道德与礼仪、用药咨询与健康教育、处方调剂、常用医学检查指标解读、常见病症健康管理、常见疾病用药指导、特殊人群药学服务、智慧药房，基本涵盖药学服务岗位所需的知识要点，其中健康管理、智慧药房等内容贴近岗位需求，与时俱进。教材落实立德树人的育人宗旨，在"三基""五性"基础上，注重改革与创新，岗课赛证融通。教材为书网融合创新型教材，配有题库、微课、教学课件等数字资源。任务均以典型案例展开分析，配套的情境演示视频均来自岗位实践，方便开展教学和自我提升。

本教材适合高职高专药学、药品经营与管理等相关专业教学使用，同时可作为医药卫生工作者的继续教育、考取执业药师资格参考用书，也可作医药企业员工的培训教材。

图书在版编目（CIP）数据

药学综合知识与技能 / 彭电，王桂梅主编 . —北京：化学工业出版社，2024.4（2025.7重印）
ISBN 978-7-122-44526-1

Ⅰ．①药…　Ⅱ．①彭…②王…　Ⅲ．①药物学-医学院校-教材
Ⅳ．①R9

中国国家版本馆 CIP 数据核字（2023）第 230619 号

责任编辑：王　可　蔡洪伟　王　芳　　　文字编辑：丁　宁　药欣荣
责任校对：田睿涵　　　　　　　　　　　　装帧设计：关　飞

出版发行：化学工业出版社
　　　　　（北京市东城区青年湖南街 13 号　邮政编码 100011）
印　　装：大厂回族自治县聚鑫印刷有限责任公司
880mm×1230mm　1/16　印张 23¼　字数 716 千字
2025 年 7 月北京第 1 版第 2 次印刷

购书咨询：010-64518888
售后服务：010-64518899
网　　址：http://www.cip.com.cn

为了更好地贯彻《国家职业教育改革实施方案》，落实教育部《"十四五"职业教育规划教材建设实施方案》（教职成厅〔2021〕3号），做好职业教育药品类、药学类专业教材建设，化学工业出版社组织召开了职业教育药品类、药学类专业"十四五"教材建设工作会议，共有来自全国各地120所高职院校的380余名一线专业教师参加，围绕职业教育的教学改革需求、加强药品和药学类专业"三教"改革、建设高质量精品教材开展深入研讨，形成系列教材建设工作方案。在此基础上，成立了由全国药品行业职业教育教学指导委员会副主任委员姚文兵教授担任专家顾问，全国石油和化工职业教育教学指导委员会副主任委员张炳烛教授担任主任的教材建设委员会。教材建设委员会的成员由来自河北化工医药职业技术学院、江苏食品药品职业技术学院、广东食品药品职业学院、山东药品食品职业学院、常州工程职业技术学院、湖南化工职业技术学院、江苏卫生健康职业学院、苏州卫生职业技术学院等全国30多所职业院校的专家教授组成。教材建设委员会对药品与药学类系列教材的组织建设、编者遴选、内容审核和质量评价等全过程进行指导和管理。

本系列教材立足全面贯彻党的教育方针，落实立德树人根本任务，主动适应职业教育药品类、药学类专业对技术技能型人才的培养需求，建立起学校骨干教师、行业专家、企业专家共同参与的教材开发模式，形成深度对接企业标准、行业标准、专业标准、课程标准的教材编写机制。为了培育精品，出版符合新时期职业教育改革发展要求、反映专业建设和教学创新成果的优质教材，教材建设委员会对本系列教材的编写提出了以下指导原则。

（1）校企合作开发。 本系列教材需以真实的生产项目和典型的工作任务为载体组织教学单元，吸收企业工作人员深度参与教材开发，保障教材内容与企业生产实践相结合，实现教学与工作岗位无缝衔接。

（2）配套丰富的信息化资源。 以化学工业出版社自有版权的数字资源为基础，结合编者自己开发的数字化资源，在书中以二维码链接的形式或与在线课程、在线题库等教学平台关联建设，配套微课、视频、动画、PPT、习题等信息化资源，形成可听、可视、可练、可互动、线上线下一体化的纸数融合新形态教材。

（3）创新教材的呈现形式。 内容组成丰富多彩，包括基本理论、实验实训、来自生产实践和服务一线的案例素材、延伸阅读材料等；表现形式活泼多样，图文并茂，适应学生的接受心理，激发学习兴趣。实践性强的教材开发成活页式、工作手册式教材，把工作任务单、学习评价表、实践练习等以活页的形式加以呈现，方便师生互动。

（4）发挥课程思政育人功能。 教材需结合专业领域、结合教材具体内容有机融入课程思政元素，深入推进习近平新时代中国特色社会主义思想进教材、进课堂、进学生头脑。在学生学习专业知识的同时，润物无声，涵养道德情操，培养爱国精神。

（5）落实教材"凡编必审"工作要求。 每本教材均聘请高水平专家对图书内容的思想性、科学性、先进性进行审核把关，保证教材的内容导向和质量。

本系列教材在体系设计上，涉及职业教育药品与药学类的药品生产技术、生物制药技术、药物制剂技术、化学制药技术、药品质量与安全、制药设备应用技术、药品经营与管理、食品药品监督管理、药学、制药工程技术、药品质量管理、药事服务与管理专业；在课程类型上，包括专业基础课程、专业核心课程和专业拓展课程；在教育层次上，覆盖高等职业教育专科和高等职业教育本科。

　　本系列教材由化学工业出版社组织出版。化学工业出版社从 2003 年起就开始进行职业教育药品类、药学类专业教材的体系化建设工作，出版的多部教材入选国家级规划教材，在药品类、药学类等专业教材出版领域积累了丰富的经验，具有良好的工作基础。本系列教材的建设和出版，不仅是对化工社已有的药品和药学类教材在体系结构上的完善和品种数量上的补充，在体现新时代职业教育发展理念、"三教"改革成效及教育数字化建设成果方面，更是一次全面的升级，将更好地适应不同类型、不同层次的药品与药学类专业职业教育的多元化需求。

　　本系列教材在编写、审核和使用过程中，希望得到更多专业院校、更多一线教师、更多行业企业专家的关注和支持，在大家的共同努力下，反复锤炼，持续改进，培育出一批高质量的优秀教材，为职业教育的发展做出贡献。

本系列教材建设委员会

编写人员名单

主　编：彭　电　王桂梅

副主编：刘利军　拓田田　谭　敏　王建芬　于　勇

编　者：黄　珊　常德职业技术学院

黄　娟　湖南省儿童医院

蒋梅香　湖南中医药高等专科学校

李　篮　湖南化工职业技术学院

刘利军　长沙卫生职业学院

刘受先　娄底市中心医院

刘相晨　漱玉平民大药房连锁股份有限公司

蒲　洪　湖南医药学院

彭　电　长沙卫生职业学院

沈　华　常德职业技术学院

谭　敏　常德职业技术学院

拓田田　杨凌职业技术学院

王桂梅　山东药品食品职业学院

王建芬　湖南化工职业技术学院

于　勇　湖南食品药品职业学院

易小民　娄底市中心医院

赵汴霞　河南医学高等专科学校

周孟春　浙江药科职业大学

周碧兰　长沙卫生职业学院

周志红　湖南省儿童医院

为贯彻落实新形势下全国高等职业教育药品类专业教育教学改革和发展的需要，本教材以培养适应行业的高素质技术技能型人才为核心，始终坚持"三基"（基本理论、基本知识、基本技能）"五性"（思想性、科学性、先进性、启发性、适用性）原则，在编写上紧跟产业及技术发展，遵循人才成长规律，注重体现高等职业教育特色，适应新时代医药大健康教育改革模式。

全书以岗位需求为导向，融入执业药师考试、药品购销员职业技能等级考试（X证书）等内容。教材内容紧密对接药店（或药房）工作岗位，涵盖药学类专业学生毕业后进入药店（或药房）等工作岗位所需的药学综合知识与技能，设计项目突出理论与实践相结合、知识技能拓展与岗位应用相对接、职业技能与职业素养培育相融合，同时进行了数字资源建设，力求打造"书网融合"创新型教材。本教材突出了以下特点：

1. "双元开发"，彰显特色

校企合作共同开发教材，由实践经验丰富的企业专家和教学科研能力强的骨干教师组成编写团队，确保教学内容的针对性、实用性、前沿性。教材编写既考虑行业创新驱动发展对技术技能型人才的需求，又遵循技术技能型人才的成长规律，充分体现了现代高等职业教育的发展理念，突出了高等职业教育特色。

2. 双线并行，立德树人

聚焦学生职业技能和职业素养双培育，每个任务增设课程思政案例，通过小故事等形式给学生正向引导；设置"任务评价"版块，将职业素养纳入评分要求中，全面培养学生生命至上、药者仁心、精益求精等职业素养，实现专业教学和思政教育的双线并行，落实立德树人根本任务。

3. 任务驱动，立足岗位

本教材按照"项目—任务"的结构编写，编写中渗透职业岗位所需能力，且贯穿教材始终，依托在药店（或药房）中的真实工作过程，以工作任务为驱动，以情景模拟的形式真实再现了药店患者购药、药师指导药品使用的全过程。通过"学习目标"明确知识和技能要求，案例导入引入典型工作任务，任务实施完成工作任务，任务评价训练检验学习效果，能大大提高学生的药学服务能力。

4. 衔接1＋X，书证融通

适应"1＋X"证书制度试点工作需要，将职业技能等级标准有关内容及要求有机融入教材内容，结合执业药师考试的需要，设置1＋X证书考点内容，教材内容和技能训练项目涵盖相关考试内容，做到书证、教考融合，适应学生职业发展、考取职业技能等级证书等多方需求。

5. 创新形式，书网融合

以任务为导向，在任务要求、任务准备、任务实施、任务评价、任务训练和任务拓展等基础上，创新了"知识导图""思政案例""知识拓展"等栏目。同时注重纸质教材与数字资源的融合，在纸质教材中增加二维码，扫描相应的二维码可获得增值服务的数字资源，使得教师易教、学生易学。

本教材共八个项目43个任务，具体编写分工如下：王桂梅编写项目一，王建芬编写项目二，周孟春编写项目三，易小民、刘受先编写项目四，谭敏编写项目五任务1、任务8，沈华编写项目五任务2、任务3、任务9，刘利军编写项目五任务4、项目六任务5、任务8，周碧兰编写项目五任务5、项目六任务4、任务9，蒋梅香编写项目五任务6、任务7，赵汴霞编写项目五任务10、项目六任务2、任务3，李篮编写项目五任务11、项目七任务2、任务6，彭电编写项目六任务1，拓田田编写项目六的任务6、任务7、任务11，黄娟、彭电编写项目六任务10，周志红编写项目六任务12、任务13、项目七任务1，蒲洪、彭电编写项目七任务3，黄珊编写项目七任务4、任务5，于勇编写项目八。彭电、王桂梅负责全书审核统稿，刘相晨负责全书审阅。

在本教材编写过程中，我们充分借鉴并汲取了前沿专家的观点、临床指南、政策法规、专著论文等相关资料，这些资料为我们深入理解和掌握最新药学服务领域的知识提供了重要的支撑。同时，我们也非常感谢各编者所在单位对本教材的大力支持和协助。在视频拍摄和制作过程中，我们得到了长沙卫生职业学院2021级学生袁小宸、邓鹤清（视频拍摄和制作），以及章思露、文灵杰、尹思郎、唐雨、李心怡、何镕馨（扮演药师和患者）的协助和支持。另外，长沙市第三医院临床药师周广青、李美云、赵静、曾雅倩、黄碧丽给予了专业指导；湖南海王星辰健康药房连锁有限公司长沙云顶梅溪湖分店、国药控股湖南维安大药房连锁有限公司河西店也给予了大力支持。我们衷心感谢以上所有人的辛勤付出和支持，让本教材的视频拍摄得以顺利完成。

本教材在编写过程中难免疏忽，我们诚挚地邀请各位专家和读者对书中可能存在的问题进行批评指正，以便我们能够进一步地修订和完善。

编　者

2024 年 1 月

目录

项目一　药学服务道德与礼仪

【项目介绍】

本项目的学习内容主要包括药学服务、药学服务道德、药学服务礼仪等。项目下设 **2** 个工作任务，通过任务的学习，了解在药学服务过程中要遵循的职业道德与规范，掌握药学服务的礼仪，既能保障患者用药安全，又为患者提供一个优越的服务环境。

【知识导图】

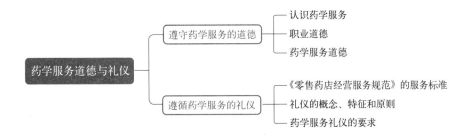

药学服务道德与礼仪
- 遵守药学服务的道德
  - 认识药学服务
  - 职业道德
  - 药学服务道德
- 遵循药学服务的礼仪
  - 《零售药店经营服务规范》的服务标准
  - 礼仪的概念、特征和原则
  - 药学服务礼仪的要求

【学习要求】

1. 知识结构：　了解药学服务及其内容，熟悉职业道德、礼仪基本要求，掌握药学服务道德的基本原则、规范、范畴及药学服务礼仪的标准。

2. 技能操作：　能根据药学服务的要求不断提升个人执业能力；能在药学服务过程中遵守药学服务道德和规范；能自觉遵循药学服务礼仪，全心全意为人民服务。

【药学技能竞赛考点】

本项目知识点与药学技能竞赛中理论知识部分"药学服务礼仪""药学服务道德""职业道德准则""职业素养""执业规范"对接，与技能操作部分"用药咨询与慢病管理—问病荐药"模块"职业素质"对接。

【1+X证书考点】

本项目知识点与执业药师考试中"职业道德、药学服务能力"对接；与药品购销员等级证书考试中"职业道德、服务礼仪"等内容对接。

任务1 遵守药学服务的道德

【学习目标】

- 知识目标
  1. 掌握药学服务道德、规范、范畴及其内容。
  2. 熟悉药学服务道德、职业道德的概念及执业药师的职业道德准则。
  3. 了解药店经营服务规范与道德要求。
- 能力目标
  1. 熟悉药学服务道德、规范、范畴的内容。
  2. 自愿遵循药学服务道德要求，开展药学服务工作，对常见疾病的治疗与预防提出合理建议，确保患者用药安全。
- 素质目标
  1. 培养良好的职业道德修养，以患者为中心，开展周到翔实的药学服务。
  2. 能利用精湛的职业技能，指导患者合理安全用药，当好用药"把关人"。

 忠诚履职

身患渐冻症的"铁人院长"张定宇

生命重于泰山。在病势汹涌的新冠肺炎病毒面前，时间就是生命，赢得多一些时间就是赢得多一丝活着的希望。身患渐冻症病的金银潭医院院长张定宇大夫忠诚履职，视病房如战场，与时间赛跑，与病魔较量。他不仅要抢更多自己的时间，用最有限的时间做最多的工作；作为医生的他还与死神抢人，抢患者的时间，拯救更多的生命。敬畏生命、珍爱生命、一视同仁、对生命高度负责。勇于担当，争分夺秒救死扶伤，"抢"字充分展现了张定宇大夫高尚的职业道德和为人民健康服务奉献一切的伟大情怀！

【任务要求】

李某，女，51岁，车间操作人员，伴有高血压、糖尿病。近日因天气炎热、劳累过度，晨起出现头晕、头疼、咽部肿胀、咳嗽、流涕、打喷嚏等症状，医生诊断为普通感冒，并开具处方。李某凭处方到药店购买药品，执业药师刘某等自觉遵循药学服务道德，为其调配药品，并对患者进行用药指导和健康教育。

××医院处方笺

姓名：李××   性别：女   普
科室：呼吸内科   年龄：51岁
日期：2021年10月20日   门诊号：2021102010001
诊断：普通感冒

Rp:

复方氨酚烷胺胶囊   (250mg+100mg)*12粒   1盒
口服 1粒/次 2次/d
双黄连口服液   10mL*10支   1盒
口服 1支/次 3次/d

药费：   医生：王××

打印时间：   审核人：   核对人：
调配：   发药人：

一、认识药学服务

1. 药学服务及对象

(1) 药学服务　药学服务是药师应用药学专业知识向公众（包括医护人员、患者及家属）提供直接的、负责任的、与用药相关的服务，以期提高药物治疗的安全性、有效性、经济性和适宜性，改善和提高人类生命质量和生活质量。它是在临床药学工作的基础上发展起来的，经历了以药品供应为中心的传统阶段和参与临床用药实践、促进合理用药为主的临床药学阶段，体现"以患者为中心"的服务宗旨，贯彻到药品设计、研发、生产和流通中的各个环节，保障公众科学合理、安全有效地使用药物。

药学服务最基本的要素是"与药物有关"的服务，不仅有调配药品等的实物形式，还有为患者提供治疗、预防、保健等用药信息和知识的形式，体现的是药师对患者的责任与关怀。这种服务的对象是广大公众，不仅是患者及其家属，还包括医务工作者及健康人群等，因此具有很强的社会属性。这种属性不仅体现在治疗性用药，还涉及预防性和保健性用药等。

(2) 药学服务的对象　药学服务的对象是广大公众，包括患者及其家属、医护人员和卫生工作者、药品消费者及健康人群等。对药学服务最需要的重要人群包括：①用药周期长的慢性病患者，或需长期或终身用药者，如高血压、高血糖患者；②病情和用药复杂，患有多种疾病，需同时合并应用多种药物者；③特殊人群，如老、弱、病、残、孕、肝肾功能损伤、过敏、听觉视觉障碍者等；④用药后易出现明显的药品不良反应者，如肿瘤患者等；⑤应用特殊剂型、特殊给药途径者，如吸入剂的使用者；⑥用药效果不佳，需要重新选择药品或调整用药方案者；⑦药物治疗窗窄需做监测者，如强心苷等药物使用者等。

2. 药学服务的模式及内容

(1) 药学服务的模式　药学服务须直接面向需要服务的患者或公众，渗透于医疗健康行为的各个方面和日常工作中，是在患者治疗过程中实施并获得效果的一种实践，是一项系统而持续的服务。随着医学模式转变，药学服务从"以药品为中心"转变为"以患者为中心"，从"以保障药品供应为中心"转变为"在保障药品供应的基础上，以重点加强药学专业技术服务、参与临床用药为中心"的模式。

(2) 药学服务的内容　药学服务是高度专业化的服务过程，要求药师等药学技术人员以合理用药为核心，药学服务的内容要满足患者用药的全部需求，主要实施内容包括：①协助医护人员制订和实施药物治疗方案；②积极参与疾病的预防、治疗和保健；③指导、帮助患者合理使用药物；④定期对药物的使用和管理进行科学评估等。具体工作包括门诊调剂服务、住院药学服务、静脉用药配置服务、药师咨询服务、药店药学服务、药学情报服务、治疗药物监测服务等。

随着药学服务的深入，药师有待深入开展的工作有药物重整、药物治疗管理、个体化药物治疗、循证医学、药物警戒、药物评价等新型服务（见表 1-1-1），以促进公众对药师职业的逐步认同和依赖。

表 1-1-1　药学服务新进展

服务形式	服务内涵
药物重整	是指在患者入院、转科和出院时，药师通过核对新开的医嘱和已有的医嘱，比较患者目前正在使用的所有药物与医嘱药物是否一致的过程
药物治疗管理	是通过重整患者的医嘱药物或药疗方案，评估药物治疗的有效性、安全性和经济性，核查患者用药的依从性，是范围广泛的专业活动。其核心要素包括药物治疗回顾、个人药物记录、药物相关活动计划、干预和/或提出参考意见以及文档记录和随访等

服务形式	服务内涵
个体化药物治疗	是一种基于个体的药物遗传学和药物基因组学信息,根据特定人群甚至特定个人的病情、病因及遗传基因,提供针对性治疗和最佳处方用药的新型疗法,是药师参与临床药物治疗、提供药物服务的重要方式和途径
循证医学在药物治疗中的应用	是针对某一具体问题,按照规定的方法对现有的相关证据信息进行收集、归类、分析,并形成一个系统性评价结果的过程。核心是在治疗决策中将目前可获取的最佳研究证据,同临床医师个人的专业技能、长期临床经验及患者的价值观和意愿三者完美地结合在一起,制订出具体的治疗方案
药物警戒	药物警戒是指发现、评价、理解和预防不良反应或其他任何可能与药物有关的问题的科学研究与活动。药物警戒不仅涉及药物的不良反应,还涉及药物不良事件、用药错误及药品质量缺陷等
药物评价	研究药物与人体之间的相互作用及其规律。目的在于阐明药物的疗效、药物在人体内的转运和转化规律、药物的不良反应及其监测方法等。评价内容包括:质量评价、有效性评价、安全性评价、经济学评价等。评价方法:四期临床试验,包括上市前(Ⅰ期、Ⅱ期、Ⅲ期)临床试验和上市后(Ⅳ期)临床试验

 想一想

药物重整的主要流程有哪些?

二、职业道德

1. 职业道德概述

职业道德是人们在从事职业活动中所遵循的行为准则和道德规范的总和。它是道德的重要组成部分,具有行业性、广泛性、时代性和历史继承性等特点。职业道德不仅是从业人员在职业活动中的行为标准和要求,也是对社会所承担的道德责任和义务,是社会道德在职业活动中的具体化表现,主要由职业理想、职业态度、职业技能、职业纪律、职业责任、职业良心、职业荣誉、职业作风等要素组成。

2. 社会主义的职业道德的基本要求

社会主义的职业道德继承了传统职业道德的优秀成分,体现了社会主义职业的基本特征,具有崭新的内涵。

(1) 爱岗敬业 反映的是从业人员热爱自己的工作岗位,敬重自己所从事的职业,勤奋努力,具备尽职尽责的道德操守,这是社会主义职业道德的最基本要求。

(2) 诚实守信 既是做人的准则,也是对从业者的道德要求,即从业者在职业活动中应该诚实劳动,合法经营,信守承诺,讲求信誉。

(3) 办事公道 就是要求从业人员在职业活动中做到公平公正,按照同一标准和原则待人处事的职业道德规范。不谋私利,不徇私情,不以权损公,不以私害民,不假公济私。

(4) 服务群众 就是在职业活动中一切从群众的利益出发,为群众着想,为群众办事,为群众提供高质量的服务。

(5) 奉献社会 就是要求从业人员在自己的工作岗位上树立奉献社会的职业精神,并通过兢兢业业地工作,自觉为社会和他人做贡献,这是社会主义职业道德中最高层次的要求,体现了社会主义职业道德的最高目标指向,爱岗敬业、诚实守信、办事公道、服务群众,都体现了奉献社会的精神。

三、药学服务道德

1. 药学服务道德概述

药学服务道德是药学技术人员在依法开展药学服务活动时必须遵循的道德标准。它是职业道德的一种，是一般社会道德在药学服务领域中的表现，是药学技术人员在药学实践中应当遵循的行为准则和规范，具有很强的专属性、广泛的适用性和鲜明的时代性。药品是一种特殊的商品，具有治疗作用和不良反应，药学技术人员既要掌握扎实的药学知识与技能，又必须遵守职业道德、忠于职守，以对药品质量负责、保证人民用药安全有效为基本准则，还必须要有良好的人文道德素养，遵循社会伦理规范，共同遵守并执行职业道德准则，只有这样才能更好地适应新形势下对药学服务的要求。

2. 药学服务道德的基本原则

药学服务道德的基本原则是从事药学技术人员在药学服务领域活动实践中应遵循的基本指导原则，它调整着药学服务领域各种人际关系，统率药学服务道德的一切规范和范畴，贯穿于药学服务道德发展过程的始终，是评价与衡量药学服务领域内所有人员的个人行为和思想品质的最高道德标准。

药学服务道德实践与人们的健康紧密联系，药学服务道德基本原则的内容如下。

（1）提高药品质量，保证药品安全有效　药学技术人员必须以患者利益为最高标准，从治愈疾病和提高患者的生活质量出发，提供安全、有效、经济的药品保障人民健康。药品的质量直接关系人民群众的健康和生命。药学技术人员一定要牢固树立质量意识，为患者提供安全有效且经济的药品，绝不允许调配、发出没有达到质量标准要求的药品以及缺乏疗效的药品，要尽力为患者提供专业、真实、准确和全面的信息。

（2）实行社会主义的人道主义　救死扶伤，实行人道主义是职业道德的一个基本原则，也是社会主义道德建设的基本要求。它是古今中外医药道德的精华所在，其核心是尊重人的生命，贫穷富贵面前一视同仁，治病救人，关心和同情患者。

（3）全心全意为人民健康服务　全心全意为人民服务是对社会主义各种职业的共同要求，是所有职业都应该遵守的根本宗旨。药师等药学技术人员更应该把为人民服务作为职业活动的出发点，真正把患者的利益放在首位，待患者如亲人，急患者之所急，痛患者之所痛，竭尽全力为患者服务。药师要做到全心全意为人民防病治病服务，既要有良好的职业道德，又要有精湛的医药技术，二者缺一不可。同时须尊重患者隐私、严守伦理道德。正确处理医药人员自身与服务对象的关系、个人利益与集体利益的关系、德与术的关系。

3. 药学服务道德规范

（1）药学服务道德规范的定义及特点　药学服务道德规范是指药学技术人员在依法开展药学服务活动时，必须遵守的道德规范和道德标准，用以指导人们的言行，协调药学服务领域中的各种人际关系，是社会对药学技术人员行为基本要求的概括，是药学服务道德基本原则的具体表现、展开和补充。具有针对性、理想性、现实性的特点。

① 针对性。药学服务道德是针对药学技术人员在药学服务过程中存在的不良道德现象所提出的具体职业道德要求，目的是精准指导药学技术人员的言行，进一步强化药学服务质量。

② 理想性。药学服务道德既满足职业道德的基本要求，又体现"以人为本"的宗旨，实现更高理想的道德要求，药学技术人员必须对患者具有高度责任心并乐意为药学事业献身。

③ 现实性。药学服务道德要求药学技术人员不仅要有为公众服务的崇高理念、良好的职业道德和职业形象，更要有精湛技术和知识底蕴，在药学服务实践的过程中，将患者的身体健康和生命安全放在首位、尊重患者、依法执业，严格遵守药品管理法律、法规，科学指导用药，避免调配错误处方等。同时还要不断学习，了解药学及相关领域的新动态、新技术、新信息，转变服务理念，不断拓展药学服务范围，在药学服务实践的基础上形成良好的道德规范。

（2）药学服务道德规范的基本内容

① 药学技术人员对服务对象的道德规范

a. 仁爱救人，文明服务。药学技术人员必须将服务对象的健康和安全放在首位，对待服务对象要有仁爱之心，同情、体贴患者疾苦。在药学服务工作过程中，要维护用药者的合法权益，尊重服务对象的人格，公平对待、一视同仁，保证合理的药物治疗。

b. 严谨治学，理明术精。药学服务工作具有很强的技术性，药学技术人员需要不断完善和扩充自己的专业知识，以科学求真的态度对待药学服务实践活动，保证药品质量并提供合格药品，开展药学服务，全力维护公众用药安全有效。

c. 济世为怀，清廉正派。药学服务工作是一项解除患者疾苦，促进人体健康的高尚职业。药学技术人员在工作过程中，应为服务对象保守秘密，确保其享有安全、有效治疗的权利；药学技术人员要自觉抵制各种诱惑，不利用自身在专业上的优势欺诈患者，谋取私利。

② 药学技术人员对社会的道德规范

a. 坚持公益原则，维护人类健康。药学技术人员在药学专业服务的过程中，还肩负维护社会公共利益的责任，是对服务对象负责和对社会负责的高度统一。

b. 宣传医药知识，承担保健职责。药品具有预防、治疗和诊断等作用，药学服务的最终目标是提高人民的生命质量和生活质量，因此，药学技术人员要自觉履行向社会宣传医药知识、为公众提供专业或科普的合理用药宣传、评价药物不良反应和用药错误等职责，实现社会公众的科学合理用药。

4. 药学服务道德范畴

（1）药学服务道德范畴概述　药学服务道德范畴是对药学服务道德实践普遍本质的概括和反映，又是一般道德范畴和药学服务实践结合的产物，反映了一般道德范畴在药学服务实践中的应用。

（2）药学服务道德范畴的内容

① 良心。它是道德观念、道德情感、道德意志和道德信念在个人意识中的统一，是比道德更深层次的内心要求，是人们在履行对他人、对社会的义务过程中所形成的道德责任感和自我评价能力。药学技术人员要忠于药品质量和患者健康，在处理与服务对象及社会之间的关系时，拥有对自己的职业行为应具有的道德责任感和自我评价能力，在从业过程中应时刻以职业良心来约束自己，真正将患者的利益放在首位，对患者充满同情与爱护，以积极的态度热心为患者和社会公众服务。

② 责任。指一定社会或阶级在一定的社会条件下，对个人确定的任务及活动方式的有意识的表达或规定。药学服务道德基本范畴的责任关系着医护人员、患者及家属等的用药安全，因此，药学技术人员要以高度负责的态度对待工作，认真审核、调配每张处方，精准解答患者的用药咨询，为患者提供优质的药学服务，从而确保社会公众的用药安全。

③ 信誉。是药学技术人员通过一个具体行为所赢得的社会信任和赞誉，是一种行为人或团体高尚的道德追求，反映了行为人的意志品质和心理特征。主要通过群众舆论、媒体舆论等多种形式表达，为一种广泛性和深刻性的评价能力，信誉一经获得，会对行为人的行为产生深远影响。药学技术人员应以信誉为动力，珍惜信誉、踏实工作，全心全意地为社会公众健康服务。

④ 职业理想。是药学技术人员在职业上依据社会要求和个人条件，根据职业规划而确立的奋斗目标，也就是个人渴望达到的职业境界。它是人类特有的一种精神追求，是理想的重要组成部分，是职业道德的反映，促进形成良好的职业行为和习惯，体现了药学职业道德的激励作用。药学技术人员应树立崇高的职业理想，促进药学服务发展，立志为祖国药学服务事业的健康发展贡献力量。

5. 执业药师的职业道德准则

2006年10月中国执业药师协会发布了中国执业药师职业道德准则，2009年6月进行了修订，内容如下。

（1）救死扶伤，不辱使命　执业药师应当将患者及公众的身体健康和生命安全放在首位，以专业知识、技能和良知，尽心、尽职、尽责为患者及公众提供药品和药学服务。

（2）尊重患者，平等相待　执业药师应当尊重患者或消费者的价值观、知情权、自主权、隐私权，对待患者或消费者应不分年龄、性别、民族、信仰、职业、地位、贫富，一视同仁。

（3）依法执业，质量第一 执业药师应当遵守药品管理法律、法规，恪守职业道德，依法独立执业，确保药品质量和药学服务质量，科学指导用药，保证公众用药安全、有效、经济、适当。

（4）进德修业，珍视声誉 执业药师应当不断学习新知识、新技术，加强道德修养，提高专业水平和执业能力；知荣明耻，正直清廉，自觉抵制不道德行为和违法行为，努力维护职业声誉。

（5）尊重同仁，密切协作 执业药师应当与同仁和医护人员相互理解，相互信任，以诚相待，密切配合，建立和谐的工作关系，共同为药学事业的发展和人类的健康奉献力量。

🔜 知识拓展

药品零售的道德要求

（1）诚实守信，确保药品质量 在销售药品时，不得夸大药物的治疗作用，不虚高定价，不做虚假广告，实事求是地介绍药品的毒副作用与不良反应，以保证用药安全、有效。

（2）依法销售，诚信推广 药品销售应符合国家的政策、法律和职业道德规范要求。所有药品的宣传内容必须真实合法、准确可信。在药品的购进、储运、销售等环节按照GSP的要求实行质量管理。防止药品在流通过程中发生差错、污染、混淆和变质，杜绝假劣药品通过流通渠道流入消费者手中。

（3）指导用药，做好药学服务 在零售药房的药品销售过程中，做好药学服务工作。坚持职业药师在岗，严格自觉按照药品分类管理规定，耐心向用药者进行用药指导；在有条件的地方，还可以为购药者建立药历。收集并记录药品不良反应，建立不良反应报告制度和台账，并按规定上报，做到时时把消费者的利益放在首位。

【任务实施】

针对任务要求中感冒患者的处方，按下述步骤完成调剂、用药指导、联合用药、健康教育等工作。

收集信息	评估信息	处方调配	实施过程	跟踪反馈
顾客基本信息 疾病信息 药物信息 用药习惯 处方信息	处方合法性审核 处方适宜性审核 药物治疗作用 药物不良反应 用药注意事项	按照处方取药 进行"四查十对" 药品复核 处方签字 收费发药	热情服务 处方调配 用药指导 联合用药 健康教育	用药情况 疾病恢复情况 强化教育 反思建档

收集信息	1. 李某，女，51岁，车间操作人员，伴有高血压、糖尿病。 2. 近日因天气炎热、劳累过度，晨起出现头晕、头疼、咽部肿胀、咳嗽、流涕、打喷嚏等症状，医生诊断为普通感冒。 3. 医生开具处方，李某凭处方到药店购买药品。 4. 主要药物有复方氨酚烷胺胶囊、双黄连口服液等
评估信息	1. 处方合法性、规范性审核；处方书写是否符合基本要求，药物名称、缩写词是否规范等。 2. 用药适宜性审核：(1)处方用药与临床诊断的相符性；(2)剂量、用法和疗程的正确性；(3)选用剂型与给药途径的合理性；(4)是否有重复给药现象；(5)是否有潜在临床意义的药物相互作用和配伍禁忌；(6)其他用药不适宜情况等。 3. 选用药物对患者的血压、血糖无明显影响，不能选择含麻、含糖的感冒药。 4. 严重肝肾功能不全患者不能使用复方氨酚烷胺胶囊，服药期间不能饮酒或者喝含有酒精的饮料。 5. 双黄连口服液适合外感风热所致的感冒
处方调配	1. 仔细阅读处方，按处方药品顺序逐一调配。 2. 按照"四查十对"要求，核对复方氨酚烷胺胶囊、双黄连口服液等药品名称、剂型、规格、数量等。 3. 调配人员在处方调配处签字，以表示处方调配完成，避免发生差错。 4. 复核药品，仔细向患者交代药物的用法、用量、不良反应、药品有效期等。 5. 收费、发药

实施过程	药师:欢迎光临,李阿姨您好,今天您需要帮助吗? 患者:这两天太热了,有些头晕、头疼、嗓子疼,还咳嗽、打喷嚏,去看了医生,说我感冒了,这是医生给我开的处方。 药师:好的,我看看。处方没有问题,您请坐,喝杯温水,我给您调配。 患者:好的,谢谢。 药师:这是您需要的两种药物复方氨酚烷胺胶囊和双黄连口服液,共2盒。请您核对一下是否正确。 患者:对,没有问题,我去付钱。 药师:阿姨,我再给您提示一下,复方氨酚烷胺胶囊是用来缓解您感冒引起的发热、头痛、四肢酸痛、打喷嚏、流鼻涕、鼻塞、咽痛等症状的,双黄连口服液的主要功效是清热解毒,用于风热感冒引起的发热、咳嗽、咽痛等症状,我把您的每次服用的剂量和每天服用的次数都写在了药盒上,您服药前可以仔细查看。 患者:好的,谢谢! 我按说明书上写的用量服用不行吗? 药师:说明书标注的是常规剂量和用法,一般病情时,可按常规剂量方法服用,但是,每个人的体质、病情和对药物的敏感性不同,用药的剂量也不相同,医生可根据患者的具体情况加大或减少用药的剂量,因此您还是按照医生的嘱咐来用药吧。 患者:我上次感冒还有几袋感冒灵颗粒,是否可以一起服? 这样病情就好得更快了。 药师:阿姨,您最好不要同服,很多感冒药都是由多种成分组成的复方制剂,盲目联合使用,就会造成相同的成分重复给药,会伤害身体的,感冒并不是吃的药越多越好。再者,您有糖尿病,单独服用感冒灵颗粒时,也要选择无糖型的。 患者:谢谢您的提醒,我知道了。这些药没有啥不好的地方吧? 药师:是药三分毒,当然也有不足的地方了。口服复方氨酚烷胺胶囊,有时会轻度头晕、乏力、恶心、上腹不适、口干、食欲缺乏和皮疹等,停药后可自行恢复,不用过多担心;用药3~7天,症状未缓解,请再来咨询吧。服药期间不得饮酒或含有酒精的饮料,不得开车,不得操作精密仪器。 患者:好的,我一定注意。双黄连口服液有哪些值得注意的吗? 药师:服用双黄连口服液,忌烟、酒及辛辣、生冷、油腻食物,不宜在服药期间同时服用滋补性中成药,风寒感冒者不适用,用药时以少量水送服。 患者:我还需要买点阿莫西林颗粒吗,上次感冒的时候就用过。 药师:这次您没有发烧,就不用买抗菌的药物了。 患者:感谢您交代得那么仔细! 你们的专业很棒,有仁爱之心,我就喜欢来这里买药,买得放心,用得也安全。 药师:阿姨,谢谢您的夸奖。提供安全有效且经济的药品,全心全意为人民服务是我们应该做的。 药师:感冒通常为良性和自限性,病程多在1周左右,无严重症状者可不用或少用药物。注意休息,多饮白开水、橘汁水等,多食新鲜蔬菜和水果,补充充足维生素;多食富含优质蛋白质的食物,增强身体抵抗力;避免过度疲劳和受热,依据气候变化增减衣服,注意室内通风和清洁,勤晒被褥。 患者:我知道了,谢谢您的细心提醒! 药师:您走好,祝您早日康复!
跟踪反馈	1. 电话咨询用药效果。 2. 询问患者病情康复情况,并提醒饮食注意事项。 3. 记录患者反馈档案

【任务评价】

项目	内容	分值	评分要求	评分
收集信息	患者信息; 用药信息	10分	患者信息齐全(5分); 用药信息全面、详实(5分)	
评估信息	处方合法性审核; 处方适宜性审核; 药物治疗作用; 药物不良反应; 用药注意事项	30分	合法性审核(4分); 适宜性审核(共20分,其中临床诊断4分,药品名称、剂型、规格6分,药物用法用量6分,药品和诊断是否一致4分); 不能选用药物正确(6分)	
处方调配	做到"四查十对"; 查看药品有效期; 检查药品质量; 药品数量正确; 药品复核; 签字、收费、发药	20分	调剂时做到"四查十对"(4分); 检查药品有效期,临近有效期应告知顾客(2分); 调剂完检查药品数量与处方一致(4分); 检查药品规格与处方一致(4分); 调配完毕后签字(2分); 复核、收费、发药(4分)	

项目	内容	分值	评分要求	评分
实施过程	热情服务； 处方调配； 用药指导； 联合用药； 健康教育	30分	语言通俗易懂（2分）； 自觉遵守药学服务道德，热情服务（5分）； 处方调配规范（2分）； 专业知识扎实，用药指导合理（8分）； 不盲目联合用药，用药安全（8分）； 健康教育正确，体现良好的职业道德规范（5分）	
跟踪反馈	用药情况； 疾病情况； 强化教育； 反思建档	10分	及时咨询患者用药情况（3分）； 关注患者疾病康复情况（3分）； 强化饮食、生活教育（2分）； 记录患者反馈档案（2分）	

【任务训练】

一、知识检测

（一）单选题

1. 药学服务的对象包括（   ）。

A. 患者　　　　B. 家属　　　　C. 医生　　　　D. 护士　　　　E. 患者及其家属、医护人员等公众

2. 关于药学服务目的的说法最正确的是（   ）。

A. 改善和提高人类生命质量　　　　B. 提高患者用药的安全性　　　　C. 提高药物治疗的安全性

D. 提高药物治疗的有效性　　　　E. 实现以药品为中心的服务模式

3. 药学服务的最基本要素是（   ）。

A. 药学知识　　　　　　　　B. 调配　　　　　　　　C. 用药指导

D. 与药物有关的服务　　　　E. 药物信息的提供

4. 在职业活动中一切从群众的利益出发，为群众着想，为群众办事，为群众提高服务质量是社会主义的职业道德的基本要求中的（   ）。

A. 爱岗敬业　　　　B. 诚实守信　　　　C. 办事公道　　　　D. 服务群众　　　　E. 奉献社会

5. 社会主义职业道德的最基本要求是（   ）。

A. 爱岗敬业　　　　B. 诚实守信　　　　C. 办事公道　　　　D. 服务群众　　　　E. 奉献社会

6. 药学服务道德的基本原则是（   ）。

A. 保证药品安全有效、实行人道主义、全心全意为人民健康服务

B. 文明服务、礼仪为先

C. 追求药品疗效为先

D. 依法执业、诚信为本

E. 服务大众、造福社会、廉洁奉公

（二）配伍题

A. 爱岗敬业　　　　B. 诚实守信　　　　C. 办事公道　　　　D. 服务群众　　　　E. 奉献社会

1. 体现社会主义职业道德中最高层次的要求是（   ）。

2. 从业者在职业活动中应该诚实劳动，合法经营，信守承诺，讲求信誉体现的是（   ）。

A. 救死扶伤，不辱使命　　　　B. 尊重患者，平等相待

C. 依法执业，质量第一　　　　D. 进德修业，珍视声誉

E. 尊重同仁，密切协作

3. 执业药师"应当将患者及公众的身体健康和生命安全放在首位，以我们专业知识、技能、良知，

尽心、尽职、尽责为患者及公众提供药品和药学服务"体现的是（　　）。

4. "执业药师应当尊重患者或消费者的价值观、知情权、自主权、隐私权，对待患者或消费者应不分年龄、性别、民族、信仰、职业、地位、贫富，一视同仁"体现的是（　　）。

5. "执业药师应当与同仁和医护人员相互理解，相互信任，以诚相待，密切配合，建立和谐的工作关系，共同为药学事业的发展和人类的健康奉献力量"体现的是（　　）。

（三）案例分析题

李师傅是高血压合并乙肝病毒携带者，也是门店营业员小刘的老顾客，小刘定期为李师傅做高血压的慢病指导。一次偶然中，小刘把李师傅是乙肝患者的私密透露给李师傅的同事，该营业员违反了药学服务道德规范中的（　　）内容。

A. 济世为怀　　　　B. 仁爱救人　　　　C. 团结协作　　　　D. 严谨治学　　　　E. 清廉正派

（四）多选题

1. 药学服务新进展的内容包括（　　）。

A. 药物重整　　　　B. 个体化药物治疗　　C. 循证医学在药物治疗中的应用

D. 药物警戒　　　　E. 药物评价

2. 社会主义的职业道德的基本要求包括（　　）。

A. 爱岗敬业　　　　B. 诚实守信　　　　C. 办事公道　　　　D. 服务群众　　　　E. 奉献社会

3. 药学服务对象中尤为重要的人群包括（　　）。

A. 用药周期长的慢性病患者

B. 特殊给药途径的使用者

C. 使用安全范围小的药物需要做治疗药物检测者

D. 妊娠期及哺乳期妇女

E. 肝肾功能不全者

4. 关于药学服务的主要实施内容以下正确的是（　　）。

A. 协助医护人员制订和实施药物治疗方案

B. 个体化药物治疗

C. 指导、帮助患者合理使用药物

D. 定期对药物的使用和管理进行科学评估

E. 积极参与疾病的预防、治疗和保健

5. 执业药师的职业道德准则包括（　　）。

A. 救死扶伤，不辱使命　　B. 尊重同仁，密切协作　　C. 进德修业，珍视声誉

D. 尊重患者，一视同仁　　E. 依法执业，质量第一

二、能力训练任务

近期某门店出现个别营业员质量意识不牢固，专注个人销售利益，不能快速、准确为患者提供安全有效且经济的药品的现象，请您设计一次活动，来提升营业员的职业道德和服务意识。

【任务拓展】

调研所在地的医药生产、零售企业，熟悉药学服务职业道德的内容有何不同。

M1-1-1　PPT　　　　M1-1-2　答案解析　　　　M1-1-3　视频

任务 2　遵循药学服务的礼仪

【学习目标】

- 知识目标
  1. 掌握药学服务礼仪的内容、一般要求及服务用语。
  2. 熟悉服务礼仪的概念、特征和原则。
  3. 了解《零售药店经营服务规范》的服务标准。
- 能力目标
  1. 能熟悉药学服务礼仪的内容及要求。
  2. 能按照药店具体顾客服务标准，熟练运用药学服务基本礼仪。
- 素质目标
  1. 遵守药学服务道德，自愿遵守药学服务礼仪，规范自己的言行举止。
  2. 培养良好的职业素养，以患者为中心，精准指导患者科学合理用药。

文明礼仪

中国传统礼仪文化

中华民族自古以来就以"礼仪之邦"闻名于世。礼仪文明是中国传统文化的重要组成部分，它是一个人、一个组织乃至一个国家和民族内在精神文化素养的展示。自古以来，人们便重视礼仪教育，"彬彬有礼""知书达礼"等是中华文明的审美标准。近年来，随着经济的腾飞、国家的繁荣富强，中国传统的礼仪文化正逐步被全世界人所认同。学习药学服务礼仪，传承中华文明历史赋予我们的责任！

【任务要求】

某药店正常营业中，突然一位阿姨怒气冲冲跑进门店，并大声质问营业员小李："我昨天找你在店里买了一盒复方大青叶 14.2 元，今天去附近店里看到人家药店才卖 10.2 元，同样的药品，我又是你们的老顾客，你们怎么这样欺负人呢？"面对顾客的价格投诉，店长应该怎样处理呢？

【任务准备】

一、《零售药店经营服务规范》的服务标准

《零售药店经营服务规范》对我国零售药店人员要求、设施设备条件、经营服务环境和服务标准作出了规定，其服务要求和售后服务内容如下。

1. 服务要求

(1) 零售药店应建立以消费者为中心的服务理念，为消费者提供合法、规范和优质的专业化药学服务。在营业期间应配备有咨询能力的药学技术人员值班，保证消费者咨询活动能够以合理合法的形式进行。

(2) 药学技术人员在接待消费者的过程中要以诚相待，与消费者建立信赖关系，耐心倾听消费者提出

的问题，充分了解消费者需求，详细询问和解答消费者用药疑虑，细致分析，防止用药意外发生。

（3）药学技术人员应自觉学习药学相关的新知识、新技能，熟练运用药学服务的基础专业知识，为消费者当好药品咨询的参谋，指导消费者合理使用药品。

（4）零售药店应开展慢性病消费者的用药跟踪，建立消费者药历，指导消费者合理用药并提供后续服务，做好提升消费者健康生活的指导工作。

（5）零售药店在销售宣传时应遵守相关法律法规，正确介绍药品的治疗作用及预期效果，禁止夸大宣传、强行推荐、诱导消费等药品促销行为。

（6）因商品质量问题导致消费者退回的药品，应做好销后退回记录，并进行质量查询和处理。

（7）位于外国人居住活动集中区域的零售药店应具有外语服务能力。

（8）提倡零售药店设置夜间服务窗口，实现 24 小时药品供应，以满足广大消费者的需求。

（9）零售药店应积极开展社区服务，举办形式多样的健康讲座与安全用药教育活动，帮助居民整理家庭药箱、处理过期药品等公益活动。

2. 售后服务

（1）零售药店应严格遵照《中华人民共和国消费者权益保护法》等法律法规和《药品经营质量管理规范》的规定，解决退换货、服务质量问题。

（2）零售药店出售需安装、调试的医疗器械商品时，应有满足顾客需求的服务措施，并定期收集消费者对商品使用情况的反馈意见。

（3）零售药店应设置专职部门或人员在授权范围内接待受理消费者投诉。接待消费者投诉时耐心热诚，做好记录，迅速调查核实并及时给予答复。

（4）零售药店应设置专用咨询电话提供专业化的电话用药咨询，为消费者解决药品售后使用中出现的问题。

（5）零售药店应为消费者提供售后药品使用跟踪服务，适时提示消费者在药品使用过程中应注意的相关事项。

> **知识拓展**
>
> **零售药店经营服务规范**
>
> 1. 遵守国家法律法规道德准则和职业职责。
> 2. 维护消费者的合法权利及健康利益。
> 3. 维护职业荣誉和尊严，科学严谨地为消费者提供安全、有效、经济的药品和药学服务，避免任何对职业产生信任损害的行为和疏忽。
> 4. 尊重和保护并不应随意泄露所获得的消费者个人信息及隐私。
> 5. 零售药店不得要求执业药师在任何无法现场执业或判断的情况下工作。

二、礼仪的概念、特征和原则

1. 礼仪的概念

礼仪即礼节、礼貌和仪表、仪式，是指人们在社会交往活动中，为了相互尊重，在仪容、仪表、仪态、仪式、言谈举止等方面约定俗成的、共同认可的行为规范。它是一定的社会道德观念与风俗习惯的客观体现，是表达礼节动作、容貌举止的行为规范和行为准则。

"人无礼则不立，事无礼则不成，国无礼则不宁"，礼仪是一个人乃至一个民族、一个国家文化修养和道德修养的外在表现形式，是做人的基本要求。良好的社交礼仪有助于人与人、组织与组织之间的沟通，有利于信息资源的交流共享。打造有礼有节的良好职业印象，从而提升个人在职场的竞争优势，提升企业"战斗力"，促进个人和企业的共同发展，对规范人们的社会行为、协调人际关系、促进人类社会发展具有积极的作用。

2. 礼仪的基本特征

(1) 规范性　礼仪既有内在的道德准则，又有外在的行为尺度，对人们的言行举止和社会交往具有普遍的规范和约束作用。良好的礼仪规范，其社会价值取向就会得到人们的广泛认同和遵循。

(2) 操作性　礼仪规范以人为本，重在实践，礼仪无处不在，礼仪无时不在。人人可学习而易行之，并都有切实可行、行之有效的操作方法。

(3) 差异性　礼仪规范约定俗成，不同国家、不同地区，由于民族特点、文化传统、宗教信仰、生活习惯不同，往往有着不同的礼仪规范。学习了解各民族、各区域、各行业的风土人情，尊重差异，不可唯我独尊，我行我素。

(4) 时代性　礼仪一旦形成并不断延续，则具有世代相传、共同实践的特点。但又随着时代发展变化呈现差异性，礼仪具有变动发展性，因此随着内外交往日益频繁而互相借鉴吸收。

3. 礼仪的原则

(1) 自觉遵守原则　是对行为主体提出的基本要求，每个人在交往活动中都必须自觉、自愿地遵守礼仪，规范自己的言行举止。它是人格素质的基本体现，只有遵守礼仪规范，才能更好地赢得他人尊重，确保交际活动获得预期的目标。

(2) 真诚平等原则　真诚表现了一个人对人对事的态度，是友善的一种表现。在社交场合中一定要做到对人真诚、尊重，拿出最大的热情，给他人充分的表现机会；平等是人与人交往时建立情感的基础，是礼仪的核心，尊重交往对象，以礼相待、一视同仁。

(3) 从俗适度原则　从俗就是要求药学技术人员在服务过程中要尊重相互之间的风俗、习惯，了解并尊重各自的禁忌，确保自己的言行与绝大多数人的习惯做法保持一致。尊重习俗，可使礼仪规范在应用过程中得心应手、运用自如，切勿目中无人、自以为是，随意批评和否定他人的习惯性做法。适度就是要求在应用礼仪规范时，注意技巧合乎规范，特别要注意做到把握分寸、认真得体。凡事不要过犹不及，要恰当地表达自己的自律和敬人之意。

(4) 宽容自律原则　宽容就是要求药学技术人员在服务过程中要尊重对方，既要严于律己，更要宽以待人。要多体谅、理解他人，学会与服务对象进行心理换位。不可求全责备、咄咄逼人。自律是礼仪的基础和出发点，在学习应用中要不断地自我约束、自我反省和对照，按照礼仪规范严格要求自己，明确自己应该做什么，不该做什么。

(5) 沟通互动原则　沟通是人与人之间、人与群体之间思想与感情的传递和反馈的过程，以求思想达成一致和感情的通畅。互动才能达到有效的沟通，因此，通过沟通互动才能获得更明确的信息，了解公众的需求，满足服务的期望。

三、药学服务礼仪的要求

药学服务礼仪是药学技术人员在药学服务行业的具体运用，是在工作岗位中为服务对象所提供的标准、正确的药学服务行为，它包括仪容仪表、着装服饰、形体仪态、语言措辞和岗位规范等基本内容。拥有良好的药学服务礼仪是药学技术人员必备的职业素质之一，良好的职业风范可以树立公司整体的良好形象，体现员工健康向上的精神风貌和优秀的职业素养。药学服务人员必须做到精神饱满、热情耐心、举止优雅、仪表端庄、仪态规范等基本要求。

1. 仪容及其要求

(1) 仪容 指人的发肤容貌,由发式、面容以及人体所有未被服饰遮掩的肌肤(如手部、颈部)等内容构成。仪容是一个人仪表美的重要组成部分,在社交中占有举足轻重的地位。它反映着一个人的精神面貌、文化水准、生活情趣和审美意识。在人际交往中,良好的容貌容易引起交往对象的关注,精神焕发、神采飞扬的仪容是对方评价自己的重要指标。

(2) 仪容的要求 药学服务过程中,零售药店对男女店员的仪容要求大致相同,略有差异(见表 1-2-1 及表 1-2-2)。

表 1-2-1 零售药店女店员仪容标准与规范

仪容	标准规范
发型 发式	1. 头发整齐清洁,不过多使用啫喱之类的物品,颜色为黑色或褐色; 2. 额前刘海不遮眼,不遮脸,不遮耳; 3. 过肩长发须用头花束起,不可凌乱,不可披散头发
发饰	和发质颜色相符,除固定碎发的发卡、发圈以外,不允许佩戴其他发饰
口	1. 口腔清洁,工作时间不吃零食; 2. 保持口气清新,工作期间不吃气味浓烈的食品
唇	根据不同年龄,挑选最适合自己的唇红,不可过于浓烈
耳朵	可佩戴小型耳钉,忌悬挂型耳饰(耳环、耳坠)和夸张大耳钉
面部 修饰	1. 保持面部清洁,精神饱满; 2. 基础妆容为淡妆;妆容清新、亮丽,具有亲和力,不可过浓或过淡; 3. 给人以清新、淡雅和自然的印象,不宜使用香味浓重的香水; 4. 工作期间适当补妆,尤其饭后必须补妆
手及 首饰	1. 指甲长短适宜,保持清洁。制剂人员不得佩戴戒指,药房窗口人员不得戴手套调配和发药; 2. 手部可佩戴正装手表、婚戒,不允许佩戴玉坠、水晶、超大、个性配饰等; 3. 指甲经常修剪,长度为 1~2mm 为宜,涂透明甲油或不涂; 4. 经常护理皮肤,保持滋润,避免干燥
身体	健康,身姿挺拔、端正,保持良好的姿态

表 1-2-2 零售药店男店员仪容标准与规范

仪容	标准规范
发型 发式	1. 男士保持短发,不可过长,前不及眉,侧不及耳,后不及领; 2. 不剃光头,不留怪异的发型,上岗前认真打理,可用发胶或啫喱定型
面部 修饰	1. 保持面部清洁,精神饱满; 2. 不留胡须,不可有胡渣,鼻毛不外露;面部、耳朵、颈部保持干净、滋润
口	口腔无异味,上岗时禁止食用有刺激性气味食物
唇	干净、滋润,可用无色润唇膏避免干裂
耳朵	不可佩戴耳饰
手及 首饰	1. 保持清洁、滋润,指甲边缘无死皮,不留指甲,不涂有色指甲油; 2. 不戴手表、婚戒以外的任何配饰
身体	健康、挺拔、端正,保持良好的姿势

2. 仪表及其要求

(1) 仪表 指人的外表,包括容貌、姿态、神态、服饰、风度、个人卫生等,显示着一个人的个性、身份、素养及心理状态。在社交场合中，一个人的仪表不但可以体现其文化素养，也可以反映其审美情趣。穿着得体不仅能给人留下良好的印象，赢得他人的信任，而且还能够提高自己的生活信心，提高与人交往的能力。

（2）仪表的要求　在药学服务中，得体的妆容和着装会体现个人良好的职业气质，给顾客留下深刻的印象，从而提升顾客对企业形象的认知。零售药店店长、助理及营业员的仪表标准和规范如表 1-2-3 所示。

表 1-2-3　店长、助理及营业员的仪表标准和规范

仪表	标准规范
服装	按规定着工装,穿戴整齐,保持干净,无明显污垢、无破损,工作服、衬衣等应熨烫平整,男士领带以素色为宜
鞋子	足部着黑色无饰物浅口工作鞋等,工作时间不穿拖鞋
胸卡	佩戴好工作牌,一般佩戴在左胸口位置

3. 仪态及其要求

（1）仪态　指一个人呈现出来的姿势和风度，姿势是指身体所呈现的样子，风度则属于内在气质的外化，仪态往往呈现出以下特点。

① 仪态是一种无声的语言。美国心理学家梅拉比安曾经提出过一个著名的公式，人类全部的信息表达＝7％语言＋38％声音＋55％体态语。由此可见，仪态作为一种交流工具在人际交往及日常工作中的作用及重要性。

② 仪态是内在素质的真实表露。一个人的仪态包括他所有的行为举止，如一举一动、一颦一笑、说话的声调、对人的态度、面部的表情等，而这些外部表现就是内在品质、知识、能力等的真实流露。

③ 仪态在社交活动中有着特殊的作用，潇洒的风度、优雅的举止常常令人赞叹，会给人留下深刻的印象，受到人们的尊重，在与人交往过程中，我们往往可以通过一个人的仪态来判断他的品格、学识、能力以及其他各方面的修养程度。

④ 仪态是人们在漫长的社会实践中逐步形成、演变和发展起来的一种社会规范，良好的仪态可以通过训练来获得。一方面，养成良好的习惯性表达；另一方面，熟悉同一动作习惯在不同地域、文化环境中的含义。在成长和生活环境中长期形成的习惯仪态可以通过后天的生活和训练趋于完善。

（2）仪态的要求　在药学服务中，良好的仪态给人留下深刻的印象，药学服务人员的仪态标准具体要求如表 1-2-4 所示。

表 1-2-4　药学服务人员的仪态标准规范

仪态	标准规范
站姿	男士:全身笔直,精神饱满,两眼平视,表情自然,两臂自然下垂,身体重心落于两腿正中。接待顾客的时候身体稍前倾。 女士:头部抬起,面部转向正前方,两眼平视,下颚微微内收,颈部挺直,双肩放松,呼吸自然,腰部直立。脚跟靠拢,两膝并拢,双手自然交叉在小腹前,右手放在左手上,双臂微曲,有端着的感觉
蹲姿	下蹲时一脚在前,一脚在后,两腿向下蹲,前脚全着地,小腿基本垂直于地面,后脚脚跟提起,脚尖着地。女性应靠紧双腿,男性则可适度将双腿打开,臀部向下,基本以后腿支撑身体
坐姿	男士:腰背挺直,小腿垂直于地面,双腿的脚跟、膝盖和大腿都要并拢,双手自然放在双腿上。 女士坐姿基本同男士,当坐在较低的椅子或沙发时,可采用双腿斜放式坐姿,即:两腿并拢后,双脚同时向右侧或左侧斜放
走姿	男士:走路轻而平稳,挺胸抬头,两眼平视,步度和步位合乎标准,走路不低头不后仰,切忌里八字、外八字,走路用腰力,有韵律感。男士走路,两脚跟交替前进,两脚尖稍外展。 女士:同男士要求,女子两脚都踩在一条直线上,称"一字步",以显优美

仪态	标准规范
微笑	放松面部肌肉,使嘴角微微向上翘起,让嘴唇略微呈弧形。最后不牵动鼻子,不发出声音,不露出牙齿的情况下,轻轻地一笑,使微笑源自内心,有感而发。服务自然诚实,声音高低轻重适度,情绪饱满热情,精力集中,适度谨慎
指引	大多使用"前摆式"手势。四指并拢,拇指靠向食指,手掌伸直,由身体一侧自下而上抬起,以肩关节为轴,到腰的高度再由身前左方或右方摆去,手臂摆到距离身体15cm,在不超过躯干的位置停止。目视顾客,面带微笑
礼让	当迎面遇到顾客时,应主动放慢脚步,如通道较窄则主动停下脚步,靠右边站立,微笑致意并说"您好!"问候语,等顾客经过后,再继续前行
递物	掌握递送场合和时机,双手奉上,身体正对接物者,稍微弯腰15°
接听	一、接听电话 1. 电话铃响起3声内必须接听电话,(接待顾客时除外)接听时,统一使用普通话。 2. 接听电话时:您好!××店,××为您服务! 3. 当不能直接回答顾客的提问时:对不起,我让××接听您的电话,请您稍等! 4. 当电话接听结束时:谢谢您!希望下次再为您服务! 5. 一定要等顾客先挂电话,再挂电话。 二、与外界(上级、公司)联系 1. 接通电话时:您好!我是××店××,我找××。 2. 当电话接听结束时:谢谢,打扰了,再见! 以上服务用语,可根据环境因素的变化灵活运用。 3. 电话记录:重要事情及信息传达记录在店铺交接本上,以防忘记传达。 ①拨打电话前:要选择得当的时间与时机,确定谈话对象,重要的内容应在打电话之前用笔写出。 ②接通后:对相识的人,简单问候后立即进入主题;对不相识的人,先讲明自己的身份、目的再谈问题;用"您好""请""谢谢""对不起"等礼貌用语。 ③拨打中:表达全面、简明扼要;需谈论机密或敏感话题时,电话接通后要先问对方谈话是否方便;交谈中如有事情需要处理,要礼貌告知对方,以免误解;未讲清的事情,要再约时间并履行诺言。 ④情况处理:如所找对象不在,应委托他人简要说明缘由,主动留言,留下联系方式和自己的姓名;记住委托人姓名,致谢
眼神	1. 目光要坦然、亲切、和蔼、有神。特别是在与人交谈时,目光应该注视对方眉、目、鼻子之间三角区,目光对视时不应该躲闪或者游移不定。 2. 露出表示欢迎的微笑,会给人一种亲切,友好的感觉。在零售业中,服务人员对顾客的每一次微笑都会让人感到善意、理解和支持。向所有进入门店的人提供帮助,提供更好的超越顾客期望的服务

(3) 仪态要求禁忌 在日益激烈的行业竞争中,药店员工的形象在客户的眼中起着越来越重要的作用。如果员工有不良的礼仪或仪态问题,最容易造成顾客大量流失,影响公司声誉,药学服务人员常见的仪态禁忌如表1-2-5所示。

表1-2-5 药学服务人员仪态禁忌

序号	仪态禁忌
1	顾客进店后无人给顾客招呼,以貌取人,凭个人印象评判顾客消费能力,挑选顾客
2	站立姿势:驼背、耸肩、插兜等,叉腰、交抱胸前,或放在背后。站立时斜靠在货架或柜台上
3	在顾客没有表达购买意向前喋喋不休推荐产品
4	在卖场议论顾客以及其他同事是非
5	在店面搭肩、挽手、挽腰,需顾客避让时未讲"麻烦您!请让一下"
6	随地吐痰、乱丢杂物,当众挖耳、抠鼻、修剪指甲、跺脚、脱鞋、伸懒腰。上班时间闲聊、哼歌曲、吹口哨
7	接待顾客时,朝顾客咳嗽、打喷嚏,如惊扰到顾客未说"对不起"
8	各级管理人员在顾客面前斥责员工
9	不注意自我控制,与顾客、客户或同事发生争吵
10	在卖场内吃食物,看与工作无关的书报杂志
11	私人物品放置在卖场

4. 药学服务用语要求

药学服务人员的服务用语应当文明礼貌，并遵守以下要求（见表1-2-6）。

表 1-2-6　常用规范化药学服务用语

基本要求	参考内容
接待顾客	1. 接待要求 ①接待顾客时应注意使用礼貌用语,禁止言语粗鲁。熟练掌握十一字礼貌用语:您好、请、谢谢、对不起、请走好。②使用文明称谓时,可参照当地的习惯称谓。男性顾客可称之"先生",年长者可称之"大爷""大叔";女性顾客可称之"女士",年长者可尊称"阿姨"。多用"您",少用"你"。 2. 顾客进店,点头示意,主动向顾客打招呼 参考用语:"小朋友(或阿姨,大爷,大娘等)早上好(中午好/下午好/晚上好)!"老顾客最好能叫出姓氏,如"张阿姨,您今天气色真好!""您好,请问您需要点什么?""您有需要帮助的吗?" 服务要领:打招呼要主动、面带微笑、目光平视顾客、态度诚恳、声音响亮。 3. 顾客不需要协助时 参考用语:"××(称呼)您请随便看看,需要时请随时叫我。" 服务要领:面带微笑、目光友善。避免出现因顾客不需要协助而感到失望与不悦,避免语气敷衍
销售服务	1. 主动向有需求的顾客提供协助 参考用语:"××(称呼)请问有什么可以帮到您? /需要我帮忙吗?" 服务要领:立即放下手中的工作,主动走近顾客,礼貌询问,或说"请你稍等,我马上过来",避免有怕麻烦的态度,如果正招呼其他顾客,再为其服务时应先有"抱歉,让你久等了"等礼貌语言。 2. 顾客指定需要某种商品 参考用语:"××(称呼)请问您需要几盒? 请稍等! 我这就拿给您。每天服几次,每次服用几粒,另外注意……"。 服务要领:立即放下手头上的工作,主动给顾客拿取并展示介绍
推荐药品	推荐要求:实事求是地介绍药品,不得夸大功能,不得强行让顾客购买。 参考用语:①推荐药品:"您不妨试试××产品,本产品的有××成分,可以有效缓解您的症状。"②回答顾客异议时:"我理解您的感受,不过……"或"我同意您对××(认同部分)的看法,但是……"。 服务要领:①言语清楚、表达清晰:与顾客、同事交谈时,应态度和蔼,仔细倾听,认真回应。交谈时与顾客保持眼神接触,不左顾右盼,不斜视顾客。对客户提出的询问和要求要耐心解答,解答不了的问题,应及时请示汇报。②接待顾客时员工应讲普通话,接待当地顾客时,鼓励员工用方言与顾客沟通
商品缺货	参考用语:"××(称呼),很抱歉,您需要的商品暂时缺货/您需要的商品数量不够,如果可以的话,您可以先买×瓶/帮您登记一下,两个工作日内给您回复。"(如果顾客急需,可以说"我们立即帮您在兄弟门店联系,大约需××时间,请您稍等,或帮您送货上门")如确实无货,顾客允许下,主动介绍其他同类产品。 服务要领:态度诚恳,如顾客坚持要购买指定的商品,应立即登记顾客联系方式和商品名称,同时承诺回复的时间
接待投诉	参考用语:①服务态度被投诉时:"我理解您现在的心情,我们一定会对相关责任人作相应的处罚""非常抱歉,如果我是您的话,也会是您这样的心情,请您消消气,让我给您解释一下,可以吗?"②药品数量被投诉时:向顾客道歉并补齐,"非常抱歉,这是我们的失误,马上给您补齐""感谢您的批评、指导,对药品复核流程出现的失误,我们会加强管理,对责任人教育处罚,向您道歉,谢谢您的信任"。③药品质量、退药、用药后发生不良反应等被投诉时:关心顾客身体状况,对本店销售的商品进行无条件退货,如顾客产生了身体伤害或要求检查并要求有补偿金时,及时向上级上报处理。"非常抱歉,我们立即为您退换货""非常抱歉,请问您有哪些不舒服?""我理解您的心情,和您一样的感受,请您给我一点时间,了解一下具体原因并咨询厂家"。④收银出现价格异议时:立即向顾客道歉"非常抱歉,这是我们的失误,我们马上退回多收的费用""很不好意思,价格标签没有及时调整,给您添麻烦了"。 服务要领: 1. 了解药学服务被投诉的类型:服务态度和质量、药品数量、药品质量、退药、用药后发生不良反应、价格异议等,有针对性地采用接待措施。 2. 对患者投诉的处理:①选择合适的地点:一般是不宜打扰的办公室、会议室等有利谈话和沟通的场所,处理原则是要尽快将顾客带离现场,以减缓顾客的情绪和注意力,减少事件对其他服务对象的影响。②选择合适人员:应根据投诉的内容,分类找相关人员接待处理,如店长或经验丰富的同事,必要时及时向上级汇报或请求协助。③接待投诉的基本方法及技巧:坚持微笑的原则,接待者的行为、举止、语言要从细节上使投诉者感到自己被尊重。接待人员要耐心倾听、真诚关切、有礼有节,用适当的语言和方式使顾客换位思考,虚心接受顾客的投诉。④重视证据保全:强调有形证据的原则,对于顾客的投诉,没有确凿的证据(如处方、销售小票、电脑存储的相关信息)排除自己的责任时,要尽量满足顾客的合理要求

基本要求	参考内容
因故离开	员工接待顾客时因故须离开时，为避免怠慢顾客，可求助其他营业员继续接待。参考用语："××，帮我照顾一下顾客。"
收银	要求：收款用语要求唱收唱付、吐字清晰、交付清楚，将找差款递送到顾客手中。 参考用语："您这次确定就选××了吗？""我收您××元钱，您买药品共计××元，找您××元钱，请点一下！""这是××请您签字确认""这是您的××，已经打包好了，这是购物小票和我们店的联系方式，帮您放在购物袋里了。"
送宾	要求：与顾客道别要谦逊有礼、和蔼亲切，使顾客感觉愉快和满意。 参考用语："请慢走，祝您早日康复！""您有问题，可以随时来咨询"等
慢病售后回访	要求：对于慢性病顾客用药，应及时用小册子记录顾客信息及用药信息，录入会员维护系统，并定期回访。 首次回访：顾客购药后1～2日，提示顾客是否按时服药。 二次回访：疗程期过半，询问顾客用药效果。 三次回访：疗程期结束前1～2日，询问顾客用药效果，并询问顾客需求，如顾客有购药需求为其订货。 参考用语：参照接听电话礼仪
服务忌语	"我们只负责销售，这种问题您找厂家询问吧""上面写着，自己看""我懂还是你懂？""嫌贵，你不要算了""不可能，绝不可能发生这种事情""我不大清楚呢""这不是我卖出去的，您找卖给您的店员吧""没看见我正忙着吗？着什么急""我没办法解决，您找店长吧"

 想一想

零售药店要求"七个一"服务的意义

一个微笑：亲切，自然，大方。

一声招呼：最近的顾客主动打招呼。

一张卡片：熟记会员的十二大免费服务。

一句温馨提示：购买药品后，温馨提示对症建议。

一本记录小册：随身记录顾客信息，做好顾客维护和交接。

一个目标：打造一支服务贴心、技术过硬的卓越团队。

一个健康解决方案：专业、全面的健康解决方案。

5. 药学服务沟通技巧

沟通是药师等药学技术人员开展药学服务的基本技能，良好的沟通使患者获得用药指导，以利于疾病的治疗，提高用药的有效性、依从性和安全性，减少药疗事故的发生。同时药师从中可获取患者的信息、问题，有助于正确指导合理用药，确立药师的价值感，提高公众对药师的认知度。药师与患者开展沟通应注意以下几点。

（1）尊重患者　药师要准确介绍自己，取得患者同意后开始提问。要充分了解患者的姓名、年龄等基本信息，注意保护患者的隐私，用尊敬、放松、自信、舒适、专业的态度与患者交流，获得患者的信任。

（2）认真聆听　设身处地聆听患者的叙述，并适时给予鼓励和肯定，尽可能减少环境中噪声、手机铃声等其他容易转移注意力的事情，和对方保持合适的交流距离，尽可能采用通俗易懂的语言提问，关注对方的信息反馈。

（3）语言的表达　①避免使用医药学的专业术语和不确定的语气与患者交流，学会用通俗易懂的语言来解释专业的医学词汇。因为大多数患者不能正确理解专业词汇表达的意思，容易造成误解。②回答或交代时要简洁、清楚、有力，不可含糊不清。③谈话要有针对性，明确交流的目的，药师要把握好谈话的主题与深度。开始交流时，为获得患者更多的信息，多用开放式提问，如"您目前使用什么药？"鼓励患者自述对药物和治疗的疑惑等。交谈期间要及时反馈，恰当反应，适时用"是的""很好"等简短话语附和，或者用点头、鼓励的眼神表示认同，忌生硬打断患者的叙述。在开放性问题交流结束或患者可能偏离主题时，药师可采用封闭式提问，如用"您按时服药吗？""您对青霉素过敏吗？"等类似问题结束谈话内容。有时候是开放式和封闭式有机结合，多方面了解患者的用药信息。

（4）非语言的运用 观察和评估肢体语言能提供大量的信息。面部微笑、语调温和，俯身与对方保持平行或稍低于对方的视线会显得更为友好；合适的距离，友好、鼓励、感兴趣的目光交流，简短的语言引导都利于有效而深入的沟通。

（5）注意控制谈话时间与所提供信息量 与患者的谈话时间不宜过长，一次性提供的信息也不宜过多，要适时、恰当地结束。也可以准备一些方便患者阅读的宣传资料，或者推荐使用微信、抖音、公众号等多媒体视频材料进行用药指导等。

（6）关注特殊人群 对于特殊人群要尤其注意解释、问询方面的差异。

【任务实施】

针对任务要求的案例，按下述步骤实施。

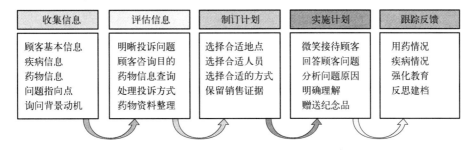

收集信息	1. 王阿姨是店里老顾客,年龄61岁,退休在家,平时患有高血压、冠心病等慢性病,近期因天气炎热,劳累过度,休息较差,免疫力下降导致感冒。 2. 昨天她在药店购买复方大青叶片一盒,价格为14.2元/盒。 3. 今天她去另外一家药店发现人家的复方大青叶片,价格比自己买的便宜4元,心里非常生气,感觉营业员不值得信任
评估信息	1. 明确王阿姨投诉的目的,感觉药品较贵,要求退货。 2. 审核确定王阿姨购买药物的名称、规格、生产厂家、销售价格等基本信息。 3. 审核销售小票,确认本店销售的药品,同时检查是否有收银错误或者私自调价的行为,确认无违纪操作。 4. 查看王阿姨反馈信息是否正确,落实另外一家药店复方大青叶片的基本信息和销售价格
制订计划	1. 选择在店长办公室,避免对其他顾客产生影响。 2. 由经验丰富的店长和王阿姨进行沟通交流。 3. 店长掌握王阿姨要求退货的原因,确定沟通交流的方式,端正心态,微笑为顾客服务,从质量和疗效方面说明药品贵的原因。 4. 保留顾客销售小票,查阅相关产品的生产、规格及价格信息等。 5. 准备小的赠品
实施计划	店长:(微笑走过来并拉着阿姨的手)王阿姨您好,很抱歉,让您生气了,我很理解您现在的心情,请您先到我办公室坐坐,喝杯茶,消消气,我来帮您看看是怎么回事,好吗? 顾客:我为这事很生气,我也是这里的老顾客了,你们卖给我的药品比人家的贵那么多,怎么让人信赖你们? 店长:阿姨,您千万不要激动,以免影响血压,对您身体不好。您喝口水,平静一下,让我给您解释一下,可以吗? 顾客:这有啥好解释的,你看看,我把药品都拿过来了,还有昨天买药小票,我岂能胡乱说! 店长:阿姨,您是我们的老顾客,一直都对我们信任和支持,这次您给我们提供这方面的药物信息,我们感谢都来不及呢,怎能不信任您的话?

实施计划	顾客:你看看这两个药是一样的吧,都是复方大青叶片,都是治疗感冒的,都是每盒24片,人家药店才卖10.2元,而你们药店卖14.2元,我要退货! 店长:阿姨,您别激动,您说的没有错,咱俩再一起看看,这两盒药是否一样。 顾客:数量都一样,只是药盒的颜色不一样。 店长:是的,外包装不一样。阿姨您看,药品的规格也不一样啊,我们销售的是0.32g×24片/盒,人家的是0.35g×24片/盒。您再看生产厂家还不一样呢。 顾客:这和厂家有啥关系?药名一样不都是一样的吗?况且人家的药片还大。 店长:阿姨,药品不是看大小,主要是看治疗效果。同一种药物可能有多家企业生产,每个厂家选用的药材产地、生产过程、企业标准等都不完全一样,生产出来的药品治疗效果会有部分差异的。您昨天购买的这个新复方大青叶就是知名品牌企业生产的,选用道地药材,疗效明显,价格略贵,但治疗效果好,有利早日恢复您的身体健康。 顾客:有道理,是否贵的都是好的,便宜的都是差的? 店长:也不完全这样。药品不同一般商品,只有合格和不合格之分,能在市场上销售的药品都是合格药品,都是符合国家药典标准的,价格高低和企业的原料选材、质量控制等有关。选择您适合的就好,药效好、副作用小的就是好的,而不是单纯地看药片大小和价格。 顾客:噢,明白了。谢谢你啊! 店长:我们店里也有这个规格的复方大青叶片,也正好有积分活动,您需要退换成这个便宜一点的,我也可以帮您。不过效果可能没有这个好,我们也是为您早日康复推荐的。 顾客:不用了,我常用这家企业的药品,效果挺好的,还是选择自己适合的吧。 店长:好的,谢谢您的理解。正好这里有一份企业的小赠品,为了表达我们的诚意,请您收下,感谢您对这个产品的认可! 顾客:今天我也长见识了,心里也痛快了,谢谢你们! 店长:谢谢阿姨,您开心就好,感谢您对我们工作的支持与信任!
跟踪反馈	1. 店长电话询问王阿姨感冒是否康复。 2. 询问用药情况。 3. 提醒王阿姨多注意饮食和休息,提升自身免疫力。 4. 对顾客提出的问题进行建档,向上级汇报价格异议的情况

【任务评价】

项目	内容	分值	评分要求	评分
收集信息	顾客基本信息; 疾病信息; 药物信息; 问题指向点; 询问背景动机	10分	掌握顾客基本信息全面(3分); 使用礼貌用语(3分); 购买药物的相关信息全面(4分)	
评估信息	明晰投诉问题; 顾客咨询目的; 药物信息查询; 处理投诉方式; 药物资料整理	20分	明晰顾客投诉问题的后果(4分); 顾客投诉的主要目的(4分); 药物信息查询(4分); 采取处理投诉方式(5分); 药物资料整理(3分)	
制订计划	选择合适地点; 选择合适人员; 选择合适的方式; 保留销售证据	20分	地点是否合适(5分); 选择人员是否合适(5分); 处理的方式是否合适(5分); 是否保留销售证据(5分)	
实施计划	微笑接待顾客; 回答顾客问题; 分析问题原因; 明确理解; 赠送纪念品	30分	微笑接待顾客(5分); 回答顾客问题(8分); 分析问题原因(8分); 明确理解(5分); 赠送纪念品(4分)	

项目	内容	分值	评分要求	评分
跟踪反馈	用药情况； 疾病情况； 强化教育； 反思建档	20分	用药情况反馈(5分)； 感冒康复情况(5分)； 健康教育(5分)； 反思建档(5分)	

【任务训练】

一、知识检测

（一）单选题

1. 一个人呈现出来的姿势和风度是指（　　）。

A. 仪容　　　B. 仪表　　　C. 仪态　　　D. 礼节　　　E. 礼貌

2. 下列对药店员工仪容仪表要求不正确的是（　　）。

A. 头发勤修剪、梳理整齐、保持干净

B. 上班时间无须佩戴工作牌

C. 上班时应按照规范穿着公司统一定做的服装

D. 为顾客服务时言谈文雅，举止大方，态度热情，动作干净

E. 工作时间不穿拖鞋

3. 礼仪要求营业员接待顾客时视线应（　　）。

A. 向上　　　B. 向下　　　C. 斜视　　　D. 游移不定

E. 注视对方眉、目、鼻子之间三角区

4. 未体现药学服务礼仪的是（　　）。

A. 双手递药品与患者　　　B. 站姿端正自然

C. 向患者问好　　　D. 向患者道别

E. 始终直视对方

（二）配伍题

A. 仪容　　　B. 仪表　　　C. 仪态

1. 由发式、面容以及人体所有未被服饰遮掩的肌肤等内容构成的是指（　　）。

2. 人的外表，包括容貌、姿态、神态、服饰、风度、个人卫生等是指（　　）。

A. 认真聆听　　　B. 关注特殊人群　　　C. 注意掌握时间

D. 注意语言的表达　　　E. 注意非语言的运用

3. 沟通的时间不宜过长，提供信息不宜过多体现的是（　　）。

4. 沟通时多使用服务用语、通俗易懂的语言、短句子和开放式提问方式体现的是（　　）。

（三）案例分析题

某药店即将打烊，营业员关闭收银电脑后，恰好有顾客因急需购买跌打损伤的药，营业员为他推荐了云南白药气雾剂。顾客要刷医保卡，心情不好、急于下班的营业员不耐烦地拒绝了顾客的要求，要求用微信收取费用，且服务态度非常不好。第二天该营业员受到顾客的投诉。不适合接待投诉的人员是（　　）。

A. 营业员本人　　B. 营业员的同事　　C. 店长　　　D. 经理　　　E. 主任

（四）多选题

1. 属于礼仪基本特征的是（　　）。

A. 规范性　　　B. 操作性　　　C. 差异性　　　D. 时代性　　　E. 不延续性

2. 有关礼仪的原则描述正确的是（　　）。

A. 自觉遵守原则　　　　B. 真诚平等原则　　　　C. 从俗适度原则

D. 宽容自律原则　　　　E. 沟通互动原则

3. 零售门店营业员仪容仪表应做到（　　）。

A. 统一着装、佩戴好工作牌　　　　B. 工作服要整洁、大方、得体

C. 指甲长短适宜，保持清洁　　　　D. 面部略施淡妆，饰物少带或不带为好

E. 工作时间穿拖鞋

二、能力训练任务

某零售药店营业员小李错拿药品给顾客，第二天顾客误把当天上班的小刘投诉了，请您设计如何恰当地处理这起投诉。

【任务拓展】

调研身边零售药店至少 3 家，对比分析其仪容、仪表、仪态有哪些特点；对服务中存在的不足，请提出你的合理化建议。

M1-2-1　PPT　　　　　M1-2-2　答案解析　　　　　M1-2-3　视频

项目二　合理用药与健康教育

【项目介绍】

本项目的学习内容包括用药咨询、健康教育、用药指导等。项目围绕新时代药学服务相关内容，以药学门诊服务为出发点，对接真实病历，设计工作任务，通过学习相关任务的知识，结合实际开展工作，并完成任务评价及相关训练与拓展。

【知识导图】

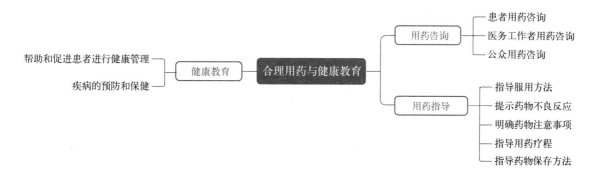

【学习要求】

1. 知识结构：掌握药学服务中用药咨询、健康教育以及用药指导等相关工作的内容及注意事项。
2. 技能操作：能根据患者的病史信息和用药信息，在查阅相关资料的基础上进行评估，给予患者相应的药学服务。

【药学技能竞赛考点】

本项目知识点与药学技能竞赛中理论知识部分"用药咨询""用药指导""健康教育"对接，与技能操作部分"用药指导"模块、"用药咨询与慢病管理"模块对接。

【1+X证书考点】

本项目所选疾病及相关知识点与执业药师考试中"药学服务和用药安全"对接。与药学职称考试中"药学信息咨询与用药指导"对接。

任务 1 用药咨询

- 知识目标
  1. 掌握患者用药咨询的内容及注意事项。
  2. 熟悉药学技术人员进行用药咨询服务的内容和特点。
  3. 了解用药咨询工作开展的方式及意义。
- 能力目标
  1. 能完成用药咨询服务各项登记事项。
  2. 能提供用药咨询服务。
- 素质目标
  1. 树立敬佑生命、以人为本的服务理念。
  2. 具有依法执业、一视同仁的职业操守。

安全用药

安全用药"把关人"，把好诊疗最后一道关

清远市人民医院门诊药房外，患者在有条不紊地取药，以往排着长队取药的情况已不见踪影。窗口边，一名药师向老年患者轻声叮嘱："每天服用两次，每次服用 50mL。"也许是没完全弄懂，老人家拿到药后又掉过头来再次咨询："饭前还是饭后服用？"药师微笑着又详细解释了一番，直到患者满意为止。最美药师之一的钟志华日复一日地重复着用药咨询与解答的药品调剂工作。药品是否适用于患者，禁忌证有哪些，处方剂量和用法是否正确，选用的剂型及给药途径是否合理……这些都是安全用药"把关人"——药师的职责。

钟志华表示，药师工作看上去比较平凡，实际上却担负着把好诊疗最后一道关的重担，如果用错药，治疗很可能会前功尽弃。

【任务要求】

某女性患者，31岁，孕1产1，乳儿二月龄，既往无基础疾病，无药物过敏史，无吸烟、饮酒等不良嗜好。在荆州市第一人民医院查血常规、血生化指标未见明显异常。自孕晚期以来，右手腕部疼痛，大拇指不能自主弯曲，进展为中指屈伸弹响，疼痛时一直用热敷处理，症状未完全缓解，未服用药物。产后2个月因右手腕部疼痛加剧，前往医院疼痛科就诊，医生诊断为腱鞘炎，处方2%利多卡因注射液、醋酸曲安奈德混悬液，行腕部痛点封闭术治疗。患者接受治疗后担心药物影响哺乳，来到医院门诊药房咨询。

【任务准备】

一、用药咨询服务概述

用药咨询是药师应用所掌握的药学知识和药品信息，包括药效学、药动学、毒理学、商品学等承接公

众对药物治疗和合理用药的咨询服务。药师开展用药咨询是药师参与全程化药学服务的重要环节，对临床合理用药有至关重要的作用。

> **→‖ 知识拓展**
>
> ### 药学服务提升患者依从性
>
> 药物治疗是临床治疗的重要手段，在开展药物治疗的过程中容易受到医护人员素质、患者自身因素的影响产生用药差错，进而引发患者的不满。
>
> 2011年，原卫生部颁布的《医疗机构药事管理规定》指出，药学部门应开展以患者为中心，以合理用药为核心的临床药学工作，即对患者进行用药教育，指导患者安全用药。临床药师参与到门诊用药咨询之中，充分发挥出临床药师的药学专业知识，提高用药水平。临床医生往往根据患者的临床症状及检查结果为患者开具处方，但是有部分医生药学知识缺乏，导致用药差错事件频出不穷，极大地影响了患者疾病的治疗效果。因此药师参与到门诊用药咨询中具有一定的现实意义，药师可以在最大的程度上协助医生对药物的不良反应加以评估，并给出最佳的治疗方案。当医生为患者开具处方后，由药师对处方的合理性进行评价以确保处方的有效性。门诊医生往往收治的患者较多，为患者开处方时难以有足够的时间对药源性因素加以判断。而药师的参与极大地弥补了这一不足，防止了药物不良反应的发生。药师参与门诊用药咨询能够有效地提高患者用药的合理性，对于消除和降低用药差错有着重要的意义。
>
> 药物咨询服务是新型的医院服务工作之一，也是新型药学工作的特征之一。通过开设用药咨询窗口，及时发现、解决用药过程中存在的问题，督促药师钻研业务、更新知识、提高药学服务水平。

二、用药咨询服务对象

根据用药咨询对象的不同，可将其分为患者、医师、护士和公众的用药咨询。

1. 患者用药咨询

药师作为药学专业技术人员，应利用自己的专业知识，给患者提供咨询服务，提升患者用药的依从性。

（1）患者用药咨询方式　无论是医院药师还是社会药房药师，都应当主动向患者讲授安全用药知识，向患者发放一些合理用药的宣传资料，或通过网络平台主页向大众宣传促进健康的科普知识。上述活动行为是药师主动开展用药咨询的方式。而实际工作中，药师往往以被动咨询居多，即咨询者通过电话、网络或者直接询问等方式进行咨询，也是药师为患者开展用药咨询的主要方式。药师在接受咨询时必须尽量全面了解患者的信息，以尽可能地提供详尽的用药咨询内容。

（2）患者用药咨询内容　药师开展用药咨询的目的是保证用药安全、有效，最大限度地提高患者的药物治疗效果。患者在用药过程中常见用药咨询内容如下。

① 药品名称：目前，我国药品名称的种类常见有通用名、商品名及其他别名等。患者对药品名称的不了解，很容易导致用药错误或重复用药，最终影响药物的安全性和有效性。

② 适应证：一般而言，根据药品说明书，药品适应证应与患者病情相对应。

③ 用药方法：包括口服药品的正确服用方法、服用时间和用药前的特殊提示；栓剂、滴眼剂、粉雾剂、各类吸入剂、气雾剂等外用剂型的正确使用方法；缓释制剂、控释制剂、肠溶制剂等特殊剂型的用法与注意事项；如何避免漏服药物以及漏服后的补救方法等。

④ 用药剂量：包括首次剂量、维持剂量；每日用药次数、间隔；用药疗程。

⑤ 服药后预计产生的疗效及药物作用的起效时间、维持时间。

⑥ 服药后药物可能出现的不良反应与药物相互作用。

⑦ 替代药物或其他疗法。

⑧ 药品的鉴定辨识、贮存方法和有效期。

⑨ 药品价格，是否进入医疗保险报销目录等。

(3) 药师应主动向患者提供咨询的情况

① 患者同时使用 2 种或 2 种以上含同一成分的药品时；或合并用药较多时。

② 当患者用药后出现不良反应时；或既往有同种或同类药物的不良反应史。

③ 当患者依从性不好时；或患者认为疗效不理想或当前剂量不足以有效时。

④ 因病情需要，处方中药品超适应证、剂量超过规定剂量时（需医师、药师双签字确认）。处方中用法、用量与说明书不一致时。

⑤ 患者正在使用的药物中有配伍禁忌或配伍不当时（如有明显配伍禁忌，应第一时间联系处方医师，以避免纠纷的发生）。

⑥ 使用需要进行治疗药物监测（TDM）的药物（如强心苷）。

⑦ 近期药品说明书有修改（如商品名、适应证、禁忌证、剂量、有效期、贮存条件、药品不良反应的修订与更新）。

⑧ 患者所用药品近期发现严重或罕见的不良反应。

⑨ 使用麻醉药品、精神药品的患者；或应用特殊药物（抗生素、抗真菌药、抗凝药、抗肿瘤药、双膦酸盐、镇静催眠药、抗精神病药等）与特殊剂型（缓控释制剂、透皮制剂、吸入制剂）者。

⑩ 当同一种药品有多种适应证或用法、用量复杂时（如糖皮质激素、阿司匹林）。

⑪ 药品被重新分装，而包装的标识物不清晰时（如拆零销售）。

⑫ 使用需特殊贮存条件的药品时；或使用临近有效期的药品时。有效期在 6 个月以内的近效期药品，发药时应当向顾客告知。

(4) 需要特别关注的问题 药师在为患者提供用药咨询服务时，应注意到患者的年龄、性别、种族、文化背景、理解能力等方面的差异，采用合适的方式方法进行药品知识的讲解介绍，并注意保护患者隐私和尊重患者的个人意愿。

① 关注特殊人群。针对女性患者，药师在进行用药咨询时要注意问询是否处于备孕、妊娠或哺乳阶段，避免应用对胎儿、婴幼儿或母体产生不良影响的药物。针对老年患者，因有听力减退、视力下降或记忆力降低者，药师进行咨询时，语速宜慢，适当用文字、书写、图片、音频等方式使他们理解和记忆，需反复交代药品的用法、用量和特别注意事项，直至患者完全明白。如果遇到肝病、肾病等患者，病情会影响药物的代谢和排泄，易致药品不良反应的发生，甚至引发药物中毒。

② 尊重患者，保护患者隐私。在开展药物咨询工作中，药师应尊重患者的意愿，保护患者的隐私，不得将咨询档案等患者的信息资料用于商业目的。

③ 解释技巧。为患者介绍药物知识时用描述性、易理解的医学术语进行解释，还可口头或书面解释方式并用，尽量不用带数字的术语来表示。

④ 提供书面宣传材料。用药注意事项较多时，应为患者提供书面宣传材料，帮助患者随时查阅，最大限度地保证用药安全。对于特殊患者、特殊药物更是如此，如第一次用药的患者，使用茶碱、地高辛等治疗窗窄的药物的患者，用药依从性不好的患者。

⑤ 及时回答，不拖延。对于患者咨询的问题，尽可能现场解答，不能当场答复或答案不十分清楚的问题，不要冒失地回答，要跟患者解释清楚，待进一步查询资料后尽快给予正确的答复。拖延时间太久，答案会失去意义。因此，药师应不断完善知识结构，提升业务素质，熟练地进行药物信息检索，有效利用多种资源，尽快为患者解答问题。

2. 医师用药咨询

医师用药咨询主要是向专业临床医师提供有关的用药咨询。咨询内容专业性强，侧重于药物的药效学与药动学、治疗方案和药品选择、国内外新药动态、新药临床评价、药物相互作用、药物基因组学、肝细胞色素同工酶系对药物代谢的影响、妊娠期及哺乳期女性、肝肾功能不全者禁用药物、药物不良反应、药物与化学品的中毒鉴别与解救等信息。

药师可着重从以下几个方面向医师提供用药咨询服务。

（1）提高药物治疗效果

① 新药信息。随着国家鼓励创新药物研发以及制药工业的迅猛发展，新药和新剂型不断上市，医生在治疗疾病的同时，用药选择依据成为困扰。同时大量仿制药的出现以及"一药多名"现象，也大大增加了医生开具处方的难度。药师要及时更新药学信息，给予医师以信息支持，使其及时了解新药作用机制、作用靶位、药效学和药动学指标、临床评价等信息，为临床合理用药提供依据。

② 合理用药信息。根据同类产品中不同药品的各自特点和患者的具体情况选择合适的品种及用量，做到个体化给药。

③ 治疗药物监测。由于地高辛、氨基糖苷类抗生素、抗癫痫药、环孢素、他克莫司等药物的治疗窗窄，且个体差异大，为保证用药安全，确定最佳用药剂量，需要对患者开展治疗药物监测。通过监测，可及时了解每个患者的血浆药物水平，降低中毒风险，保证治疗药物的安全有效。

（2）降低药物治疗风险

① 药品不良反应（ADR）。药师要接受医师有关药品不良反应的咨询，及时发现、整理和上报的同时，还要查找国内外有关 ADR 的最新进展和报道，将其 ADR 信息提供给医师进行参考。如阿昔洛韦可致急性肾衰竭、肾功能异常及肾小管损害；利巴韦林可致畸胎、肿瘤与溶血性贫血；人促红细胞生成素致纯红细胞再生障碍性贫血；肝素诱发血小板减少症（HIT）；头孢菌素类抗生素具有潜在的致出血风险等。

此外，药师应关注药品不良事件（ADE）、新药上市后被召回或撤市的案例，如抗震颤麻痹药物培高利特导致的心脏瓣膜病；治疗肠易激综合征药物替加色罗存在严重的心脑血管不良事件风险；含钆造影剂（钆双胺、钆喷酸葡胺、钆贝葡胺等）应用于肾功能不全者，可引起肾源性纤维化和皮肤纤维化等。

② 禁忌证。对于有用药禁忌证的患者，药师应及时提醒医师。如加替沙星可能增加糖尿病患者出现低血糖或高血糖症状的隐患，并影响肾功能，故糖尿病患者禁用；坦索罗辛是高选择性的肾上腺素能 α_1 受体阻滞剂，能改善尿频、残尿和排尿困难等症状，主要用于治疗良性前列腺增生症，不能作为抗高血压药应用，尤其是女性；患者使用氟喹诺酮时，可出现低血糖或相关症状，老年人和正在口服降糖药或使用胰岛素治疗的糖尿病患者容易诱发低血糖昏迷；利伐沙班增加经导管主动脉瓣置换术后患者的死亡，以及引发血栓和出血事件风险。

③ 药物相互作用。对于有可能发生相互作用的药物，药师应及时提醒医师。喹诺酮类药物培氟沙星等可导致跟腱炎症，多发生于跟腱，约半数为双侧，联合应用糖皮质激素严重者可致跟腱断裂；抗抑郁药氟西汀、帕罗西汀若与单胺氧化酶抑制剂（包括吗氯贝胺、呋喃唑酮、异烟肼、帕吉林、司来吉兰等）合用，易引起 5-羟色胺综合征，出现高热、兴奋、意识障碍、癫痫发作、肌震颤、高血压危象等，甚至死亡，两类药物替代治疗时应至少间隔 14 日。他汀类与环孢素、伊曲康唑、酮康唑、克拉霉素、罗红霉素、奈法唑酮合用可增加他汀类药物的血药浓度，增加心脏横纹肌溶解风险。注意不宜与吉非罗齐、烟酸合用，可能出现致死性横纹肌溶解症。

3. 护士用药咨询

护理的工作在于执行医嘱，帮助患者开展药物治疗，因此护士的用药咨询内容主要是有关药物的剂量、用法、注射剂配制溶剂、稀释容积和浓度、静脉滴注速度、配制顺序以及输液药物的稳定性、理化性质变化、配伍禁忌等信息。

（1）药物的适宜溶剂

① 不宜选用氯化钠注射液溶解的药物

a. 多烯磷脂酰胆碱注射液用氯化钠注射液溶解出现浑浊。

b. 两性霉素 B 用氯化钠注射液溶解可析出沉淀。

c. 奥沙利铂与氯化钠注射液生成二氯二氨铂，疗效降低。

d. 红霉素静滴时选用氯化钠或含盐类的注射液溶解，可形成溶解度较小的红霉素盐酸盐，产生胶状不溶物，使溶液出现白色浑浊或结块沉淀。

e. 派库溴铵与氯化钾、氯化钠、氯化钙等注射液联合使用，可使其疗效降低。

f. 氟罗沙星选用氯化钠、氯化钙等注射液溶解，可出现结晶。

② 不宜选用葡萄糖注射液溶解的药物

a. 青霉素结构中含有 β-内酰胺环，遇酸极易裂解而失效。

b. 大多数头孢菌素类属于弱酸强碱盐，葡萄糖注射液在制备中加入盐酸，两者可发生反应而利于头孢菌素溶解；若酸度不够，则头孢菌素溶解度降低，会产生沉淀或浑浊。

c. 苯妥英钠属于弱酸强碱盐，与酸性的葡萄糖注射液配伍可析出苯妥英沉淀。

d. 阿昔洛韦属于弱酸强碱盐，与酸性的葡萄糖注射液直接配伍可析出沉淀，宜先以注射用水溶解。

e. 瑞替普酶与葡萄糖注射液配伍可使效价降低。

f. 替尼泊苷、依托泊苷、奈达铂等在葡萄糖注射液中不稳定，可析出细微沉淀，宜用氯化钠注射液、注射用水等充分稀释。

（2）药物的稀释容积和滴注速度 注射剂的溶解或溶解后稀释的溶剂十分重要，不仅关系到药品的稳定性，而且与治疗效果与不良反应密切相关。同时静脉滴注速度不仅关系到患者的心脏负荷，且直接影响药物的疗效和稳定性，部分药品滴注速度过快可致过敏反应，甚至导致死亡。

如氯化钾注射液切忌直接静脉注射，使用前稀释，否则不仅引起剧痛，甚至可引发心脏停搏。同时静脉滴注氯化钾的浓度一般不宜超过 0.2%～0.4%，治疗心律失常时可用 0.6%～0.7%。两性霉素 B 静脉滴注速度过快可能引起心室颤动和心搏骤停，静脉滴注时间控制在 6h 以上。维生素 K 静脉注射速度过快，可见面部潮红、出汗、胸闷、血压下降甚至虚脱等，应予以注意，并尽量选择肌内注射。

静脉注射时间应控制在 1h 以上的药物有红霉素、氯霉素、甲砜霉素、林可霉素、克林霉素、磷霉素、对氨基水杨酸钠、氟康唑、异烟肼、多黏菌素 B、环丙沙星、氧氟沙星、左氧氟沙星、莫西沙星、培氟沙星、卡泊芬净等。

此外，少数注射药物性质不稳定，遇光易变色，在滴注过程中药液必须遮光，如对氨基水杨酸、硝普钠、放线菌素 D、长春新碱、左氧氟沙星、培氟沙星、莫西沙星等。

（3）药物的配伍禁忌 酸性药物和碱性药物混合后极易发生沉淀反应。如酚妥拉明 20mg、多巴胺 20mg、呋塞米 20mg 加入 5% 葡萄糖注射液 250mL 静脉滴注过程中，可出现黑色沉淀，是因为酸性的盐酸多巴胺和碱性的呋塞米注射液配伍后，多巴胺被氧化所致；抗心功能不全药物毛花苷丙与氯霉素、氨茶碱、促肾上腺皮质激素、氢化可的松、辅酶 A、葡萄糖酸钙、水解蛋白、门冬酰胺酶配伍可出现浑浊、沉淀、变色和活性降低，与肝素钠、卡巴克洛、硝普钠配伍可降低效价，与两性霉素 B、氯化琥珀胆碱、肾上腺素、普萘洛尔、依地酸钙钠、利血平、呋塞米、谷氨酸钠配伍时发生毒性反应的危险性增大，合用时需要注意，与钙剂配伍时需谨慎。

4. 公众用药咨询

伴随公众自我药疗保健意识的不断增强，药师需要主动承担起新的责任，主动承接公众自我保健的咨询，增强公众健康意识，减少影响健康的危险因素。

接受公众用药咨询，尤其是在常见病症（感冒、腹泻、头痛和痛经等）的治疗、减肥、补钙、补充营养素等方面给予科学的用药指导，除了药品的用法、适宜的给药时间、注意事项、禁忌证、不良反应及相互作用等外，还应提供关于药品的贮存注意事项、运输、携带等方面的信息，使公众对药物的使用有更全面的了解。

主动宣传药品辅料、包材、用药装置方面的安全性，如有些外用制剂中的辅料丙二醇可引起接触性皮炎。难溶性药物的注射液中含有大量丙二醇作为溶剂（如复合维生素、硝酸甘油、依托咪酯、戊巴比妥、劳拉西泮、地西泮、地高辛、苯妥英等），大剂量给药可产生乳酸性酸中毒、溶血反应、血清高渗、中枢抑制等，输注速度过快引起血栓性静脉炎、呼吸衰竭、低血压、癫痫发作。紫杉醇注射液需使用非 PVC（聚氯乙烯）输液瓶和输液管给药，否则其活性成分易被 PVC 材料吸附而降低药效，甚至失效。

提高公众的卫生健康意识，纠正以往的错误用药习惯。如盲目应用保健品、认为输液比口服有效、听信错误的养生方法等。

总之，药师应主动承接公众的用药咨询，积极提供健康教育服务。

【任务实施】

针对任务要求的案例，按下述步骤实施。

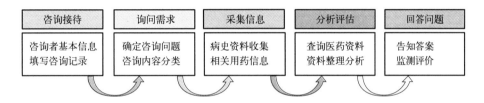

咨询接待	药师应热情有礼貌地面对咨询者,问询咨询者基本信息如下:姓名、性别、年龄等,记录相应的咨询方式。 案例中咨询者为女性,年龄 31 岁,2 月龄哺乳期患者,采用面对面咨询方式
询问需求	患者接受治疗后担心药物影响哺乳,属于用药不良反应咨询
采集信息	1. 病史资料信息 既往无基础疾病,无药物过敏史,无吸烟、饮酒等不良嗜好。在荆州市第一人民医院查血常规、血生化指标未见明显异常。自孕晚期以来,右手腕部疼痛,大拇指不能自主弯曲,进展为中指屈伸弹响,疼痛时一直用热敷处理,症状未完全缓解,未服用药物。产后 2 个月因右手腕部疼痛加剧前往医院疼痛科就诊,医生诊断为腱鞘炎。 2. 相关用药信息 产褥期无处方药、非处方药、草药及保健品用药史。本次诊断为腱鞘炎,处方药品利多卡因和曲安奈德进行痛点封闭注射治疗
分析评估	查询工具书以及网络资料,并进行整理汇总。 表格如下

信息来源	利多卡因	曲安奈德
说明书	未提及	权衡利弊,尽可能避免使用
药物与母乳喂养	较安全,有限数据,可能适用	中等安全,没有数据,可能适用
妊娠期和哺乳期用药	哺乳可用	可以分泌入乳
马丁代尔药物大典	哺乳可用	未提及
药物与哺乳数据库	哺乳可用	有可能使母乳量暂时减少
E-哺乳数据库	极低风险药物	极低风险药物
临床顾问数据库	哺乳可用,应考虑所有给药途径的累积暴露	哺乳可用,厂家建议慎用
哺乳期不良事件文献	无	乳汁减少

回答问题	腱鞘炎是一种与劳动强度相关的疾病,在家需注意保护右手腕部关节,注意休息。用药后应监护手腕部皮肤及活动情况,注意保持注射部位周围皮肤清洁以预防感染。注射后不需要固定关节或者应用弹性绷带,自然活动就好。建议不要停止哺乳,坚定母乳喂养的信心、实行母婴同室、充分排空乳房。一旦发生产乳量下降应及时来到医院产科就诊,必要时请会诊医生评估风险后,开具多潘立酮催乳

【任务评价】

项目	评价内容	分数参考	评判分数
咨询接待 (10分)	穿着整洁,接待咨询者热情有礼貌,用药咨询者基本信息记录完整,缺项内容不超过1项	9~10分	
	穿着较整洁,接待咨询者较热情,礼仪适当。用药咨询者基本信息填写较完整,缺项内容在2项以内	6~8分	
	穿着不整洁,接待咨询者礼貌性欠佳,用药咨询者基本信息填写不完整,缺项超过3项及以上未做记录	6分以下	
询问需求 (10分)	准确填写用药咨询需求,并能准确进行归类	10分	
	较准确填写用药咨询需求,并能较准确地进行归类	8~9分	
	用药咨询需求填写不明确,用药咨询归类不恰当	6~7分	
	用药咨询需求填写错误,未进行用药咨询归类	6分以下	
采集信息 (30分)	能完整准确填写所患疾病名称和医生处方信息,能简洁准确描述病史信息及相关用药信息	27~30分	
	能较完整、准确填写所患疾病名称和医生处方信息,对其相关病史信息和其他用药信息有描述	24~26分	
	填写所患疾病名称和医生处方信息,对其相关病史信息和其他用药信息填写有错误,不超过2项	18~23分	
	填写所患疾病名称和医生处方信息不准确,对其相关病史信息和其他用药信息错误项超过3项	18分以下	
分析评估 (30分)	查阅资料信息不少于3种资料来源,且文献资源新,并结合用药咨询问题进行准确的分类整理汇总	25~30分	
	查阅资料来源在1~3种之间,且文献资源相对较新,并结合用药咨询问题进行较为准确的分类整理汇总	18~24分	
	查阅资料来源仅是说明书上资料,未见其他相关资料依据,有关用药咨询问题指向的整理不明显	18分以下	
回答问题 (20分)	能耐心、准确、及时地回答咨询者问题,并说出依据。后续开展用药后的监测评价跟踪活动	18~20分	
	能解释咨询者问题,但所言内容依据不够充分,后续未开展用药后的监测评价跟踪活动	12~17分	
	解释咨询者问题不彻底,所言内容依据不够充分,后续未开展用药后的监测评价跟踪活动	12分以下	

【任务训练】

一、知识检测

(一)单选题

1.临床上将酚妥拉明 20mg、多巴胺 20mg、呋塞米 20mg 加入 5％葡萄糖注射液 250mL 后,出现黑色沉淀，出现沉淀的原因是（　　　）。

A. 酚妥拉明和多巴胺发生反应　　　　　　B. 酚妥拉明和呋塞米发生反应

C. 多巴胺和呋塞米发生反应　　　　　　　D. 酚妥拉明在葡萄糖溶液中分解

E. 多巴胺在葡萄糖溶液中分解

2. 细菌性脑膜炎患者应用万古霉素治疗，快速大剂量静脉滴注后可能会产生（　　　）。

A. 胰岛素样自身免疫综合征　　　　　　　B. 灰婴综合征

C. 药源性流感样综合征　　　　　　　　　D. 手足综合征

E. 红人综合征

（二）配伍题

A. 50%葡萄糖注射液　　　　　　　　　　B. 复方氯化钠注射液

C. 0.9%氯化钠注射液　　　　　　　　　　D. 低分子右旋糖酐注射液

E. 5%葡萄糖注射液

1. 配制青霉素注射液的适宜溶剂是（　　　）。

2. 配制两性霉素B注射液的适宜溶剂是（　　　）。

A. 急性肾衰竭，肾功能异常及肾小管损害

B. 致畸胎、肿瘤与溶血性贫血

C. 红细胞再生障碍性贫血

D. 诱发血小板减少症

E. 具有潜在的致出血风险

3. 属于阿昔洛韦不良反应的是（　　　）。

4. 属于利巴韦林不良反应的是（　　　）。

A. 产生气体　　　　　　　　　　　　　　B. 溶液变色

C. 微浑浊或沉淀　　　　　　　　　　　　D. 产生胶状不溶物

E. 药物分解，降解速度加快

5. 青霉素钠用5%葡萄糖注射液溶解，可导致（　　　）。

6. 两性霉素B用0.9%氯化钠注射液溶解，可导致（　　　）。

（三）多选题

1. 部分注射药物性质不稳定，遇光易变色，在滴注过程中必须遮光的有（　　　）。

A. 尼莫地平注射液　　　B. 注射用硝普钠　　　C. 氟康唑注射液

D. 注射用头孢曲松　　　E. 氧氟沙星注射液

2. 下列与他汀类药物合用可增加其血药浓度，增加横纹肌溶解风险的药物是（　　　）。

A. 环孢素　　　　　　　B. 伊曲康唑　　　　　C. 异烟肼

D. 酮康唑　　　　　　　E. 培氟沙星

二、能力训练任务

患者，男，75岁，有高血压，长期服用厄贝沙坦氢氯噻嗪片（150mg/125mg）1片 qd（每日一次），血压控制平稳。因排尿困难、尿频和尿不尽感就诊，诊断为良性前列腺增生，给予非那雄胺片5mg，qd；特拉唑嗪片5mg，qd。患者用药后出现头晕，前来咨询。假设你是医院用药咨询门诊工作人员，请完成上述相关的用药咨询活动，并做好用药咨询记录。

【任务拓展】

请结合用药咨询工作任务，给亲人朋友6人（含老年人、孩子、育龄妇女等）开展相应的用药咨询活动，并完成用药咨询记录表及相应的资料查询结果作为解答依据附在相应的用药咨询表后。

用药咨询记录表

姓名			性别	男□女□	年龄		岁(月龄)
咨询对象	患者□		医务人员□	特殊人群	妊娠期□	哺乳期□	其他特殊人群□_____
咨询日期		年　月　日		咨询方式		面对面□　电话□　互联网□	
咨询内容							
回答内容							
回答依据	药品说明书□						
	医药工具书□　　　名称：						
	数据库□　　　名称： 检索关键词：						
	其他						
备注	是否需要回访:是□			联系方式：		否□	
咨询时长					咨询药师签名		

M2-1-1　PPT　　　　　M2-1-2　答案解析　　　　M2-1-3　视频

任务 2　用药指导

【学习目标】

- 知识目标
  1. 掌握用药指导的内容。
  2. 熟悉提高依从性的措施。
  3. 了解影响依从性的因素。
- 能力目标
  能根据药物治疗方案进行合理的用药指导以提高患者的用药依从性。
- 素质目标
  具备以患者为中心的药学服务意识。

敬畏生命

用药有规，心怀敬畏

　　78岁女患者，因高血压长期口服硝苯地平缓释片（10mg/片），每日2次，每次1片，血压控制良好。近日因气温骤降，患者血压有升高现象，自行加服一片硝苯地平缓释片。考虑缓释片起效慢，将其碾碎后口服，结果服药后半小时出现头晕、恶心、心悸、胸闷等症状，继而意识模糊，送往医院救治。检查得知，大剂量的硝苯地平诱发了心源性休克。

　　缓释片制剂在较长时间内持续缓慢地释放药物，这种制剂可以减少用药次数，降低毒副作用，减少用药总剂量。但是不能碾碎服用，因为会导致药物快速释放，可能引起副反应。作为药师只有懂得缓释片相关知识，才能正确指导患者合理安全地使用药物。药片碾碎看似是细微变化，却可能影响到生命健康。因此，药师要对生命常怀敬畏之心，树立安全至上的用药意识，才能关爱患者，指导患者安全服用药物。

患者，男，50岁，文化程度为初中，主诉无明显诱因右眼出血3天入院。 患者乙肝病史10余年，长期服用恩替卡韦及水飞蓟宾治疗。 4年前确诊为2型糖尿病，平素坚持服用阿卡波糖、格列喹酮及吡格列酮等控制血糖。 近来血糖波动较大一直未予重视。 3天前无明显诱因出现右眼出血，遂到中医院门诊就诊，查随机血糖21.9mmol/L，诊断为糖尿病，糖尿病视网膜病变，右眼出血。 遂收入院治疗，治疗后情况好转出院。 出院带药医嘱：（1）沙格列汀片每次1片，口服，每天1次；（2）恩替卡韦片每次1片，口服，每天1次；（3）门冬胰岛素30注射液28、14U分别于早晚餐前5min皮下注射，根据血糖调整用量；（4）复方托吡卡胺滴眼液1~2滴滴右眼，每天4次；（5）普拉洛芬滴眼液1~2滴滴右眼，每2小时1次；（6）妥布霉素地塞米松滴眼液1~2滴滴右眼，每天4次；（7）妥布霉素地塞米松眼膏睡前涂右眼；（8）水飞蓟宾胶囊每次1粒口服，每天3次。

【任务准备】

一、用药指导简介

长期以来，调剂药师普遍被大众视为发药工作人员，审核处方、用药教育等重要作用并未得到医护人员和患者的认同。

随着医疗卫生事业的发展，调剂药师需要转型，要改变以往单纯调配发药保障药品供应的工作模式，应以患者为中心，走入临床一线，为患者提供药学服务，体现自身价值。用药指导已成为调剂药师转型开展药学服务的主要工作内容，在各大医院已成为帮助医生实现治疗方案不可或缺的一项工作。所谓用药指导是指药师综合运用医学、药学等知识，用简洁明了、通俗易懂的语言向患者说明药物的给药途径、剂量、用药过程可能出现的不良反应及其他注意事项等内容。

二、指导服用方法

1. 给药途径

常见的给药途径有注射、口服、吸入和外用等。因注射给药通常在医疗机构由专业技术人员操作完成，下面主要介绍需要患者主动配合或需患者自行用药的常见给药途径及注意事项。

（1）口服 是目前临床最常见、方便的给药途径。药师应注意加强对某些口服制剂的特殊要求或特殊口服制剂的服药方法进行用药指导。

大部分口服固体剂用温水送服，不能干吞，有些患者为了省事或暂时没有温水，选择直接将药物干吞下去，结果可能损伤食管，由于没有足够的水溶解药物，药效可能降低。服用磺胺类抗菌药，应大量饮水，否则代谢产物易在体内形成结晶，造成泌尿系统损坏。有些药物服用后应限制饮水，如止咳糖浆、复方甘草口服溶液等，大量饮水可降低作用部位的药物浓度；胃黏膜保护剂嚼碎吞服后限制饮水，以免破坏药物在胃中形成的保护层。

对于部分口服药物，为增强其疗效或减少不良反应，应指导患者掰碎或嚼碎吃。如大蜜丸，因药物体积较大，药师需要指导患者（尤其是老年人或儿童）洗净双手，将药品掰碎或嚼碎后喝水吞服，以免药品哽在喉咙引起窒息；对于黏膜保护剂（如硫糖铝等）和抗酸药，为增强疗效也宜嚼碎后服用。肠溶制剂、缓控释制剂、多层片剂等特殊口服制剂，如将其掰碎、嚼碎或溶解后再服用，不仅会影响疗效，还可能会增加药物的不良反应；阿司匹林肠溶片若掰碎或嚼碎后服用会导致药物在胃中被溶解，无法发挥肠溶制剂保护胃肠黏膜的功能，因此药师在发药时应注意提醒患者，必须整粒吞服。部分吞咽功能不好的患者先喝少量水润湿，然后将药片或胶囊放在舌后部，喝水吞下。常见特殊口服制剂给药途径注意事项见表2-2-1。

表 2-2-1　常见特殊口服制剂给药途径注意事项

剂型	注意事项
胶囊剂	宜温开水送服,不能直接口服,避免胶囊黏附消化道引起刺激、恶心等不适
包衣片	应避免久含,防止包衣溶解从而失去包衣目的
泡腾片	应完全溶解于温开水后服用,直接口服可导致窒息。如维生素 C 泡腾片
散剂	应溶解在水中服用,直接给患者服用可能呛入气管引发危险
糖浆剂	需要在呼吸道发挥局部作用,服用不得立刻饮水冲淡药物,降低药效
混悬剂	用前必须摇匀
肠溶片(胶囊)	应整片(粒)吞服,如胰酶肠溶胶囊,嚼碎服用可能发生严重的口腔溃疡
缓控释制剂	应整片(粒)吞服,提示患者药物骨架不能被吸收,会随粪便排出体外

有的口服制剂如硝酸甘油片在治疗心绞痛急性发作时采用舌下含服而不宜直接吞服的方式。口腔泡腾片使用时禁止直接服用或口含,应完全溶于温开水后再服用。

(2) 吸入　吸入制剂是利用吸入装置,通过气流带动药物沉积到肺而发挥作用的一种给药途径,这些制剂能否充分发挥疗效很大程度上取决于患者能否掌握正确的吸入方法。常见的吸入装置包括雾化吸入、定量气雾吸入和干粉吸入三种。作为药师,对首次使用吸入装置的患者,应指导其掌握正确的吸入方法,发挥药物的最大疗效。下面介绍临床常用吸入制剂的正确使用方法。

① 定量气雾吸入:常见的有硫酸沙丁胺醇气雾剂、沙美特罗气雾剂、丙酸氟替卡松气雾剂、布地奈德气雾剂等。使用方法:a. 使用前打开瓶盖,充分摇匀;b. 缓慢呼气至最大量,将气雾剂咬嘴放进口内,合上嘴唇含着咬嘴;c. 通过口部缓慢地吸气时,随即按下驱动装置将药物释出,继续缓慢深吸气;d. 屏气 10s,在没有不适感觉的前提下尽量屏气久些,然后恢复正常呼吸,使尽可能多的药物沉积到下呼吸道。注意如需多吸一剂时间隔至少 1min。

② 干粉吸入:常见的有布地奈德福莫特罗粉吸入剂、沙美特罗替卡松粉吸入剂、噻托溴铵粉吸入剂等。布地奈德福莫特罗粉吸入剂为多剂量储库型吸入装置,在首次使用药品前,需要对吸入装置进行复位。其操作步骤为:a. 旋松并拔出瓶盖,确保红色旋柄在下方;b. 拿直瓶体,两手分别握住红色旋柄部分和中间部分,向某一方向旋转到底,再向其反方向旋转到底,在此过程中会听到一次"咔嗒"声;c. 重复操作步骤一次即完成复位。其使用方法为:a. 检查剂量指示窗,确保剂量指示窗数值准确,旋转并拔出瓶盖,确保红色旋柄在下方;b. 吸入前一手拿直瓶体,另一手握住底盖,向某一方向旋转到底,再向反方向旋转到底,听到"咔嗒"一声,即完成一次剂量的装填;c. 吸入时,先轻轻地呼出一口气(勿对吸嘴呼气),将吸嘴含于口中用双唇完全包住吸嘴,用力且深长地用嘴吸气;d. 吸药后屏气约 10s,再缓慢恢复呼吸,用完后将瓶盖盖紧,漱口。注意若需多次吸入时,需首先进行剂量装填,再重复吸入步骤。

沙美特罗替卡松粉吸入剂为多剂量圆盘形吸入装置。使用方法:a. 首先检查吸入装置外壳上的剂量指示窗,看是否有足够剂量的药物;b. 一手握住吸入装置外壳,另一手拇指向外推动准纳器的滑动杆使暴露出的吸嘴对着患者,继续向外推动滑动杆,直至发出"咔嗒"声,表明吸入装置已做好准备,注意不要随意拨动滑动杆以免造成药物的浪费;c. 吸入时,首先远离吸嘴,在保证平稳呼吸的前提下尽量呼气,切记不要将气呼入准纳器中,然后将吸嘴放入口中,深深地平稳地吸入药物;d. 吸药后屏气约 10s,再缓慢恢复呼吸,用完后关闭吸入装置,漱口。注意关闭吸入装置时将拇指放在拇指柄上,回拉,听到"咔嗒"声表示吸入装置已经关闭。若需多次吸入时,需首先进行剂量装填,再重复吸入步骤。

噻托溴铵粉吸入剂属于旋转单剂量干粉吸入器。使用方法:a. 首先拧开专用吸入器体部,将含药胶囊放入正确位置后合上吸嘴至发出"咔嗒"声;b. 按压绿色刺孔按钮一次,胶囊被刺破;c. 尽量呼气,然后将装置放到嘴上,用嘴唇紧紧含住吸嘴,保持头部垂直,缓慢地深吸气,其速率应足以能听到胶囊振动；d. 吸气到肺部全充满气时，尽可能长时间地屏住呼吸，然后重新开始正常呼吸，继续重复吸入动作一次，保证胶囊中的药物完全吸出；e. 打开吸嘴，倒出用过的胶囊并妥善弃之，关闭吸嘴和防尘帽。

需要注意的是，不管是哪种吸入制剂，用完之后都应用温开水进行深咽部漱口，清洗残留在咽部的药物，特别是含激素的吸入制剂，漱口可以减少激素引起的不良反应。

（3）外用 常见外用制剂包括眼用制剂、喷鼻剂与滴鼻剂、滴耳剂、栓剂、透皮贴剂及外用药片等。

① 眼用制剂：常见的有滴眼液和眼膏。在使用前，如有必要先使用消毒棉签擦净患眼的分泌物或眼泪，然后洗净并擦干双手，取坐位或仰卧位给药，使用时左手食指轻轻向下拉开下眼睑呈钩袋状，暴露结膜囊。使用时，如为滴眼液（混悬剂用前需摇匀），则将药物直接滴入拉开的结膜囊内，轻轻闭上眼睛数秒，同时用手指按压内眦以封闭鼻泪管开口约 2min，可以防止药物通过鼻泪管进入口腔产生异味，也可防止药物经鼻黏膜吸收后产生全身作用；如为眼膏，则挤出黄豆粒大小轻涂于结膜囊内，眨眼数次，然后轻轻地按摩眼睑 2min，使药物分布均匀。滴眼液一般白天使用，眼膏宜睡前涂抹，效果较好。

需要注意的是，如同时使用两种以上滴眼液，每种药液之间要间隔 5~10min。如同时使用滴眼液和眼膏，用药顺序为先用澄清溶液，再用混悬液，最后用眼膏，间隔时间同滴眼液。儿童使用眼用制剂后，注意防止哭闹，以免泪水稀释药物降低疗效。为保证眼用制剂无菌，一般生产时均加有防腐剂，只有少数小包装制剂不含防腐剂，使用时注意药品的保质期，开封后的眼用制剂，使用时间一般不超过 2 周。

② 喷鼻剂与滴鼻剂：首次使用喷鼻剂之前（一喷规格除外），应反复按压启动器以便启动排气泵直至释放出均匀细小的气雾。使用喷鼻剂时，保持自然头位，将喷头稍插入鼻腔，朝向鼻腔外侧壁喷药。注意喷鼻过程中喷头尽量避免接触鼻黏膜，以免污染药液。

滴鼻剂使用过程中，保持头后仰姿势，滴入适当剂量，滴完后用手指轻压鼻翼 3~4 次，使药液均匀布满鼻腔，最后保持头后仰姿势 3~5min。注意滴头不要接触鼻黏膜，以免污染药液。

滴鼻或喷鼻前均应首先将鼻腔清理干净，使用时应将药液滴到或喷到鼻腔侧壁而不是鼻腔正中，以免药液直接流入咽部引起不适感。同时使用几种鼻用制剂，每种药物之间应间隔 5min 以上。如需同时使用鼻黏膜血管收缩剂和抗菌药，应先用前者，再用后者。

③ 滴耳剂：使用时取坐位侧偏头或侧卧于床上，向后上方牵拉耳廓（儿童应向后下方牵拉），将外耳道拉直，向其中滴入适量药物，使药液沿外耳道缓缓流入耳内，滴药结束后拉住耳廓轻轻地摇动或按压耳屏，帮助药液流入耳内，保持滴药姿势 3~5min。

需要注意的是，为避免刺激内耳前庭器官，导致用药后出现头晕、恶心等问题，滴耳液的温度最好和体温保持一致。

④ 栓剂：常见有肛门栓和阴道栓。肛门栓使用时患者取侧卧位，小腿伸直，大腿尽量向前屈贴着腹部（儿童可趴在成人腿上），放松肛门，栓的尖端插向肛门并用手指轻轻地推进，插入深度为距离肛门口 3~4cm（儿童为 2cm），然后合拢双腿，保持侧卧位姿势 15min，以防肛门栓被挤出，给药后 1h 内不要排便。使用阴道栓时，患者取仰卧位，保持双膝屈起并分开，用手指轻轻地将药物放入阴道，并将栓剂轻推入阴道深处，置入栓剂后，患者应合拢双腿，保持仰卧姿势约 15min，在给药后 1h 内尽量不要排尿，以免影响药效。

栓剂是药物与适宜基质制成的具有一定形状的供人体腔道内给药的固体制剂，其硬度易受气候的影响而改变，在夏季或高温时栓剂会变得松软而不易使用，使用前可将其置入冰水或冰箱中 20min，待基质变硬，然后除去外包装，放在手中捂暖以消除尖状外缘，用清水或水溶性润滑剂涂在栓剂的尖端部再使用。

⑤ 透皮贴剂：用药前应清洁贴敷部位的皮肤并晾干，如贴敷部位体毛较多，可在贴敷前剃除，不宜将贴剂贴到有破损、溃烂、渗出、红肿、瘢痕的皮肤上。使用时打开透皮贴剂外包装，揭去附着的薄膜，注意不要触及含药部分，贴敷完成后可适度用力按压贴剂，尤其注意边缘部分，以确保贴剂与皮肤完全接触。注意提醒患者贴剂使用过程中不宜对敷贴部位进行热敷和冷敷，如需多次使用贴剂，应定期更换敷贴

部位或遵医嘱。敷贴时间结束，撕下贴片后，若有黏剂黏附于皮肤上，可用植物油去除。

⑥ 外用药片：如高锰酸钾片应按照1∶5000比例稀释，即浓度为0.02%，临用前加水配制成溶液。同时还要交代患者避免药液浓度过高而灼伤，一般为淡红色即可。克霉唑阴道泡腾片每晚睡前1片塞于阴道深处。对于外用药片，药师要特别提醒患者不能口服。

2. 服药时间

要达到最佳的药物治疗效果，必须在适宜的时间服药。服药时间不当，不但会降低药效，延误病情，甚至可能加重患者的病情。口服药物的服药时间有餐前、餐时、餐后、清晨、空腹、睡前等几种类型。具体药物见表2-2-2。

表2-2-2　给药时间注意事项

时间	药品类别	药品名称	原因
清晨	糖皮质激素	泼尼松、泼尼松龙、地塞米松	减轻对下丘脑-垂体-肾上腺皮质轴的抑制，防止发生肾上腺皮质功能不全
	抗高血压药	氨氯地平、拉西地平、依那普利、贝那普利、氯沙坦、缬沙坦、索他洛尔	有效控制构型血压
	抗抑郁药	氟西汀、帕罗西汀、瑞波西汀、氟伏沙明	抑郁、焦虑、烦躁等，表现为晨重晚轻
	利尿药	呋塞米、螺内酯	避免夜间排尿次数过多
	泻药	硫酸镁	盐类泻药可迅速在肠道发挥作用
餐前	胃黏膜保护药	磷酸铝、复方三硅酸镁、复方铝酸铋	可充分附着于胃壁，形成一层保护屏障
	收敛药	鞣酸蛋白	可迅速通过胃到达小肠，遇碱性小肠液而分解出鞣酸，起到止泻作用
	促胃动力药	甲氧氯普胺、多潘立酮、莫沙必利	以利于促进胃蠕动和食物向下排空，帮助消化
	降糖药	氯磺丙脲、格列本脲、格列齐特、格列吡嗪、格列喹酮、罗格列酮	餐前服用疗效好，血浆达峰浓度时间比餐中服用提早
	钙磷调节药	阿仑膦酸钠、丙氨膦酸二钠、氯膦酸二钠	便于吸收，避免对食管和胃的刺激
	抗菌药	头孢拉定、头孢克洛、氨苄西林、阿莫西林、阿奇霉素、克拉霉素、利福平	进食可延缓药物吸收
	广谱抗线虫药	伊维菌素	餐前1h服用可增强疗效
餐时	降糖药	二甲双胍、阿卡波糖、格列美脲	减少对胃肠道的刺激及不良反应
	助消化药	酵母、胰酶、淀粉酶	发挥酶的助消化作用，并避免被胃酸分解
	非甾体抗炎药	①舒林酸 ②吡罗昔康、依索昔康、美洛昔康、奥沙普秦	①与食物同服可促使镇痛作用持久；②与食物同服减少胃黏膜出血的概率
	肝胆辅助用药	熊去氧胆酸	于早、晚进餐时服用，可减少胆汁、胆固醇的分泌，有利于结石中胆固醇溶解
	抗血小板药	噻氯匹定	提高生物利用度，减轻胃肠道不良反应
	减肥药	奥利司他	进餐时服用，有效减少脂肪吸收率
	分子靶向抗肿瘤药	伊马替尼	进餐时服用或与大量水同服可减轻对消化道刺激
	抗结核药	乙胺丁醇、对氨基水杨酸	进餐时服用可减少对胃肠道的刺激

时间	药品类别	药品名称	原因
餐后	非甾体抗炎药	阿司匹林、二氟尼柳、贝诺酯、对乙酰氨基酚、吲哚美辛、尼美舒利、布洛芬、双氯芬酸、甲氯芬那酸、甲芬那酸	减少对胃肠道的刺激;塞来昔布除外,因食物可延缓其吸收速度,延长作用时间
	维生素	维生素 B_1、B_2	有利于吸收
	组胺 H_2 受体阻断剂	西咪替丁、雷尼替丁、法莫替丁	餐后服比餐前服效果为佳,因为餐后胃排空延迟,有更多的抗酸和缓冲作用时间
睡前	催眠药	水合氯醛、咪达唑仑、艾司唑仑、异戊巴比妥、地西泮、硝西泮、苯巴比妥	失眠者可择时选用,服后安然入睡
	平喘药	沙丁胺醇、二羟丙茶碱	哮喘多在凌晨发作,睡前服用可有效止喘
	调血脂药	洛伐他汀、普伐他汀、辛伐他汀、氟伐他汀	肝脏合成胆固醇多在夜间,晚餐后服药有助于提高疗效
	抗过敏药	苯海拉明、异丙嗪、氯苯那敏、特非那定、赛庚啶、酮替芬	服后易出现嗜睡、困乏,睡前服用安全并有助于睡眠
	钙剂	碳酸钙	以清晨和睡前服用为佳,以减少食物对钙吸收的影响
	缓泻药	比沙可啶、液体石蜡	服后约12h排便,于晨起泻下
	组胺 H_2 受体阻断剂	西咪替丁	对基础胃酸分泌抑制较好,睡前服用可用于消化性溃疡急性期或病理性高分泌状态

3. 指导服药剂量

患者的服药剂量一般遵医嘱即可,用药指导时应叮嘱患者需要调整剂量时应先咨询医师或药师,不可擅自加减剂量。对需要首剂加倍的药物如蒙脱石散、替加环素、替考拉宁、广谱抗真菌药（如氟康唑）、磺胺类抗菌药（复方磺胺甲𫫇唑片）等药物,需要药师耐心向患者说明首次及以后的服药剂量;对部分毒性较大的药物（如地高辛、氨茶碱等）,切记指导患者不能漏服,不能把两次的剂量合并成一次吃;对沙丁胺醇、硝酸甘油片等按需使用的药物,由于其使用剂量与患者自觉症状关系密切,需要向患者说明。

三、提示药物不良反应

药物在发挥防治疾病的同时,可能给患者带来不适和伤害。为避免患者对出现的不良反应产生焦虑心理,在用药指导时,应慎重指导患者知晓药物的不良反应。对于药物所致的一些常见、轻微、可逆的不良反应,在不影响患者身体健康和生活质量的前提下,应该指导患者根据自身情况按医嘱用药,如铁剂用后可引起便秘、黑便等,利福平服用后引起体液变深等不良反应均应提前告知患者。对于一些安全范围窄、毒性较大的药物,药师应告知患者该药物可能出现的已知严重不良反应表现及相应的简单处理措施。例如在进行强心苷类药物指导时,应告知患者如果出现厌食、恶心、呕吐、腹泻等表现应注意补钾或考虑停药;如果出现神经系统症状如黄绿视,是强心苷类药物停药指征,必须立即停药并及时联系医师。

四、明确用药注意事项

1. 注意药物之间的相互作用

治疗疾病过程中,往往需要联合使用多种药品,如果联用不当,则会出现药效降低或增加毒性的可能性,药师对存在临床意义的药物相互作用应特别交代。常见可能引起药物相互作用的药物有:蒙脱石散可吸附其他药物而影响吸收,其他药物应在服用蒙脱石散前后1h以上服用;氟喹诺酮类药物可与含钙、铝、镁等金属离子的药物在胃中螯合而失效,合用时应先服氟喹诺酮类药物,3h 后再服用其他含金属离子的药物;许多抗过敏药如阿司咪唑与咪唑类抗真菌药、大环内酯类抗生素合用可发生严重心脏毒性,应指导患者避免合用。

2. 注意药物与饮食之间的相互作用

患者常见的饮食习惯和其他生活习惯也可能对药物作用产生影响,主要影响因素包括:饮水、饮酒、喝咖啡、食醋、食盐、吸烟、喝饮料或者喜欢食用含脂肪和蛋白质多的食物等。

(1) 饮水与药物的相互作用

① 限制饮水的药物见表 2-2-3。

表 2-2-3 限制饮水的药物

种类	代表药物	限制饮水的原因
胃黏膜保护剂	硫糖铝、果胶铋	服药后在胃中形成保护膜,避免保护层被水冲掉
止咳药	止咳糖浆、甘草合剂	有利于黏附在病灶起作用
预防心绞痛发作的药物	硝酸甘油片、麝香保心丸	舌下含服,不可咽下,不需水送服
抗利尿药	加压素、去氨加压素	避免引起水潴留或低钠血症及其并发症

② 不宜用热水送服的药物见表 2-2-4。

表 2-2-4 不宜用热水送服的药物

种类	不宜用热水送服的原因
助消化药 (消化酶)	含消化酶的药物,超过人体体温(40℃以上)即失效,因此不宜用热水送服
维生素类	维生素 B_1、维生素 B_2、维生素 C 的性质不稳定,受热后易被破坏而失效
减毒活疫苗	脊髓灰质炎糖丸等应用凉开水送服,避免引起疫苗失活
含活菌类药物	如乳酶生、整肠生(地衣芽孢杆菌活菌胶囊)等,该类药物遇热会引起活性菌被破坏,因此不能用热水送服

(2) 饮酒与药物相互作用 饮酒在一定程度上降低药物的疗效,例如服用含有苯妥英钠、卡马西平等成分药物同时饮酒,会降低上述药物的治疗效果。另外有些药物会增加不良反应的发生概率,如服用甲硝唑、头孢类药物期间饮酒,可产生双硫仑样反应;服用非甾体抗炎药期间饮酒会增加发生胃溃疡和胃出血的风险等。

(3) 饮茶与药物的相互作用 茶叶中所含鞣酸、咖啡因、茶碱等成分,与相关药物联用会影响药物疗效的正常发挥。如茶叶中的鞣酸结合性很强,影响铁剂、钙剂等含金属类药物以及四环素、大环内酯类等药物的吸收;而咖啡因由于其具有中枢兴奋作用,与安眠药(如地西泮)合用则会引起相互拮抗。

(4) 其他习惯与药物的相互作用 食醋以及酸性水果、果汁等酸性食物时,不宜与碱性药物(红霉素、碳酸氢钠)合用,会发生酸碱中和,降低疗效;磺胺类等碱化尿液的药物与酸性食物同时使用,可在体内形成结晶而损害泌尿系统。吸烟与地西泮、茶碱、西咪替丁、华法林、咖啡因、利多卡因等多种药物之间也存在药效学相互作用。药师对这些影响药效或增加不良反应的生活习惯也应注意指导。

五、其他用药指导

1. 指导用药疗程

疾病的治疗往往需要持续一定时间,达到所需疗程后才能发挥更好的疗效。有些患者自觉症状好转时，会选择自行缩短疗程。对需要坚持服药时间较长的患者，如消化性溃疡、细菌性感染等患者，在进行用药指导时药师应特别注意强调药物的疗程。如幽门螺杆菌（Hp）感染的消化性溃疡患者，为彻底根除致病细菌，需连续服用药物 10～14 日，否则容易复发；抗菌药物一般使用至体温恢复正常、症状消退后72～96h，否则容易产生耐药性。

2. 指导药物保存方法

药物存放期间，通常会受到光、热、水、微生物等外界条件影响而变质，正确保存药物是发挥药效的基础。大多数药物在干燥、避光、通风和阴凉的地方可安全保存至有效期；蛋白生物制品和活菌制剂需在冷处保存，如重组人干扰素、枯草杆菌二联活菌制剂、双歧杆菌乳杆菌三联活菌制剂需在冰箱中冷藏保存。胰岛素未开启时应置于冰箱冷藏保存，切勿存放于冰箱冷冻室，开启后的胰岛素常温保存即可，不必放在冰箱冷藏。一般需要避光的药品，其包装采用棕色瓶或铝箔等不透明包装，要指导患者使用时不能将其剩余药品随意更换包装。对于糖衣片和糖浆剂等要指导患者保存于儿童不能轻易拿到之处，以免误服引起中毒。

综上所述，合理的用药指导可以提高患者的药物治疗效果，提高依从性，还可以降低药品不良反应的发生率，节约医药资源，提高药师在社会公众心目中的地位。在进行合理用药指导时，药师应该注意以下事项。

（1）根据具体的治疗方案及患者情况进行个体化用药指导。

（2）对药品疗效不做过分的夸张宣传，不宜过分强调不常见的不良反应。

（3）尽量采用简洁、易懂的语言，并注意观察患者是否听懂。

（4）在解答患者问题时，应注意尽可能减少患者的疑虑，增强其对治疗的信心和依从性。

（5）在医院发药窗口，由于时间限制，药师可能无法做到对每种药品进行详细的用药指导，此时应告知患者可根据自身理解情况决定是否需要进行用药咨询。

知识拓展

药学门诊

随着医药卫生体制改革的逐步深入，药学服务模式正逐渐向"以病人为中心"和"在保障药品供应的基础上，以重点加强药学专业技术服务、参与临床用药为中心"转变。药学门诊，又称为药师门诊、药物治疗管理门诊，是临床药学服务的新型扩展，指药师通过直接为患者提供药物和疾病的相关教育，进行药物依从性和疾病状态的管理，最终预防用药问题、降低药物治疗费用，并改善健康结局。同时，药师一旦发现不合理处方，可以及时和医师商榷并要求医师予以修正，为患者用药安全、准确、适宜提供有力保障。

药学门诊作为一项新兴事物，近几年在我国各级各类医院中有不少实践探索。药学门诊大多开设在三级综合医院，形成了综合药学门诊和专科药学门诊两个类别，涵盖抗凝、呼吸、全科、慢病、妊娠、疼痛、肿瘤、内分泌、老年病等多个学科和方向，主要形式有药师独立坐诊、医师药师联合门诊、多学科（multi-disciplinary team，MDT）门诊、网络药学门诊。

药学门诊一般实行预约制。某临床药师管理的抗凝药学门诊服务流程是：患者预约后，药师提前通过电子病历系统了解其患病史和用药史；患者到达门诊后，技师检测相关指标，药师对患者问诊、调整用药剂量、进行用药宣教（包括患者此次健康指标和目标值，服药的规格、剂量和下次随访时间）；最后，药师将患者的就诊情况详细记录在电子病历系统里，便于日后参考。如果患者没有按预约时间到访，药师将进行电话随访并重新预约（见图 2-2-1）。

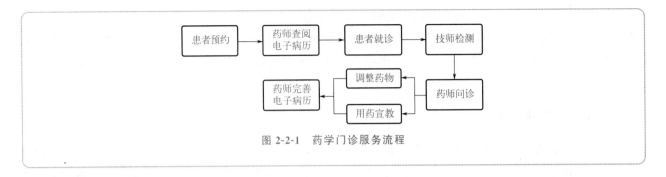

图 2-2-1　药学门诊服务流程

【任务实施】

针对任务要求的案例，按下述步骤实施。

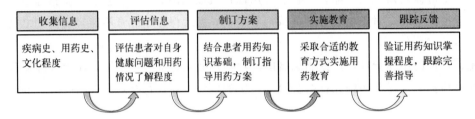

收集信息	疾病史:乙肝病史 10 余年,4 年前确诊为 2 型糖尿病,此次确诊疾病为糖尿病视网膜病变,右眼出血。 用药史:长期服用恩替卡韦及水飞蓟宾治疗乙肝,确诊糖尿病后坚持服用阿卡波糖、格列喹酮及吡格列酮等控制血糖。 文化程度:初中
评估信息	出院带药较多,单纯的口头用药交代患者容易忘记、混淆,为让患者清楚自己所带药物的适应证及用药注意事项等,参考药品说明书、《中国国家处方集》和《新编药物学》等相关资料
制订方案	制作个体化用药教育单,将各种药物的注意事项以书面形式详细列举,同时辅以其他相关注意事项指导
实施教育	药师根据制作的个体化用药指导单,结合出院前床旁教育,以简单易懂的语言让其对自己所带出院药服用注意事项了解、掌握。从细节入手加强出院带药用药教育:①抗病毒药恩替卡片医嘱中只注明了药物的用法用量,但由于食物会延迟药物的吸收,故应提醒患者此药宜空腹服用(餐前 1h 或餐后 2h 服用);保肝药水飞蓟宾胶囊容易引起胃肠道症状,应餐后服用。②此患者带的 4 种滴眼液医嘱均详细注明了用法用量,但滴眼液开封后的储存及滴眼后若出现不适如何处理等知识并未提及。针对这一情况,药师加强了这方面事项的说明,指出滴眼液在开封后使用超过 4 周应丢弃,不宜再用。个别滴眼液对光不稳定,开封后必须避光保存,如普拉洛芬。妥布霉素地塞米松滴眼液为混悬液体,用前要摇匀。另外,当两种不同滴眼液同时使用时,如果用完一种后马上就用第二种,就会发生药物被稀释或药物溢出结膜囊。因此当需要同时使用两种滴眼液时,应在用完一种至少 5min 后再用第二种。使用滴眼液后,按压泪囊,减少药物引起的全身效应。复方托吡卡胺滴眼液使用后由于瞳孔变大,在 4～5h 内有视物模糊、较平常刺眼的感觉,可自然恢复。药效作用消失前避免从事驾车等具有危险性的操作机械的工作。此外,还应采取戴太阳镜等方法避免直接接触阳光或强光
跟踪反馈	电话回访中发现患者在按医嘱用药量注射门冬胰岛素 30 注射液后,正常饮食下,出现心悸、出冷汗等低血糖反应,仔细询问患者使用胰岛素的操作过程,发现患者未将门冬胰岛素 30 注射液充分摇匀使用从而导致注射过多速效胰岛素出现低血糖反应。指导患者用药前一定要将胰岛素充分摇匀至胰岛素呈云雾状后方可使用,一旦出现低血糖,需及时补充含糖食物

【任务评价】

项目	评价内容	分数参考	评判分数
收集信息 (10 分)	与患者交流礼仪适当,普通话标准,语言逻辑性好,病史信息和用药信息收集记录规范、完整,无涂改现象	9～10 分	
	与患者交流礼仪较好,普通话尚可,语言逻辑性好,病史信息和用药信息收集记录较规范、完整,涂改较少	6～8 分	
	能与患者进行正常交流,病史信息和用药信息收集有记录,但规范性和完整性不佳	6 分以下	

项目	评价内容	分数参考	评判分数
评估信息 （10分）	结合患者疾病史和用药史，查阅相关资料3种以上，汇总相关信息，进行评估	10分	
	结合患者疾病史和用药史，查阅相关资料2~3种，汇总相关信息，进行评估	6~9分	
	结合患者疾病史和用药史，仅通过说明书上有关信息，进行评估	6分以下	
制订方案 （30分）	结合对患者病史了解以及处方所开具药物，能独立完成个体化用药单设计，用药指导符合患者需求，信息传递准确	27~30分	
	结合对患者病史了解以及处方所开具药物，能在查阅资料和同学交流的情况下完成个体化用药单设计，用药指导较符合患者需求，信息较为准确	22~26分	
	结合对患者病史了解以及处方所开具药物，能在查阅资料和老师指导下完成个体化用药单设计，用药指导较符合患者需求，信息基本正确	18~21分	
	结合对患者病史了解以及处方所开具药物，个体化用药单设计欠佳，用药指导信息存在严重错误	18分以下	
实施教育 （30分）	结合用药指导单，认真与患者进行沟通，开展用药指导，耐心解答患者疑问，且适当进行示范动作，患者愿意接受服药方案，达到预期用药依从性效果	25~30分	
	结合用药指导单，与患者进行沟通，开展用药指导，能较好解答患者疑问，患者能接受服药方案，基本能达到预期用药依从性效果	18~24分	
	查阅资料来源仅是说明书上资料，未见其他相关资料依据，有关用药咨询问题指向的整理不明显	18分以下	
跟踪反馈 （20分）	跟踪指导用药工作定期开展，并能及时准确反馈患者用药情况，跟踪指导记录完整、真实	18~20分	
	跟踪指导用药工作有开展，较为准确地反馈患者用药情况，并有指导记录	12~17分	
	跟踪指导工作不及时，缺少相关指导记录	12分以下	

【任务训练】

一、知识检测

（一）单选题

1. 药品说明书中提及"两种药物在吸收过程中，会发生相互影响，不能同时服药"，但没有明示服药间隔时间，通常建议的间隔时间是（　　）。

A. 0.5h　　　　　B. 1h　　　　　C. 2h　　　　　D. 3h　　　　　E. 4h

2. 服用后容易引起结晶尿，药师在指导用药时应告知患者多饮水的药物是（　　）。

A. 红霉素　　　　B. 头孢呋辛　　　　C. 磺胺甲噁唑　　　　D. 阿奇霉素　　　　E. 阿莫西林

3. 以下药物不需要首剂加倍的是（　　）。

A. 阿托品　　　　B. 复方新诺明　　　　C. 替加环素　　　　D. 蒙脱石散　　　　E. 伏立康唑

4. 糖皮质激素最适宜的服药时间是（　　）。

A. 空腹服药　　　B. 清晨服药　　　　C. 餐时服药　　　　D. 餐后服药　　　　E. 睡前服药

（二）配伍题

A. 清晨　　　　　B. 餐前　　　　　C. 餐中　　　　　D. 餐后　　　　　E. 睡前

1. 格列齐特片的适宜服药时间是（　　）。

2. 阿卡波糖片的适宜服药时间是（　　）。

3. 比沙可啶片的适宜服药时间是（　　）。

（三）多选题

以下药物需要餐前服用的是（　　）。

A. 多潘立酮　　　　B. 硫酸亚铁　　　　C. 阿司匹林肠溶片　　D. 格列本脲　　　　E. 硫糖铝

二、能力训练任务

某患者，78岁，患有代谢综合征已有10余年，因视力不佳住院，其出院诊断：①2型糖尿病，糖尿病视网膜病变，糖尿病周围神经病变；②冠状动脉粥样硬化性心脏病、劳累型心绞痛；③原发性高血压3级；④高脂血症。

医生所开处方中所涉及的药物有：胰岛素（短效）、阿卡波糖、缬沙坦、单硝酸异山梨酯、硝苯地平缓释片、辛伐他汀、甲钴胺片。

请根据上面的信息，给患者制订一个用药指导单，并在备注中说明相应的注意事项。

【任务拓展】

请结合用药指导工作任务，以小组为单位到附近养老机构或社区与老年慢性病患者开展一次用药指导义务活动，根据患者情况，制作个性化用药指导单，并开展相应的用药指导交流和跟踪活动。

姓名：_____　性别：_____　年龄：_____　诊断疾病：_____

药品（规格）	早晨			中午			傍晚			睡前	备注
	空腹	餐时	餐后	餐前	餐时	餐后	餐前	餐时	餐后		

M2-2-1　PPT　　　　M2-2-2　答案解析　　　　M2-2-3　视频-1　　　　M2-2-4　视频-2

任务3　健康教育

【学习目标】

- 知识目标

  1. 掌握健康的概念和影响健康的因素。

  2. 熟悉健康教育的基本内容。

  3. 了解健康教育工作开展的方式。

- 能力目标

  能对患者进行健康教育。

- 素质目标

  具备珍爱生命、健康生活的态度。

药师冀连梅：走进寻常百姓家的用药科普者

近年来，我国居民对用药科普和基本健康疾病知识有强烈需求，在实现健康中国的建设中，医药工作者的脚步不应只停留在医院，更需要利用互联网技术开展健康服务。被称为"中国第一网红女药师"的冀连梅认为，受过高等教育的药师不应该只在医院里面，更应到被公众需要的地方去，真正发挥指导用药和科普知识的作用，帮助公众解决实际问题。多年来，她以其专业能力、创新精神和公益初心尽己所能做各种用药科普，2015年荣获新浪"微博十大影响力医疗大V"。她撰写的关于匹多莫德在儿童身上滥用的文章，有着高达百万的阅读量，国家药品监督管理局发布了修订匹多莫德制剂说明书的公告，正是源于她对匹多莫德的质疑。

随着读者越来越多，咨询越来越多，冀连梅也越来越感觉身单力薄，她想一群人才能走得更远。于是2017年5月，她开通了微信公众号"问药师"，初心是以平台共享的方式，让更多循证用药的药师帮助到更多崇尚科学的患者，更好地进行用药科普宣传。

【任务要求】

某女性，78岁，为代谢综合征患者，住院治疗一段时间后，其出院诊断记录如下：①2型糖尿病，糖尿病视网膜病变，糖尿病周围神经病变；②冠状动脉粥样硬化性心脏病、劳累型心绞痛；③原发性高血压3级；④高脂血症。问该患者进行出院后的健康教育工作应如何开展？

【任务准备】

一、健康概述

传统健康是指身体没有疾病或虚弱状态。世界卫生组织（WHO）在1978年国际初级卫生保健大会上所发表的《阿拉木图宣言》中重申：健康不仅是没有疾病或不虚弱，而且是身体的、精神的健康和社会适应良好的总称。现代健康概念的含义是多元的、广泛的，包括生理、心理和社会适应性三个方面。其中社会适应性归根结底取决于生理和心理的组织状况，心理健康是身体健康的精神支柱，身体健康又是心理健康的物质基础。良好的情绪状态可以使生理功能处于最佳状态，反之则会降低或破坏某种功能而引起疾病。身体状况的改变可能带来相应的心理问题，生理上的缺陷、疾病，特别是痼疾，往往会使人产生烦恼、焦躁、忧虑、抑郁等不良情绪，导致各种不健康的心理状态。作为身心统一体的人，身体和心理是紧密依存的两个方面，现代人的健康观是整体健康。

人人都渴望身体健康，但致病因素总会侵袭我们的人体，在出现疾病后人们需要应用药物来对抗疾病，恢复健康。在恢复的过程中，药物的应用是一方面，患者自身的生活方式也是很重要的一方面。因此，药师在给予患者用药咨询的同时，也需要对患者进行健康教育。

二、帮助和促进患者进行自我管理

知识拓展

健康中国

"全民健康覆盖"是世界卫生组织倡议的全球健康目标，我国卫生健康事业始终致力于保障人民生命健康安全。在深刻分析国情和卫生健康事业发展的基础上，我国作出"实施健康中国战略"的重大决策部署，开启健康中国行动，明确了新时代党的卫生健康工作方针，推动"以治病为中心"向"以人民健康为中心"转变，全方位全周期维护人民健康。

　　健康教育是一项公共卫生策略，加强健康教育与健康促进（简称"健康促进与教育"）是提高人民健康素养以及全民健康水平最根本、最经济、最有效的措施之一。《"健康中国2030"规划纲要》把居民健康素养水平列入主要指标，把"普及健康生活"列为健康中国五大建设任务之首。从健康促进的源头入手，强调人人都有健康责任，通过加强教育，提高全民健康素养，引导群众养成合理膳食、适量运动、戒烟限酒、心理平衡的健康生活方式，推进健康中国建设。

　　2019年6月，为落实好《"健康中国2030"规划纲要》，国务院出台了《关于实施健康中国行动的意见》，意见中提出15项具体行动，其中第一项就是"实施健康知识普及行动"，把提升健康素养作为增进全民健康的前提，让健康知识、行为和技能成为全民普遍具备的素质和能力，实现健康素养人人有，形成自主自律的健康生活方式，把"每个人是自己健康第一责任人"的理念落到实处。

　　健康的生活方式始于有益于健康的习惯化行为方式，包括健康饮食、适量运动、不吸烟、不酗酒、保持心理平衡、充足的睡眠、讲究卫生等。

1. 自我管理健康指标

　　常用于衡量健康与否的健康指标主要包括体重指数、腰围、体温、心率、血压、血脂等。

　　(1) 体重指数（BMI）　体重过低：$BMI < 18.5 kg/m^2$；体重正常：$BMI 18.5 \sim 23.9 kg/m^2$；超重：$BMI 24 \sim 27.9 kg/m^2$；肥胖：$BMI \geqslant 28 kg/m^2$。

　　(2) 腰围　正常腰围的判断标准是男性腰围应不大于85cm，85~90cm为超重，大于90cm为肥胖；女性腰围应不大于80cm，80~85cm为超重，大于85cm为肥胖。

　　(3) 体温　正常人腋下温度为36~37℃，口腔温度比腋下高0.2~0.4℃，直肠温度又比口腔温度高0.3~0.5℃。体温高于正常称为发热，37.3~38℃为低热，38.1~39℃为中度发热，39.1~41℃为高热，41℃以上为超高热。人体温度相对恒定是维持人体正常生命活动的重要条件之一，如体温高于41℃或低于25℃时将严重影响各系统（特别是神经系统）的机能活动，甚至危害生命。

　　(4) 心率　健康人的正常心率为60~100次/min，平均心率为75次/min。不同的个体和年龄心率也有差异：儿童的心率比成人快，3岁以下的小儿常在100次/min以上；男性的心率要比同龄女性的慢；运动员比普通人慢；高血压患者，超过80次/min时就需要进行心率管理。

　　(5) 血压　《中国高血压防治指南》（2021年修订版）对高血压的定义为：在未使用降压药物的情况下，非同日三次测量诊室血压，收缩压≥140mmHg和（或）舒张压≥90mmHg。患者既往有高血压史，并且正在使用降压药物，血压虽然低于140/90mmHg，仍应诊断为高血压。高血压患者的降压目标值为收缩压<140mmHg和舒张压<90mmHg。

　　(6) 血脂水平　一般成年人空腹血清总胆固醇大于5.72mmol/L或甘油三酯>1.70mmol/L或高密度脂蛋白<0.91mmol/L，即可诊断为高脂血症。

2. 常见疾病自我管理

　　健康生活方式可帮助人体抵御传染性疾病，是预防和控制心脑血管病、恶性肿瘤、呼吸系统疾病、糖尿病等慢性非传染性疾病的基础。

　　(1) 心脑血管疾病　倡导"合理膳食、适量运动、戒烟限酒、心理平衡"的健康生活方式，饮食上要注意减少钠盐摄入量、戒烟限酒、增加体力活动，适当控制体重。定期在家里或诊室测量血压、血脂，提高自我管理的能力，并评估靶器官损害程度。

　　(2) 糖尿病　从饮食、运动上严格控制，"管住嘴、迈开腿"。教会患者根据自己的体重、身高、性别、运动量等个体情况计算饮食量，保证合理的营养，严格控制甜食。同时戒烟限酒，适当运动，依照患者的身体情况选择活动种类如步行、慢跑、骑自行车、打太极拳、球类运动等有氧运动，必须坚持循序渐进、持之以恒的原则。每日定期监测血糖，同时控制血压、血脂水平，避免并发症的出现。

（3）骨质疏松 注意节制饮食，戒烟酒，戒饮浓茶和浓咖啡，防止过饱，饮食要清淡，低盐饮食。在补钙的同时，增加户外运动，多晒太阳。适当参加体育锻炼，循序渐进增加运动量。防止各种意外伤害，尤其要防止跌倒。

（4）便秘 叮嘱患者养成定时排便的习惯，有便意时需及时排便，避免抑制排便。改变不良的饮食习惯，提倡均衡饮食，戒烟酒，多食用蔬菜和水果，适量增加膳食纤维的摄入，多饮水。适量运动，可步行、慢跑，同时配合腹部的自我按摩，避免滥用药物。

三、疾病的预防和保健

随着健康中国战略的逐步推进，医疗理念已从"以治病为中心"向"以人民健康为中心"转变，人们越来越意识到疾病预防的重要性，《"健康中国 2030"规划纲要》中指出推进健康中国建设，要坚持预防为主，推行健康文明的生活方式，营造绿色安全的健康环境，减少疾病发生。

① 《"健康中国 2030"规划纲要》提出到 2030 年人均预期寿命达到 79.0 岁，全民健康素养大幅度提高，健康生活方式得到全民普及，人均健康寿命显著提高。

② 膳食补充剂。营养保健品、一些中草药制剂，主要包括维生素、矿物质、草药或其他植物、氨基酸及酶类等。复合维生素适合于饮食不规律者，如孕妇、老年人和儿童；钙剂适合于孕妇、绝经后女性及骨质疏松患者；蛋白质、氨基酸类适合消化功能差、创伤及手术后患者。

③ 合理饮食。合理膳食是获取营养素最简单、有效的途径。要向患者普及膳食营养知识，根据不同人群的膳食指南，引导患者形成科学的膳食习惯。应用膳食补充剂要适度，不建议身患慢性病且长期使用药物治疗的患者擅自添加多种膳食补充剂，尤其是老年人，避免增加肝肾代谢和排泄的负担。

【任务实施】

针对任务要求的案例，按下述步骤实施。

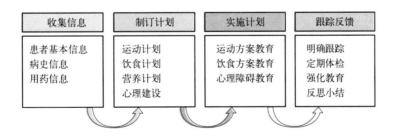

收集信息	药师记录健康教育患者的基本信息,其基本信息包括姓名、年龄、性别、诊断疾病名称、相关处方信息等
制订计划	依据患者自身体能情况,制订相应的运动项目以及运动时间。根据患者自身疾病情况以及用药相关信息,制订患者饮食所需食物以及用量和用餐时间。根据患者现有疾病特点以及转归等情况,给予适当营养搭配。根据患者患病后的心理变化,给予适当心理干预
实施计划	调整生活方式及饮食结构。首先减重,体重下降有助于减轻代谢综合征产生的胰岛素抵抗,有利于血糖平稳控制;适当运动,运动量不可过大,避免患者发作心功能不全,适合患者的有氧运动如散步、太极拳等;合理膳食,减少钠盐摄入量,对高血压是有利因素。长期胰岛素注射,频繁血糖测定,对糖尿病各种并发症的恐惧或长期遭受糖尿病并发症的折磨,是造成糖尿病患者精神紧张,产生抑郁、焦虑等情绪障碍的重要原因,持续地精神紧张、焦虑则引发胰高血糖素分泌增多或对胰岛素敏感性降低,导致胰岛素抵抗而不利于血糖的控制。患者对疾病的过分担心,造成血糖、血压的波动,往往形成恶性循环,因此叮嘱患者家属给予患者心理支持,适时进行情绪宣泄,鼓励患者树

实施计划	立信心,保持乐观的情绪,以良好的心态积极面对病魔的挑战,并且鼓励患者注意休息,适当劳动,转移注意力,减轻对疾病的过于关注。 上述信息可以口述交代,或者写成便笺纸或用画图以及音像视频资料等形式进行沟通,旨在患者乐意接受,通俗易懂
跟踪反馈	前三个月,每月进行跟踪,后期改为每一季度进行回访。根据患者的身体状况,及时进行健康教育

【任务评价】

项目	评价内容	分数参考	评判分数
收集信息 (20分)	填写健康教育记录表信息准确无误,字迹规范、清晰	18~20分	
	填写健康教育记录表信息较准确,字迹较清晰,明显错误项不超过3项	12~18分	
	填写健康教育记录表信息基本准确,字迹基本规范,明显错误项多于3项	12分以下	
制订计划 (20分)	健康教育计划能延缓所患疾病的痛苦,提高其生活质量,兼顾身心健康,以及营养支持	18~20分	
	健康教育计划较能延缓所患疾病的痛苦,同时能对其现有生活有改善	12~18分	
	健康教育计划未能有效减轻所患疾病的痛苦,生活质量和身心健康改善不佳	12分以下	
实施计划 (30分)	能通过2~3种方式准确健康教育内容,能结合患者的诊断结果因地制宜开展相应健康教育,效果明显	27~30分	
	能通过1~2种方式较为有效地传递健康教育内容,能结合患者的诊断结果开展相应健康教育,效果较好	24~26分	
	能通过1~2种方式传递健康教育内容,能结合患者的诊断结果开展相应健康教育,效果欠佳	18~23分	
	仅能口头开展健康教育相关内容,未能针对患者诊断结果开展健康教育,效果不明显	18分以下	
跟踪反馈 (30分)	能做到定期跟踪,随着疾病的变化,完善健康教育工作,记录规范	25~30分	
	能做到定期跟踪与回访,对健康教育有一定的帮助,记录较规范	18~24分	
	跟踪与回访未见定期开展,健康教育帮助不大,记录不及时	18分以下	

【任务训练】

一、知识检测

(一) 单选题

高血压患者的降压目标值为 ( )。

A. 收缩压<120mmHg,舒张压<80mmHg

B. 收缩压120~140mmHg,舒张压为60~90mmHg

C. 收缩压<140mmHg,舒张压<90mmHg

D. 收缩压<135mmHg,舒张压<85mmHg

(二) 配伍题

A.<18.5kg/m^2 B.18.5~23.9kg/m^2

C.24~27.9kg/m^2 D.≥28kg/m^2

1. 肥胖人群的BMI为 ( )。

2. 超重人群的BMI为 ( )。

3. 体重正常人群的BMI为 ( )。

二、能力训练任务

近年来，学校结核病聚集性疫情时有发生，学生作为一个特殊的群体，具有学习压力大、接触密集等特点，一旦出现结核病病例，如果不能及时妥善处理，容易造成结核病暴发流行。请结合上述内容，用情景模拟的形式，开展针对确诊的结核病患者的健康教育工作。

【任务拓展】

学生分组调研慢性病患者开展健康教育的现状，结合调研结果，撰写一篇调研报告。

健康教育记录表

姓名		性别	男□女□	年龄	岁（月龄）
疾病诊断					
用药信息					
健康教育 内容	运动指导： 饮食指导： 营养指导： 心理辅助：				
实施情况 记录	身体状况： 生理指标： 血糖_____ 血脂_____ 血压_____ 其他_____ 心理状态描述：				
健康教育 时间		健康教育指导人员			

M2-3-1　PPT　　　　　M2-3-2　答案解析

项目三 处方调剂

【项目介绍】

本项目的学习内容包括处方种类、格式和内容，处方审核要求，处方调配程序和处方调配技能等。项目下设3个工作任务，通过任务学习，能够准确调剂处方，把好处方质量关，促进合理用药，保障用药安全。

【知识导图】

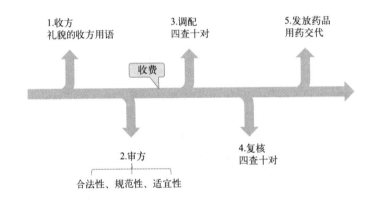

【学习要求】

1. 知识结构：熟悉常用处方调配模式及其工作流程，掌握处方的种类、格式、内容，处方调配规则，审核处方的要点、"四查十对"的内容等。

2. 技能操作：熟悉处方的审核调配、核对发药以及用药指导的技能和礼仪等。

【药学技能竞赛考点】

本项目知识点与药学技能竞赛中理论知识部分"处方调剂"及处方相关内容对接，与技能操作部分"处方调剂"模块对接。

【1+X证书考点】

本项目所选处方调配及相关知识点与执业药师考试中"药品调剂和药品管理"对接。与药学初级（师）考试中考试大纲中"药品调剂"等知识点对接。

任务 1　处方认知

【学习目标】

- 知识目标
  1. 掌握处方概念、组成及分类。
  2. 熟悉处方意义及格式要求。
  3. 了解处方制度执行要点。
- 能力目标
  1. 正确认知处方，会对处方药、非处方药的信息进行查阅、整理。
  2. 能判断处方类别和熟知处方内容。
  3. 具备判断和分析不合格处方的能力。
- 素质目标
  1. 掌握处方知识，依据《处方管理办法》中规定，尊重患者，呵护患者健康。
  2. 培养学生严谨、富有爱心和责任心的职业素养。

安全用药

当好安全用药"守门人"

　　药师是现代医学体系中的重要组成部分，介于药与患者之间，肩负药品监管、指导、慢病患者用药监护等重要责任。新医改下，临床合理用药问题越来越受关注，药学服务成为临床诊疗中不可或缺的部分，药师的作用越来越重要。药师不仅要完成处方调配等基础服务，还应以患者为中心，以提升用药安全性为准则，为患者提供专业、可靠、优质的服务，有责任利用专业知识指导患者合理用药，准确无误地将药品的适应证及功能主治、用法、用量、禁忌事项传递给患者，减少药品不良反应的发生。尤其是慢病用药管理，更需要执业药师的指导与教育。执业药师是人们安全用药的"守门人"。

【任务要求】

　　请判断下图所示处方格式是否正确，书写是否规范。

××医院处方笺

　　　　　　　　　　　　　　　　　　　错误示例3-1-1

门诊/住院号：079012	科室/病房：内科	床号：18
姓名：李四	性别：男	年龄：成
开具日期：		费别：自费

临床诊断：

　　①诺氟沙星胶囊0.1g×三十
　　　Sig.　0.4g　bid.　po.
　　②青霉素G钾粉针80万U×5
　　　Sig.　80 U　qd.　iv.gtt.
　　③藿香正气水　遵医嘱

医生：赵×		金额：89元	
打印日期：	审核人：张×	核对人：	
2021-12-31 15:04:15	调配：张×	发药人：	

一、处方概念、意义与组成

1. 处方概念

依据我国《处方管理办法》中规定，处方是指由注册的执业医师和执业助理医师（以下简称医师）在诊疗活动中为患者开具的，由取得药学专业技术职务任职资格的药学专业技术人员（以下简称药师）审核、调配、核对，并作为患者用药凭证的医疗文书。医疗机构病区用药医嘱单也属于处方的一种。

2. 处方意义

处方是为患者诊断、预防或治疗疾病而开具的用药指令，是药学人员为患者调配发放药品的依据，是医师与药师之间的书面依据，具有法律、技术和经济上的意义。处方药必须凭医师处方销售、调剂和使用。药师收方、审核后按照处方配药，标注用法、用量，指导患者正确用药。

3. 处方组成

（1）处方前记   包括医院名称、姓名、性别、年龄、科别、病历号（门诊号或住院号）、临床诊断、日期等。另外处方前记中可添加特殊要求的项目，如患者的地址及电话，一旦发现开方或发药错误，可及时与患者联系，保证患者的安全用药。麻醉药品和第一类精神药品处方还应当包括患者的身份证明编号、代办人的姓名和身份证明编号等。

（2）处方正文   每张处方正文均以 R 或 Rp 起头，是拉丁文 Recipe 的缩写，意为"请取"，分别列出药品名称、剂型、规格、数量及用法用量等。药品名称中文应采用药品通用名或常用名，没有中文名称的可以使用规范的英文名称书写，避免单纯用商品名、医院制剂协定药名。每一种药品写一行，药品规格和用量应写明单个剂量乘以总数。

（3）处方后记   在处方结尾处医师及调配、发药、收费等人员应在相应栏目中签名和（或）加盖专用签章，以示负责（图 3-1-1）。

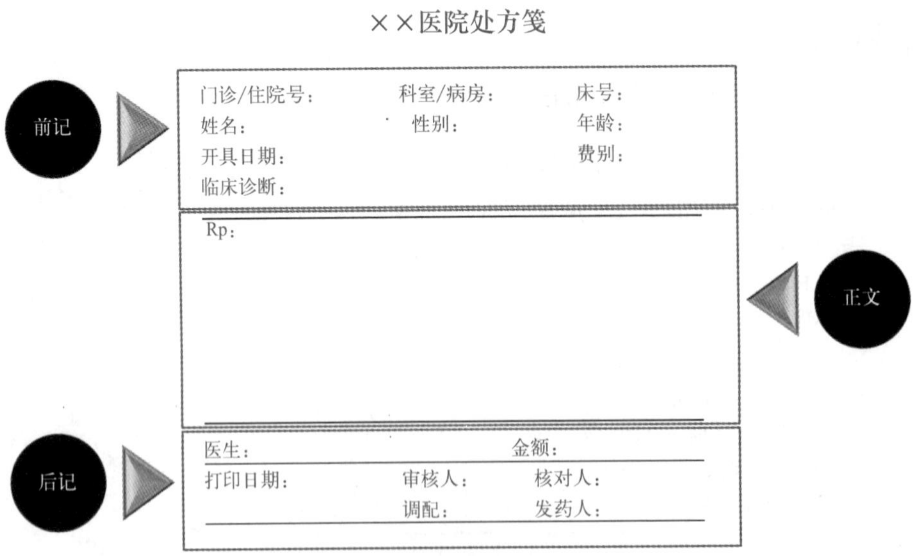

图 3-1-1   处方组成格式

想一想

处方的结构包括哪几部分？处方具有什么样的意义？

二、处方分类和格式要求

1. 处方分类

处方分类依据及类别见表 3-1-1。

表 3-1-1　处方分类

依据	类别
按照处方用纸颜色分类	1. 普通处方印刷用纸为白色。 2. 急诊处方印刷用纸为淡黄色,右上角标注"急诊"。 3. 儿科处方印刷用纸为淡绿色,右上角标注"儿科"。 4. 麻醉药品和第一类精神药品处方印刷用纸为淡红色,右上角标注"麻、精一"。 5. 第二类精神药品处方印刷用纸为白色,右上角标注"精二"
按照处方性质分类	1. 法定处方是指《中华人民共和国药典》、国家药品监督管理局颁布标准中收载的处方,具有法律的约束力。 2. 医师处方是指医师为患者诊断、治疗和预防用药所开具的处方,是最常见的处方。 3. 协定处方是医院药剂科与临床医师根据医院日常医疗用药需要,协商制定的处方。该类处方适合大量配置和储备,但仅限于在本单位使用

知识链接

处方药与非处方药

处方药（prescription drug）：指凭执业医师和执业助理医师处方方可购买、调配，在医师、药师等专业人员监督指导下使用的药品。

非处方药（nonprescription drug；over the counter，OTC）：不需要凭执业医师和执业助理医师处方，消费者可以自行判断、购买和使用的药品。

2. 处方格式要求

（1）处方一般用蓝色或黑色钢笔（圆珠笔）书写，字迹要清楚，不得涂改（涂改处需医师签名并注明修改日期），处方也可通过键盘输入，然后打印再予以签名。

（2）每张处方仅限于一名患者的用药。患者一般情况、临床诊断填写清晰、完整，并与病例记载相一致。患者年龄应当填写实足年龄，新生儿、婴幼儿写日、月龄，必要时要注明体重。

（3）处方中所用药品及制剂名称一般以《中华人民共和国药典》或局（部）颁药品标准规定的中文、英文书写，《中华人民共和国药典》未收载的药品可采用通用名。不得随意对药品名称编写代号或使用化学符号。

（4）开具西药、中成药处方，名称一般每一种药品写一行，每张处方不得超过 5 种药品。

（5）中药饮片、中药注射剂要单独开具处方。中药饮片处方的书写，一般应当按照"君、臣、佐、使"的顺序排列；调剂、煎煮的特殊要求注明在药品右上方，并加括号，如布包、先煎、后下等；对饮片的产地、炮制有特殊要求的，应当在药品名称之前写明。

（6）麻醉药品、精神药品、医疗用毒性药品、放射性药品、易制毒化学品和抗菌药物的使用应当严格执行国家有关规定。

（7）处方药品剂量和数量一律用阿拉伯数字书写。药品使用剂量以《中华人民共和国药典》或国家医药管理部门发布的部颁药品标准规定为准，如医疗需要，必须超剂量使用时，医师必须在超剂量旁注明原因并再次签名方可调配。

（8）处方用法以 Sig 作标示，也可用中文。须写明一次剂量、每日用药次数、给药途径及给药时间。药品用量单位一律用法定计量单位，如克、毫克、毫升、国际单位等，胶囊剂以片、丸、粒为单位，注射剂以支、瓶为单位并注明含量。处方中不得使用"遵医嘱""自用"等含糊不清的语句。处方中常见的外文缩写词和含义见表 3-1-2。

（9）处方正文以下空白处应以画杠作为正文结束。

表 3-1-2 处方常见缩写和含义

剂型		服药次数		服药时间		给药途径		剂量单位	
缩写	含义	缩写	含义	缩写	含义	缩写	含义	缩写	含义
Tab.	片剂	qd.	每天	ac.	餐前	po.	口服	g	克
Caps.	胶囊剂	bid.	每天 2 次	pc.	餐后	im.	肌内注射	mg	毫克
Inj.	注射剂	tid.	每天 3 次	am.	上午	iv.	静注	kg	千克
Aq.	水剂	qid.	每天 4 次	pm.	下午	iv. gtt.	静滴	μg	微克
Mist.	合剂	qod.	隔天一次	qn.	每晚	ih.	皮下注射	mL	毫升
Sol.	溶液	q. h	每小时	st.	立即	OU.	双眼	L	升
Ung.	软膏剂	q. 4h	每 4 小时	prn.	必要时	OL.	左眼	U	单位
Liq.	液体					OD.	右眼	IU	国际单位

三、处方制度执行要点

1. 处方权限

《中华人民共和国医师法》规定执业医师才有处方权。有处方权的医师要在医务处登记备案，并将本人签字或印模留样。药师接收医师处方，审方后进入收费和调配环节。若经审核判定为不合理处方，由药师负责联系处方医师，请其确认或重新开具处方，并再次进入处方审核流程。

2. 处方的药物总量

一般药品每单处方以 1～3 日量为宜，7 日量为限；急诊处方一般不得超过 3 日用量；某些慢性病或特殊情况可适当延长处方开药天数；特殊药品的处方量按有关规定办理（表 3-1-3）。调配麻醉药品处方，实行双人核对制度。

表 3-1-3 处方药物量

处方类型	处方药物量
麻醉药品和第一类精神药品每张处方	不超过 3 日常用量
第二类精神药品每张处方	不超过 7 日常用量
毒性药品每张处方	不超过 2 日极量

3. 处方的有效期限

处方 24h 有效。延期处方经开方医师同意并重新签名后方可调配。需反复多次调配的处方，医师需注明使用次数及使用日期。

4. 处方保存期限

处方保存期限如表 3-1-4 所示。

表 3-1-4　处方保存期限

处方类型	保存期限
普通处方、急诊处方、儿科处方	1 年
毒性药品、第二类精神药品处方	2 年
麻醉药品和第一类精神药品	3 年

【任务实施】

针对任务要求，按下述步骤实施。

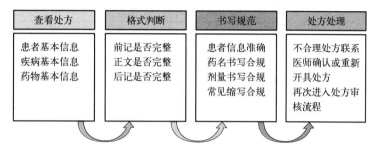

查看处方	××医院处方笺　　　　　　　　　　　　　　　　错误示例3-1-1
	门诊/住院号：079012　　科室/病房：内科　　床号：18 姓名：李四　　　　　　性别：男　　　　　年龄：成 开具日期：　　　　　　　　　　　　　　　费别：自费 临床诊断： 　　①诺氟沙星胶囊0.1g×三十 　　　Sig.　0.4g　bid.　po. 　　②青霉素G钾粉针80万U×5 　　　Sig.　80 U　qd.　iv.gtt. 　　③藿香正气水　遵医嘱 医生：赵×　　　　　　　　　　金额：89元 打印日期：　　　　审核人：张×　核对人： 2021-12-31 15:04:15　调配：张×　发药人： 1. 患者基本信息是否齐全？ 2. 疾病基本信息是否齐全？ 3. 药物基本信息是否齐全？
格式判断	1. 处方前记是否完整？ 处方前记包括医院名称、姓名、性别、年龄、科别、病历号（门诊号或住院号）、临床诊断、日期等。 2. 处方正文是否完整？ 每张处方正文均以 R 或 Rp 起头，是拉丁文 Recipe 的缩写，意为"请取"，分别列出药品名称、剂型、规格、数量及用法用量等。 3. 处方后记是否完整？ 在处方结尾处医师、调配、发药、收费等人员应在相应栏目中签名和（或）加盖专用签章，以示负责

书写规范	1. 患者信息是否准确？ 患者一般情况、临床诊断填写清晰、完整，并与病例记载相一致。患者年龄应当填写实足年龄，新生儿、婴幼儿写日、月龄，必要时要注明体重。 2. 药名书写是否符合规范？ 处方中所用药品及制剂名称一般以《中华人民共和国药典》或局（部）颁药品标准规定的中文、英文书写，《中华人民共和国药典》未收载的药品可采用通用名。 3. 剂量书写是否符合规范？ 处方药品剂量和数量一律用阿拉伯数字书写。药品使用剂量以《中华人民共和国药典》或局（部）颁药品标准规定为准，如医疗需要，必须超剂量使用时，医师必须在超剂量旁签名方可调配。 4. 常见缩写是否符合规范？ (1)处方用法以 Sig 作标示，也可用中文。须写明一次剂量、每日用药次数、给药途径及给药时间。药品用量单位一律用法定计量单位，如克、毫克、毫升、国际单位等，胶囊剂以片、丸、粒为单位注射剂以支、瓶为单位并注明含量。处方中不得使用"遵医嘱""自用"等含糊不清的语句。处方中常见的外文缩写词和含义见表 3-1-2。 (2)处方正文以下空白处应以画杠作为正文结束
处方处理	若经审核判定为不合理处方，由药师负责联系处方医师，请其确认或重新开具处方，并再次进入处方审核流程

【任务评价】

项目	内容	分值	评分要求	评分
查看处方	患者基本信息； 疾病基本信息； 药物基本信息	20 分	疾病信息缺少临床诊断项(10 分)； 告知医师补充临床诊断(10 分)	
格式判断	前记是否完整； 正文是否完整； 后记是否完整	30 分	前记中"处方开具日期"未填写(10 分)； 正文无 Rp 或 R 标示(10 分)； 后记中"核对、发药的药学专业技术人员签名"缺项(10 分)	
书写规范	患者信息准确； 药名书写合规； 剂量书写合规； 常见缩写合规	30 分	前记项目书写不全，如年龄一项不写具体年岁，只写"成"，并且无临床诊断(10 分)； 诺氟沙星胶囊的开具数量为"三十"，违反处方制度中关于药品数量一律用阿拉伯数字书写的规定(10 分)； 青霉素 G 使用需进行皮试的，处方上未注明(10 分)	
处方处理	不合理处方 联系医师确认或重新开具处方； 再次进入处方审核流程	20 分	不合理处方 联系医师确认或重新开具处方(10 分)； 再次进入处方审核流程(10 分)	

【任务训练】

一、知识检测

（一）单选题

1. 处方具有（　　）。

A. 法律性、技术性和经济性　　　　B. 技术性、合理性和安全性

C. 经济性、法律性和合理性　　　　D. 技术性、有效性和经济性

E. 技术性、经济性和合法性

2. 下列描述中，不正确的是（　　）。

A. 急诊处方印刷用纸颜色为淡黄色、右上角标注"急诊"

B. 麻醉药品处方印刷用纸颜色为淡红色、右上角标注"麻醉"

C. 儿科处方印刷用纸颜色为淡绿色、右上角标注"儿科"

D. 二类精神药品处方印刷用纸为白色，右上角标注"精二"

E. 普通处方印刷用纸为白色，右上角无标注

3. 以下项目与内容中，属于完整的处方的是（　　　）。

A. 医院名称、就诊科室和就诊日期　　　　B. 处方前记、处方正文和处方后记

C. 患者姓名、性别、年龄和临床诊断　　　D. 医师、配方人、核对人与发药人签名

E. 药品名称、剂型、规格、数量和用法

4. 规格为30mg的片剂，处方上用法为"30mg bid."，药师粘贴用法标签时，正确的写法是（　　　）。

A. 每日3次，每次0.5片　　　　　　　　B. 每日3次，每次1片

C. 每日2次，每次1片　　　　　　　　　D. 每日2次，每次2片

E. 每日1次，每次1片

（二）配伍题

A. 白色　　　　　B. 淡黄色　　　　　C. 淡绿色　　　　　D. 淡红色　　　　　E. 淡蓝色

1. 第二类精神药品处方印刷用纸为（　　　）。

2. 急诊处方印刷用纸为（　　　）。

3. 麻醉药品处方印刷用纸为（　　　）。

A. 医疗机构名称　　B. 临床诊断　　　C. 开具日期　　　D. 用法用量　　　E. 药品金额

4. 属于处方正文的内容为（　　　）。

5. 属于处方后记的内容为（　　　）。

A. iv.　　　　　　B. pc.　　　　　　C. q. 4h　　　　　D. qid.　　　　　E. po.

6. 静注的缩写为（　　　）。

7. 每日4次的缩写为（　　　）。

8. 口服的缩写为（　　　）。

9. 餐后的缩写为（　　　）。

（三）案例分析题

处方审核是处方调配中的重要环节，药师应确定处方内容正确无误方可进行药品调配。处方审核结果分为合理处方和不合理处方。不合理处方包括不规范处方、用药不适宜处方及超常处方。

1. 以下所列审查处方结果中，可判定为"不规范处方"的是（　　　）。

A. 无适应证用药

B. 遴选的药品不适宜

C. 药品超剂量使用未注明原因和再次签名

D. 用法、用量或联合用药不适宜

E. 无正当理由不首选国家基本药物

2. 以下所列审查处方结果中，可判定为"用药不适宜处方"的是（　　　）。

A. 无正当理由开具高价药的

B. 无适应证用药

C. 无正当理由超说明书用药

D. 门诊处方超过7日用量未注明理由的

E. 无正当理由不首选国家基本药物

（四）多选题

处方中常见外文缩写的含义叙述错误的是（　　　）。

A. Add. 代表"减"　　　　　　　　　　B. Aq. 代表"午后"

C. ac. 代表"餐前（服）"　　　　　　　D. q. h. 代表"每时"

E. q. s. 代表"适量"

二、能力训练任务

请指出下列处方错误之处。

门诊号：0018156502	科室：结核治疗单元	错误示例3-1-2
姓名：	性别：女 年龄：25岁	
开具日期：2017-06-26	费别：自费	

临床诊断：肝功能损害，继发性肺结核

Rp：

甘草酸二铵肠溶胶囊

 Sig：150mg ti. po (慢性病长期用药) 50mg×24粒×12盒

双环醇片

 Sig：50mg tid po (慢性病长期用药)25mg×18片×12盒

医生：	金额：1006.72元	
	审核人：张×	核对人：周×
	调配：张×	发药人：周×

【任务拓展】

查阅有关资料，自行设计处方样稿（门诊处方）。

M3-1-1 PPT

M3-1-2 答案解析

M3-1-3 视频

任务 2 处方审核

【学习目标】

- 知识目标
  1. 掌握处方审核概念。
  2. 熟悉处方审核内容。
  3. 熟悉不合理用药的类型和表现
  4. 了解处方审核依据和流程。
- 能力目标
  1. 能熟练进行处方审核。
  2. 能正确指出不合理处方。
- 素质目标
  1. 具有自主学习能力，以及分析问题、解决问题的能力。
  2. 具有团队协作精神。
  3. 具有科学严谨的工作态度。

坚守担当"药"有作为

党的二十大报告强调"引导全体人民做社会主义法治的忠实崇尚者、自觉遵守者、坚定捍卫者。"知法才能更好守法，作为医药行业从业人员要掌握基本的药品、医疗器械等法律法规，知敬畏、守本心，正确审核处方，保障人们的用药安全。医院药师要主动作为、甘于奉献，全心全意为患者提供优质的药学服务。

【任务要求】

请对下图处方进行处方审核，指出不合理之处。

××医院处方笺

错误示例3-2-1

门诊/住院号：089129	科室/病房：内科	床号：56
姓名：马×	性别：女	年龄：76
开具日期：2008年9月12日		费别：医保

临床诊断：糖尿病合并高血压病

Rp:

雷尼替丁片	0.15g×20	Sig.	0.3g	bid.	po.
阿莫西林胶囊	0.25g×30	Sig.	0.5g	tid.	po.
卡托普利片	12.5mg×100	Sig.	37.5mg	tid.	po.
氢氯噻嗪片	25mg×20	Sig.	50mg	qd.	po.
格列苯脲片	2.5mg×20	Sig.	2.5mg	tid.	po.

消渴丸100丸　　口服，一次10丸，一日3次
生地黄12g　　知母12g　丁香6g　天花粉9g
茯苓12g　郁金9g　甘草3g

医生：刘×	金额：268元
打印日期： 2008-09-12 15:04:15	审核人：严×　核对人：朱× 调配：严×　发药人：朱×

【任务准备】

一、处方审核概念

处方审核是指药学专业技术人员运用专业知识与实践技能，根据相关法律法规、规章制度与技术规范等，对医师在诊疗活动中为患者开具的处方进行合法性、规范性和适应性审核，并作出是否同意调配发药决定的药学技术服务。审核的处方包括住院医嘱和门（急）诊处方（纸质处方和电子处方）。住院医嘱与门（急）诊处方审核不完全相同，住院医嘱是住院患者的用药医嘱，药师在审方时可以查阅患者的病历，还可以询问患者，直接向患者了解其病情、病史及用药史，能较全面地了解患者的病情，因此，能较准确地评价临床用药的合理性；而门（急）诊处方，药师在审方过程中，既没有病历可供查阅，又无法直接向患者了解其病情，所以门（急）诊处方的审核只有从处方上的临床诊断获取疾病的信息。

无论是住院医嘱还是门（急）诊处方都要求进行处方审核的药师必须熟悉药品管理使用的相关法律法规、规章制度；具备全面系统的药物知识，掌握各类药物的作用特点；此外，还应了解各类疾病的发病原因、临床表现、疾病发展过程中可能引起的并发症以及疾病之间的内在联系；具备一定的外语阅读能力和文献搜索能力。

二、处方审核的依据

处方的审核依据见表 3-2-1。

表 3-2-1 处方的审核依据

名称	颁布/修订日期	相关要点
《医疗机构处方审核规范》	2018 年	药师是处方审核工作的第一责任人
《处方管理办法》	2007 年	1. 具有药师以上专业技术职务任职资格的人员负责处方审核、评估、核对、发药以及安全用药指导；药士从事处方调配工作。 2. 药师经处方审核后，认为存在用药不适宜时，应当告知处方医师，请其确认或者重新开具处方。 3. 药师发现严重不合理用药或者用药错误，应当拒绝调剂，及时告知处方医师，并应当记录，按照有关规定报告
《中华人民共和国药品管理法》	2019 年	依法经过资格认定的药师或者其他药学技术人员调配处方，应当进行核对，对处方所列药品不得擅自更改或者代用。对有配伍禁忌或者超剂量的处方，应当拒绝调配；必要时，经处方医师更正或者重新签字方可调配
《中华人民共和国医师法》	2021 年	医疗机构应当建立管理制度，对医师处方、用药医嘱的适宜性进行审核，严格规范医师用药行为
《医疗机构管理条例》	2022 年	医疗机构必须按照有关药品管理的法律、法规加强药品管理
《医疗机构管理条例实施细则》	2017 年	医疗机构不得使用假劣药品、过期和失效药品以及违禁药品
《中华人民共和国药品管理法实施条例》	2019 年	医疗机构审核和调配处方的药剂人员必须是依法经资格认定的药学技术人员
《麻醉药品和精神药品管理条例》	2016 年	1. 医疗机构应当按照国务院卫生主管部门的规定，对本单位执业医师进行有关麻醉药品和精神药品使用知识的培训、考核，经考核合格的，授予麻醉药品和第一类精神药品处方资格。执业医师取得麻醉药品和第一类精神药品的处方资格后，方可在本医疗机构开具麻醉药品和第一类精神药品处方，但不得为自己开具该种处方。 2. 对麻醉药品和第一类精神药品处方，处方的调配人、核对人应当仔细核对，签署姓名，并予以登记；对不符合本条例规定的，处方的调配人、核对人应当拒绝发药。 3. 未取得麻醉药品和第一类精神药品处方资格的执业医师擅自开具麻醉药品和第一类精神药品处方，由县级以上人民政府卫生主管部门给予警告，暂停其执业活动；造成严重后果的，吊销其执业证书；构成犯罪的，依法追究刑事责任。 4. 处方的调配人、核对人违反本条例的规定未对麻醉药品和第一类精神药品处方进行核对，造成严重后果的，由原发证部门吊销其执业证书
《医院处方点评管理规范（试行）》	2010 年	1. 医院应当加强处方质量和药物临床应用管理，规范医师处方行为，落实处方审核、发药、核对与用药交代等相关规定；定期对医务人员进行合理用药知识培训与教育；制定并落实持续质量改进措施。 2. 药师未按规定审核处方、调剂药品、进行用药交代或对不合理处方进行有效干预的，医院应当采取教育培训、批评等措施；对患者造成严重损害的，卫生行政部门应当依法给予相应处罚
"关于加强药事管理转变药学服务模式的通知"	2017 年	加强处方审核调剂。各地要按照《处方管理办法》，加强处方审核调剂工作，减少或杜绝不合理用药及用药错误。医疗机构要建立完善的处方审核制度，优化管理流程，确保所有处方经药师审核后调配发放。药师审核发现问题，要与医师沟通进行干预和纠正。药师调剂处方时须做到"四查十对"，保障患者用药安全

三、处方审核基本要求

《医疗机构处方审核规范》第二章明确了处方审核基本要求，具体如下。

（1）所有处方经审核通过后方可进入划价收费和调配环节，未经审核通过的处方不得收费和调配。

（2）从事处方审核的药学专业技术人员（以下简称药师）应当满足以下条件。

① 取得药师及以上药学专业技术职务任职资格。

② 具有 3 年及以上门急诊或病区处方调剂工作经验，接受过处方审核相应岗位的专业知识培训并考核合格。

（3）药师是处方审核工作的第一责任人。药师应当对处方各项内容进行逐一审核。医疗机构可以通过相关信息系统辅助药师开展处方审核。对信息系统筛选出的不合理处方及信息系统不能审核的部分，应当由药师进行人工审核。

（4）经药师审核后，认为存在用药不适宜时，应当告知处方医师，建议其修改或者重新开具处方；药师发现不合理用药，处方医师不同意修改时，药师应当作好记录并纳入处方点评；药师发现严重不合理用药或者用药错误时，应当拒绝调配，及时告知处方医师并记录，按照有关规定报告。

（5）医疗机构应当积极推进处方审核信息化，通过信息系统为处方审核提供必要的信息，如电子处方，以及医学相关检查、检验学资料、现病史、既往史、用药史、过敏史等电子病历信息。信息系统内置审方规则应当由医疗机构制定或经医疗机构审核确认，并有明确的临床用药依据来源。

（6）医疗机构应当制定信息系统相关的安全保密制度，防止药品、患者用药等信息泄露，做好相应的信息系统故障应急预案。

四、处方审核流程

处方审核流程如图 3-2-1 所示。

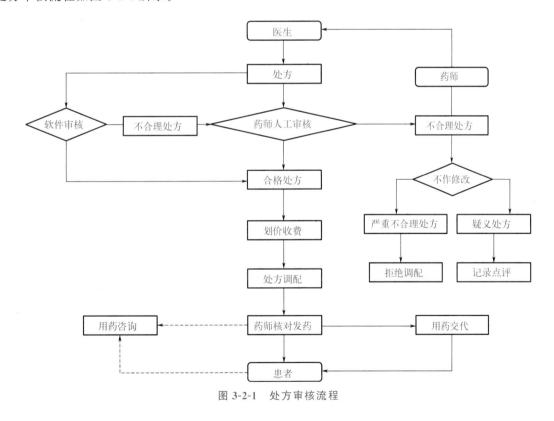

图 3-2-1　处方审核流程

五、处方审核内容

处方审核的内容见表 3-2-2。

表 3-2-2　处方审核内容

审核类别	审核内容
处方合法性审核	1. 处方开具人是否根据《执业医师法》取得医师资格,并执业注册。 2. 处方开具时,处方医师是否根据《处方管理办法》在执业地点取得处方权。 3. 麻醉药品、第一类精神药品、医疗用毒性药品、放射性药品、抗菌药物等药品处方,是否由具有相应处方权的医师开具
处方规范性审核	1. 处方是否符合规定的标准和格式,处方医师签名或加盖的专用签章有无备案,电子处方是否有处方医师的电子签名。 2. 处方前记、正文和后记是否符合《处方管理办法》等有关规定,文字是否正确、清晰、完整。 3. 条目是否规范。 (1)年龄应当为实足年龄,新生儿、婴幼儿应当写日、月龄,必要时要注明体重; (2)中药饮片、中药注射剂要单独开具处方; (3)开具西药、中成药处方,每一种药品应当另起一行,每张处方不得超过 5 种药品; (4)药品名称应当使用经药品监督管理部门批准并公布的药品通用名称、新活性化合物的专利药品名称和复方制剂药品名称,或使用由原卫生部公布的药品习惯名称;医院制剂应当使用药品监督管理部门正式批准的名称; (5)药品剂量、规格、用法、用量准确清楚,符合《处方管理办法》规定,不得使用"遵医嘱""自用"等含糊不清的字句; (6)普通药品处方量及处方效期符合《处方管理办法》的规定,抗菌药物、麻醉药品、精神药品、医疗用毒性药品、放射药品、易制毒化学品等的使用符合相关管理规定; (7)中药饮片、中成药的处方书写应当符合《中药处方格式及书写规范》
处方适宜性审核	1. 西药及中成药处方,应当审核以下项目。 (1)处方用药与诊断是否相符; (2)规定必须做皮试的药品,是否注明过敏试验及结果的判定; (3)处方剂量、用法是否正确,单次处方总量是否符合规定; (4)选用剂型与给药途径是否适宜; (5)是否有重复给药和相互作用情况,包括西药、中成药、中成药与西药、中成药与中药饮片之间是否存在重复给药和有临床意义的相互作用; (6)是否存在配伍禁忌; (7)是否有用药禁忌:儿童、老年人、孕妇及哺乳期妇女、脏器功能不全患者用药是否有禁忌使用的药物,患者用药是否有食物及药物过敏史禁忌证、诊断禁忌证、疾病史禁忌证与性别禁忌证; (8)溶媒的选择、用法用量是否适宜,静脉输注的药品给药速度是否适宜; (9)是否存在其他用药不适宜情况。 2. 中药饮片处方,应当审核以下项目。 (1)中药饮片处方用药与中医诊断(病名和证型)是否相符; (2)饮片的名称、炮制品选用是否正确,煎法、用法、脚注等是否完整、准确; (3)毒、麻、贵、细饮片是否按规定开方; (4)特殊人群如儿童、老年人、孕妇及哺乳期妇女、脏器功能不全患者用药是否有禁忌使用的药物; (5)是否存在其他用药不适宜情况

[案例 1]

① 患者信息:男,6 岁

② 临床诊断:上呼吸道感染

③ 处方用药

0.9%氯化钠注射液 100mL

注射用头孢他啶 3.0g,用法:静滴,每天 1 次

④ 分析:上呼吸道感染大多由病毒所致,病程有自限性,而抗菌药对病毒感染是无效的,处方用药与临床诊断不符。

[案例2]

① 患者信息：男，36岁

② 临床诊断：脊髓亚急性联合变性

既往病史：胃大部切除术

③ 处方用药

维生素 B_{12} 片：0.5mg, bid. po.

叶酸：0.1g, tid. po.

④ 分析：该患者既往病史为胃大部切除术，故口服的给药途径不合理。

处方审核的关键，应该把疾病情况、患者情况和专业知识技能规范三大审方要素紧密地结合起来，才能全面、客观地评价临床用药的合理性。对于暂时不能判断的合理用药问题，做好记录，查阅药品说明书、国家处方集、药典、临床治疗指南，实践和积累才能提高处方审核的质量和效率，促进临床合理用药，保障患者用药安全。

【任务实施】

针对任务要求，按下述步骤实施。

查看处方	格式判断	书写规范	处方审核	审核结果
患者基本信息 疾病基本信息 药物基本信息	前记是否完整 正文是否完整 后记是否完整	患者信息准确 药名书写合规 剂量书写合规 常见缩写合规	合法性审核 规范性审核 适宜性审核	不合理处方 联系医师确认或 重新开具处方 再次进入处方审 核流程

查看处方

××医院处方笺 　　　　　　　　　　错误示例3-2-1

门诊/住院号：089129　　　科室/病房：内科　　　床号：56

姓名：马×　　　　　　　性别：女　　　　　年龄：76

开具日期：2008年9月12日　　　　　　　　费别：医保

临床诊断：糖尿病合并高血压病

Rp:

雷尼替丁片　　　0.15g×20　　Sig. 0.3g　　bid. po.

阿莫西林胶囊　0.25g×30　　Sig. 0.5g　　tid. po.

卡托普利片　　12.5mg×100　Sig. 37.5mg　tid. po.

氢氯噻嗪片　　25mg×20　　Sig. 50mg　　qd. po.

格列苯脲片　　2.5mg×20　　Sig. 2.5mg　　tid. po.

消渴丸100丸　　口服，一次10丸，一日3次

生地黄12g　知母12g　丁香6g　天花粉9g

茯苓12g　郁金9g　甘草3g

医生：刘×　　　　　　　　　金额：268元

打印日期：　　　　　　审核人：严×　核对人：朱×

2008-09-12 15:04:15　　调配：严×　　发药人：朱×

1. 患者基本信息是否齐全？

2. 疾病基本信息是否齐全？

3. 药物基本信息是否齐全？

格式判断	1. 处方前记是否完整？ 处方前记包括医院名称、姓名、性别、年龄、科别、病历号（门诊号或住院号）、临床诊断、日期等。 2. 处方正文是否完整？ 每张处方正文均以 R 或 Rp 起头，是拉丁文 Recipe 的缩写，意为"请取"，分别列出药品名称、剂型、规格、数量及用法用量等。 3. 处方后记是否完整？ 在处方结尾处医师、调配、发药、收费等人员应在相应栏目中签名和（或）加盖专用签章，以示负责
书写规范	1. 患者信息是否准确？ 患者一般情况、临床诊断填写清晰、完整，并与病例记载相一致。患者年龄应当填写实足年龄，新生儿、婴幼儿写日、月龄，必要时要注明体重。 2. 药名书写是否符合规范？ 处方中所用药品及制剂名称一般以《中华人民共和国药典》或国家医药管理部门发布的部颁药品标准规定的中文、英文书写，《中华人民共和国药典》未收载的药品可采用通用名。 3. 剂量书写是否符合规范？ 处方药品剂量和数量一律用阿拉伯数字书写。药品使用剂量以《中华人民共和国药典》或局（部）颁药品标准规定为准，如医疗需要，必须超剂量使用时，医师必须在超剂量旁签名方可调配。 4. 常见缩写是否符合规范？ (1)处方用法以 Sig 作标示，也可用中文。须写明一次剂量、每日用药次数、给药途径及给药时间。药品用量单位一律用法定计量单位，如克、毫克、毫升、国际单位等，胶囊剂以片、丸、粒为单位，注射剂以支、瓶为单位并注明含量。处方中不得使用"遵医嘱""自用"等含糊不清的语句。处方中常见的外文缩写词和含义见表 3-1-2。 (2)处方正文以下空白处应以画杠作为正文结束
处方审核	1. 合法性审核，详见表 3-2-2。 2. 规范性审核，详见表 3-2-2。 3. 适宜性审核，详见表 3-2-2
审核结果	1. 合格处方，进行调配。 2. 不合理处方，联系医师确认或重新开具处方，再次进入处方审核流程

【任务评价】

项目	内容	分值	评分要求	评分
查看处方	患者基本信息； 疾病基本信息； 药物基本信息	5分	患者、疾病、药物基本信息齐全（5分）	
格式判断	前记是否完整； 正文是否完整； 后记是完整	20分	1. 药物品种超出 5 种以上（10分）； 2. 该处方西药和中药饮片混开（10分）	
书写规范	患者信息准确； 药名书写合规； 剂量书写合规； 常见缩写合规	20分	1. 患者信息准确（5分）； 2. 药名书写合规（5分）； 3. 剂量书写合规（5分）； 4. 常见缩写合规（5分）	

项目	内容	分值	评分要求	评分
处方审核	1. 合法性审核； 2. 规范性审核； 3. 适宜性审核	45分	1. 合法性审核合规。 2. 规范性审核如下。 中药饮片未单独开具处方；开具西药、中成药处方(5分)，此处方超过5种药品(5分)。 3. 适宜性审核如下。 本处方"卡托普利片"，每次服3粒，每天服3次，100粒药可服10天以上，违反了用药量不得超过7天常用量的规定(10分)；不了解复方制剂的成分而重复用药；治糖尿病时以消渴丸与格列本脲合用，极易诱发低血糖、癫痫发作、脑血管意外及偏瘫等不良反应，严重时还有致死的危险(10分)；"雷尼替丁片"和"阿莫西林胶囊"药品与本处方患者适应证不符(10分)；违反配伍禁忌用药，中药饮片丁香和郁金属于中药的"十九畏"，不能同用(5分)	
审核结果	1. 合格处方，进行调配； 2. 不合理处方，联系医师确认或重新开具处方，再次进入处方审核流程	10分	不合理处方，联系医师确认或重新开具处方，再次进入处方审核流程(10分)	

【任务训练】

一、知识检测

（一）单选题

1. 根据《中华人民共和国药典临床用药须知》中规定，在注射前必须做皮试的药物是（   ）。

A. 红霉素　　　　　　　B. 青霉素　　　　　　　C. 克林霉素

D. 维生素 K_1　　　　　E. 万古霉素

2. 以下使用抗菌药物的处方中，归属于不合理联合用药的是（   ）。

A. 轻度感染给予广谱或最新抗菌药

B. 患者咳嗽，无感染诊断，给予阿奇霉素治疗

C. 1类手术切口应用第三代头孢菌素

D. 在不了解抗菌药物的药动学参数等信息情况下用药

E. 对单一抗菌药物已能控制的感染应用2～3个抗菌药

3. 以下用药，属于"禁忌证用药"的是（   ）。

A. 黄体酮用于输尿管结石　　　　　B. 治疗感冒、咳嗽给予抗菌药

C. 滥用糖皮质激素　　　　　　　　D. 肺源性心脏病患者使用吗啡镇痛

E. 盲目应用辅助治疗药

4. 患者咳嗽，但无感染诊断，给予阿奇霉素属于（   ）。

A. 无适应证用药　　　　　　　　　B. 超适应证用药

C. 有禁忌证用药　　　　　　　　　D. 过度治疗用药

E. 盲目联合用药

（二）配伍题

A. 颅内压升高与青光眼　　　　　　　B. 妊娠高血压

C. 急性皮炎　　　　　　　　　　　　D. 经尿道行前列腺切除术

E. 导泻

1. 硫酸镁静脉注射用于（　　　）。

2. 口服硫酸镁用于（　　　）。

A. 重复用药　　　　　　　　　　　　B. 过度治疗用药

C. 无适应证用药　　　　　　　　　　D. 超适应证用药

E. 有禁忌证用药

3. 患者，女，70岁，诊断为高血压，医师处方：氢氯噻嗪、珍菊降压片，该处方属于（　　　）。

4. 患者，男性，58岁，胃溃疡病史3年，近期因牙痛就诊，医生处方：阿司匹林，0.5g，tid.，该处方属于（　　　）。

A. 过度治疗用药　　　　　　　　　　B. 重复给药

C. 无适应证用药　　　　　　　　　　D. 用法、用量不适宜

E. 有禁忌证用药

5. 患者，女，12岁，因发热、咳嗽就诊，查血常规：白细胞计数 $5.91\times10^9/L$，中性粒细胞百分比 70%，淋巴细胞百分比 15.1%。诊断为感冒。医生处方：阿奇霉素片 0.5mg qd. po.，该处方属于（　　　）。

6. 男性，58岁。糖尿病史3年，医生处方：格列本脲1片 tid. po.，消渴丸一次5～10丸，bid. po.，该处方属于（　　　）。

（三）案例分析题

患者，男，72岁。诊断：高血压、心力衰竭、发热、咳嗽，白细胞 $8.0\times10^9/L$。

R：

地高辛片 0.25mg×10片 0.125mg qd.

比索洛尔片 5mg×20片 2.5mg qd.

红霉素缓释胶囊 250mg×12粒 500mg bid.

布洛芬胶囊 200mg×10粒 200mg tid.

1. 该处方存在的问题是（　　　）。

A. 地高辛不宜选用　　　　　　　　　B. 地高辛剂量偏小

C. 不应使用红霉素缓释胶囊　　　　　D. 比索洛尔给药频次不合理

E. 布洛芬用量不合理

2. 关于该患者用药注意事项的说法，错误的是（　　　）。

A. 应定期监测地高辛血药浓度

B. 在患者症状好转后，应立即停用比索洛尔

C. 应注意观察是否有黑便

D. 应定期监测血压、心率

E. 应根据临床情况调整地高辛剂量

3. 推荐地高辛的安全血药浓度为（　　　）。

A. 0.5～0.9μg/L　　　　　　　　　B. 0.125～0.25μg/L

C. 0.25～0.5μg/L　　　　　　　　　D. 0.125～0.9μg/L

E. 1.25～2.5μg/L

4. 以下不属于地高辛禁忌证的是（　　　）。

A. 二度及以上房室传导阻滞患者

B. 心肌梗死急性期（发病24h内，尤其是有进行性心肌缺血者）

C. 预激综合征伴心房颤动或心房扑动

D. 肥厚型梗阻性心肌病

E. 支气管哮喘急性发作者

（四）多选题

1. 不宜与苯巴比妥同服用的中成药是（　　）。

A. 散痰宁糖浆　　　　　B. 蛇胆川贝液　　　　　C. 虎骨酒

D. 舒筋活络酒　　　　　E. 天一止咳糖浆

2. 化学药和中药联用时，可以降低药品不良反应的是（　　）。

A. 甘草酸＋链霉素　　　　　　　B. 甘草＋呋喃唑酮

C. 石麦汤＋氯氮平　　　　　　　D. 大蒜素和链霉素

E. 黄芩＋地高辛

3. 处方的用药适宜性的审核包括（　　）。

A. 审核药物的剂量、用法

B. 审核药物的剂型和给药途径

C. 审核处方用药与临床诊断的相符性

D. 审核处方是否有重复给药现象

E. 审核处方中对规定必须做皮试的药物，处方医师是否注明过敏试验及结果的判定

二、能力训练任务

请对下列处方进行处方审核。

××医院处方笺

错误示例3-2-2

门诊号：089129　　　　科室：急诊科　　　费别：自费

姓名：马×　　　　　　性别：男　　　　年龄：74

开具日期：2017年9月12日

临床诊断：下腹疼痛待诊

Rp:

头孢克洛胶囊片0.25g×6粒×1盒

Sig.　0.25g st.口服

医生：刘×　　　　　　　金额：27.67元

打印日期：　　　　　　　审核人：严×　　　核对人：朱×

2017-9-12 15:04:15　　　调配：严×　　　　发药人：朱×

【任务拓展】

查找文献，了解处方前置审核。

M3-2-1　PPT　　　　　M3-2-2　答案解析

任务 3　处方调配

【学习目标】

- 知识目标
    1. 掌握处方调配程序和处方调配技能。
    2. 熟悉处方调配操作规程。
    3. 熟悉"四查十对"内容。
- 能力目标
    1. 能够熟练进行处方审核。
    2. 能够根据处方准确快速进行调配、核查与发药。
    3. 具备分析、解决处方调配过程中出现问题的能力。
- 素质目标
    1. 培养学生关心、爱护、尊重患者，热情服务患者的优良品质。
    2. 培养学生团结合作、严谨和富有责任心的职业素养。

🌐 专注服务

最美药师

　　"寻找身边最美药师"活动是由国家药品监督管理局指导，中国健康传媒集团和国家药品监督管理局执业药师资格认证中心联合举办的年度活动，是行业内具有较大影响的品牌活动之一，旨在发挥执业药师在保障公众用药安全有效方面的重要作用，树立执业药师良好社会形象，切实推动全社会发挥好执业药师作用，助力健康中国建设。"2019—2020 年身边最美药师"之一，河北神威大药房连锁有限公司习利平，严格遵守职业道德，恪尽职守，想顾客之所想，急顾客之所急，帮客户之所需，积极运用所学知识促进公众合理用药，坚持严格审查处方、对症给药，是广大药师学习的好榜样。

【任务要求】

　　对下列处方进行调配。

××医院处方笺

姓名：赵××	性别：男
科室：高血压病门诊	年龄：41 岁
日期：2021年12月22日	门诊号：2021122210416
诊断：高血压	费别：自费

Rp:
　　厄贝沙坦氢氯噻嗪片　　　　（150mg+12.5mg）×28片　1盒
　　口服　1片/次　1次/d
　　卡维地洛片　　　　　　　　10mg×28片　　　　　　　1盒
　　口服　1片/次　2次/d

药费：46.13元	医生：卿××

打印日期：		审核人：	核对人：
2021-12-22 9:44:47	调配：		发药人：

　　处方调配是指药学技术人员运用专业知识与实践技能，根据相关法律法规、规章制度与技术规范等，对医师在诊疗活动中为患者开具的处方进行及时审核和准确调配，将药品发给患者使用，同时进行用药指导的一项药学服务操作技术。处方调配工作是药师以医师的处方为依据在医院药房和社会药房中进行。因此处方调配可分为医院药房处方调配和社会药房处方调配。本任务重点介绍医院药房处方调配，医院药房处方调配又可分为门诊处方调配、急诊处方调配和住院处方调配。

一、处方调配资质

　　根据《处方管理办法》，只有取得药学专业技术职务任职资格的人员方可从事处方调剂工作。药师在执业的医疗机构取得处方调剂资格后，应凭医师处方调剂处方药品，非经医师处方不得调剂。

二、处方调配操作规程

　　药师应当按照操作规程调剂处方药品，在收方之后，认真审核处方，随后准确调配药品，并再次核对处方后发药，进行用药交代和指导，如图 3-3-1 所示。

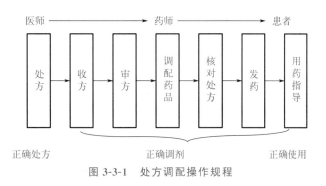

图 3-3-1　处方调配操作规程

处方调配操作规程如下。

1. 收方

药师从患者（或其家属）手中接收纸质处方或医师的电子传递处方。

2. 审核处方

审核处方是保证调剂工作质量的重要一步，药学专业技术人员负责审核处方的合法性、规范性和适宜性，具体见表 3-2-2。处方审核结果分为合理处方和不合理处方。不合理处方包括不规范处方、用药不适宜处方及超常处方（表 3-3-1）。

表 3-3-1　不合理处方的分类

不合理处方分类	不合理处方内容
不规范处方	处方开具不符合处方规范的,应当判定为不规范处方
不适宜处方	1. 适应证不适宜的； 2. 遴选的药品不适宜的； 3. 药品剂型或给药途径不适宜的； 4. 无正当理由不首选国家基本药物的； 5. 用法、用量不适宜的； 6. 联合用药不适宜的； 7. 重复给药的；

不合理处方分类	不合理处方内容
不适宜处方	8. 有配伍禁忌或者不良相互作用的； 9. 其他用药不适宜情况的
超常处方	1. 无适应证用药； 2. 无正当理由开具高价药的； 3. 无正当理由超说明书用药的； 4. 无正当理由为同一患者同时开具 2 种以上药理作用相同药物的

3. 处方调配

处方审核合格后方能进行调配，调配处方时应遵循以下内容。

① 仔细阅读处方，严格按照"四查十对"（表 3-3-2）要求进行调配。

表 3-3-2 四查十对内容

四查	十对
查处方	对科别、姓名、年龄
查药品	对药名、剂型、规格、数量
查配伍禁忌	对药品性状、用量用法
查用药合理性	对临床诊断

 想一想

什么是药物相互作用的配伍禁忌？对药效有何影响？

② 特别注意相似药品的正确调配。有些药品在中文表述上极为相似，在调配时容易出现错误，需认真核对。看似同一厂家或不同厂家生产的包装相似的药品（如美沙拉秦栓、美沙拉秦肠溶片、美沙拉秦灌肠液如图 3-3-2 所示）。

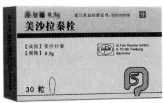

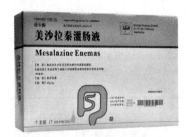

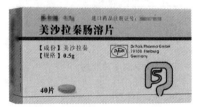

图 3-3-2 包装相似的药品举例

听似药品包括商品名或通用名发音相似的药品如凝血酶和血凝酶、异丙嗪（抗组胺药）和氯丙嗪（抗精神失常药）、氟尿嘧啶（抗肿瘤药）和氟胞嘧啶（抗真菌药）等需要仔细调配。

③ 注意药物不同规格、数量。如图 3-3-3 所示。

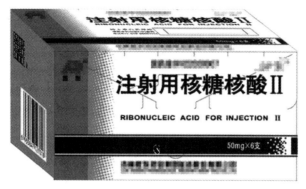

50mg×6支

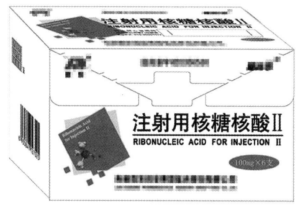

100mg×6支

图 3-3-3　相同药品的不同规格、数量

④ 查配伍禁忌，对药品性状、用法用量，具体案例如下。

[案例 3]

① 患者信息：男，43 岁

② 临床诊断：高血压；支气管哮喘

③ 处方用药

美托洛尔片　　47.5mg×7 粒　　sig：5mg　qd. po.

比索洛尔片　　5mg×10 粒　　　sig：5mg　qd. po.

④ 分析：美托洛尔片与比索洛尔片具有相同药理作用，且支气管哮喘患者不宜使用 β 受体阻滞剂。

[案例 4]

① 患者信息：女，32 岁，孕 21 周

② 临床诊断：高血脂

③ 处方用药

辛伐他汀片　　40mg×7 粒　　sig：40mg　qd. po.

④ 分析：查辛伐他汀片说明书，妊娠期妇女禁用本品。

[案例 5]

① 患者信息：女，22 岁

② 临床诊断：帕金森病

③ 处方用药

美多巴　　　250mg×40 粒　sig：250mg　tid. po.

④ 分析：美多巴禁用于 25 岁以下的患者（必须是骨骼发育完全的患者）。

[案例 6]

① 患者信息：男，45 岁

② 临床诊断：高脂血症；高血压；脾虚痰湿证

③ 处方用药

阿托伐他汀片	20mg	qn. po. ×14 天
苯磺酸氨氯地平片	5mg	qd. po. ×14 天
血脂康胶囊	0.6g	bid. po. ×14 天

④ 分析：血脂康主要成分为红曲，红曲含有 13 种天然复合他汀，是无晶型结构的洛伐他汀及其同类物，使用血脂康 1.2g/d 的降低胆固醇效果与中等强度的阿托伐他汀相当。因此处方中血脂康与他汀类药物联用，疗效增加有限，发生毒副作用的风险却增大。

[案例 7]

① 患者信息：男，74 岁

② 临床诊断：肺癌，行肺叶切除术

③ 处方用药

盐酸氨溴索注射液　　　500mg　iv. gtt. bid.

④ 分析：查看国内氨溴索注射液的说明书，氨溴索注射液用于成人及 12 岁以上儿童时，每日 2～3 次，每次 1 安瓿（15mg），慢速静脉滴注。此处方用于胸外科手术预防用药的剂量为 1000mg，远大于说明书规定用量，属于超说明书用药。

（5）特殊药品的处方调配　麻醉药品和第一类精神药品处方调配后应按"年月日"逐日编制序号并进行专册登记。

（6）按顺序逐一调配处方上药品　按顺序调配好处方上的所有药品后，调配人员应在处方上签名或加盖专用签章，以示处方调配完成，避免发生差错。

4. 核对检查

调配处方必须进行核对，逐一核对药品与处方的相符性，检查规格、剂型、数量等并签字，若发现调配错误，将药品退回调配人员，及时更正。对处方所列药品不得擅自更改或者代改。

5. 发药与用药指导

（1）患者身份识别　以患者姓名、就诊卡或发票等至少 2 个信息确认患者，必要时询问患者年龄、就诊科室、临床诊断等，以有效识别患者。

（2）用药指导　按照医嘱或药品说明书向患者交代每种药品的用法用量、用药注意事项、不良反应、储存条件等，必要时粘贴个体化用药方法标签，注明患者姓名和药品名称、用法用量、储存条件等。特别注意的是，用法用量等书写要清楚、规范，防止患者解读错误，导致用药错误，影响患者用药安全。

较复杂的用药指导，可请患者（家属）到用药咨询处进行详细交代，必要时为患者提供较为详尽的用药指导材料。

而对于住院医嘱，调配则不同于门（急）诊处方，具体如下。

① 医嘱的调配

a. 一般采取每天调配的方式发放长期医嘱药品，临时医嘱急配、急发。

b. 住院患者口服药按每次用药包装，包装上应注明患者姓名和服药时间。

c. 需提示特殊用法和注意事项的药品，应由药师加注提示标签或向护士特别说明。

② 出院带药的处方调配

a. 审核出院带药处方，包括患者姓名、病案号、药名、剂量、用法用量、疗程、重复用药、配伍禁忌等。

b. 加注服药指导标签。逐步开展出院患者用药教育，提供书面或面对面的用药指导。

c. 在药品外包装袋上应提示患者：当疗效不佳或出现不良反应时，及时咨询医生或药师。并注明医院及药房电话号码。

三、处方调配注意事项

药师是处方审核工作的第一责任人，处方审核通过后方能进行调配，并严格按照"四查十对"要求进行调配，发药前要进行核对，发药时需进行用药指导。药师审核处方过程中，若认为存在用药不适宜时，应当告知处方医师，建议其修改或者重新开具处方。药师发现不合理用药，处方医师不同意修改时，药师应当作好记录并纳入处方点评。药师发现严重不合理用药或者用药错误时，应当拒绝调配，及时告知处方医师并记录，按照有关规定报告。

【任务实施】

针对任务要求，按下述步骤实施。

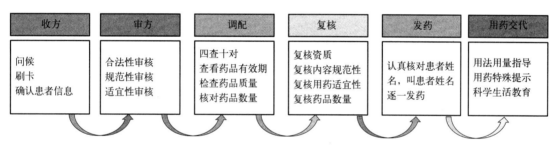

收方	药师:您好,请出示您的就诊卡以及发票。 顾客:好的!
审方	1. 合法性审核 2. 规范性审核 3. 适宜性审核 **××医院处方笺** 姓名：赵×× 性别：男 （普） 科室：高血压病门诊 年龄：41岁 日期：2021年12月22日 门诊号：2021122210416 诊断：高血压 Rp： 厄贝沙坦氢氯噻嗪片 (150mg+12.5mg)×28片 1盒 口服 1片/次 1次/d 卡维地洛片 10mg×28片 1盒 口服 1片/次 2次/d 药费：46.13元 医生：卿×× 打印日期： 审核人： 核对人： 2021-12-22 9:44:47 调配： 发药人：

调配	1. 仔细阅读处方，按处方药品顺序自上而下调配。 2. 根据"四查十对"，按照顺序进行逐一调配。 3. 调配时查看药品的有效期(应≥3个月)。 4. 调配时注意看相似药品的正确调配。 5. 逐一核对厄贝沙坦氢氯噻嗪片、卡维地洛片的调配数量、名称、剂型、规格等。 6. 按顺序调配好处方上药品后，调配人员在处方调配处签字，以表示处方调剂完成，避免发生差错
复核	1. 拿到调配好的药品后，仔细浏览处方信息，运用"四查十对"核对所取药品名称、规格、剂型、用法、用量、患者姓名及年龄，核对药品的外观质量，药品有效期等。 2. 检查有无漏抓、错发。 3. 是否有特殊处理药品(如拆零药品)。 4. 复核处方的适宜性、合理性
发药	1. 呼叫患者姓名，确认为患者本人。 2. 注意核对处方与调配药品的一致性
用药交代	药师：这是您的药品，我将用法用量写在了药盒上，请问还有什么问题吗？ 顾客：好的，我不太清楚注意事项。 药师：卡维地洛片，就是这个盒子表面有个花一样标志的，这个药可能会掩盖或减弱急性低血糖早期症状和体征，如果您有糖尿病史，需要谨慎使用。另外，如果您有甲状腺功能亢进症(甲亢)病史，应用时也需要注意，因为它可能掩盖甲状腺功能亢进的症状。还有很重要的一点就是服药期间不能突然停药，这个非常重要，您看，我讲的您明白了吗？ 顾客：您说的疾病我都没有，不能突然停药，我记住了，谢谢你。 药师：如果您在使用的过程中，有任何关于药品的疑问，可以来我们医院的用药咨询窗口进行咨询，谢谢！ 顾客：好的呢，谢谢！

【任务评价】

项目	内容	分值	评分要求(计分)	评分
收方	问候； 确认患者信息	6分	面带微笑(3分)； 使用礼貌用语(3分)	
审方	合法性审核； 规范性审核； 适宜性审核	30分	指出漏填的项目(4分)； 指出不合理项目(8分)； 仔细审查药物的配伍禁忌、用法用量(6分)； 审查处方中药品名称、剂型、规格(4分)； 审核临床诊断(2分)； 判断药品和诊断是否一致(4分)； 判断处方开出的药品数量是否正确(2分)	
调配	四查十对； 查看药品有效期； 检查药品质量； 核对药品数量	20分	调剂时做到"四查十对"(6分)； 仔细检查药品有效期，临近有效期的药品应当告知顾客有效期(4分)； 调剂完检查药品数量与处方一致(4分)； 核查药品规格与处方一致(4分)； 调配完毕签字(2分)	
复核	复核资质； 复核内容规范性； 复核用药适宜性； 复核药品数量	14分	1. 拿到调配好的药品后，仔细浏览处方信息，运用"四查十对"核对所取药品名称、规格、剂型、用法、用量、患者姓名及年龄，核对药品的外观质量，药品有效期等(8分)； 2. 检查有无漏抓、错发(4分)； 3. 是否有特殊处理药品(如拆零药品)(2分)	

项目	内容	分值	评分要求(计分)	评分
发药	认真核对患者姓名,叫患者姓名; 逐一发药	10分	态度亲和(5分); 确认患者为本人(5分)	
用药交代	用法用量指导; 用药特殊提示; 科学生活教育	20分	语言通俗易懂(5分); 正确指导患者使用药物(5分); 解释用药注意事项(5分); 给患者提供适当的生活指导(5分)	

【任务训练】

一、知识检测

(一) 单选题

1. 出现下列问题的处方,不能判为不适宜处方的是 (　　)。

A. 遴选药品不适宜

B. 有不良相互反应

C. 重复用药

D. 未按照抗菌药物临床应用管理规定开具的抗菌药物

E. 联合用药不适宜的

2. 下列属于超常处方的是 (　　)。

A. 使用"遵医嘱"字句　　　　　　　B. 联合用药不适宜

C. 无正当理由开具高价药　　　　　D. 重复用药

E. 联合用药不适宜的

3. 下列药物不需要医师注明过敏试验及结果的判定的是 (　　)。

A. 链霉素注射剂　　　　　　　　　B. 青霉素 V 片

C. 维生素 B_2 注射剂　　　　　　　D. 右旋糖酐注射剂

E. 鲑降钙素注射剂

4. 进餐时服药,可减少脂肪吸收率的药品是 (　　)。

A. 多潘立酮　　　B. 奥利司他　　　C. 酸蛋白　　　D. 氢氧化铝　　　E. 甲氧氯普胺

5. 调剂处方时必须做到"四查十对","四查"是指 (　　)。

A. 查处方、查药品、查剂量、查配伍禁忌

B. 查处方、查价格、查药品、查配伍禁忌

C. 查处方、查药品、查剂型、查药价

D. 查处方、查药品、查配伍禁忌、查用药合理性

E. 查处方、查价格、查配伍禁忌、查用药合理性

(二) 配伍题

A. 无适应证用药　　　　　　　　　B. 黄连素用于细菌性腹泻

C. 二甲双胍用于糖尿病患者　　　　D. 无正当理由不首选国家基本药物

E. 单张门急诊处方超过 5 种药品

1. 超常处方为 (　　)。

2. 不规范处方为 (　　)。

3. 用药不适宜处方为 (　　)。

A. 强痛定　　　B. 心痛定　　　C. 安痛定　　　D. 消心痛　　　E. 心得安

4. 普萘洛尔的别名为（　　　　）。

5. 硝酸异山梨酯的别名为（　　　　）。

6. 硝苯地平的别名为（　　　　）。

（三）案例分析题

处方审核是处方调配中的重要环节，药师应确定处方内容正确无误方可进行药品调配。处方审核结果分为合理处方和不合理处方。不合理处方包括不规范处方、用药不适宜处方及超常处方。

以下叙述中，处方审核结果可判为超常处方的是（　　　　）。

A. 字迹难以辨认

B. 使用"遵医嘱"字句

C. 医师签名、签章不规范或者与签名、签章的留样不一致

D. 医师未按照抗菌药物临床应用管理规定开具抗菌药物处方

E. 无正当理由为同一患者同时开具2种以上药理作用机制相同的药物

（四）多选题

1. 以下有关调配处方的注意事项中，正确的是（　　　　）。

A. 仔细阅读处方，按照药品顺序逐一调配

B. 对贵重药品及麻醉药品等分别登记账卡

C. 调配好一张处方的所有药品后再调配下一张处方，以免发生差错

D. 对需要特殊保存的药品加贴醒目的标签提示患者注意

E. 调配或核对后签名或盖名章

2. 有关重复用药的叙述正确的是（　　　　）。

A. 重复用药是指两种或两种以上同类药物，同时或序贯应用，导致药物作用重复

B. 重复用药易发生药品不良反应和用药过量

C. 一药多名现象是导致重复用药的原因之一

D. 西药与中成药合用不会发生重复用药现象

E. 西药与中成药合用会发生重复用药现象

二、能力训练任务

请对下列处方进行处方调剂。

××医院处方笺

姓名：刘×× 　　　　　　性别：女

科室：高血压病门诊 　　　年龄：38岁

日期：2021年12月30日 　门诊号：2021123010098

诊断：高血压 　　　　　　费别：自费

Rp：

琥珀酸美托洛尔缓释片 　　47.5mg×7片 　　3盒

口服 　47.5mg/次 　1次/1天

非洛地平缓释片 　　　　　5mg×10片 　　5盒

口服 　5mg/次 　1次/1天

马来酸依那普利片 　　　　10mg×16片 　　3盒

口服 　10mg/次 　1次/1天

药费：209.24元 　　　　　　　　医生：卿××

打印日期： 　　　　审核人： 　　　核对人：

2021-12-31 15：04：15 　调配： 　　　发药人：

【任务拓展】

对常见的不合理用药进行总结，并科普给亲戚朋友。

M3-3-1 PPT

M3-3-2 答案解析

M3-3-3 视频

项目四 常用医学检查指标解读

【项目介绍】

本项目的学习内容包括血常规、尿常规、粪常规、肝肾功能、血糖血脂、尿酸及其他常用医学检查指标的正常范围、临床意义，以及药物、饮食、生活习惯等因素对这些指标的影响。项目下设3个任务，通过任务学习，能对这些常用医学检查报告单进行解读，并在此基础上为患者分析病情、观察疗效、协助医师调整治疗方案、判断预后，从而更好更全面地为患者提供药学服务。

【知识导图】

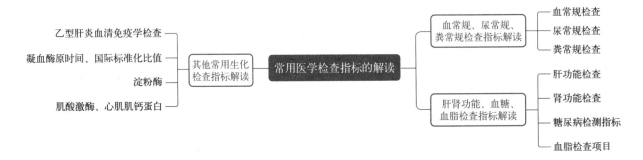

【学习要求】

1. 知识结构：掌握血常规、尿常规、粪常规、肝肾功能、血糖血脂等常见医学检查中各项指标的正常区间，熟知其临床意义，了解引起这些指标异常的病理生理及药物因素。

2. 技能操作：能解读常用的医学检查报告单，并在此基础上提供精准、高质量的药学服务。

【药学技能竞赛考点】

本项目知识点与药学技能竞赛中理论知识部分"疾病检查信息"解读相关内容对接，与技能操作部分"用药咨询与慢病管理"模块对接。

【1+X证书考点】

本项目所选医学检查指标及相关知识点与执业药师考试中"常用医学检查"对接。

任务1 血常规、尿常规、粪常规检查指标解读

【学习目标】

● 知识目标

1. 掌握血常规、尿常规、粪常规检查中各指标的正常参考值区间及临床意义。
2. 了解饮食、生活习惯、药物及疾病对血常规、尿常规、粪常规中各项指标的影响。

● 能力目标

1. 能读懂血常规、尿常规、粪常规检验报告单。
2. 能根据检验报告提供的信息解答患者关于疾病进展、预后、药物疗效等方面的咨询。

● 素质目标

培养具有丰富的药理知识及基本的临床知识，能为患者提供精准药学服务的药学工作者。

🌐 大国工匠

无创产前诊断第一人——卢煜明

卢煜明，男，1963年出生于中国香港，分子生物学临床应用专家。致力于研究人体内血浆的DNA和RNA，1997年发现了孕妇外周血中存在游离的胎儿DNA，并发展出了一套新技术来准确分析和度量母亲血浆内的胎儿DNA，被誉为无创DNA产前检测的奠基人。他的研究成果对全球医学及科学界影响深远，在无创产前胎儿基因检测方面做出了开拓性贡献。

卢煜明认为，投身科学研究必须要对其从事的领域具备持久的兴趣，团队的力量更是助其取得相关科研成果的关键。他认为科学家一定要有国际视野，他鼓励年轻人多与国外专家交流，多到国外顶尖大学感受浓厚的科研气氛。卢煜明所取得的成就不仅是个人成就，更是医生的群像，其血浆DNA诊断科技能推进国际医学发展，惠及人类健康，得到世界认同，愿每一位笃定前行的医者一起努力，改变和影响世界。

【任务要求】

患者，周某，女，28岁，呕血1天，黑便半天，具体量不详，既往有糖尿病病史，长期胰岛素治疗，控制可，无新冠病毒接触史。患者自发病以来精神、睡眠差，体重无明显改变，体力较前明显下降。临床诊断：（1）上消化道出血；（2）2型糖尿病。血常规检查结果如下，请对该患者的血常规检查报告单进行解读。

××医院血细胞分析检验报告单

姓名:周× 性别:女 年龄:28岁

病历号:1080811 科别:消化内科 床号:05床

标本种类:全血 送检日期:2022-04-15 采样日期:2022-04-15

临床诊断:消化道出血 送检医生:刘××

项目	结果	参考值	单位	项目	结果	参考值	单位
白细胞计数	15.64	3.5～9.5	10^9/L	嗜酸性粒细胞绝对值	0.06	0.05～0.5	10^9/L
红细胞计数	3.65	3.8～5.1	10^12/L	嗜碱性粒细胞绝对值	0.06	0～0.1	10^9/L

血红蛋白	104.0	110～155	g/L	红细胞比容	33.9	35～45	%
血小板计数	95	100～350	10^9/L	平均红细胞体积	81.9	82～100	fL
中性粒细胞比率	80.6	40～75	%	平均血红蛋白含量	29.0	27～34	pg
淋巴细胞比率	31.6	20～50	%	平均血红蛋白浓度	354	316～354	g/L
单核细胞比率	4.3	3～10	%	细胞平均宽度 SD	38.4	37～50	fL
嗜酸性粒细胞比率	0.4	0.4～8	%	红细胞平均宽度 CV	12.9	12～14.3	%
嗜碱性粒细胞比率	0.4	0～1	%	血小板体积分布宽度	10.3	9～17	fL
中性粒细胞绝对值	9.90	2～7.7	10^9/L	平均血小板体积	9.4	9～13	fL
淋巴细胞绝对值	4.94	0.8～4.1	10^9/L	血小板压积	0.09	0.11～0.3	%
单核细胞绝对值	0.68	0.12～0.8	10^9/L	大血小板比率	20.6	13～43	%

报告时间：2022-4-15 18：20：19　　　打印时间，2022-4-15 18：21：20　　　检验者：　　　审核者：

【任务准备】

一、血常规检查

成人血液占体重的 8％～9％，总量为 5000～6000mL，血液 pH 为 7.35～7.45、相对密度为 1.05～1.06。血液成分可分为血浆和血细胞两部分，血细胞包括红细胞、白细胞、血小板等，血液的基本组成成分及功能如图 4-1-1 所示。

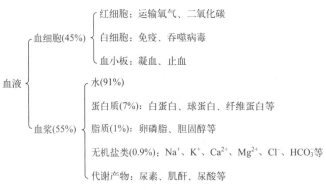

图 4-1-1　血液的基本组成成分及功能

血常规：血细胞形态、数量、比例和血红蛋白含量的测定称为血常规。患病时，血常规常有显著变化，故检查血常规对了解机体状况和诊断疾病十分重要。

1. 红细胞计数 （RBC）

红细胞计数指单位体积血液中所含的红细胞数目，用于诊断各种贫血和红细胞增多症。红细胞呈双凹圆盘形，生成于骨髓之内，生存期约 120 天。具有携带运输氧气和二氧化碳功能，以及免疫黏附作用，可增强白细胞对病原微生物的吞噬作用。其正常参考区间及临床意义如表 4-1-1、表 4-1-2 所示。

表 4-1-1　红细胞计数正常参考范围

正常参考范围		新生儿	$(6.0～7.0)×10^{12}/L$
	成人	男性	$(4.0～5.5)×10^{12}/L$
		女性	$(3.5～5.0)×10^{12}/L$

表 4-1-2　红细胞计数的临床意义

增多	相对增多		频繁呕吐、出汗过多、大面积烧伤等导致血浆容量减少,血液浓缩
	绝对增多	病理代偿性和继发性增多	常继发于慢性肺心病、肺气肿、高原病和肿瘤(肾癌、肾上腺肿瘤)患者
		真性红细胞增多	原因不明的慢性骨髓功能亢进
减少	丢失过多		各种原因引起的出血,如痔疮、消化道溃疡、十二指肠钩虫病等
	破坏过多		遗传性球形红细胞增多症、葡萄糖-6-磷酸脱氢酶缺陷、自身免疫性溶血性贫血、脾功能亢进等
	生成减少		骨髓造血功能障碍(再障、骨髓瘤、单纯红细胞再障、骨髓病性贫血);造血物质缺乏或利用障碍(肾性贫血、缺铁性贫血、巨幼细胞性贫血等)

2. 血红蛋白 (Hb)

血红蛋白又称血红素,是红细胞的主要成分,负责运输氧气和二氧化碳。携带二氧化碳的血红蛋白称为还原血红蛋白,携带氧气的血红蛋白称为氧合血红蛋白。Hb 的正常参考区间如表 4-1-3 所示。

表 4-1-3　血红蛋白的正常参考范围

正常参考范围	新生儿		170～200g/L
	成人	男性	120～160g/L
		女性	110～150g/L

血红蛋白临床意义与红细胞计数相似,除此之外血红蛋白还反映贫血的程度,如表 4-1-4 所示。贫血指外周血单位容积血红蛋白浓度、红细胞计数及血细胞比容 (HCT) 低于正常值的低限,是一个疾病的客观体征,多继发于其他系统疾病。

表 4-1-4　血红蛋白与贫血程度

贫血程度	血红蛋白
轻度贫血	＞90g/L 且低于正常值下限
中度贫血	61～90g/L
重度贫血	31～60g/L
极重度贫血	＜30g/L

3. 白细胞计数 (WBC)

白细胞计数指单位血液中所含的白细胞数目。正常的外周血液中常见的白细胞有中性粒细胞、嗜酸性粒细胞、嗜碱性粒细胞、淋巴细胞和单核细胞 (图 4-1-2)。白细胞的分类、白细胞计数、白细胞分类计数 (DC) 的正常参考区间如表 4-1-5 所示。

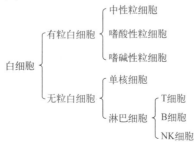

图 4-1-2　白细胞分类

表 4-1-5　白细胞计数与白细胞分类计数正常参考范围

检验项目		正常参考区间
白细胞计数	成人末梢血	$(4.0\sim10.0)\times10^9/L$
	成人静脉血	$(3.5\sim10.0)\times10^9/L$
	新生儿	$(15.0\sim20.0)\times10^9/L$
	6个月~2岁婴幼儿	$(11.0\sim12.0)\times10^9/L$
白细胞分类计数	中性粒细胞	$0.50\sim0.70(50\%\sim70\%)$
	嗜酸性粒细胞	$0.01\sim0.05(1\%\sim5\%)$
	嗜碱性粒细胞	$0\sim0.01(0\sim1\%)$
	淋巴细胞	$0.20\sim0.40(20\%\sim40\%)$
	单核细胞	$0.03\sim0.08(3\%\sim8\%)$

中性粒细胞在白细胞中所占的比例最高，因此，其计数与白细胞计数临床意义相同（表4-1-6）。

表 4-1-6　白细胞计数与白细胞分类计数临床意义

白细胞（中性粒细胞）	增多	急性感染：细菌、某些病毒、真菌、螺旋体等。 中毒：糖尿病酮症酸中毒、尿毒症；汞中毒、铅中毒等。 严重外伤、大手术后、大面积烧伤、心肌梗死及严重的血管内溶血后急性大出血。 白血病、骨髓增殖性疾病、恶性肿瘤等
	减少	特殊感染：伤寒、副伤寒、结核分枝杆菌感染、风疹、肝炎、疟疾及流感。 物理化学因素：X射线、γ射线、放射性核素等，氯霉素、磺胺类药物、解热镇痛药物、硫脲类抗甲状腺药、部分抗生素、抗肿瘤药物等。 过敏性休克。 脾功能亢进和自身免疫性疾病。 血液病：再生障碍性贫血、白细胞减少性白血病、粒细胞缺乏症等
嗜酸性粒细胞	增多	过敏性疾病：支气管哮喘、荨麻疹、药物性皮疹、血管神经性水肿、血清病等。 皮肤病与寄生虫病：银屑病、湿疹、真菌性皮肤病、钩虫病、血吸虫病、丝虫病、绦虫病等。 药物：应用头孢拉定、头孢氨苄、头孢呋辛钠、头孢哌酮等。 传染病：猩红热
	减少	疾病或创伤：伤寒、副伤寒、大手术后、严重烧伤等。 药物：长期应用肾上腺糖皮质激素、坎地沙坦、甲基多巴、烟酸、甲状腺素等
嗜碱性粒细胞	增多	过敏性疾病：过敏性结肠炎；药物、食物、吸入物所致超敏反应等。 中毒：铅中毒、铋中毒。 内分泌性疾病：糖尿病、甲状腺功能减退症（甲减）等
	减少	药物：促皮质素、肾上腺皮质激素应用过量及应激反应。 速发型过敏反应：如荨麻疹、过敏性休克等
淋巴细胞	增多	传染性疾病：病毒感染、百日咳、结核病。 血液系统疾病：急、慢性淋巴细胞白血病
	减少	中性粒细胞增多时，淋巴细胞相对减少。 应用肾上腺皮质激素后、传染病的急性期
单核细胞	增多	传染病或寄生虫病：结核、伤寒、急性传染病的恢复期、疟疾、黑热病

4. 血小板计数（PLT）

血小板计数指单位容积血液中血小板的数量，血小板计数的正常值为 $(100\sim300)\times10^9/L$。血小板计数临床意义如表 4-1-7 所示。

表 4-1-7　血小板计数临床意义

增多	创伤后急性失血性贫血
	慢性粒细胞性白血病、真性红细胞增多症、急性感染、急性溶血等
减少	生成减少:造血功能损伤(急性白血病、再生障碍性贫血)。 破坏或消耗过多:原发性血小板减少性紫癜、弥散性血管内凝血、恶性淋巴瘤等。 血小板分布异常:如脾肿大。 药物:氯霉素、阿司匹林、阿加曲班、肝素钠、磺达肝癸钠、利奈唑胺、抗肿瘤药、磺胺类等

5. 红细胞沉降率 (ESR)

红细胞沉降率又称血沉,指红细胞在一定条件下,单位时间内的沉降距离。正常参考区间:男性 0~15mm/h,女性 0~20mm/h。临床意义如表 4-1-8 所示。

表 4-1-8　红细胞沉降率临床意义

增快	生理性	女性月经期、妊娠 3 个月以上至分娩后 3 周内
	病理性	炎症疾病:急性细菌性感染、结核病。 组织损伤及坏死:心肌梗死时增快、心绞痛时多正常。 恶性肿瘤,良性肿瘤多正常。 高球蛋白血症:系统性红斑狼疮、肝硬化等。 贫血:贫血越严重,血沉越快

二、尿常规检查

尿常规是医学检查"三大常规"项目之一,不少肾脏病变早期就可以出现蛋白尿或者尿沉渣中有形成分。对于某些血液及代谢系统疾病,如糖尿病、肝炎、胰腺炎、流行性出血热等的诊断,也具有很重要的参考价值。此外,还可以诊断职业病、监测药物的安全性、反映某些疾病的治疗效果及预后等。

1. 尿液的 pH

正常的尿液呈中性或弱酸性,易受疾病、用药和饮食的影响,正常参考区间为:晨尿 pH 5.5~6.5;随机尿 pH 4.5~8.0。尿液 pH 改变的临床意义如表 4-1-9 所示。

表 4-1-9　尿液 pH 改变的临床意义

尿 pH 降低	疾病:代谢性呼吸性酸中毒、糖尿病酮症酸中毒、痛风、慢性肾小球肾炎等。 药物:应用酸性药物,如维生素 C、氯化铵等
尿 pH 增高	疾病:代谢性呼吸性碱中毒、高钾血症、感染性膀胱炎、长期呕吐等。 药物:应用碱性药物,如碳酸氢钠、碳酸钾、氨丁三醇等

2. 尿比密

尿比密是指在 4℃ 条件下尿液与同体积纯水的重量之比,尿比密受尿中可溶性物质的量及尿量的影响,其中尿素主要反映食物中蛋白质的含量,氯化钠反映盐的含量,所以尿的相对密度可以反映肾小管浓缩和稀释功能。尿比密正常参考区间及临床意义见表 4-1-10。

表 4-1-10　尿比密参考区间及临床意义

正常参考区间	成人随机尿:1.003～1.030
增高	急性肾小球肾炎、糖尿病、心力衰竭等
降低	大量饮水、慢性肾功能不全、尿崩症等

3. 尿蛋白

正常人 24h 尿液中尿蛋白含量极其微小，一般定性方法常检测不出，定性试验应为阴性；定量试验应＜100mg/L 或＜150mg/24h 尿。蛋白尿是肾脏疾病的常见表现，全身性疾病亦可以出现蛋白尿。导致尿蛋白的原因很多，如表 4-1-11 所示。

表 4-1-11　尿蛋白及其临床意义

功能性蛋白尿	精神紧张、严重受寒或受热、强体力劳动、进食高蛋白饮食等
体位性蛋白尿	长时间站立、行走
病理性蛋白尿	肾小球性蛋白尿:肾小球肾炎、肾病综合征、肾肿瘤等肾小球滤膜受损导致。 肾小管性蛋白尿:活动性肾盂肾炎、肾小管性酸中毒、重金属中毒、使用庆大霉素等。 混合性蛋白尿:肾小球、肾小管同时受损导致，如糖尿病、系统性红斑狼疮等。 溢出性蛋白尿:急性溶血、肌肉损伤等导致的血液中的蛋白质异常增多。 组织性蛋白尿:肾组织破坏、肾小管分泌蛋白增多。 假性蛋白尿:膀胱炎、肾盂肾炎等。 肾毒性蛋白尿:氨基糖苷类抗生素、多肽类抗生素、抗肿瘤药、抗真菌药、抗精神病药等

4. 尿隐血

尿隐血是指尿中存在血红蛋白，正常人尿液中检测不到，因此试管法测尿血红蛋白应是阴性。若尿血红蛋白呈阳性，表示红细胞被大量破坏，产生过多的游离血红蛋白，经肾由尿排出。尿隐血常见于肾结石、肾炎、感染、疟疾等疾病中；肌肉和血管组织严重损伤、剧烈运动、严重烧伤等也会出现尿隐血阳性；阿司匹林、磺胺类等药物也会引起尿隐血阳性。

三、粪常规检查

1. 粪外观

正常人的粪外观为黄褐色，影响粪外观的因素及临床意义如表 4-1-12 所示。

表 4-1-12　粪外观及其临床意义

色泽	饮食	红色:西红柿、西瓜等。 酱色:巧克力、咖啡等。 暗绿色:绿叶菜。 无光泽的黑色:黑芝麻。 黑褐色:肉食
	药物	无光泽的灰黑色:药用炭、铁制剂、铋制剂、某些中草药。 黄色:大黄、番泻叶。 红色或黑色:保泰松、羟基保泰松。 红至黑色:水杨酸钠。 橘红至红色:利福平。 红色:华法林、双香豆素、醋硝香豆素

外观	细条便:直肠狭窄的表现,主要见于直肠癌。 米泔水样便:霍乱、副霍乱等。 黏液便:小肠炎症、大肠炎症。 胨状便:过敏性肠炎、慢性菌痢等。 脓血便:阿米巴痢疾(以血为主,呈暗红果酱色)、细菌性痢疾、溃疡性结肠炎、直肠或结肠癌。 鲜血便:下消化道出血,如痔疮、肛裂、息肉等。 白陶土样便:各种病因的阻塞性黄疸。 稀糊状或水样便:各种感染或非感染腹泻或急性肠胃炎,如出现黄绿色稀便并含有膜状物,考虑伪膜性肠炎。 乳凝块便:儿童消化不良

2. 粪隐血

正常情况下粪隐血阴性,粪隐血阳性常见病因有消化道溃疡、消化道肿瘤、肠结核、克罗恩病、溃疡性结肠炎等。

【任务实施】

针对任务要求,按下述步骤实施。

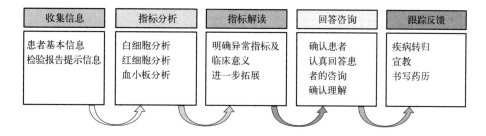

收集 信息	1. 患者基本信息:女,28岁,文化层次为本科。 2. 病程:患者呕血1天,黑便半天,具体量不详。既往糖尿病病史,胰岛素治疗,控制尚可。发病以来,精神睡眠差,体力较前明显下降。 3. 临床诊断:(1)糖尿病;(2)上消化道出血。 4. 血常规结果:白细胞15.64×10^9/L↑,红细胞计数3.65×10^12/L↓,血红蛋白104.0g/L↓,血小板计数95×10^9/L↓,中性粒细胞比率80.6%↑
指标 分析	1. 白细胞分析:包括白细胞数量是否在正常参考区间内,同时还要看各种白细胞的比例是否在正常范围之内,包括中性粒细胞、嗜酸性粒细胞、嗜碱性粒细胞、淋巴细胞、单核细胞等。白细胞的数量和水平结合中性粒细胞和淋巴细胞的百分比主要用于判断细菌感染还是病毒感染。 2. 红细胞分析:包括红细胞数量、红细胞比容、血红蛋白浓度等,红细胞和血红蛋白主要指示是否有贫血,并能了解贫血的程度和类型。正常情况下,红细胞的生成与破坏处于动态平衡。无论何种原因造成的红细胞生成与破坏的失常,都会引起红细胞在数量上或质量上的改变,从而导致疾病的发生。 3. 血小板分析:包括血小板的计数、血小板压积、大型血小板比率等。 4. 中性粒细胞比例(NEUT%):指血液中中性粒细胞所占的百分比。中性粒细胞在血液的非特异性细胞免疫系统中起着十分重要的作用,它处于机体抵御微生物病原体,特别是在化脓性细菌入侵的第一线,当炎症发生时,能将吞噬入细胞内的细菌和组织碎片分解,入侵的细菌会被中性粒细胞包围在一个局部,并消灭,防止病原微生物在体内扩散。中性粒细胞比率降低常见的病因有病毒感染,某些特殊的细菌感染,如伤寒、副伤寒等,血液系统疾病,或某些药物引起。中性血细胞比率增高常见于急性感染、血液系统疾病、中毒等
指标 解读	1. 白细胞解读:该患者的血常规报告单显示白细胞计数15.64×10^9/L,较正常值升高,中性粒细胞比值80.6%,较正常范围升高。参照表4-1-6中白细胞计数及白细胞分类计数临床意义,白细胞增多常见病因有急性感染、中毒、严重外伤、急性大出血、血液系统疾病等。该患者有呕血、便血的症状,且临床诊断为上消化道出血,其白细胞计数增高由急性出血所致,但不能排除感染,需进一步完善检查确诊。 2. 红细胞分析:该患者红细胞计数3.65×10^12/L,血红蛋白104.0g/L,两项指标较正常范围稍微降低,参照表4-1-1红细胞计数临床意义,结合患者临床症状及诊断,导致红细胞计数降低的病因为上消化道出血导致的红细胞丢失过多

回答咨询	药师:您好!是5床的周某吗? 患者:您好!是我。 药师:您好!我是临床药师刘某,有什么需要我帮助的吗? 患者:这是我今天的血常规结果,您能帮我解读吗? 药师:好的,我看一下哈。 药师:您的这张血常规结果显示白细胞计数升高了,您看这一栏,白细胞计数的正常区间范围是3.5～9.5×10^9/L,而您的这个结果白细胞计数是15.64×10^9/L,高于正常范围的上限,白细胞增多常见病因有急性感染、中毒、严重外伤、急性大出血等。您从昨天到今天出现了呕血、便血的症状,很有可能是你出血导致的白细胞升高,但临床上最常见的病因是感染,所以医生还会给您完善其他相关检查进行确诊。 患者:哦,我理解了,其他的指标呢? 药师:您看这个中性粒细胞,它也是白细胞的一种,它的临床意义和白细胞计数差不多的,您能明白吗? 患者:能(患者点头示意)。 药师:再来看您的红细胞计数,对比正常范围是有所降低的,应该是消化道出血导致的红细胞丢失,其他指标基本正常。 患者:我明白了(点头示意)。 药师:您不用太担心哈,遵医嘱完善各项检查,积极治疗,很快就会康复的。 患者:谢谢您! 药师:不用客气,祝您早日康复!
跟踪反馈	1. 每天查房时关注该患者疾病的进展,直至出院。 2. 该患者为糖尿病患者,出院时对其进行糖尿病用药教育。 3. 书写药历

【任务评价】

项目	内容	分值	评分要求(计分)	评分
收集信息	患者基本信息; 检验报告提示信息	10分	患者信息完整(2分); 病程清晰(2分); 疾病描述清楚(2分); 能找出检查报告结果异常信息(2分); 信息全面(2分)	
指标分析	白细胞分析; 红细胞分析; 血小板分析	30分	分析思路清晰(10分); 分析内容完整(10分); 专业知识扎实(10分)	
指标解读	临床意义; 明确异常指标及 进一步拓展	30分	知道每一个项目的临床意义(10分); 能结合临床症状及诊断说清楚血常规报告中项目偏高或偏低的病因(10分); 理论基础好(5分); 能结合自己所学内容进行知识的拓展(检查、治疗、药学宣教等方面)(5分)	
回答咨询	确认患者; 认真回答患者的咨询; 确认理解	20分	尊重患者,态度端正(5分); 语言清晰,易被接受(5分); 回答正确、完整(10分)	
跟踪反馈	疾病转归; 宣教; 书写药历	10分	跟踪方式得当(2分); 用药教育实用性强(2分); 药历书写(4分); 患者评价(2分)	

【任务训练】

一、知识检测

（一）单选题

1. 以下药物可以引起嗜酸性粒细胞增多的是（　　　）。

A. 氯苯那敏　　　　B. 碳酸氢钠　　　　C. 坎地沙坦　　　　D. 头孢氨苄　　　　E. 地塞米松

2. 急性细菌性扁桃体炎患者的实验室检查结果常表现为（　　　）。

A. 血红蛋白减少　　　　B. 嗜酸性粒细胞增多　　　　C. 中性粒细胞增多

D. 血小板增多　　　　E. 红细胞增多

3. 白细胞中所占比例最高的是（　　　）。

A. 中性粒细胞　　　　B. 淋巴细胞　　　　C. 嗜酸性粒细胞

D. 嗜碱性粒细胞　　　　E. 红细胞

4. 血红蛋白量在30～60g/L为（　　　）。

A. 极重度贫血　　　　B. 重度贫血　　　　C. 中度贫血

D. 轻度贫血　　　　E. 极轻度贫血

（二）配伍题

A. 红细胞或血红蛋白减少　　　　B. 中性粒细胞增多

C. 嗜酸性粒细胞增多　　　　D. 血小板增多

E. 嗜碱性粒细胞减少

1. 细菌感染患者可出现（　　　）。

2. 过敏性疾病患者可出现（　　　）。

A. 血红蛋白减少　　　　B. 中性粒细胞增多

C. 嗜酸性粒细胞增多　　　　D. 血小板计数增多

E. 淋巴细胞增多

3. 贫血患者常出现（　　　）。

4. 水痘患者常出现（　　　）。

5. 荨麻疹患者常出现（　　　）。

（三）案例分析题

患者，女，25岁。面色苍白、头晕、乏力1年余，近期加重伴心慌，食欲不振。初步诊断为缺铁性贫血。

1. 轻度贫血Hb为（　　　）。

A. 90～120g/L　　　　B. 60～90g/L　　　　C. 50～80g/L

D. 60～80g/L　　　　E. 小于60g/L

2. 治疗缺铁性贫血的首选方法为（　　　）。

A. 静脉铁剂补铁　　　B. 肌注补铁　　　C. 口服补铁　　　D. 合理膳食　　　E. 增加运动

（四）多选题

患者，男，42岁，血常规：白细胞计数$13.8×10^9$/L，中性粒细胞比例87.2%，可引起这种血常规变化的情况有（　　　）。

A. 流行性感冒　　　　B. 过敏性疾病　　　　C. 带状疱疹

D. 骨髓增殖性疾病　　　　E. 细菌性感染

二、能力训练任务

任务要求中上消化道出血的患者，粪常规检查结果如下，请对该结果进行解读。

姓名:周×	性别:女
病历号:1080811	科别:消化内科
标本种类:粪	送检日期:2022-04-15
临床诊断:上消化道出血	标本说明:
病区:二病室	送检医生:刘××
检验日期:2022-04-15	报告日期:2022-04-15　10:20:10

项目	结果	单位	参考值
隐血试验	阳性		阴性
颜色	黑色		
硬度	软		
粪镜检红细胞	无	HPF	无
粪镜检白细胞	无	HPF	无

【任务拓展】

找一张临床诊断为糖尿病肾病的尿常规化验单,并对其进行解读。

M4-1-1　PPT　　　　M4-1-2　答案解析　　　　M4-1-3　视频

任务 2　肝肾功能、血糖、血脂检查指标解读

【学习目标】

- 知识目标

1. 掌握肝肾功能、血糖血脂检查中各检查项目的正常参考值区间及临床意义。

2. 了解常见药物对肝肾功能、血糖血脂的影响。

- 能力目标

1. 能读懂肝肾功能、血糖血脂检验报告单。

2. 熟知高血糖、高血脂、肝肾功能不全的诊断标准。

3. 能为高血糖、高血脂及肝肾功能不全的患者提供药学服务。

- 素质目标

培养具有丰富的药学知识、基本的医学知识、大病能当参谋小病能当医生的药学工作者。

【任务要求】

患者,刘某,女,58岁,肾功能不全,脑梗死,长期服用阿托伐他汀药物进行二级预防,并定期复查,近期肾功能检查结果如下。请对这张报告单进行解读,并提出合理的择药建议。

姓名:刘×	患者类型:门诊	床号:	标本类型:血清
性别:女	病历号:20190145367	费别:自费	采样时间:
年龄:58 岁	科室:肾内科	诊断:肾功能不全	备注:

项 目	结果	单位	参考值
钾	4.56	mmol/L	3.5~5.5
钠	135.80	mmol/L	135~145
氯	104.77	mmol/L	96~106
钙	2.05	mmol/L	2~2.7
二氧化碳结合力	25.1	mmol/L	20~30
尿素氮	23.2	mmol/L	1.7~8.3
肌酐	572	μmol/L	35~97
尿酸	298	μmol/L	150~428
β_2-微球蛋白	18.9	mg/L	0.3~3

送检医生:张×× 送检日期:2022/05/08 报告日期:2022/05/08 检验员: 复核员:

【任务准备】

一、肝功能检查

1. 丙氨酸氨基转移酶（ALT）、天冬氨酸氨基转移酶（AST）

丙氨酸氨基转移酶，又称谷丙转氨酶（GPT），主要分布在肝脏，其次是骨骼、肾脏、心肌等组织细胞中；天冬氨酸氨基转移酶，又称谷草转氨酶（GOT），主要分布在心肌，其次是肝脏、肾脏、骨骼肌等组织细胞中。当含有 ALT 和 AST 的肝细胞受损时，二者会从细胞中释放进入血浆，致使血清中 ALT、AST 活性升高，其增高的程度与肝细胞被破坏的程度呈正比。AST/ALT 的比值测定有助于肝病的鉴别诊断，AST、ALT 及 AST/ALT 的临床意义见表 4-2-1。

表 4-2-1 ALT、AST 升高及 AST/ALT 的临床意义

正常值	AST、ALT 二者均<40U/L
ALT 升高	肝胆疾病:反映肝损伤,如传染性肝炎、中毒性肝炎、肝癌、肝硬化活动期、梗阻性黄疸、胆汁淤积、胆管炎、胆囊炎。 其他疾病:急性心肌梗死、心肌炎、心力衰竭。 药物:他汀类、异烟肼、水杨酸、奎宁、红霉素、利福平、氟康唑、氯丙嗪等
AST 升高	肝脏疾病:传染性肝炎、中毒性肝炎、肝癌、肝硬化活动期等
AST/ALT	急性或轻型肝炎时,AST/ALT<1。 肝病呈慢性化趋势,如肝硬化,AST/ALT>1

2. γ-谷氨酰转移酶（GGT）

γ-谷氨酰转移酶，又称 γ-谷氨酰转肽酶（γ-GT），在肾脏中最多，主要分布在血清及除肌肉外的所有组织中。正常参考范围为男性 11~60U/L，女性 7~45U/L。GGT 升高主要见于肝胆疾病，如肝内或肝后胆管梗阻者血清 GGT 上升最高。慢性肝炎、肝硬化者 GGT 持续升高，提示有恶化趋势。

3. 碱性磷酸酶 (ALP)

碱性磷酸酶广泛分布于人体肝脏、骨骼、肠、肾和胎盘等组织中，临床上主要用于骨骼、肝胆系统疾病的诊断和鉴别诊断，尤其是黄疸的鉴别诊断。ALP升高多见于肝胆疾病、骨骼疾病和使用他汀类药物，其中，患骨骼疾病时，唯一升高的酶是 ALP。其正常参考范围，女性：20～49 岁 35～100U/L，50～79 岁 50～135U/L；男性：45～125U/L。

4. 总蛋白 (TP)、白蛋白 (A)、球蛋白 (G)

血清总蛋白（Total Protein，TP）可分为白蛋白和球蛋白两类，在机体中具有重要的生理功能，血清总蛋白的测定是临床生化检验的重要项目之一。具有维持血液正常胶体渗透压和 pH、运输多种代谢物质、免疫及营养等多种功能。可用于机体营养状态的监测以及疾病的诊断和鉴别诊断。其正常参考范围及临床意义如表 4-2-2 所示。

表 4-2-2　总蛋白、白蛋白、球蛋白和 A/G 的临床意义

正常参考范围	总蛋白(TP)	新生儿 46～70g/L；成人 60～80g/L
	白蛋白(A)	新生儿 28～44g/L；成人 35～55g/L
	球蛋白(G)	20～30g/L
	A/G	(1.5～2.5)∶1
总蛋白	增高	呕吐、腹泻、休克、高热、肾上腺皮质功能减退等。 多发性骨髓瘤等
	降低	营养不良、消化吸收不良。 水钠潴留或静脉应用过多的低渗溶液。 结核病、肿瘤、甲亢等
白蛋白	增高	见于严重失水而致的血浆浓缩
	降低	营养不良：摄入不足、消化吸收不良。 消耗增加：结核病、恶性肿瘤、甲亢；急性大出血、严重烧伤。 合成障碍：若持续低于 30g/L，则提示有慢性肝炎或肝硬化
球蛋白	增高	结核病、疟疾、黑热病、麻风病等。 风湿热、系统性红斑狼疮、类风湿关节炎。 骨髓瘤和淋巴瘤等
	降低	应用肾上腺皮质激素和免疫抑制剂。 低 γ-球蛋白血症
A/G		肝炎、肝硬化、肝实质性损害时导致球蛋白增加，因此 A/G<1 且持续倒置，说明患者肝病呈慢性化趋势，且预后较差

5. 胆红素

胆红素是胆色素的一种，是胆汁中的主要色素。有毒性，可对大脑和神经系统引起不可逆的损伤，是临床上判断黄疸的重要依据，也是肝功能的重要指标。总胆红素（STB 或 TBil）包括非结合胆红素和结合胆红素。非结合胆红素是指未与葡萄醛酸结合的胆红素，又称间接胆红素，不能从肾小球滤过；结合胆红素是指与葡萄醛酸结合的胆红素，又称直接胆红素，可以自由透过细胞膜。其正常参考范围及临床意义如表 4-2-3 所示。

表 4-2-3　胆红素正常参考范围及临床意义

总胆红素正常参考范围	成人 3.4～17.1μmol/L
判断有无黄疸及其程度	7.1～34.2μmol/L:隐性黄疸或亚临床性黄疸。 34.2～171μmol/L:轻度黄疸。 171～342μmol/L:中度黄疸。 ＞342μmol/L:重度黄疸

判断黄疸类型	总胆红素升高伴间接胆红素明显升高:溶血性黄疸。 总胆红素升高伴直接胆红素明显升高:梗阻性黄疸。 总胆红素、直接胆红素及间接胆红素均升高:肝细胞性黄疸

二、肾功能检查

1. 血尿素氮 (BUN) 和血肌酐 (Cr)

血尿素氮是血浆中除蛋白质以外的一种含氮化合物,它从肾小球滤过而排出体外。在肾功能不全失代偿期,BUN将升高。所以临床上将其作为判断肾小球滤过功能的指标,但在肾小球滤过率降低达50%时才可见其升高,故敏感性较差,不能作为肾病早期肾功能不全的测定指标。但对肾衰竭尤其是氮质血症的诊断有重要价值。

内源性血肌酐 (Scr) 是体内肌肉组织代谢的产物,临床上检查血肌酐是常用的了解肾功能的主要方法之一。血清尿酸氮、血肌酐的正常范围及临床意义如表4-2-4所示。

表4-2-4 血清尿素氮、血肌酐正常范围及临床意义

监测指标	正常范围区间	临床意义
BUN	成人 $3.2 \sim 7.1 \mu mol/L$	增高 肾脏疾病:急性肾小球肾炎、严重肾盂肾炎等。 泌尿系统疾病:泌尿道结石、肿瘤、前列腺增生症等。 其他:脱水、剧烈呕吐、长期腹泻。
	婴儿、儿童 $1.8 \sim 6.5 \mu mol/L$	降低 常见于严重肝病等
Cr	男性 $57 \sim 111 \mu mol/L$	增高 急性或慢性肾功能衰竭。 鉴别肾前性和肾实质性少尿
	女性 $41 \sim 81 \mu mol/L$	

2. 血尿酸

尿酸是嘌呤的代谢产物,其正常参考区间(酶法)为男性 $208 \sim 428 \mu mol/L$,女性 $155 \sim 357 \mu mol/L$。血尿酸升高主要见于痛风患者,也可因高嘌呤饮食、剧烈运动或服用某些药物引起,如非甾体抗炎药(阿司匹林、贝诺酯)、利尿剂(托拉塞米、氢氯噻嗪)、抗结核药(乙胺丁醇、吡嗪酰胺)、抗肿瘤药物等。血尿酸降低常见于急性重症肝炎、长期大量使用糖皮质激素等。

三、糖尿病检测指标

1. 血糖

血糖(随机血糖)是指血液中葡萄糖的浓度,临床通过监测随机血糖、空腹血糖、餐后血糖的变化来诊断疾病、监测病情和治疗效果。

2. 糖化血红蛋白 (HbAlc)

糖化血红蛋白是红细胞中的血红蛋白与血清中的葡萄糖通过非酶反应相结合的产物。形成糖化血红蛋白的非酶反应具有持续、缓慢、不可逆的特点,因此HbAlc的含量是由过去的而非即时血糖浓度决定,与监测前是否空腹、是否注射胰岛素、是否使用降糖药物等因素无关。血糖及糖化血红蛋白的正常值参考范围、临床意义如表4-2-5所示。

表 4-2-5　血糖、糖化血红蛋白正常范围及临床意义

正常参考范围	空腹血糖:3.9～6.1mmol/L。 餐后 2h 血糖:<7.8mmol/L	
HbA1c	诊断切点为 HbA1c≥6.5%	
血糖	增高	胰岛素分泌不足导致的糖尿病。 导致血糖升高的激素分泌增多:甲亢、胰高血糖瘤、肾上腺皮质功能亢进(库欣综合征)等。 药物:糖皮质激素(泼尼松、泼尼龙、地塞米松);左甲状腺素钠;利尿剂(呋塞米、依他尼酸、氢氯噻嗪);加替沙星; 非甾体抗炎药
	降低	胰岛素分泌过多:胰岛 B 细胞瘤。 导致血糖升高的激素分泌减退:甲减、肾上腺素皮质功能减退等。 严重营养不良、酒精中毒、肝癌等。 药物:磺酰脲类促胰岛素分泌剂过量等
HbA1c	反映既往 2～3 个月血糖的控制情况,是临床决定是否需要调整治疗方案的重要依据,也作为糖尿病诊断的依据之一	

四、血脂检查项目

血脂检查包括总胆固醇（TC）、甘油三酯（TG）、低密度脂蛋白胆固醇（LDL-C）、高密度脂蛋白胆固醇（HDL-C）。其中 LDL-C 的含量与心脑血管疾病发生率及病变程度密切相关，是动脉粥样硬化的主要致病因子。血脂检查中各项目的正常值参考范围及临床意义见表 4-2-6。

表 4-2-6　血脂检查项目正常参考区间及临床意义

血脂检查项目	正常参考区间	临床意义
TC	<5.2mmol/L	增高:粥样硬化斑块症、动脉硬化、冠心病及高脂血症、甲减、糖尿病、肾病综合征等。 避孕药、环孢素、肾上腺糖皮质激素、阿司匹林等药物。 降低:甲亢、营养不良、严重肝胆疾病、贫血
TG	0.56～1.70mmol/L	增高:冠心病、原发性高脂血症、甲减、动脉粥样硬化等。 减少:甲亢、肾上腺皮质功能减退、肝功能严重障碍等
LDL-C	2.1～3.1mmol/L	增高:动脉粥样硬化、甲减、肾病综合征。 降低:营养不良、甲亢、慢性贫血、肝硬化等
HDL-C	1.03～2.07mmol/L	降低:动脉粥样硬化、高脂血症、脑血管病、肾病综合征、糖尿病、急性感染等

【任务实施】

针对任务要求，按下述步骤实施。

收集信息	指标分析	指标解读	回答咨询	跟踪反馈
患者基本信息 检验报告提示 信息	尿素氮分析 肌酐分析 尿酸分析 酸碱平衡、 电解质分析	正常范围 临床意义 进一步拓展	确认对象 认真回答 确认理解 择药建议	用药情况 疾病情况 强化教育 反思建档

收集信息	1. 患者基本信息:女,58 岁,文化层次为初中。 2. 病程:肾功能不全,脑梗死,定期复查,长期服用他汀类(阿托伐他汀)。 3. 临床诊断:(1)肾功能不全;(2)脑梗死。 4. 肾功能检查结果:尿素 23.2mmol/L↑,肌酐 572μmol/L↑,β_2-微球蛋白 18.9mg/L↑

指标 分析	1. 尿素氮分析:尿素氮是蛋白质代谢的终末产物,受饮食、组织蛋白质分解代谢、肝功能等的影响。血清尿素氮没有血肌酐敏感性好,单纯的 BUN 升高不一定是肾功能减退,如果血肌酐和尿素氮同时增高,提示肾功能可能已经受到了损伤。 2. 肌酐分析:肌酐是人体肌肉的代谢产物,它和我们自身肌肉的含量、我们食入的蛋白质以及运动有关。当肾功能受损时肌酐的排泄就会受阻,血肌酐就会升高。当肾实质受损,肾小球滤过率(GFR)下降至正常人 1/3 时,Scr 浓度就会明显上升。故测定 Scr 浓度可作为 GFR 受损的指标,敏感性较 BUN 好,但不是肾功能受损的早期诊断指标。因此,血肌酐升高也就代表了肾功能的受损。 3. 尿酸分析:尿酸是体内嘌呤代谢的终产物,肾功能受损时尿酸会升高,尿酸升高又会导致肾功能的损伤。 4. 二氧化碳结合力分析:判断有没有酸中毒,正常值一般是 23~29,如果高于 29,代表体内是一个偏碱的水平,如果低于 23,代表体内是一个偏酸的结果。 5. 电解质状况分析:主要关注钾、钠、氯、钙水平,如有问题,要尽快把电解质维持平衡。 6. β_2-微球蛋白分析:是反映近端小管受损的非常灵敏和特异的指标
指标 解读	1. 尿素氮、肌酐、尿酸解读:该患者的肾功能化验报告单显示尿素氮 23.2mmol/L↑,肌酐 572μmol/L↑,较正常值显著升高,尿酸正常。根据中国慢性肾病(CKD)分期方法,Scr 在 443~707μmol/L 之间为 CKD4 期,肾功能严重受损。 2. 电解质、酸碱度解读:该患者的肾功能化验报告单显示二氧化碳结合力,钾、钠、氯、钙均在正常范围,酸碱、电解质处于平衡状态。 3. β_2-微球蛋白解读:该患者 β_2-微球蛋白 18.9mg/L,显著升高,佐证了其肾小球滤过率严重降低
回答 咨询	药师:您好! 请问有什么需要帮助的? 顾客:您好! 我听说瑞舒伐他汀比阿托伐他汀效果更好,您是药师,我想听听您的说法。 药师:我们身边有很多人都会认为药越贵越好,大家说好的药就一定好,其实这是不对的,只有适合自己的药才是好药,我想请问一下您具体是什么情况呢? 顾客:我 3 年前脑梗死,肾功能也不好,现在常年吃阿托伐他汀,我听说瑞舒伐他汀效果更好,我想问问您能不能换。 药师:您近期有复查肾功能吗? 有没有结果给我参考一下? 顾客:有的,我手机里有昨天在医院做复查的结果。(顾客出示了其电子检查报告单) 药师:从您的肾功能化验报告单的结果来看,肾功能不理想,您看这一项,血肌酐高达 572μmol/L,再看这一项,尿素氮 23.2mmol/L,这两项指标都升高了,说明您的肾功能已经是第四期了,您定期做透析吗? 顾客:是的。 药师:像您这样的情况只能选择阿托伐他汀,因为瑞舒伐他汀有一部分是经肾排泄的,因您的肾功能受损严重,药物排泄不出去会在体内蓄积,引起中毒。而阿托伐他汀不经肾排泄,所以肾功能受损时无需调整剂量,是您可以放心的选择。 顾客:我明白了,像我这种情况阿托伐他汀更好。 药师:是的,适合您的才是最好的。 顾客:非常感谢您的耐心解释! 药师:不客气,像您这种情况生活习惯也是很重要哦,蛋白质的摄入要是少量的、优质的。 顾客:好的,谢谢您的提醒! 药师:不客气,祝您早日康复!
跟踪 反馈	1. 电话跟踪其用药情况。 2. 电话跟踪一年病情较稳定。 3. 对其进行必要的药学服务。 4. 反思建档

【任务评价】

项目	内容	分值	评分要求(计分)	评分
收集 信息	患者基本信息; 检验报告提示信息	10 分	患者信息完整(2分); 病程清晰(2分); 疾病描述清楚(2分); 能找出检查报告结果异常信息(2分); 信息全面(2分)	

项目	内容	分值	评分要求(计分)	评分
指标分析	尿素氮分析； 肌酐分析； 尿酸分析； 酸碱平衡、电解质分析	30分	分析思路清晰(10分)； 分析内容完整(10分)； 专业知识扎实(10分)	
指标解读	正常范围； 临床意义； 进一步拓展	25分	知道每一个项目的临床意义(10分)； 对疾病了解全面(5分)； 理论基础好(5分)； 能结合自己所学内容进行知识的拓展(检查、治疗、药学宣教等方面)(5分)	
回答咨询	确认对象； 认真回答； 确认理解； 择药建议	30分	尊重患者,态度端正(5分)； 语言清晰,易被接受(5分)； 回答正确,完整(10分)； 提出的择药建议理由充分并被顾客接受(10分)	
跟踪反馈	用药情况； 疾病情况； 强化教育； 反思建档	5分	跟踪方式得当(2分)； 用药教育针实用性强(2分)； 患者评价(1分)	

【任务训练】

一、知识检测

（一）单选题

1. 导致动脉粥样硬化的脂蛋白主要是（　　）。

A. LDL　　　　　　B. VLDL　　　　　　C. HDL　　　　　　D. VHDL　　　　　　E. TG

2. 患者，女，70岁，体检时发现血清尿素氮和血肌酐都升高了，其他生化指标都正常，该患者最有可能患有（　　）。

A. 心脏疾病　　　　B. 感染性疾病　　　　C. 肾脏疾病

D. 肝脏疾病　　　　E. 血液疾病

3. 能反映患者近3个月血糖总体控制情况的指标是（　　）。

A. 血红蛋白　　　　B. 糖化血红蛋白　　　　C. 空腹血糖

D. 餐后2h血糖　　　E. 总胆固醇

4. 下列说法错误的是（　　）。

A. ALT和AST正常值均<40U/L

B. 在急性或轻型肝炎时，血清ALT升高幅度大于AST

C. 在慢性肝炎尤其是肝硬化时，血清ALT升高幅度大于AST

D. AST/ALT比值越高，肝脏病变越慢性化

（二）配伍题

A. 肾盂肾炎　　　　B. 肾小管性酸中毒　　C. 大量饮水

D. 恶性高血压　　　E. 痛风

1. 患者晨尿pH 8.2，可见于（　　）。

2. 患者晨尿pH 4.1，可见于（　　）。

A. ALT　　　　　　B. AST　　　　　　C. γ-GT　　　　　　D. ALP　　　　　　E. TP

3. 血清天冬氨酸氨基转移酶的缩写为（　　）。

4. 血清γ-谷氨酰转移酶的缩写为（　　）。

（三）多选题

1. 下列药物中能引起血糖升高的药物有（　　）。

A. 地塞米松　　　　B. 甲泼尼龙　　　　C. 氢氯噻嗪　　　　D. 二甲双胍　　　　E. 头孢他啶

2. 表现为血肌酐检测值增高的疾病有（　　）。

A. 急性肾小球肾炎　　B. 肾移植术后排异　　C. 肾病综合征

D. 类风湿关节炎　　　E. 胃十二指肠溃疡

二、能力训练任务

以下是某患者血脂检查报告单，该患者合并冠心病，请对其报告单进行解读，并说说该患者的 LDL-C 要控制在多少才算达标。

××医院生化报告单

姓名:罗××	患者类型:门诊	床号:	标本类型:血清
性别:女	病历号:20190180243	费别:自费	采样时间:
年龄:53 岁	科室:心内科	诊断:冠心病	备注:

项目	结果	单位	参考值
葡萄糖	4.36	mmol/L	3.3～6.1
总胆固醇	5.57	mmol/L	2.9～5.2
甘油三酯	1.75	mmol/L	＜1.7
高密度脂蛋白胆固醇	1.32	mmol/L	＞0.91
低密度脂蛋白胆固醇	4.11	mmol/L	冠心病或脑梗死＜1.4;糖尿病＋高血压＜1.8;糖尿病或高血压＜2.6;健康人群＜3.4
载脂蛋白 A	1.36	g/L	1～1.6
载脂蛋白 B	1.10	g/L	0.6～1.1
非 HDL-C	4.43		冠心病或脑梗死＜2.2;糖尿病＋高血压＜2.6;糖尿病或高血压＜3.4;健康人群＜4.2

【任务拓展】

您的家人定期体检吗？请找一份您家人的体检报告，对其中的肝肾功能、血糖血脂生化报告单进行解读，给您的家人说一说异常指标的临床意义并对其进行针对性的健康宣教。

M4-2-1　PPT

M4-2-2　答案解析

任务 3　其他常用生化检查指标解读

【学习目标】

● 知识目标

1. 掌握乙型肝炎血清免疫学检查各项指标的临床意义，能区分大三阳、小三阳。

2. 熟知血清淀粉酶、肌酸激酶、心肌肌钙蛋白的临床意义。

3. 了解国际标准化比值（INR）的临床意义。

● 能力目标

1. 能读懂乙肝五项检查报告单，并为乙肝患者提供药学服务。

2. 能为疑似急性胰腺炎、心肌梗死等患者提供咨询服务，正确引导，使患者最短时间内得到救治。

3. 能为口服华法林抗凝的患者提供药学服务。

● 素质目标

培养学生有医者仁心的道德品质，具备丰富的药理知识及基本的临床知识，注重患者在治疗过程中的各种反应，具有以临床指标衡量药物治疗效果的临床思维。

【任务要求】

罗女士，25岁，育龄期妇女，备孕期做了乙肝五项检查，结果如下，请对该结果进行解读，并针对该女士的具体情况提出建议。

××医院免疫报告

姓名:罗××	患者类型:门诊	床号:	标本类型:血清
性别:女	病历号:20210180596	费别:自费	采样时间:
年龄:25岁	科室:妇科	诊断:孕前检查	备注:

项目	结果	单位	参考值
乙型肝炎表面抗原	阳性（＋）		阴性
乙型肝炎表面抗体	阴性（－）		阴性
乙型肝炎e抗原	阴性（－）		阴性
乙型肝炎e抗体	阳性（＋）		阴性
乙型肝炎c抗体	阳性（＋）		阴性

送检医生：　　报告时间:2022/05/08　　检验者：　　审核者：

【任务准备】

一、乙型肝炎血清免疫学检查

1. 乙型肝炎病毒表面抗原（HBsAg）

HBsAg是存在于乙型肝炎病毒外壳上的一种糖蛋白，不具有传染性。HBsAg呈阳性说明患者携带乙肝病毒（HBV）。

2. 乙型肝炎病毒表面抗体（HBsAb）

HBsAb是人体针对HBsAg产生的中和抗体，即保护性抗体，表明人体具有一定的免疫力。HBsAb呈阳性表明患者接种过乙肝疫苗或乙肝处于恢复期，再或者既往感染过HBV，现已恢复。

3. 乙型肝炎病毒e抗原（HBeAg）

HBeAg位于HBV病毒颗粒的核心部分，是HBV复制的指标之一。HBeAg呈阳性代表具有较强的传染性。若妊娠期女性HBsAg和HBeAg均为阳性，则会传染给新生儿。

4. 乙型肝炎病毒e抗体（HBeAb）

HBeAb是HBeAg的对应抗体，但非中和抗体，即不能抑制HBV的增殖。一般在HBeAg转阴后才呈阳性，说明人体对 HBsAg 有一定的免疫清除力。

5. 乙型肝炎病毒核心抗体（HBcAb）

HBcAb 是 HBcAg 的对应抗体，也非中和抗体，不能抑制 HBV 的增殖。HBcAb 是反映肝细胞受到 HBV 侵害后的一项标志，为急性感染早期标志性抗体，主要包括 IgM 和 IgG 两种。HBcAb-IgM 是急性 HBV 感染及病毒复制活跃的指标，HBcAb-IgG 呈阳性，高滴度表示正在感染，低滴度表示感染过。

6. 大三阳与小三阳

小三阳说明 HBV 在人体内复制减少，传染性小，如肝功能正常，又无症状，称为乙型肝炎病毒无症状携带者，传染性小，不需要隔离。大三阳说明 HBV 在人体内复制活跃，带有传染性，应尽快隔离。大三阳与小三阳鉴别诊断如表 4-3-1 所示。

表 4-3-1　大三阳与小三阳

检查项目	大三阳	小三阳
HBsAg	+	+
HBsAb	−	−
HBeAg	+	−
HBeAb	−	+
HBcAb	+	+

二、凝血酶原时间（PT）、国际标准化比值（INR）

1. 凝血酶原时间

PT 是凝血系统的一个较为敏感的筛选试验，主要反映外源性凝血是否正常。正常参考区间为男性 11.0～13.7s，女性 11.0～14.3s。PT 延长说明凝血因子缺乏导致低凝，如弥散性血管内凝血、维生素 K 缺乏症；PT 缩短说明凝血因子过多，导致血液高凝，如先天性因子 V 增多症、口服避孕药、血栓性疾病。

2. 国际标准化比值

INR 是患者 PT 与正常对照 PT 的比值，主要用于华法林抗凝效果的监测，国人用华法林抗凝治疗时，INR 的安全有效范围通常为 2.0～3.0，超过 3.0 出血的发生率增加；小于 1.5 时血栓发生率增加。

三、淀粉酶

血清淀粉酶主要由唾液腺和胰腺分泌，其活性测定主要用于急性胰腺炎的诊断。其正常参考范围及临床意义如表 4-3-2 所示。

表 4-3-2　血清淀粉酶正常参考范围及临床意义

正常参考区间		35～135U/L
临床意义	增高	急性胰腺炎、急性腮腺炎、消化性溃疡穿孔、急性酒精中毒等
	降低	慢性胰腺炎、胰腺癌等

四、肌酸激酶（CK）、心肌肌钙蛋白（cTn）

1. 肌酸激酶

肌酸激酶主要分布于骨骼肌、脑和心肌细胞，有三种同工酶，分别是 CK-BB（脑）、CK-MM（骨骼肌）、CK-MB（心肌）。其正常值参考区间、临床意义如表 4-3-3 所示。

表 4-3-3 CK 的正常参考区间及临床意义

CK 总活性	男性	50～310U/L	增高：心肌梗死；各种肌肉疾病；脑血管疾病；服用他汀类药物或他汀＋贝特联用
	女性	40～200U/L	
CK 同工酶	CK-BB(脑)	0	增高：脑部疾病的重要指标
	CK-MM(骨骼肌)	94％～96％	增高：骨骼肌损伤
	CK-MB(心肌)	＜5％	增高：急性心肌梗死的重要标志

2. 心肌肌钙蛋白（cTn）

心肌肌钙蛋白是心肌肌肉收缩的调节蛋白，由三种不同的亚基组成，分别为心肌肌钙蛋白 T(cTnT)、心肌肌钙蛋白 I(cTnI) 和肌钙蛋白 C(TnC)。当心肌损伤时，cTnT 和 cTnI 均会释放入血。心肌肌钙蛋白正常值范围及临床意义如表 4-3-4 所示。

表 4-3-4 心肌肌钙蛋白正常范围及临床意义

正常参考区间	cTnT：0.02～0.13μg/L；＞0.5μg/L 可诊断为急性心肌梗死
	cTnI：＜0.2μg/L；＞1.5μg/L 为临界值
临床意义	用于诊断心肌梗死，判断微小心肌缺血性损伤。 急性心肌炎患者 cTnI 呈低水平增高。 cTnT 可用来预测肾衰竭患者心血管不良事件发生率，增高提示预后不良或猝死风险增大

【任务实施】

针对任务要求，按下述步骤实施。

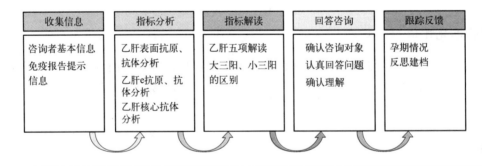

收集信息	1. 咨询者基本信息：女，25 岁，文化层次为大专。 2. 具体情形：育龄期女性，准备怀孕，乙肝五项检查结果异常。 3. 乙肝五项检查结果：乙型肝炎表面抗原(＋)；乙型肝炎 e 抗体(＋)；乙型肝炎 c 抗体(＋)
指标分析	1. 第一项为乙肝表面抗原 HBsAg，该项是反映是否存在乙肝病毒感染的最主要的指标，健康人为阴性(－)，阳性(＋)表示感染了乙肝病毒。 2. 第二项为乙肝表面抗体 HBsAb，与第一项对应，阴性(－)表示体内无乙肝病毒抗体，阳性(＋)表示曾经接种过乙肝疫苗而产生了抗体，或曾经感染过乙肝但机体已将病毒清除从而产生了抗体。 3. 乙肝 e 抗原(HBeAg)：健康人为阴性(－)，阳性(＋)表示体内乙肝病毒复制活跃，传染性强。

指标分析	4. 乙肝e抗体(HBeAb):与第三项对应,阳性(+)表示e抗原转阴,e抗体出现,表示乙肝病毒复制活动减弱;或乙肝病毒发生基因突变,无法产生e抗原,但乙肝病毒复制活动其实更加活跃。 5. 乙肝核心抗体(HBcAb):阳性(+)表示正感染乙肝病毒或过去曾感染过乙肝病毒
指标解读	1. 罗女士的乙肝五项结果显示,乙肝表面抗原、乙肝e抗体和乙肝核心抗体同时为阳性,就是我们常说的"小三阳"。 2. "大三阳"和"小三阳"的区别:"大三阳"是指乙肝表面抗原、乙肝e抗原和乙肝核心抗体同时阳性;"大三阳"是指患者体内乙肝病毒复制十分活跃,传染性较强,"小三阳"患者通常体内病毒载量较低,传染性相对较弱。需要强调的是,大三阳和小三阳只是反映了乙肝患者的免疫学状态,应结合肝功能、乙肝DNA、腹部B超等才能判断病情的严重程度。
回答咨询	药师:您好! 我们是××医院的医务人员,今天在贵社区做义诊活动,请问有什么需要帮助的? 居民:您好! 我昨天在医院做了乙肝五项检查,拿到报告单了但是我看不懂,您能帮我解读吗? 药师:好的。 居民:这是我的报告单,您请看。 药师接过报告单,认真阅读。 药师:您看,您的报告单的第一项乙型肝炎表面抗原、第四项乙型肝炎e抗体及第五项乙型肝炎核心抗体同时为阳性,这个结果代表您是"小三阳"。 居民:我需要治疗吗? 药师:您得去医院进一步检查,如果肝脏没有炎症反应且各项指标都是正常的,一般不需要治疗,如果不正常就需要治疗。 居民:我结婚2年了,今年想要孩子,像我这种情况怎么办呢? 药师:乙肝病毒主要经过母婴、血液、性传播,母亲的乙肝病毒DNA水平与新生儿感染乙肝病毒密切相关,所以,您首先应该去医院完善相关检查。 居民:现在能怀孕吗? 药师:您先去医院完善检查听取医生的建议,如果医生说您适合怀孕,您再准备怀孕吧。 居民:小三阳一定会传染给孩子吗? 药师:可以进行母婴阻断的,而且成功率很高,不用过于担心。 居民:好的,谢谢您! 药师:不客气,定期去医院检查,早日生一个健康的宝宝。 居民:谢谢!
跟踪反馈	1. 电话跟踪。 2. 1年后罗女士通过母婴阻断喜得男婴一个

【任务评价】

项目	内容	分值	评分要求(计分)	评分
收集信息	咨询者基本信息; 检验报告提示信息	10分	咨询者信息完整(2分); 具体情况清晰(2分); 找出乙肝五项报告中阳性结果信息(3分); 信息全面(3分)	
指标分析	乙肝表面抗原、抗体分析; 乙肝e抗原、抗体分析; 乙肝核心抗体分析	30分	分析思路清晰(10分); 分析内容完整(10分); 专业知识扎实(10分)	
指标解读	乙肝五项解读; 大三阳与小三阳的区别	25分	能正确判断大三阳与小三阳(10分); 对大、小三阳了解全面(5分); 能说清楚大、小三阳的区别(5分); 理论基础好(5分)	
回答咨询	确认对象; 认真回答; 确认理解; 针对性建议	30分	尊重患者,态度端正(5分); 语言清晰,易被接受(5分); 回答正确,完整(10分); 提出的针对性建议理由充分并被接受(10分)	
跟踪反馈	孕期情况; 强化教育; 反思建档	5分	跟踪方式得当(2分); 针对性教育实用性强(2分); 患者评价(1分)	

一、知识检测

单选题

1. 国人用华法林抗凝治疗时，INR 的安全范围通常为（   ）。

A. 0.5～3.5   B. 1.5～4.0   C. 1.0～3.0   D. 2.0～3.0   E. 3.5～4.5

2. 下列选项中，其活性测定主要用于急性胰腺炎的诊断的是（   ）。

A. 肌酸激酶   B. 心肌肌钙蛋白   C. 血清淀粉酶   D. PT   E. Cr

3. 接种乙肝疫苗后，血清免疫学检查可呈阳性的指标是（   ）。

A. 乙型肝炎病毒表面抗原   B. 乙型肝炎病毒表面抗体

C. 乙型肝炎病毒 e 抗原   D. 乙型肝炎病毒核心抗体

E. 乙型肝炎病毒 e 抗体

4. 常作为急性 HBV 感染的指标的是（   ）。

A. HBsAg-IgM   B. 抗 HBs-IgM   C. HBeAg-IgG   D. 抗 HBe-IgM   E. 抗 HBc-Ig

二、能力训练任务

下面是某一患者的凝血功能检测报告单，请你对其进行解读。

××医院临检报告

姓名:吴××	患者类型:门诊	床号:	标本类型:抗凝血
性别:女	病历号:20210536596	费别:自费	采样时间:
年龄:59 岁	科室:心内科	诊断:冠心病	备注:

项目	结果	单位	参考值
凝血酶原时间	8.8	s	9～13
凝血酶原时间活动度(%)	167.4	%	＞70.0
国际标准化比值	0.75		0.8～1.5
纤维蛋白原	1.96	g/L	1.8～3.6
活化部分凝血活酶时间	21.7	s	20～40
凝血酶时间	19.8	s	14～21

【任务拓展】

除了本章所讲解的生化指标，您还对哪些感兴趣呢？去找一找试着解读。

M4-3-1　PPT

M4-3-2　答案解析

项目五　常见病症健康管理

　　本项目的学习内容主要包括发热、疼痛、咳嗽、普通感冒、消化不良、腹泻、便秘、手足癣、口腔溃疡、变应性鼻炎和急性结膜炎等常见病症的概述、常用药物、用药注意事项与健康教育等。项目下设11个工作任务，通过任务的学习，强化药学服务过程中问病荐药环节的综合知识与职业技能。

【知识导图】

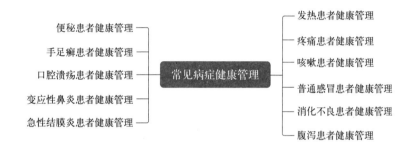

【学习要求】

　　1. 知识结构：　了解常见病症的病因及临床表现，掌握病症对应治疗药物的适应证、药理作用、不良反应、用药注意事项等。

　　2. 技能操作：　熟悉常见症状的药物知识，能根据相关临床指南及权威资料提供规范的问病荐药服务，并能对患者进行合理的用药指导及健康教育。

【药学技能竞赛考点】

　　本项目知识点与药学技能竞赛中理论知识部分"问病荐药""自我药疗"相关内容对接，与技能操作部分"用药咨询与慢病管理—问病荐药"模块对接。

【1+X证书考点】

　　本项目所选疾病及相关知识点与执业药师考试中"常见病症的健康管理"对接。也与药品购销员职业技能竞赛考试中"常见病药物治疗"对接。

任务 1　发热患者健康管理

【学习目标】

- 知识目标
  1. 掌握发热的用药原则，常用药物的适应证、作用特点及个体化用药注意事项、健康教育。
  2. 熟悉发热的临床表现。
  3. 了解发热的定义及主要病因。
- 能力目标
  1. 能对发热进行准确的判断。
  2. 能根据发热的治疗原则，针对不同的患者进行科学的用药指导和健康教育。
- 素质目标
  1. 以患者为中心，耐心、细心与患者沟通交流。
  2. 能关心患者，将合理、安全用药放在第一位。

医者仁心

抗疫先锋——钟南山院士

  2020 年 1 月 18 日，星期六，84 岁的中国工程院院士钟南山接到赶往武汉的紧急通知。时值春节前夕，忙碌了一年的人们陆续踏上回家的路。当天去武汉的航班已无机票，火车票也非常紧张。颇费周折，钟南山才挤上了傍晚 5 点多从广州南开往武汉的高铁。走得非常匆忙，他甚至没有准备羽绒服，只穿了一件咖啡色格子西装。

  上车无座，他被安排在餐车一角。当天，钟南山在餐车小憩的照片刷屏微信朋友圈：满脸倦容，眉头紧锁，闭目养神，身前是一摞翻看的文件……

  这一天，武汉市卫生健康委员会通报，新增 59 例新型冠状病毒感染的肺炎确诊病例。

  "没什么特殊情况，不要去武汉。"钟南山提醒公众的同时，却选择了逆行。

  "肯定的，有人传人现象。"20 日，作为国家卫健委高级别专家组组长，钟南山在关键时刻发出的"预警"，为控制疫情在全国范围内的蔓延赢得先机。自挂帅出征以来，钟南山始终冲在前线，始终如铁人般拼命：4 天内奔走武汉、北京、广州三地，长时间科研、开会、远程会诊、接受媒体采访，甚至在飞机上研究治疗方案……

  有人曾这样评价钟南山：既有国士的担当，又有战士的勇猛。他回应得最多的一句话是："我不过是一个看病的大夫。"

  看到疫情防控难度增加，他变得容易落泪、伤感。冷冰冰的疫情通报数据背后是一个个鲜活的生命和家庭，他心疼他们。

  每次在媒体面前发声，他似乎带来更多坏消息，但当所有人都害怕时，他又用专业知识给大家足够的信心和安全感。

  在抗击疫情的战斗中，钟南山用自己的行动，诠释了医者仁心、学者大义。

【任务要求】

  小红，3 岁，昨天中午出现发烧，最高体温达 38.4℃。小红除了发热外，有点流鼻涕，精神状态尚可，无其他明显症状。可是，父母很担心，怕把脑子烧坏了，遂来药店咨询。

【任务准备】

一、发热概述

1. 发热的定义

发热，俗称发烧，是在致热原作用下或各种原因引起体温调节中枢功能障碍时，体温升高超过正常范围的现象。发热是人体对致病因子的一种全身性防御反应，一般当腋下温度超过37.0℃、口腔温度超过37.3℃、直肠温度超过37.6℃或昼夜体温波动超过1℃时即为发热。以口腔温度为例，37.3～38.0℃为低热，38.1～39.0℃为中热，39.1～41.0℃为高热，大于41.0℃为超高热。

正常人的体温为37℃左右，但各个部位的温度不尽相同，直肠温度平均为37.5℃，口腔温度比直肠低0.3～0.5℃，而腋下温度又比口腔温度低0.2～0.4℃。一天中人体体温略有波动，清晨2～6时体温最低，7～9时逐渐上升，下午4～7时最高，随后下降，昼夜温差不超过1℃。体温在性别、年龄上也略有不同，一般女性略高于男性，新生儿略高于儿童，青年人略高于老年人。此外，体温还受到饮食、剧烈运动、精神紧张、女性生理周期等因素影响。

2. 发热的主要病因

引起发热的病因很多，主要分为感染性和非感染性两大类，具体见表5-1-1，以前者多见。

表 5-1-1 发热的病因与常见情况

病因	常见情况或疾病
感染性发热	病毒、细菌、结核分枝杆菌、寄生虫等病原体感染，或感冒、肺炎、伤寒、麻疹、蜂窝织炎等疾病引起
非感染性发热	血液病：白血病、淋巴瘤、恶性组织细胞病等。 结缔组织疾病：系统性红斑狼疮、类风湿关节炎和结节性多动脉炎等。 变态反应性疾病：如风湿热、药物热、血清病、溶血反应等。 内分泌与代谢疾病：甲状腺功能亢进、痛风等。 皮肤病变：皮肤广泛性病变致皮肤散热减少而发热等。 物理及化学因素：中枢、大手术后、内出血、骨折、大面积烧伤等。 自主神经功能紊乱：生理性低热、夏季低热、原发性低热等

3. 发热的临床表现

发热的主要表现是体温升高、脉搏加快，常伴有疼痛感。突发热常为0.5～1天，持续热为3～6天。结合其他临床症状与相关实验室检查，提示可能伴有疾病如下。

（1）伴有头痛、关节痛、咽喉痛、畏寒、乏力、鼻塞或咳嗽，可能为感冒。

（2）血常规检查白细胞计数高于正常值，可能存在细菌感染；白细胞计数低于正常值，可能存在病毒感染。

（3）儿童伴有咳嗽、流涕、眼结膜充血、麻疹黏膜斑及全身斑丘疹，可能是麻疹。儿童或青少年伴有耳垂为中心的腮腺肿大，多为流行性腮腺炎。

（4）发热可有间歇期，表现有间歇发作的寒战、高热，继之大汗，可能是化脓性感染或疟疾。

（5）持续高热，如24h内持续在39～40℃，居高不下，伴随寒战、胸痛、咳嗽、吐铁锈色痰，可能为肺炎。

（6）起病缓慢，持续发热（稽留热），无寒战，脉缓、玫瑰疹、肝脾肿大，可能为伤寒。

（7）长期找不出原因的低热，一般为功能性发热，应积极正规治疗。

二、发热的治疗原则

1. 病因治疗

根据病史、全面的体格检查及必要的辅助检查确定发热的病因，感染性与非感染性疾病均应积极进行病因治疗。如细菌感染患者可根据病原菌种类和药物敏感试验结果针对性选用抗菌药物治疗。

2. 一般治疗

注意合理休息，适当补充营养物质、水分及维生素。对高热者用冰袋和湿毛巾冷敷，或用50％的乙醇擦拭四肢、胸背、头颈部以帮助退热。儿童发热可采用的方法主要包括温水外敷、温水浴及贴退热贴等。

3. 对症治疗

因退热治疗可掩盖患者病情，一般成人发热体温低于39.0℃（儿童体温低于38.5℃）无需进行退热治疗。临床上应严格掌握用药指征，只有在明确诊断和积极治疗病因的同时，或遇下列情况时才选用解热药。

（1）发热39.0℃以上和（或）明显不适时；小儿高热容易引起惊厥，一般建议发热38.5℃以上时。

（2）热度虽不高，但伴有明显的头痛、肌肉痛、失眠、意识障碍，影响患者休息和疾病恢复时。

（3）持续高热，影响心肺功能，或者患者对高热不能耐受时。

（4）某些未能控制的长期发热，如急性血吸虫病、丝虫病、伤寒、布鲁氏菌病、结核及癌症等。

（5）采用物理降温无效时。

三、发热的治疗药物

基本上为对症治疗，即服用药物使体温降至正常。常用退热药多属于解热镇痛抗炎药，常见药物如表5-1-2。对乙酰氨基酚、布洛芬这两种药物经过多年应用验证，相对安全，也是WHO推荐的儿童退热药。吲哚美辛等退热药物因可能引起严重不良反应，仅在高热、病情急重而又无其他有效解热药以及顽固性发热等情况下可选用。

表 5-1-2　发热治疗药物的作用特点、用法用量及不良反应

药物名称	作用特点	用法用量	不良反应
对乙酰氨基酚	解热作用强，镇痛作用较弱，但作用缓和而持久，无抗炎抗风湿作用，可作为退热药的首选，尤其适宜老年人和儿童服用	口服。成人1次0.3～0.6g，1日0.6～1.8g，1日量不宜超过2g；儿童10～15mg/kg，每4～6h一次，24h内小于4次	偶见皮疹、荨麻疹、药热及粒细胞减少。长期大量用药会导致肝肾功能异常
阿司匹林	解热镇痛作用较强，能降低发热者的体温，而对正常体温几乎无影响	口服。成人一次0.3～0.6g，一日3次，必要时每4h 1次；儿童按体表面积1.5g/m²，分4～6次服用或5～10mg/kg	胃肠道反应、血小板减少等，儿童有引起瑞氏综合征的风险，应避免使用
布洛芬	较强的解热、镇痛、抗炎作用。其退热作用与阿司匹林相似但较持久；镇痛作用较强，比阿司匹林强16～32倍；抗炎作用较弱	口服。成人一次0.2～0.4g，一日3～4次，日剂量不超过1.2g；儿童一次5～10mg/kg，一日3次	恶心、呕吐、腹痛、腹泻、便秘、肠胃气胀、胃烧灼感或轻度消化不良、胃肠道溃疡及出血、头痛、头晕、耳鸣、视物模糊等

药物名称	作用特点	用法用量	不良反应
尼美舒利	较强的选择性抑制 COX-2,退热作用优于布洛芬	口服。一次 0.05～0.1g,每日两次,餐后服用。最大单次剂量不超过 100mg,疗程不能超过 15 天	常见的副反应为胃灼热、胃痛及胃肠道障碍。极少情况下,患者服用后出现过敏性皮疹
吲哚美辛	强效镇痛抗炎药,用于高热的对症解热,为直肠给药	口服。成人开始时剂量每次25mg,1 日 2～3 次。直肠给药一次 0.05～0.1g,可间隔 4～6h 给药,每次不超过 0.2g	恶心、呕吐、腹痛、腹泻、头痛、眩晕、肝功能损害、水肿、肾功能不全、粒细胞减少、过敏反应等
贝诺酯	为阿司匹林与对乙酰氨基酚的酯化物。其疗效与阿司匹林相似,但作用时间较阿司匹林与对乙酰氨基酚长	口服。成人一次 1～2 片,一日 3～4 次;老年人一日用量不超过 5 片	轻度胃肠道反应如呕吐、便秘、烧心等;可引起皮疹;尚可见嗜睡、头晕等神经精神症状

➡️ 知识拓展

百年老药——阿司匹林

阿司匹林为历史悠久的解热镇痛药。早在 1853 年 Gerhardt 就用水杨酸与乙酸酐合成了乙酰水杨酸,却未引起人们的重视;1898 年德国化学家 Hoffmann 又进行了乙酰水杨酸的合成,并用其为他父亲治疗风湿性关节炎,疗效很好;1899 年由德国拜耳(Bayer)公司的 Dreser 推广至临床,取名为阿司匹林。我国于 1958 年开始生产阿司匹林。阿司匹林从使用至今已有 100 多年的历史,成为医药史上三大经典药物(青霉素、阿司匹林、地西泮)之一。随着科学的发展,近些年来还发现它有许多新的药理作用:①防治老年脑卒中和阿尔茨海默病;②增强机体免疫力;③抗衰老作用等。

四、用药注意事项与健康教育

1. 用药注意事项

(1)解热镇痛药用于退热,属对症治疗,只缓解症状,并不能消除疾病的致热原因。用药后患者体温下降,可能掩盖病情,影响疾病诊断,应予以重视。

(2)发热是人体的一种保护性反应,退热药物使用可引起体温骤然下降伴大量出汗,易导致虚脱或休克。在应用解热镇痛药时,应严格掌握用量,避免滥用,老年人应适当减量,并注意两次用药应间隔一定的时间(4～6h),同时注意多饮水,及时补充电解质。

(3)解热镇痛药用于退热一般不连续超过 3 天,不可长期服用。如发热持续 3 日不退,或伴随有寒战、胸痛、咳嗽;儿童发热在39℃以上,并且神志不清;伴有严重疼痛、频繁呕吐;长期反复发热或有不明原因的发热时,应去医院就诊。

(4)为避免药物对胃肠道的刺激,多数解热镇痛药(肠溶制剂除外)宜在餐后服药,不宜空腹服药。特别值得注意的是老年人、肝肾功能不全者、血小板减少症患者,以及有出血倾向、上消化道出血或有穿孔病史者应慎用或禁用。患有心脏病、糖尿病、高血压、甲状腺疾病、胃溃疡、前列腺肥大、青光眼等患者,应在医师或药师指导下使用。

(5)世界卫生组织建议两个月以内的婴儿禁用任何退热药。儿童体温达38.5℃、经物理降温无效时,可适当用药,推荐选用含对乙酰氨基酚的滴剂或含布洛芬的混悬液,不宜选用阿司匹林。

(6)不宜同时应用两种以上的解热镇痛药,以免引起肝、肾、胃肠道的损伤。使用解热镇痛药时,不宜饮酒或饮用含有酒精的饮料。

（7）原则上不主张在病因未明的发热患者中使用糖皮质激素，尤其不应作为退热药物使用。儿童尤其不推荐将糖皮质激素作为退热剂用于退热治疗。

（8）阿司匹林、对乙酰氨基酚可通过胎盘屏障，故应考虑到孕妇用本品后可能对胎儿造成的不良影响。布洛芬用于晚期妊娠可使孕期延长，妊娠期及哺乳期妇女不宜应用。

（9）阿司匹林及其制剂可诱发变态反应，出现哮喘和荨麻疹，对其过敏而引起哮喘病史者需禁用。此类药物中大多数彼此之间有交叉过敏反应，因此患者如对解热药或其中成分之一有过敏史，不宜再使用其他同类解热镇痛药。

2. 健康教育

（1）发热期间应多休息，在夏季要注意调节室温，保持充分的睡眠。

（2）发热时应注意控制饮食，多喝水、果汁，补充能量、蛋白质和电解质。

（3）对高热者当用冰袋和凉毛巾冷敷，或用 50% 的酒精擦拭四肢、胸背、头颈部以帮助退热。

【任务实施】

针对任务要求的案例，按下述步骤实施。

收集信息	评估信息	荐药计划	实施过程	跟踪反馈
性别、年龄、过敏史、疾病史、特殊生理状态、症状和疾病发展、生活习惯、用药观念和疾病认知	可用药物 不可用药物 重点指导的用药教育内容 重点纠正的用药习惯	介绍药物作用 用法用量指导 用药特殊提示 科学生活习惯 合理用药教育	确认顾客信息 确认疾病症状 介绍可用药物 指导合理用药 健康科普教育 确认信息理解	明确跟踪 疾病转归 用药情况 生活习惯 强化教育 反思小结

收集信息	1. 女，3岁，无过敏史，无疾病史。 2. 症状：有点流鼻涕，无其他明显症状，精神状态尚可，最高体温 38.4℃。 3. 父母担心把脑子烧坏了，来药店咨询
评估信息	1. 除了发热外，有点流鼻涕，精神状态尚可，无其他明显症状，当体温超过 38.5℃，可选用退热药进行对症治疗。 2. 需加强儿童发热健康教育。 3. 需进行用药观念的更新及个体化用药教育
荐药计划	1. 患者为儿童，在剂型上可选择混悬剂或者溶液剂。可选择布洛芬或者对乙酰氨基酚。 2. 作用介绍：对乙酰氨基酚、布洛芬均有解热作用，相对安全，是 WHO 推荐的儿童退热药。 3. 用法用量：针对 1～3 岁，体重 10～15kg 的患者，对乙酰氨基酚口服溶液一次用量 1.5～2mL；布洛芬混悬液一次 4mL；若持续疼痛或发热，可间隔 4～6h 重复用药 1 次，24h 内不超过 4 次。 4. 不良反应提示：对乙酰氨基酚口服溶液偶见皮疹、荨麻疹、药热及粒细胞减少等不良反应。长期大量用药会导致肝肾功能异常。布洛芬混悬液可出现恶心、呕吐、腹痛、腹泻、便秘、肠胃气胀、胃烧灼感或轻度消化不良、胃肠道溃疡及出血、头痛、头晕、耳鸣、视物模糊等。 5. 贮藏条件说明：遮光，密闭贮存。 6. 发热期间应多休息，在夏季要注意调节室温，保持充分的睡眠；应注意控制饮食，多喝水、果汁，补充能量、蛋白质和电解质。针对儿童高热者当用冰袋和凉毛巾冷敷，或用温水擦拭四肢、胸背、头颈部以帮助退热。 7. 用药观念更新：发热是人体遇到病菌侵袭后，对抗病菌的一种保护机制，对人体是非常有利的，从这个意义上讲，这不是一种可怕的征兆。小红除了发热，无其他明显症状，当体温超过 38.5℃可使用退热药进行对症治疗。用药是专业性很强的领域，"术业有专攻"，解热镇痛药用于退热一般不连续超过 3 天，儿童发热 38.5℃以上，并且神志不清；伴有严重疼痛、频繁呕吐；长期反复发热或有不明原因的发热时，应及时就医寻找病因，进行对因治疗，这样有利于孩子恢复健康。 8. 发热个体化用药教育：发热的认知、主要病因、用药指导及健康教育

实施过程	药师:您好!请问有什么可以帮助到您的吗? 顾客:我女儿发热了,晚上最高体温38.4℃,用什么药好。 药师:您先不着急买药。因个人身体情况不一样,病因也复杂多样,治疗方案都会不一样。我们先一起来分析一下,看看您适合用什么药,好吗? 顾客:好的。 药师:您女儿出现这些症状多久了呢? 顾客:有1天了,昨天中午开始的。 药师:她现在有没有发热、全身酸痛或畏寒的现象? 顾客:好像没有。 药师:可以给您女儿量一下体温吗? 顾客:可以。 药师:体温显示是38.0℃,有点低热。她还有其他症状吗? 顾客:孩子状态还挺好,能吃能玩。除了发热外,有点流鼻涕,其他都还好。 药师:孩子目前还不需要服药,如果您不放心,可以先配点布洛芬混悬液或者对乙酰氨基酚滴剂备用。 顾客:都烧了一天还不吃药,不会把脑袋烧坏吧? 药师:发热是人体遇到病菌侵袭后,对抗病菌的一种保护机制,对人体是有利的,从这个意义上讲,这不是一种可怕的征兆。发热期间让她多喝水,注意适时监测体温,当体温达到38.5℃以上再用退热药。 顾客:好,那给我备一盒药吧。 药师:好,您就拿对乙酰氨基酚混悬滴剂吧,是WHO推荐的安全的儿童退热药。 顾客:好的,请问这个药怎么服用呢? 药师:您女儿有多重? 顾客:10kg左右吧。 药师:当体温达到38.5℃以上服用,每次吃1.5～2mL,第二次服药根据体温来定,如果4～6h后仍未降温,可服第二次,一般24h内不超过4次。 顾客:好的。 药师:请问您女儿有药物过敏史吗? 顾客:没有。 药师:好的。有没有其他疾病? 顾客:也没有。 药师:好,如果没有特别的不舒服,那么体温超过38.5℃时再服用退热药。另外,如果使用退热药2～3天仍发热的话,请及时去医院就诊。还有请密切观察孩子,如果发热持续在38.5℃以上,同时出现精神非常差甚至神志不清或严重疼痛、频繁呕吐等情况,请马上去医院就诊。 顾客:好的,谢谢,我记下了。请问这个药有没有其他不良反应呢? 药师:正常剂量下不良反应少,可能会出现恶心、呕吐、腹痛、腹泻、便秘、头痛、头晕、耳鸣、视物模糊等,停药可自行恢复。另外,这个药品的贮藏条件是"遮光,密闭保存",您服用药品后需要将剩余药品还原包装后遮光,密闭保存。发热期间应多休息,保持充分的睡眠;应注意控制饮食,多喝水、果汁,补充能量、蛋白质和电解质。对高热者当用冰袋和凉毛巾冷敷,或用温水擦拭四肢、胸背、头颈部以帮助退热。 顾客:好的,谢谢啦! 药师:不客气。如果用药过程中还有什么问题,可以随时到店咨询。3天后症状不缓解或者更严重了,请您及时去医院哦。 顾客:好的,懂了。 药师:关于用药方面的问题您都弄清楚了吗? 顾客:清楚了,非常感谢。 药师:好的,您慢走,祝您早日康复!
跟踪反馈	**电话跟踪** 1周后电话随访,顾客表示3天后症状缓解了,没有出现不良反应,现在已经痊愈。对药师提供的药学服务表示感谢,后续会努力加强锻炼,增强体质。 **反思小结** 顾客是儿童患者,需尤其注意药物选择中的安全性。另外,顾客对发热的观念存在不规范的地方,觉得一发热就要吃药,不吃药就会烧坏脑子,这是很多非专业人员的普遍用药观念,后续仍需加强合理用药科普,增强大众科学用药、安全用药、合理用药意识

【任务评价】

项目	评分标准	分值
收集信息 （15分）	询问性别、年龄、过敏史、疾病史、特殊生理状态、症状和疾病发展等信息齐全，计5分	
	询问生活习惯、用药观念和疾病认知，计5分	
	仪态大方，用语亲切，口齿清晰，有条有序，计5分	
评估信息 （20分）	根据收集的信息，参考相关资料，总结可用药物，计5分	
	根据相关资料，查阅禁忌证和注意事项，总结不可用药物，计5分	
	根据收集的信息，提炼需重点指导的用药教育内容，计5分	
	根据收集的信息，提炼需重点纠正的用药习惯，计5分	
荐药计划 （25分）	正确罗列药物的适应证、药理作用，计5分	
	正确罗列用法用量，如药品是特殊剂型，借助图文等多种形式保证顾客能正确使用，计5分	
	罗列用药可能的特殊提示，如饮酒、饮茶、饮咖啡等对药物疗效的影响，计5分	
	罗列用药指导内容，包括可能出现的不良反应、注意事项、相互作用、贮藏条件说明，计5分	
	针对性地罗列健康生活习惯引导，如多休息、多喝水等，若顾客有不规范的用药习惯，说明引导方案，计5分	
实施过程 （30分）	确认信息：包括顾客信息和疾病症状，计5分	
	介绍药物：用通俗易懂的语言向顾客说明推荐药物的理由，并解说药理作用和用法用量，如药品是特殊剂型，借助图文等多种形式保证顾客能正确使用，计10分	
	指导用药：简明扼要地向顾客解说可能出现的不良反应、注意事项、相互作用及恰当的贮藏条件，计10分	
	健康教育：进行健康生活习惯引导，如多休息、多喝水等，若顾客有不规范的用药习惯，温和地引导顾客对疾病或用药观念进行正确的认知更新，计5分	
跟踪反馈 （10分）	进行用药跟踪，了解顾客的用药进展、疾病转归、健康习惯、用药观念等情况，并询问顾客实施过程的评价结果，计5分	
	对整体环节进行反思小结，包括用药方面和服务方面，计5分	

【任务训练】

一、知识检测

（一）单选题

1. 发热伴有鼻塞、头痛、咽喉痛、咳嗽、关节痛、畏寒乏力等，提示可能存在（ ）。

A. 肺炎　　　　　　　B. 感冒　　　　　　　C. 麻疹

D. 伤寒　　　　　　　　　　E. 流行性腮腺炎

2. 解热镇痛药用于解热一般不超过（ ）日。

A. 1　　　　　　B. 2　　　　　　C. 3　　　　　　D. 4　　　　　　E. 5

3. 退热首选的非处方药是（ ）。

A. 对乙酰氨基酚　　B. 阿司匹林　　　C. 布洛芬　　　　D. 贝诺酯　　　　E. 吲哚美辛

4. 患者，男，10岁，因发热需服用退热药物，以下关于该患者用药选择和单次用量，正确的是（　　）。

A. 对乙酰氨基酚 25～50mg/kg　　　　　　B. 对乙酰氨基酚 10～15mg/kg

C. 对乙酰氨基酚 0.5～1g/d　　　　　　　　D. 布洛芬 0.4～0.6g（12岁以上儿童）

E. 布洛芬 20～30mg/kg（1～12岁儿童）

（二）配伍题

A. 39.0℃　　　　B. 37.6℃　　　　C. 37.3℃　　　　D. 37.0℃　　　　E. 37.2℃

发热的指标是直肠温度超过（　　）；口腔温度超过（　　）；腋下温度超过（　　）。

（三）案例分析题

某患儿，4岁，持续发热3天，体温39℃，来院救治。

1. 针对该患儿持续性高热，首选的退热药为（　　）。

A. 对乙酰氨基酚　　　　B. 阿司匹林　　　　C. 布洛芬

D. 地西泮　　　　　　　E. 双氯芬酸钠

2. 若患者频繁呕吐，适宜使用的药物是（　　）。

A. 阿司匹林肠溶片　　　B. 对乙酰氨基酚片　　　C. 对乙酰氨基酚栓

D. 布洛芬混悬液　　　　E. 双氯芬酸钠贴剂

（四）多选题

1. 以下情况应积极进行退热治疗的是（　　）。

A. 一般发热（体温＜38.0℃）

B. 恶性肿瘤患者（持续发热加重病体消耗）

C. 体温过高（如40.0℃以上）

D. 发热致惊厥者

E. 恶性肿瘤持续发热患者

2. 以下有关退热时用药注意事项的说法正确的是（　　）。

A. 解热镇痛药用于退热，既可缓解症状，又可对抗致热原

B. 两次使用解热镇痛药应间隔4～6h

C. 世界卫生组织建议，两个月以内的婴儿禁用任何退热药

D. 除肠溶制剂外多数解热镇痛药宜在餐后服用，不宜空腹服药

E. 妊娠与哺乳期妇女不宜应用布洛芬

二、能力训练任务

患者，女性，36岁。发热，服用对乙酰氨基酚3天，体温仍有39.3℃。患者来购买药效更好的退热药，遂来药店进行购药。请对患者进行用药指导和健康教育。

【任务拓展】

请同学们查阅资料，走访市场，调查目前临床上常用的解热药物有哪些，并绘制表格列出各种药物的通用名、商品名、剂型、成分、适应证、用药注意事项、不良反应、厂家及售价。

M5-1-1　PPT　　　　　M5-1-2　答案解析　　　　M5-1-3　视频

任务 2 疼痛患者健康管理

【学习目标】

- 知识目标

  1. 掌握疼痛的药物治疗及用药指导。

  2. 熟悉疼痛的临床表现。

  3. 了解疼痛的原因。

- 能力目标

  1. 具备对疼痛患者问病荐药的药学服务基本技能。

  2. 能够为疼痛患者进行合理用药指导，规避用药风险。

- 素质目标

  1. 培养敬畏生命、关爱患者、精益求精的医药道德。

  2. 提高药品质量安全意识和安全用药意识。

药爱生命

珍爱生命 远离毒品

海洛因由吗啡与其他化学物质混合而成，又名二乙酰吗啡，为白色粉末，俗称白粉。主要产地在东南亚的缅甸、泰国、老挝三国毗邻地带"金三角"。对人的毒性是吗啡的 5 倍以上，极易成瘾，吸食后首先产生"海洛因情绪"，即吸食后产生欣快感，情绪极好；不吸食时，则出现精神萎靡、情绪恶劣的反向情绪。停用后，戒断症状严重，使吸毒者产生强迫觅药行为，以摆脱戒断症状，体验欣快感。海洛因耐受性产生快，吸毒需求量日益增加，最后要通过静脉注射才能摆脱戒断症状，其强迫性觅药行为常导致吸毒者违法犯罪，危害社会和家人。

【任务要求】

患者，女，32 岁，牙齿疼痛 2 天，牙龈红肿。医生诊断为急性牙龈炎。前往药店买药，作为药师应该如何给患者推荐药物？

【任务准备】

一、常见疼痛的表现

疼痛是一种复杂的生理心理活动，是临床上最常见的症状之一。它是机体受到伤害性刺激后发出的一种保护性反应。人体对疼痛刺激的反应不仅表现为疼痛的感觉，而且常常引起失眠或其他生理功能的紊乱。世界卫生组织将疼痛确定为继血压、呼吸、脉搏、体温之后的"第五大生命体征"。按疼痛程度，疼痛可分为轻度疼痛、中度疼痛、重度疼痛。疼痛可发生在身体各个部位，本节主要讨论常见部位的疼痛，包括头痛、神经痛、牙痛、腹痛、颈肩痛、腰腿痛、关节痛等（表 5-2-1）。

表 5-2-1　常见疼痛的临床表现

常见疼痛类型	临床表现
头痛	原发性头痛:包括偏头痛、血管紧张性头痛、丛集性头痛等;常见胀痛、闷痛、撕裂样痛、电击样疼痛、针刺样痛、部分伴有血管搏动感及头部紧箍感以及恶心头晕。 继发性头痛:还可伴有其他系统性疾病症状或体征,如感染性疾病,常伴有发热、血管病变常伴偏瘫、失语等。 脑神经痛、中枢性和原发性面痛以及其他颜面部结构病变所致头痛
神经痛	三叉神经痛:一侧颜面部骤然发作性闪痛,自述烧灼样疼痛,难以忍受。 坐骨神经痛:在坐骨神经经过的部位(即腰、臀、大腿后面、小腿外侧和足部)出现疼痛,最常见的是腰椎间盘突出症。 肋间神经痛:因带状疱疹引起的,可见疼痛区域内的皮肤损害,有成堆的簇状疱疹,皮疹间皮肤正常,严重时可有渗出或红肿
牙痛	自发性疼痛,阵发性加剧,呈间歇性发作,在无外界刺激的情况下,患牙发生剧烈疼痛,早期时间短,缓解时间较长,晚期则疼痛发作时间长,缓解时间较短,乃至最后无缓解期。如因感染引起,伴有牙龈红肿甚至化脓,夜间疼痛比白天重,特别是平卧时更显著;冷、热刺激均可引起疼痛加重;晚期冷刺激不但不激发疼痛,反而使疼痛暂时缓解
颈肩痛	主要症状:颈肩持续疼痛,患侧上肢抬高、旋转、前后摆动受限,遇风遇冷感觉有沉重隐痛。 疼痛特点:胳膊一动就痛,不动不痛或稍痛,梳头、穿衣、提物、举高都有困难;发作严重时可疼痛难忍,彻夜不眠
腹痛	急性腹痛:发病急、变化快和病情重。 慢性腹痛:起病缓慢,病程长,疼痛多为间歇性或为急性起病后腹痛迁延不愈,疼痛以钝痛或隐痛居多,也有烧灼痛或绞痛发作
腰腿痛	腰椎骨质增生者疼痛症状:劳累后、休息后或在早晨起床时,腰腿疼痛严重,而适当的活动可缓解其症状。 腰椎管狭窄者疼痛症状:多表现为患者出现间歇性跛行。 腰椎间盘突出者疼痛症状多为放射性,且常在咳嗽或排便时明显加剧,疼痛常伴有麻木感
关节痛	主要症状:疼痛、红肿、炎症和活动受限。 功能障碍病因:①风湿性。多呈游走性,有轻度红肿;治疗不及时后期可发展成风湿性心脏病。②类风湿性。指、腕、踝、趾关节受累最多,红、肿、热、痛明显,晚期关节变形,僵直至活动严重障碍。③外伤所致。轻者皮肤红肿,严重者可致韧带撕裂,关节脱位,甚或骨折、破裂。④全身性发热、感染或结缔组织性疾病累及所致。⑤骨关节炎:最常见的关节疾病

二、药物治疗

药物治疗是疼痛治疗最基本、最常用的方法。《国家非处方药目录》收载的有对乙酰氨基酚、布洛芬、阿司匹林、双氯芬酸钠二乙胺等。

1. 非处方药

常用治疗疼痛的非处方药见表 5-2-2。

表 5-2-2　常用治疗疼痛的非处方药物、作用特点及用法用量

药物	作用特点	用法用量
对乙酰氨基酚	解热作用强,镇痛作用较弱,作用缓和而持久,对胃肠道刺激小,可作为退热药的首选,尤其适宜老年人和儿童服用	成人一日用量不宜超过 4g,老年人不超过 2g,镇痛不宜超过 10 日
布洛芬混悬液、片、缓释片、缓释胶囊	具有消炎、镇痛作用	一日最大剂量 2.4g,儿童一次 5～10mg/kg
双氯芬酸钠二乙胺乳胶剂(扶他林)	用于缓解肌肉,软组织和关节的轻至中度疼痛	外用,一日 3～4 次
谷维素	紧张性头痛、偏头痛、长期精神比较紧张者、神经痛者,推荐合并使用	口服,一次,10～30mg;一日 3 次
维生素 B_1		口服,一次 10mg,一日 3 次

药物	作用特点	用法用量
山莨菪碱片	平滑肌痉挛引起的腹痛可用氢溴酸山莨菪碱片、颠茄片,可明显缓解子宫平滑肌痉挛而止痛	口服。成人:每次 5～10mg(1～2 片),每日 3 次。小儿:按体重,每次服用 0.1～0.2mg/kg,每日 3 次
颠茄片		口服。成人一次 1 片,疼痛时服。必要时 4h 后可重复 1 次

2. 处方药

(1) 头痛的治疗药物 不同头痛的常见治疗药物如表 5-2-3 所示。

表 5-2-3 不同头痛的常用治疗药物选择

头痛类型	常用治疗药物选择
紧张性头痛	针对病因进行治疗,伴情绪障碍者给予抗抑郁药:盐酸帕罗西汀片、盐酸氯西汀片、盐酸舍曲林片、草酸艾司西酞普兰片
长期精神紧张者	地西泮(安定)片
发作性紧张型头痛	可选阿司匹林、对乙酰氨基酚、罗通定、双氯芬酸钠、麦角胺咖啡因及五羟色胺受体激动剂(如佐米曲普坦等)
慢性紧张型头痛	常是心理疾病,如抑郁、焦虑的表现之一,可适当选用抗抑郁药
伴有反复性偏头痛	麦角胺咖啡因、罗通定、苯噻啶
三叉神经痛	首选卡马西平,如无效可继服苯妥英钠和氯硝西泮等药物

(2) 氨基葡萄糖 选择性地作用于骨性关节,有直接抗炎作用,可缓解骨关节的疼痛症状,改善关节功能。硫酸氨基葡萄糖胶囊:口服,每次 500mg,每日 3 次(早晨及进餐时);连续用药 6 周,必要时可用 6 周以上,间隔 2 个月可以重复使用。

(3) 解痉药阿托品肌内注射 一次 0.5mg,严重疼痛者可选用可待因片和氨酚待因片。

(4) 非甾体类抗炎药 非甾体类抗炎药(表 5-2-4)用于缓解各种软组织风湿性疼痛的急性发作期,如肩痛、腱鞘炎、滑囊炎、肌痛等;急性的轻、中度疼痛,如:手术后、创伤后、劳损后及运动后损伤性疼痛以及牙痛、头痛等。

表 5-2-4 非甾体类抗炎药的用法、用量

非甾体抗炎药	用法、用量
双氯芬酸钠缓释片	口服。成人:本品推荐剂量为一日一次,每次 75mg,最大剂量为 150mg,分两次服用或遵医嘱;轻度及长期治疗患者每日服用 75mg;夜间及清晨症状较重者,应在傍晚服用 75mg
塞来昔布	推荐剂量为第一天首剂 400mg,必要时可再服 200mg,随后根据需要,每日两次,每次 200mg。骨关节炎:推荐剂量为 200mg,每日一次,口服,或 100mg,每日两次,口服
艾瑞昔布	口服。成人常用剂量为每次 0.1g(1 片),每日 2 次,疗程 8 周。累计用药时间不超过 6 个月,推荐餐后用药
依托考昔	本品用于口服,可与食物同服或单独服用。急性痛风性关节炎:推荐剂量为 120mg,每日 1 次。本品 120mg 只适用于症状急性发作期,最长使用 8 天

三、用药注意事项与患者教育

(1) 无论何种疾病引起的疼痛,均需先找出病因,再进行相应治疗。为减轻疼痛所带来的不适,在不影响对因治疗的同时,可选用抗炎镇痛药,尤其是非处方药。

（2）初感疼痛的患者需谨慎用药，以免掩盖病情，耽误治疗。

（3）解热镇痛药用于镇痛一般不超过 5 日，如症状未缓解，或伴有发热、嗜睡、复视、血压或眼压升高、手脚冰凉、神志不清时应去医院诊治。

（4）药物治疗以口服给药为主，尽量避免有创给药方式。尽量使用最低有效剂量，避免过量用药及同类药物重复或叠加使用。应用外用制剂的解热镇痛药时应注意：按说明书规定剂量使用，避免长期大面积使用；在破损皮肤或感染性创口上禁用。

（5）阿司匹林、对乙酰氨基酚、布洛芬均通过对环氧酶的抑制而减少前列腺素的合成，由此减轻组织充血、肿胀，降低神经痛觉的敏感性，具有中等程度的镇痛作用，对慢性钝痛如牙痛、头痛、神经痛、肌肉痛、关节痛等有较好的镇痛效果，而对创伤性剧痛和内脏平滑肌痉挛引起的绞痛几乎无效。但由于仅对疼痛的症状有缓解作用，不能解除疼痛的致病原因，也不能防止疾病的发展和预防并发症的发生，故不宜长期服用。另有消化道溃疡病史、支气管哮喘、心功能不全、高血压、血友病或其他出血性疾病、有骨髓功能减退病史的患者慎用。

（6）为避免药物对胃肠道的刺激，解热镇痛药宜在餐后服用，或与食物同服，不宜空腹服用；同时不宜饮酒或饮用含酒精性饮料，老年人应适当减量。阿司匹林、布洛芬对于妊娠及哺乳期妇女应禁用。

（7）布洛芬对胃肠道的刺激小，不良反应的总体发生率较低，在各种非甾体类抗炎药中属于耐受性最好的一种。常见的反应为恶心、呕吐；其次是腹泻、便秘、烧心、上腹部痛；偶见有头晕、头昏、头痛和斑丘疹性红斑或麻疹性皮炎及全身瘙痒的报道，并可发生尿潴留和水肿，故有心功能不全史的患者应慎用，肾功能明显障碍的患者使用本药有发生急性肾衰竭的报道，故肾功能不良者应慎用，并作严密监护。

（8）应用解痉药后可引起口干、皮肤潮红等不良反应。服用消旋山莨菪碱片后 24h，若症状未缓解，应立即就医。反流性食管炎、重症溃疡性结肠炎、严重心衰及心律失常患者慎用。

（9）双氯芬酸钠缓释片须整片吞服，用液体送下，不可分割或咀嚼。应与食物同服。

（10）硫酸氨基葡萄糖胶囊宜在饭时或饭后服用，可减少胃肠道不适，特别是有胃溃疡的患者。同时服用非甾体类抗炎药的患者可能需降低本药的服用剂量，或降低非甾体类抗炎药的服用剂量。

知识拓展

疼痛的类型

疼痛按性质可分为钝痛、酸痛、胀痛、闷痛、锐痛，刺痛、切割痛、灼痛和绞痛等。也可有钻顶样痛、爆裂样痛、跳动样痛、撕裂样痛、牵拉样痛和压榨样痛等。按疼痛来源可分为：①躯体疼痛，疼痛部位明确，如临床上手术后疼痛或躯体损伤后疼痛；②内脏疼痛，胸腹部脏器受肿瘤浸润、压迫或牵拉引起的疼痛，定位不明确，表现为挤压痛、胀痛或牵拉痛等；③神经疼痛，肿瘤浸润或治疗引起的神经末梢中枢神经系统受损所致，表现为烧灼样、钳夹样的阵发性疼痛，往往伴有感觉或运动功能丧失。

【任务实施】

针对任务要求的案例，按下述步骤实施。

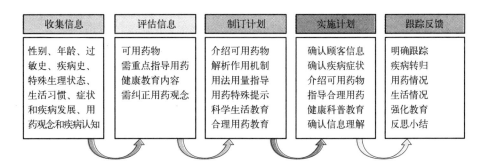

收集信息	评估信息	制订计划	实施计划	跟踪反馈
性别、年龄、过敏史、疾病史、特殊生理状态、生活习惯、症状和疾病发展、用药观念和疾病认知	可用药物 需重点指导用药 健康教育内容 需纠正用药观念	介绍可用药物 解析作用机制 用法用量指导 用药特殊提示 科学生活教育 合理用药教育	确认顾客信息 确认疾病症状 介绍可用药物 指导合理用药 健康科普教育 确认信息理解	明确跟踪 疾病转归 用药情况 生活情况 强化教育 反思小结

收集信息	1. 女性,32岁,自由职业,无过敏史,无既往史。 2. 症状:牙痛,牙龈红肿,未化脓
分析评估	1. 患者牙痛,牙龈红肿,未化脓,医生诊断为急性牙龈炎,可选用非甾体类药物(布洛芬缓释胶囊)进行对症治疗。 2. 布洛芬缓释胶囊注意胃肠道不良反应。 3. 日常生活中注意口腔卫生。 4. 加强用药指导
方案制订	1. 女性,32岁,自由职业,患者牙痛,牙龈红肿,未化脓,医生诊断为急性牙龈炎。可选用非甾体类药物(布洛芬缓释胶囊)对症治疗。 2. 用法、用量:成人,一次1～2片,一日2次。 3. 本药不良反应少数人可出现恶心、呕吐、胃灼热感或轻度消化不良等,可建议患者饭后服用。 4. 贮存条件:遮光,密封保存。 5. 日常生活中注意口腔卫生
提供建议	药师:您好!请问有什么可以帮助您的吗? 患者:您好! 药师:看您的样子,是觉得疼痛吗? 患者:是的,现在就是觉得牙痛,不能吃东西。 药师:那请问除了感觉牙痛外,还有没有其他地方不舒服呢? 患者:有时这一侧的脸和头也会感觉痛。 药师:好的,明白了,您在喝冷水或者吃酸性食物时,牙疼会加重吗? 患者:是的,一喝冷水就会更疼。 药师:好的,能体会你的感受,俗话说牙疼不是病,疼起来要人命。 患者:是的是的,疼起来真难受。 药师:请问下您有去口腔科检查吗? 患者:还没去,想先买点止疼药。 药师:好的,请问您以前出现过这种情况吗? 患者:没有,这是第一次。 药师:好的,请问您有什么药物过敏史吗? 患者:没有。 药师:好的,请问您有胃病或者心脏方面的疾病吗? 患者:也没有。 药师:好的,根据您的描述及症状,推荐您使用布洛芬缓释胶囊,先解除牙痛。 患者:怎么用呢? 药师:这个药口服就可以了,一次1～2片,一日2次。 患者:好的,那请问这个药有没有不良反应呢? 药师:本药不良反应较少,但是请您注意服用药物后极少患者会有恶心、呕吐、胃灼热感或轻度消化不良,所以建议您饭后服用,可以减少不良反应的出现。 患者:好的。 药师:请您注意下,这个药只能针对您的牙痛这个症状,不能解除引起牙痛的原因,建议您还是要去口腔医生那里做治疗。 患者:好的,明白了。 药师:另外在日常生活中建议注意口腔卫生。勤漱口刷牙,定期做口腔护理如洁牙,减少牙菌斑的形成。 患者:好的,谢谢! 药师:不客气,在用药过程中有任何问题,可以随时到店咨询。 患者:好的,明白了。 药师:请问还有什么地方需要讲解吗? 患者:不需要,都清楚了。 药师:好的,祝您早日康复!
跟踪随访	**电话跟踪** 　一周后电话随访,患者表示用药当天后疼痛得到缓解,3天后牙痛消失,用药期间也无不良反应,现已停药,并已去口腔科检查治疗。对药师提供的药学服务表示感谢,今后在日常生活会注意口腔卫生及护理。 **反思小结** 　牙痛是日常生活中常见病症,对于牙痛的治疗,应消除病因、对症治疗,镇痛可以推荐非甾体类药物。本案例中推荐患者使用布洛芬缓释胶囊,布洛芬对胃肠道的刺激小,不良反应的总体发生率较低,在各种非甾体类抗炎药中属于耐受性最好的一种。常见的不良反应为恶心、呕吐,可以建议患者饭后服用减少不良反应发生

【任务评价】

项目	评分标准	分值
收集信息 （15分）	询问患者性别、年龄、社会生活史、症状等信息，计5分	
	询问生活习惯、疾病认知等，计5分	
	仪态大方，用语亲切，口齿清晰，有条有序，计5分	
分析评估 （20分）	根据收集的信息，明晰咨询问题，得出患者咨询目的，计5分	
	对患者问题进行针对性回答，计5分	
	根据相关资料，查阅禁忌证和注意事项等，计5分	
	根据收集信息，作出合理用药指导，计5分	
方案制订 （25分）	能够正确罗列药物的适应证、用法用量、注意事项及不良反应，计5分	
	罗列用药可能指导内容，如饮酒、饮茶、饮咖啡等对药物与机体的影响等，计5分	
	能够关注患者的咨询需求，结合患者个体情况、所患疾病、所用药物提出个体化建议，计5分	
	能够形成详细的药物使用指导方案（用药建议、生活指导、回访安排等），计10分	
提供建议 （30分）	确认信息：包括患者信息和疾病症状，计5分	
	用药建议：用通俗易懂的语言向患者说明使用该药物注意事项，并解说需要注意的原因，计10分	
	生活方式调整：对患者进行心理疏导，从运动、生活、情绪等方面给出建议，计10分	
	明确理解：核实患者对药师建议的理解和接受程度，计5分	
跟踪随访 （10分）	进行用药跟踪，了解患者的用药进展、疾病转归、健康习惯等情况，并询问患者实施过程的评价结果，计5分	
	对整体环节进行反思小结，包括用药方面和服务方面，计5分	

【任务训练】

一、知识检测

（一）单选题

1. 三叉神经痛首选药物是（　　）。

A. 卡马西平 B. 依托考昔 C. 布洛芬

D. 烟酸帕罗西汀 E. 对乙酰氨基酚

2. 反复性偏头痛首选药物是（　　）。

A. 卡马西平 B. 苯妥英钠 C. 麦角胺咖啡因

D. 阿司匹林 E. 塞来昔布

3. 适用于轻度及长期治疗疼痛的处方药是（　　）。

A. 可待因 B. 塞来昔布 C. 阿司匹林

D. 对乙酰氨基酚 E. 双氯芬酸钠缓释片

（二）配伍题

A. 布洛芬 B. 贝诺酯 C. 阿司匹林

D. 吲哚美辛 E. 对乙酰氨基酚

1. 解热且具有抑制血小板聚集作用，可增加出血危险的药物是（　　）。

2. 为两种解热镇痛药相结合的化合物，对胃肠道的刺激性较小的药物是（　　）。

3. 非甾体类抗炎药之中镇痛作用较强，对胃肠道的刺激性最低的药物是（　　）。

（三）案例分析题

疼痛是一种复杂的生理-心理活动，是机体受到伤害性刺激后发出的一种保护性反应。WHO将疼痛确定为继血压、呼吸、脉搏、体温之后的"第五大生命体征"。疼痛可发生在身体各个部位,如头痛、神经痛、牙痛、腹痛、颈肩痛、腰腿痛、关节痛、痛经等。

1. 在下列病痛中,不适宜应用解热镇痛药治疗的是( )。

A. 牙痛 B. 关节痛 C. 肌肉痛 D. 肠绞痛 E. 神经痛

2. 对紧张性头痛、长期精神比较紧张、神经痛、痛经等患者,推荐与解热镇痛药合并应用的药物是( )。

A. 谷维素 B. 地西泮 C. 苯妥英钠

D. 山莨菪碱 E. 复合维生素

(四)多选题

1. 治疗疼痛的常用非处方药有( )。

A. 谷维素 B. 布洛芬 C. 阿托品

D. 对乙酰氨基酚 E. 双氯芬酸钠缓释片

2. 治疗疼痛的用药注意事项与患者教育包括( )。

A. 初感疼痛者不要轻易用药

B. 连续给予解热镇痛药不应超过1周

C. 均需先找出疼痛病因并进行对因治疗

D. 可外用给药,但应避免有创给药方式

E. 在不影响对因治疗的同时,可选用非处方抗炎镇痛药

二、能力训练任务

患者,女,32岁。经常在劳累、睡眠不好后,出现两侧太阳穴疼痛,伴有跳动感,同时有恶心、呕吐感觉。体格检查:体温36.8℃,脉搏78次/min,呼吸21次/min,咽部不充血;双肺呼吸音清,腹平软,肝脾未触及,肠鸣音正常。

该患者临床表现最有可能是哪种疼痛?治疗过程中的首选药物是哪一类?

【任务拓展】

社会调研,了解社会群体对于疼痛疾病的认知及自我药疗情况,针对其中不合理的用药情况,设计科学用药指导方案。

M5-2-1　PPT

M5-2-2　答案解析

M5-2-3·视频

任务3　咳嗽患者健康管理

【学习目标】

● 知识目标

1. 掌握咳嗽的药物治疗及用药指导。

2. 熟悉咳嗽的临床表现。

3. 了解咳嗽的概念。

● 能力目标

1. 具备对咳嗽患者问病荐药的药学服务基本技能。

2. 能够为咳嗽患者进行合理用药指导，规避用药风险。

● 素质目标

1. 培养敬畏生命、关爱患者、精益求精的医药道德。

2. 提高药品质量安全意识和安全用药意识。

🌐 珍爱生命

津巴布韦：一个正在被"止咳糖浆"毁掉的国家

在以"贫瘠"与"落后"而著称的西非大地上，仍有一些国家因毒品的侵害，注定与世界大势背道而驰，成为文明时代下的一道硬伤。这些国家中的典型代表便是津巴布韦。在 2020 年新冠病毒肆虐全球的情况下，津巴布韦的年轻人不仅不采取科学的防护措施，不接受有效的疫苗，反而对一种叫作"BronCleer"的止咳糖浆疯狂迷恋。而这种在酒吧、歌厅泛滥成灾的紫红色液体，其成分就是让人上瘾的可待因——一种与鸦片相抗衡的新型毒品。那么为什么这里的青年对止咳糖浆如此上瘾呢？除了它里面含有可待因等成分外，它对于止痛还有立竿见影的效果，因此，在疫情暴发期间，文化程度低下的津巴布韦青年就将这种止咳糖浆当成了灵丹妙药，由此造成恶性循环，一发而不可收拾。正如大多数毒品一样，止咳糖浆的危害也不可小觑，长期大量服用的话，则会造成对大脑、心脏以及肝脏等身体器官的严重伤害。与此同时，还有可能导致呼吸性疾病、低血压等并发症的出现，毫不客气地说，"止咳糖浆"已经像魔鬼一样，将津巴布韦人亲手送入地狱！

【任务要求】

患者，男，18 岁，学生，3 天前气温突变后出现咳嗽症状，无痰，尤其夜间咳嗽明显，影响入睡，无其他症状，经医生诊断为普通感冒，推荐氢溴酸右美沙芬糖浆。

作为药师应该如何对患者进行用药指导？

【任务准备】

一、咳嗽的概述

咳嗽是人体一种反射性防御动作，同时亦是呼吸系统疾病（感冒、流感、肺炎、肺结核、气管炎、哮喘、鼻窦炎）所伴发的症状。当呼吸道（口腔、咽喉、气管、支气管）受到刺激（如炎症、异物、烟雾、尘埃）后，由神经末梢发出冲动传入延髓咳嗽中枢引起的生理反射即为咳嗽。通过咳嗽动作排出呼吸道分泌物或异物（如黏痰、细菌体、纤维），保持呼吸道的清洁和通畅，因此可以说咳嗽是一种有益的动作，有时亦见于健康人。在一般情况下，对轻度而不频繁的咳嗽，只要将痰液或异物排出，就可自然缓解，无需应用镇咳药。但对无痰而剧烈的干咳，或有痰而过于频繁的剧咳，不仅增加患者的痛苦，影响休息和睡眠，加大体能消耗，甚至还出现其他并发症，此时弊大于利，应适当应用镇咳药，以缓解咳嗽。

二、咳嗽的临床表现与分型

咳嗽无痰或痰量极少，称为干性咳嗽。干性或刺激性咳嗽常见于急性或慢性咽喉炎、喉癌、急性支气管炎初期、气管受压、支气管异物、支气管肿瘤、胸膜疾病、原发性肺动脉高压以及二尖瓣狭窄等。咳嗽伴有咳痰称为湿性咳嗽，常见于慢性支气管炎、支气管扩张症、肺炎、肺脓肿和空洞型肺结核等。

咳嗽通常按时间分为3类：急性咳嗽、亚急性咳嗽和慢性咳嗽。急性咳嗽时间＜3周，亚急性咳嗽3～8周，慢性咳嗽≥8周。急性咳嗽：普通感冒是急性咳嗽最常见的病因，其他病因包括急性支气管炎、急性鼻窦炎、过敏性鼻炎、慢性支气管炎急性发作、支气管哮喘等。亚急性咳嗽：最常见病因是感冒后咳嗽（又称感染后咳嗽）、细菌性鼻窦炎、哮喘等。慢性咳嗽：慢性咳嗽病因较多，通常可分为两类。一类为初查X线胸片有明确病变者，如肺炎、肺结核、肺癌等；另一类为X线胸片无明显异常，以咳嗽为主或唯一症状者，即通常所说的不明原因慢性咳嗽。这类慢性咳嗽的常见原因为：咳嗽变异型哮喘、上气道咳嗽综合征、嗜酸粒细胞性支气管炎和胃—食管反流性咳嗽，这些原因占了呼吸内科门诊性咳嗽比例的70％～95％。其他病因较少见，但涉及面广，如慢性支气管炎、支气管扩张、支气管内膜结核、变应性咳嗽、心理性咳嗽等。

(1) 感冒所伴随咳嗽　多为轻咳或干咳，有时可见有少量的稀薄白痰；流感后咳嗽多为干咳或有少量的稀薄白痰，可伴有胸痛、高热、头痛、咽喉痛。

(2) 百日咳　多发生于儿童，为阵发性剧烈痉挛性咳嗽，当痉挛性咳嗽终止时伴有鸡鸣样吸气回声，病程长达2～3个月。

(3) 支气管病变所伴随咳嗽　支气管哮喘发作前常有鼻塞、流涕、喷嚏、咳嗽、胸闷等先兆，继之反复性喘息、呼吸困难、胸闷、连续性咳嗽、呼气性困难、哮喘并有哮鸣音，继而咯痰，痰液多为白色、黄色或淡黄色；支气管扩张症常伴有慢性咳嗽，有大量脓痰及反复咳血。

(4) 肺结核　可出现低热或高热、消瘦、轻咳、胸痛、盗汗、心率加快、食欲减退等症状，少数人有呼吸音减弱，偶可闻及干性或湿性啰音，有黄绿色痰液。

(5) 肺炎所伴咳嗽　起病突然，伴随有高热、寒战、胸痛、咳铁锈色痰。

(6) 药品不良反应所致咳嗽　约20％的咳嗽是由用药（血管紧张素转换酶抑制剂、抗心律失常药胺碘酮、抗凝血药肝素和华法林、利尿药氢氯噻嗪、抗菌药呋喃妥因、抗结核药对氨基水杨酸钠和部分抗肿瘤药）所致，此时应用镇咳药无效，常常延误病情，宜及时停、换药。药师必须格外警惕！

三、咳嗽的药物治疗

由于咳嗽的病因、时间、性质、并发症或表现不尽相同，应根据症状和咳嗽类型来选药。《国家非处方药目录》中收载的中枢性镇咳药有右美沙芬、喷托维林；末梢性镇咳药有苯丙哌林。

1. 非处方药

镇咳非处方类药见表5-3-1。

表5-3-1　镇咳非处方类药

药物名称	分类	适应证	用法用量	优点	缺点
苯丙哌林	外周性镇咳药	用于刺激性干咳、阵咳、白天咳嗽、咳嗽频繁或剧烈咳嗽者	成人：一次20～40mg，一日3次；儿童：一次20mg，一天2～4次	对刺激性干咳的疗效优于可待因，镇咳效力比可待因强2～4倍，同时有祛痰作用，疗效快，作用强，持续时间长	可引起眼调节障碍、困倦及眩晕；粉末可引起口腔麻木感
喷托维林	中枢性镇咳药，又兼有外周性镇咳作用	宜用于刺激性干咳、阵咳、咳嗽较弱者	口服。一次25mg，一日3～4次；5岁以上儿童，口服，一次6.25～12.5mg，一日2～3次	兼有中枢性和外周性镇咳作用。其镇咳作用的强度约为可待因的1/3，但无成瘾性	青光眼、肺部瘀血的咳嗽患者，心功能不全者、妊娠及哺乳期妇女均应慎用；5岁以下儿童不宜应用

药物名称	分类	适应证	用法用量	优点	缺点
右美沙芬	中枢性镇咳药	宜用于夜间咳嗽、咳嗽频繁、剧烈咳嗽、感冒引起的咳嗽	口服。成人，一次10～20mg；6～12岁儿童，一次5～10mg；2～6岁儿童，一次2.5～5mg；每次间隔4h	镇咳作用显著，服后10～30min起效，镇咳作用同可待因，但比相同剂量的可待因作用时间长，故能抑制夜间咳嗽以保证睡眠	有精神病史的患者、妊娠3个月内的妇女应禁用；对驾驶飞机、车、船者及从事高空作业和机械作业者，在工作时间内禁用；肝肾功能不全者、哮喘患者以及哺乳期妇女慎用

2. 处方药

（1）可待因

① 分类：属于中枢性镇咳药。

② 适应证：宜用于频繁、剧烈无痰性干咳及刺激性干咳者，尤其适用于胸膜炎伴胸痛的咳嗽患者。

③ 用法、用量：口服。成人，一次10～20mg，一日3～4次。

④ 优点：能直接抑制延髓的咳嗽中枢，镇咳作用强大而迅速，强度约为吗啡的1/4。

⑤ 缺点：长期应用可产生耐受性、成瘾性；妊娠期应用本品可透过胎盘使胎儿成瘾，引起新生儿戒断症状，如腹泻、呕吐、打哈欠、过度啼哭等；分娩期应用可致新生儿呼吸抑制；18岁以下青少年儿童禁用。

（2）抗感染药 如青霉素类、头孢菌素类、大环内酯类、氟喹诺酮类等。有感染时才能使用，应用镇咳药的同时宜注意控制感染和炎性因子，对合并气管炎、支气管炎、肺炎和支气管哮喘患者，凭医师处方或遵医嘱服用抗感染药物，消除炎症才能使镇咳药发挥良好的效果。

（3）祛痰剂 对于湿性咳嗽者，呼吸道有痰液并阻塞呼吸道，引起气急、窒息者，可及时应用司坦类黏液调节剂（如羧甲司坦）或祛痰剂（如氨溴索），以降低痰液黏度，使痰液排出。

知识拓展

可待因

　　可特因是一种作用于中枢的镇咳成分，相较于其他镇咳成分，它的临床疗效更好，所以经常用于不明原因的顽固性咳嗽、肺癌引发的咳嗽。但是，长期滥用含可待因的药物会引起依赖性和成瘾性，有些未成年人甚至因此大量购买此类止咳药物，对儿童、青少年的影响也非常大。另外，可待因还可能导致极度嗜睡、呼吸抑制、意识混乱等不良反应，严重的甚至危及生命。常见的含可待因类似成分的，如双氢可待因片、复方可待因溶液、可待因桔梗片、复方甘草合剂、强力枇杷露等均属于此类范畴。鉴于以上不良反应，2018年9月6日，国家药品监督管理局在其官网发布关于修改含可待因感冒药说明书的公告，要求所有含可待因感冒药药品生产企业均应依据《药品注册管理办法》等有关规定，按照含可待因感冒药药品说明书修订要求，即将"禁忌证"及"儿童用药"中相关内容均修改为"18岁以下青少年儿童禁用本品"，提出修订说明书的补充申请，于2018年11月5日前报省级药品监管部门备案。在补充申请备案6个月内对已出厂的药品说明书及标签予以更换。

四、用药注意事项与患者教育

　　（1）咳嗽分为干咳和湿咳，对干咳可单用镇咳药；对痰液较多的湿咳则应以祛痰为主，不宜单纯使用镇咳药，应与祛痰剂合用，以利于痰液排出和加强镇咳效果。对痰液特别多的湿性咳嗽，应该慎重给药，以免痰液排出受阻而滞留于呼吸道内或加重感染。

（2）重视病因治疗，控制感染选用抗生素。

（3）注意药品的不良反应。如氢溴酸右美沙芬，有精神病史的患者、妊娠 3 个月内的妇女应禁用；对驾驶飞机、车、船者及从事高空作业和机械作业者，在工作时间内禁用；肝肾功能不全者，哮喘患者以及哺乳期妇女慎用。苯丙哌林对口腔黏膜有麻醉作用，产生麻木感觉，需要整片吞服，不可嚼碎。喷托维林，青光眼、肺部瘀血的咳嗽患者、心功能不全者、妊娠及哺乳期妇女均应慎用；有报道喷托维林可造成儿童呼吸抑制，5 岁以下儿童不宜应用。

（4）可待因为国家管理的麻醉药品，反复用药可引起药物依赖性，应按规定控制使用。对此药物过敏者、痰多者、18 岁以下青少年及儿童禁用；哺乳期妇女慎用。

（5）对持续 1 周以上的咳嗽，伴有发热、皮疹、哮喘及肺气肿的持续性咳嗽，应到医院明确诊断，以免延误病情。

（6）过量服用可待因时，可很快出现严重不良反应，如头晕、嗜睡、精神错乱、瞳孔针尖样缩小、呕吐、癫痫发作、低血压、心动过缓、呼吸微弱、神志不清、皮肤湿冷。还可导致肺水肿，严重缺氧、休克、循环衰竭、瞳孔散大，甚至死亡。如口服过量，可采取洗胃或催吐等措施以排除胃中药物，静注拮抗剂纳洛酮。不宜使用活性炭，以免影响拮抗剂的吸收，保持呼吸道通畅，必要时可行人工呼吸。

（7）咳嗽患者除用药以外还应注意休息，注意保暖，戒烟戒酒，忌食刺激性或辛辣食物。

【任务实施】

针对任务要求的案例，按下述步骤实施。

收集信息	评估信息	制订计划	实施计划	跟踪反馈
性别、年龄、过敏史、疾病史、特殊生理状态、生活习惯、症状和疾病发展、用药观念和疾病认知	可用药物 需重点指导用药 健康教育内容 需纠正用药观念	介绍可用药物 解析作用机制 用法用量指导 用药特殊提示 科学生活教育 合理用药教育	确认顾客信息 确认疾病症状 介绍可用药物 指导合理用药 健康科普教育 确认信息理解	明确跟踪 疾病转归 用药情况 生活情况 强化教育 反思小结

收集信息	1. 男性，18 岁，学生，无过敏史，无既往史。 2. 症状：着凉后感冒引起咳嗽，无其他不适。 3. 体形偏瘦，不爱锻炼。
分析评估	1. 患者因着凉引起咳嗽症状，无痰，医生诊断为普通感冒引起的咳嗽，推荐使用氢溴酸右美沙芬糖浆。 2. 右美沙芬需注意用药期间不能驾驶车辆、高空作业、操作精密仪器。 3. 日常生活中要加强体育锻炼。 4. 加强用药指导
方案制订	1. 患者 18 岁，普通感冒引起的咳嗽，无痰，且夜间咳嗽明显，推荐使用氢溴酸右美沙芬糖浆。 2. 用法、用量：口服。成人，一次 10～20mg。 3. 本药不良反应可见头晕、头痛、嗜睡、易激动、食欲不振、便秘、恶心等但不影响疗效，停药后可自行消失。用药期间注意不能驾驶车辆、高空作业、操作精密仪器。 4. 贮存条件：遮光，密封保存。 5. 日常生活中需要加强体育锻炼，增强体质。 6. 根据咳嗽类型选择合适的镇咳药
提供建议	药师：您好！请问有什么可以帮助您的吗？ 患者：您好！我最近因为着凉感冒引起咳嗽，医生推荐使用氢溴酸右美沙芬糖浆。 药师：好的，请问您除了咳嗽还有其他症状吗？什么时候咳嗽，频繁吗？有没有痰呢？ 患者：除了咳嗽没有什么其他明显症状，没用痰，但是晚上会比白天咳得频繁些。 药师：好的，您之前有用过这个药吗？ 患者：没有。 药师：有无其他药物过敏史？

提供建议	患者:没有。 药师:好的,请问您有没其他疾病,像哮喘、支气管炎、肺气肿之类的? 患者:没有。 药师:好的,请问您需要驾驶车辆、操作精密仪器吗? 患者:最近正在考驾照。 药师:好的,请问医生有告诉过您用法吗? 患者:每次10～20mg,隔4h用一次。 药师:根据您的情况是适合服用氢溴酸右美沙芬糖浆的,这个药镇咳作用显著,服后10～30min起效,作用时间长,能抑制夜间咳嗽以保证睡眠。但是您最近正在考驾照,服用本药期间不能驾驶飞机、车、船只及从事高空作业和操作精密仪器,建议您在用药期间不开车。 患者:好的,那请问这个药还有无其他不良反应呢? 药师:本药不良反应较少,偶尔可见头晕、头痛、嗜睡、易激动、食欲不振、便秘、恶心等但不影响疗效,停药后可自行消失。建议您用药期间注意休息,生活中加强锻炼,增强体质。 患者:好的,谢谢! 药师:不客气,在用药过程有任何问题,可以随时到店咨询,另外用药1周后症状不缓解甚至加重,请您及时去医院就诊。 患者:好的,明白了。 药师:请问还有什么地方需要讲解吗? 患者:不需要,都清楚了。 药师:好的,祝您早日康复!
跟踪随访	**电话跟踪** 　一周后电话随访,患者表示用药1天后咳嗽得到缓解,3天后症状消失,用药期间也无不良反应,现已停药。对药师提供的药学服务表示感谢,今后在日常生活会注意加强体育锻炼,增强体质。 **反思小结** 　咳嗽是一种常见症状,要根据不同咳嗽类型推荐给药,在本案例中患者是感冒引起的咳嗽,且夜间频繁,而右美沙芬作用时间长,能抑制夜间咳嗽以保证睡眠;感冒引起的咳嗽,也常用右美沙芬复方制剂。故本案例中推荐使用氢溴酸右美沙芬糖浆

【任务评价】

项目	评分标准	分值
收集信息 (15分)	询问性别、年龄、社会生活史,患者症状等信息,计5分	
	询问生活习惯,疾病认知等,计5分	
	仪态大方,用语亲切,口齿清晰,有条有序,计5分	
分析评估 (20分)	根据收集的信息,明晰咨询问题,得出患者咨询目的,计5分	
	对患者问题进行针对性回答,计5分	
	根据相关资料,查阅禁忌证和注意事项等,计5分	
	根据收集信息,作出合理用药指导计5分	
方案制订 (25分)	能够正确罗列药物的适应证、用法用量、注意事项及不良反应,计5分	
	罗列用药可能指导内容,如饮酒、饮茶、饮咖啡等对药物与机体的影响等计5分	
	能够关注患者的咨询需求,结合患者个体情况、所患疾病、所用药物提出个体化建议,计5分	
	能够形成详细的药物使用指导方案(用药建议、生活指导、回访安排等),计10分	
提供建议 (30分)	确认信息:包括患者信息和疾病症状,计5分	
	用药建议:用通俗易懂的语言向患者说明使用该药物的注意事项,并解说需要注意的原因,计10分	
	生活方式调整:对患者进行心理疏导,从运动、生活、情绪等方面给出建议,计10分	
	明确理解:核实患者对药师建议的理解和接受程度,计5分	
跟踪随访 (10分)	进行用药跟踪,了解患者的用药进展、疾病转归、健康习惯等情况,并询问患者实施过程的评价结果,计5分	
	对整体环节进行反思小结,包括用药方面和服务方面,计5分	

【任务训练】

一、知识检测

(一) 单选题

1. 下列止咳药物中,适用于胸膜炎伴胸痛的咳嗽患者的处方药是 (　　)。

　A. 可待因　　　　　　　B. 羧甲司坦　　　　　C. 苯丙哌林　　　　D. 喷托维林　　　　E. 右美沙芬

2. 对口腔黏膜有麻醉作用,产生麻木感,需整片吞服,不可咀嚼的镇咳药是 (　　)。

　A. 右美沙芬　　　　　B. 色甘酸钠　　　　　C. 苯丙哌林　　　　D. 可待因　　　　E. 羧甲司坦

3. 咳嗽频繁或剧烈咳嗽者宜选用的药物是 (　　)。

　A. 喷托维林　　　　　　　B. 苯丙哌林　　　　　C. 右美沙芬

　D. 氨溴索　　　　　　　　E. 可待因

(二) 配伍题

　A. 可待因　　　　　　　　B. 苯丙哌林　　　　　C. 喷托维林

　D. 羧甲司坦　　　　　　　E. 右美沙芬

1. 对过敏者、痰多者、婴幼儿、未成熟新生儿及分娩期妇女等禁用的镇咳药是 (　　)。

2. 可造成儿童呼吸抑制,5 岁以下儿童不宜使用的镇咳药是 (　　)。

3. 可引起嗜睡,驾车、高空作业或操作机器者宜慎用的镇咳药是 (　　)。

(三) 案例分析题

患者,女,6 岁,因发热、头痛、鼻塞、流清涕、咳嗽(无痰)就诊。实验室检查结果:白细胞计数、中性粒细胞百分比均在正常范围内。医师诊断为普通感冒,并开具处方。

1. 治疗该患者咳嗽,医师首选 (　　)。

　A. 对乙酰氨基酚　　　　　B. 右美沙芬　　　　　C. 羧甲司坦

　D. 可待因　　　　　　　　E. 氨溴索

2. 根据该患者目前情况,医师特别交代,患儿不宜使用的药物是 (　　)。

　A. 葡萄糖酸锌口服液　　　B. 头孢克洛干混悬剂　　　C. 感冒清热冲剂

　D. 复方小儿退热栓　　　　E. 维生素 C 片

(四) 多选题

1. 治疗咳嗽的用药注意事项与患者教育内容包括 (　　)。

　A. 治疗咳嗽往往需联用抗菌药物以消除炎症

　B. 镇咳药连续口服 1 周,症状未缓解者应及时就诊

　C. 末梢性镇咳药苯丙哌林适用于药物性咳嗽

　D. 过敏性鼻炎所致鼻后滴漏引起咳嗽者以麻黄碱滴鼻有效

　E. 除用药外,应注意休息与保暖、戒酒忌烟、忌食刺激性食物

2. 下述"末梢神经性镇咳药苯丙哌林的应用与注意事项"中,正确的有 (　　)。

　A. 白日咳嗽者宜选用

　B. 剧烈咳嗽者不宜首选

　C. 可造成儿童呼吸抑制

　D. 咳嗽症状以刺激性干咳或阵咳症状为主者可选用

　E. 对口腔黏膜有麻醉作用,需整片吞服,不可嚼碎

二、能力训练任务

某患者男,50 岁,咳嗽 5 天,最近两天出现晚上剧烈咳嗽影响睡眠,到药店自行购买右美沙芬止咳。

由于当天晚上聚会应酬，喝酒后回家，睡觉时突然喘不过气，家人立马送往医院。

患者为什么会突发呼吸困难？作为药师应该怎样进行右美沙芬用药指导？

【任务拓展】

社会调研，了解社会群体对于咳嗽的认知及自我药疗情况，针对其中不合理的用药情况，设计科学用药指导方案。

M5-3-1　PPT

M5-3-2　答案解析

M5-3-3　视频

任务 4　普通感冒患者健康管理

【学习目标】

- 知识目标

  1. 掌握普通感冒的用药原则、治疗规范，常用药物的适应证、作用特点及个性化的用药注意事项。

  2. 熟悉普通感冒的健康教育。

  3. 了解普通感冒的病因、传播及临床表现。

- 能力目标

  1. 能根据患者症状推荐合适的感冒药。

  2. 能针对不同的患者进行科学的用药指导和健康教育。

- 素质目标

  1. 能关心患者，将合理、安全用药放在第一位。

  2. 培养细心、耐心对待患者的职业素养。

药言妙道

滥用抗菌药，当心"无药可用"

头疼发烧来点抗菌药，咽喉疼痛来点抗菌药……有些感冒患者盲目追求起效快，或是相信只用了抗菌药才有效，或是怕耽误时间使病情更加严重等，会习惯性一出现感冒就用抗菌药，将抗菌药当"万能药"，却不知滥用抗菌药具有极高风险。

根据《抗菌药物临床应用指导原则》，只有被诊断为细菌性感染者方有指征应用抗菌药物。普通感冒的病因多由病毒引起，病程多在 1 周左右，无细菌感染指征者使用抗菌药并不能减轻感冒症状或是缩短病程。随意使用只会增加不良反应，使细菌产生耐药性。

如果出现多种细菌对多种抗菌药物耐药，细菌将变得所向无敌，人类再出现细菌感染将无药可用。

【任务要求】

小张，32 岁，公交车司机，因天气骤冷未及时添加衣物出现鼻塞、打喷嚏、咳嗽（无痰），症状明显影响日常生活，遂来药店买药。

一、普通感冒概述

1. 普通感冒的定义

普通感冒，即急性鼻咽炎，是一种常见的急性上呼吸道感染性疾病，多由鼻病毒（最常见）、冠状病毒、副流感病毒、呼吸道合胞病毒、腺病毒、肠道病毒等引起。

2. 普通感冒的传播

普通感冒的传播途径有直接接触传染或通过感冒者的呼吸道分泌物（鼻黏液、打喷嚏或咳嗽产生的气溶胶）而传染。以季节交替之际尤其冬、春季节多发，起病较急，但不会造成大的流行，且少见并发症，但幼儿可能并发鼻窦炎、中耳炎、气管炎、支气管炎甚至肺炎等，因此普通感冒也需要重视。

3. 普通感冒的临床表现

普通感冒以鼻咽部卡他症状（打喷嚏、鼻塞、流清水样鼻涕）为主，咳嗽亦是临床常见症状，可伴或不伴有咽痛、发热或肌肉疼痛等症状。

（1）早期症状主要为鼻部卡他症状，如打喷嚏、鼻塞、流清水样鼻涕，伴或不伴咽部干痒、烧灼感，然后转为浓稠鼻涕，伴有咽痛、声音嘶哑、咳嗽、咳痰等症状。一般不发热或有低热，全身症状轻。

（2）全身症状包括畏寒、乏力不适，头痛、四肢痛、背部酸痛、食欲不振、腹胀、便秘等。需注意的是，婴幼儿往往鼻部卡他症状不显著而全身症状较重，可骤然起病、伴有高烧、咳嗽、呕吐、腹泻、烦躁等症状。

（3）病毒进入鼻黏膜细胞，释放出炎性介质，引起鼻腔及鼻甲黏膜充血、流鼻涕或水肿，同时嗅觉减退。

4. 普通感冒的临床诊断

临床上一般不进行普通感冒的病毒学检查，诊断主要依据为典型的临床症状（在排除其他相关疾病前提下），体检可见鼻腔黏膜充血、水肿、有分泌物、咽部轻度充血，胸部多无异常。因多为病毒性感染，血常规检测白细胞计数仍正常或偏低，伴淋巴细胞比例升高。当并发细菌性感染时，则白细胞计数增多。

二、普通感冒治疗

1. 治疗原则

普通感冒具有一定自限性，症状较轻不需要药物治疗，症状明显影响日常生活则需用药，药物治疗以对症治疗为主，并注意休息、适当补充水分、避免继发细菌感染等。

2. 一般治疗

适当卧床休息，多饮水、清淡饮食，保持鼻、咽及口腔卫生。

3. 药物治疗

药物治疗首选口服途径，避免盲目静脉补液。目前尚无专门针对普通感冒的特异性抗病毒药物，普通感冒者无需全身使用抗病毒药物。临床常用对症治疗药物的药理作用、禁忌证、不良反应见表 5-4-1。

表 5-4-1　普通感冒治疗药物的药理作用、禁忌证、不良反应

药物种类	药物名称	药理作用	禁忌证	不良反应
减充血剂	伪麻黄碱	选择性收缩鼻黏膜血管,消除鼻咽部黏膜充血、肿胀	严重高血压、服用单胺氧化酶抑制剂及对盐酸伪麻黄碱过敏或不能耐受者,萎缩性鼻炎和鼻腔干燥者禁用	有较轻的兴奋作用,偶见一过性鼻黏膜烧灼感、针刺感、头痛、头晕、心率加快等
抗组胺药	马来酸氯苯那敏	通过阻断组胺受体抑制小血管扩张,降低血管通透性,有助于消除或减轻普通感冒患者打喷嚏和流涕等症状	对本品过敏者禁用	嗜睡、口渴、多尿、咽喉痛、困倦、虚弱感、心悸、皮肤瘀斑、出血倾向,但皆很少见
	苯海拉明		对本品过敏或对其他乙醇胺类药物高度过敏者禁用;新生儿、早产儿、重症肌无力者、闭角型青光眼、前列腺肥大者禁用	头晕、头痛、嗜睡、口干、恶心、倦乏等,偶可引起皮疹、粒细胞减少、贫血
解热镇痛药	对乙酰氨基酚	抑制前列腺素的合成,具有解热、镇痛作用	对本品过敏者禁用;严重肝肾功能不全者禁用	偶见皮疹、荨麻疹、药热及粒细胞减少。长期大量用药会导致肝肾功能异常
	布洛芬	抑制前列腺素的合成,具有解热、镇痛和抗炎作用	对本品、阿司匹林或其他非甾体抗炎药过敏者禁用;孕妇及哺乳期妇女禁用;严重肝肾功能不全者或严重心力衰竭者禁用;活动性或既往有消化性溃疡史、胃肠道出血或穿孔的患者禁用	恶心、呕吐、腹痛、腹泻、便秘、肠胃气胀、胃烧灼感或轻度消化不良、胃肠道溃疡及出血、头痛、头晕、耳鸣、视物模糊等
镇咳药	右美沙芬	为中枢性镇咳药,可抑制延髓咳嗽中枢而产生镇咳作用	对本品过敏者禁用;妊娠 3 个月内妇女、哺乳期妇女禁用;有精神病史者禁用;正在服用利奈唑胺、单胺氧化酶抑制剂、5-羟色胺再摄取抑制剂、安非他酮等药物或服用这些药物停药不满 2 周的患者禁用	头晕、头痛、嗜睡、易激动、嗳气、食欲减退、便秘、恶心、皮肤过敏。过量可引起神志不清、支气管痉挛和呼吸抑制
	可待因	对延髓的咳嗽中枢有选择性地抑制,镇咳作用强而迅速,也有镇痛作用	本品过敏的患者禁用;12 岁以下儿童禁用;哺乳期妇女禁用;已知为 CYP2D6(细胞色素 P450 2D6 酶)超快代谢者禁用	呼吸微弱、缓慢或不规则,心率或快或慢、异常,心理变态或幻想,长期应用可引起依赖性,也可产生呼吸抑制不良反应
祛痰药	愈创木酚甘油醚	刺激性祛痰药,能刺激胃肠道黏膜反射性地引起支气管黏膜腺体分泌增加,降低痰液黏稠度,使黏痰易于咳出	本品过敏者禁用	恶心、胃部不适、头晕、嗜睡等
	氨溴索	黏液溶解剂,能增加呼吸道黏膜浆液腺的分泌,减少黏液腺分泌,从而降低痰液黏度,促进肺表面活性物质的分泌,增加支气管纤毛运动,使痰液易于咳出	对本品过敏者禁用;妊娠头 3 个月内妇女禁用	偶见皮疹、恶心、胃部不适、食欲缺乏,腹痛、腹泻;其他过敏反应包括过敏性休克、血管性水肿、荨麻疹和瘙痒;其他胃肠道反应和呼吸不适,包括呕吐、食欲缺乏、消化不良、口部和咽部感觉迟钝、口干咽干等

 想一想

请同学们通过资料检索,小结流行性感冒与普通感冒在症状、流行特点、药物治疗方面的区别。

三、市售常用复方制剂分析

由于感冒发病急促，症状复杂多样，迄今尚无单种药物能够解决所有问题，因此，采用单一用药不可能缓解所有症状，一般多采用复方制剂，普通感冒（儿童用）市售常用复方制剂的组分分析见表5-4-2，普通感冒（成人用）市售常用复方制剂的组分分析见表5-4-3。

表 5-4-2 普通感冒（儿童用）市售常用复方制剂的组分

药品名称	主要成分
酚麻美敏混悬液（口服溶液）	对乙酰氨基酚、氢溴酸右美沙芬、盐酸伪麻黄碱、马来酸氯苯那敏
愈酚伪麻口服液	愈创木酚甘油醚、盐酸伪麻黄碱
小儿伪麻美芬滴剂	盐酸伪麻黄碱、氢溴酸右美沙芬
小儿氨酚黄那敏颗粒	对乙酰氨基酚、马来酸氯苯那敏、人工牛黄
复方锌布颗粒	葡萄糖酸锌、布洛芬、马来酸氯苯那敏

表 5-4-3 普通感冒（成人用）市售常用复方制剂的组分

药品	主要成分
氯芬黄敏片	双氯芬酸钠、人工牛黄、马来酸氯苯那敏
氨咖黄敏片	对乙酰氨基酚、咖啡因、马来酸氯苯那敏、人工牛黄
复方氨酚烷胺片	对乙酰氨基酚、盐酸金刚烷胺、人工牛黄、咖啡因、马来酸氯苯那敏
酚麻美敏片、氨麻美敏片Ⅱ	对乙酰氨基酚、盐酸伪麻黄碱、氢溴酸右美沙芬、马来酸氨苯那敏
复方盐酸伪麻黄碱缓释胶囊	盐酸伪麻黄碱、马来酸氯苯那敏
氨酚伪麻美芬片Ⅱ	对乙酰氨基酚、盐酸伪麻黄碱、氢溴酸右美沙芬、盐酸苯海拉明（夜用片成分，白片不含）
氨酚伪麻美芬片	对乙酰氨基酚、盐酸伪麻黄碱、氢溴酸右美沙芬、马来酸氯苯那敏（夜用片成分，白片不含）
美敏伪麻溶液	氢溴酸右美沙芬、盐酸伪麻黄碱、马来酸氨苯那敏
布洛伪麻那敏片	布洛芬、盐酸伪麻黄碱、马来酸氨苯那敏
愈美片	氢溴酸右美沙芬、愈创木酚甘油醚
复方对乙酰氨基酚片	对乙酰氨基酚、阿司匹林、咖啡因

四、用药注意事项与健康教育

1. 用药注意事项

（1）首先明确抗菌药物对导致感冒的病毒均无作用。普通感冒多由鼻病毒感染引起，为自限性疾病，目前尚无针对普通感冒的特异性抗病毒药物，故无需使用抗病毒药物治疗。为避免耐药及控制药物滥用，无细菌感染依据者不能以预防为目的而使用抗菌药物。当明确合并细菌感染时，如外周血常规中白细胞总数、中性粒细胞数和（或）C-反应蛋白升高，伴有脓涕或咳黄脓痰、听力下降、耳部疼痛等症状，考虑有肺炎、鼻窦炎或中耳炎时，应加用抗菌药物治疗。

（2）特殊人群如儿童、孕妇、哺乳期妇女、肝肾功能不全者等因药物吸收或代谢的影响，选择含多种成分的复方制剂时需谨慎，常见的特殊人群用药选择禁用或慎用药物汇总如表5-4-4。

表 5-4-4　常见的特殊人群用药选择慎用或禁用药物代表

用药人群	慎用或禁用药物代表	原因
婴幼儿及儿童	阿司匹林等水杨酸类	能诱发 Reye 综合征
孕妇（尤其是前 3 个月）	阿司匹林、双氯芬酸钠、苯海拉明、布洛芬、右美沙芬、愈创木酚甘油醚	会影响胎儿发育或导致孕期延长
哺乳期妇女	苯海拉明、马来酸氯苯那敏	能通过乳汁影响幼儿
肝肾功能不全者、血小板减少者、有出血症状者、有胃肠穿孔病史者等	对乙酰氨基酚、阿司匹林、布洛芬	会引起肝肾损伤，加重出血倾向
严重高血压或心脏病、甲状腺功能亢进症、糖尿病、缺血性心脏病、前列腺肥大者等	伪麻黄碱	可引起精神兴奋、血压升高、排尿困难
慢性阻塞性肺疾病、重症肺炎者等	可待因、右美沙芬	会影响痰液排出

（3）由于治疗普通感冒的复方制剂成分复杂且组方存在成分交叉可能，联合用药或短时期内多次用药时需注意是否有相同成分，避免过量使用引起不良反应。同时，因复方制剂中多含有伪麻黄碱、马来酸氯苯那敏、咖啡因等成分，有一定的健康隐患和不良反应，婴幼儿及儿童应谨慎使用。

（4）普通感冒者需要使用含有抗过敏药物如马来酸氯苯那敏的复方制剂时，需说明可能引起嗜睡、口渴等不良反应，不宜驾驶机、车、船，不宜从事高空作业、机械作业及操作精密仪器。需要使用含有止咳药物如右美沙芬的复方制剂时，需注意有痰的咳嗽不建议服用，因为可能导致痰液滞留在呼吸道，尤其是睡前，服用会阻塞呼吸道加重咳嗽。

（5）用于缓解普通感冒症状的含对乙酰氨基酚、布洛芬成分的制剂，使用时若持续发热或疼痛，重复用药应间隔一段时间（参考说明书），24h 内不得超过 4 次。

（6）普通感冒具有一定自限性，病程多在一周左右，预后良好，症状较轻或不影响日常生活可不用药。采用对症治疗时连续用药时间应遵医嘱或参考药品说明书，使用剂量不能超过推荐剂量，若症状不缓解，应向医师或药师咨询。

2. 健康教育

（1）多开窗户通风透气，普通感冒易发季节戴口罩、少去人多拥挤的场所。

（2）普通感冒没有预防疫苗，勤洗手是预防普通感冒的有效方法。

（3）健康的生活习惯也是重要的预防手段，如饮食平衡、劳逸结合、作息规律、心情舒畅等。注意适当休息，避免受凉和过度劳累。多饮水、戒烟、营养膳食，保持鼻、咽及口腔卫生。

（4）免疫功能低下者为易感人群，平时可以多到空气良好的空旷地方进行室外活动，增强身体免疫力。

>) 知识拓展

流行性感冒最有效的秘密武器——流感疫苗

接种流感疫苗是目前最有效预防流感及其并发症的方法，其他方法不可替代。需注意的是，疫苗需每年接种才能获得有效保护，疫苗毒株的更换由 WHO 根据全球监测结果来决定。并且，疫苗毒株必须与当前流行毒株的型别基本匹配，免疫才能有效。推荐孕妇、儿童、老年人等高危人群及儿童家庭成员和看护人员、慢性病患者、医务人员等重点人群优先接种。

【任务实施】

针对任务要求的案例，按下述步骤实施。

收集信息	评估信息	荐药计划	实施过程	跟踪反馈
性别、年龄、过敏史、疾病史、特殊生理状态、症状和疾病发展、生活习惯、用药观念和疾病认知	可用药物 不可用药物 重点指导的用药教育内容 重点纠正的用药习惯	介绍药物作用 用法用量指导 用药特殊提示 科学生活习惯 合理用药教育	确认顾客信息 确认疾病症状 介绍可用药物 指导合理用药 健康科普教育 确认信息理解	明确跟踪 疾病转归 用药情况 生活习惯 强化教育 反思小结

收集信息	1. 男性,32 岁,无过敏史,无疾病史,特殊职业(驾驶员)。 2. 症状:鼻塞、打喷嚏、咳嗽,受凉引起感冒,干咳无痰,测体温 38.0℃。 3. 平时不爱锻炼、嗜辛辣。 4. 听说新康泰克效果好,就想买新康泰克,认为感冒不可避免,大家的症状都差不多,只要是针对感冒的药随便吃点就可以了
评估信息	1. 无全身酸痛症状,没有高热,考虑普通感冒,可选用复方制剂对症治疗。所选制剂需包含抗组胺、止咳、减充血剂等成分。 2. 含抗组胺药要注意嗜睡副作用,顾客职业为驾驶员,需特别注意。 3. 需进行加强锻炼等生活教育。 4. 需进行用药观念的更新及感冒个性化用药教育
荐药计划	1. 患者为成年人,在剂型上可选择普通片剂。针对症状可推荐的药物包括酚麻美敏片、氨麻美敏片Ⅱ、氨酚伪麻美芬片Ⅱ。因患者发热不明显,且职业为驾驶员,可以选择氨酚伪麻美芬片Ⅱ。 2. 成分解析、作用介绍:对乙酰氨基酚,有解热作用;氢溴酸右美沙芬,有止咳作用;盐酸伪麻黄碱,可以缓解鼻塞症状;盐酸苯海拉明(日用片不含),可以缓解打喷嚏症状。 3. 用法用量:口服,日用片 1 次 1 片,1 日 2 次(需间隔 6h);夜用片 1 次 1 片,睡前服用。 4. 不良反应提示:轻度头晕、乏力、恶心、口干、食欲缺乏等,可自行恢复。 5. 贮藏条件说明:遮光,密闭,在干燥处保存。 6. 生活上需加强锻炼,增强体质;根据气温合理添加衣物,避免受凉;饮食上建议清淡,避免饮食刺激加重咳嗽等。 7. 用药观念更新:因个人身体情况不一样,疾病的病因也复杂多样,同一种疾病不同症状,相同症状不同个体,治疗方案都会不一样。疾病与用药是专业性很强的领域,"术业有专攻",身体不适需咨询专业人员如医师或药师。 8. 感冒个性化用药教育:感冒的疾病认知、传播途径、用药指导及健康教育
实施过程	药师:您好!请问有什么可以帮助到您的吗? 顾客:我有点咳嗽、鼻塞、打喷嚏。可能是变天着凉了,有点感冒了,听说那个新康泰克效果不错,我来买一盒试试。 药师:哦哦,您先不着急买药。因个人身体情况不一样,疾病的病因也复杂多样,同一种疾病不同症状,相同症状不同个体,治疗方案都会不一样。我们先一起来分析一下,看看您适合用什么药,好吗? 顾客:好的。 药师:您出现这些症状多久了呢? 顾客:有 1 天了,昨天中午开始的。 药师:您有没有发热、全身酸痛或畏寒的现象? 顾客:好像没有。 药师:可以给您量一下体温吗? 顾客:可以。 药师:体温显示是 38.0℃,有点低热。您的咳嗽严重吗? 顾客:有点,有时候感觉嗓子有点干,咳几下就舒服些。 药师:咳嗽次数多吗?有痰没? 顾客:一个小时 5 次到 6 次吧,没有痰。 药师:您精神状态怎么样? 顾客:还好。 药师:好的。那您除了低热、鼻塞、打喷嚏、轻微的咳嗽,还有其他不舒服没? 顾客:没有了。 药师:好的。那您之前有在服用药物吗? 顾客:没有。 药师:有药物过敏史吗? 顾客:没有。 药师:好的。那您有没有其他疾病?比如说像甲亢啊、心脏病啊、慢性阻塞性肺病之类的?

实施过程	顾客:也没有。 药师:好的。再问您一下哦,您需要开车或高空作业或者操作精密机器吗? 顾客:哦,我是出租车司机,需要驾驶。 药师:好的。根据您的描述,您应该是普通感冒。建议您服用这个白加黑(氨酚伪麻美芬片Ⅱ/氨麻苯美片),具有退热、止咳和缓解鼻塞、打喷嚏的功效。我们来分析一下您之前说的新康泰克(氨麻美敏片Ⅱ),它的成分与白加黑是同类别的,区别在于对乙酰氨基酚的量更大一些,还有,没有日用片与夜用片之分。由于您的发热症状不明显,可以选择对乙酰氨基酚量少的。另外,白加黑分日用片与夜用片,夜用片含盐酸苯海拉明(日用片不含),新康泰克里含马来酸氯苯那敏,这两个成分会引起嗜睡的不良反应。而对于您来说,白加黑这种设计比较适合。因此,建议您选择白加黑(氨酚伪麻美芬片Ⅱ/氨麻苯美片),您觉得可以吗? 顾客:可以可以,确实这个更好。 药师:那我跟您说明一下这个用法用量。这个是口服的,日用片您一次吃1片,1日2次,夜用片睡前服用1次。根据说明书,间隔服药时间不少于6小时,因此,建议您按早、中、晚间隔6小时以上服药。 顾客:好的。我再问一下哦,这个药还有没有其他不良反应呢? 药师:可能会出现轻度头晕、乏力、恶心、口干、食欲缺乏等,停药可自行恢复。另外,这个药品的贮藏条件是"遮光,密闭,在干燥处保存",您服用药品后需要将剩余药品还原包装后置于干燥、黑暗处贮存。需要说明的是,普通感冒没有特定的抗病毒药物而且会自愈,一般病程在1周左右。所以这个药物只是缓解您的不适症状,您在鼻塞、打喷嚏、咳嗽这些不适症状消失后就可以停药,不需要再用药了。您在服药期间可以多休息、多喝水、少去公共场所,多开窗通风;生活上需加强锻炼,增强体质;根据气温合理添加衣物,避免受凉;饮食上建议清淡,避免饮食刺激加重咳嗽。由于感冒属于上呼吸道感染,可以通过呼吸道传播,建议您出行佩戴口罩哦。 顾客:好的,那我就拿这个吧,谢谢啦! 药师:不客气。如果用药过程中还有什么问题,可以随时到店咨询。1个星期后症状不缓解或者更严重了,请您及时去医院哦。 顾客:好的,懂了。 药师:关于用药方面的问题您都弄清楚了吗? 顾客:清楚了,非常感谢。 药师:好的,您慢走,祝您早日康复!
跟踪反馈	**电话跟踪** 1周后电话随访,顾客表示服药3天后症状缓解就停药了,没有出现不良反应,现在已经痊愈。对药师提供的药学服务表示感谢,后续会努力加强锻炼,增强体质。 **反思小结** 顾客是一位出租车司机,需尤其注意药物选择中避免引起嗜睡不良反应的成分。另外,顾客对用药的观念存在不规范的地方,觉得症状差不多就可以用一样的药,这是很多非专业人员的普遍用药观念,后续仍需加强合理用药科普,增强大众科学用药、安全用药、合理用药意识

【任务评价】

项目	评分标准	分值
收集信息 (15分)	询问性别、年龄、过敏史、疾病史、特殊生理状态(特殊职业)、症状和疾病发展等信息齐全,计5分	
	询问生活习惯、用药观念和疾病认知,计5分	
	仪态大方,用语亲切,口齿清晰,有条有序,计5分	
评估信息 (20分)	根据收集的信息,参考相关资料,总结可用药物,计5分	
	根据相关资料,查阅禁忌证和注意事项,总结不可用药物,计5分	
	根据收集的信息,提炼需重点指导的用药教育内容,计5分	
	根据收集的信息,提炼需重点纠正的用药习惯,计5分	
荐药计划 (25分)	正确罗列药物的适应证、药理作用,计5分	
	正确罗列用法用量,如药品是特殊剂型,借助图文等多种形式保证顾客能正确使用,计5分	
	罗列用药可能的特殊提示,如饮酒、饮茶、饮咖啡等对药物疗效的影响,计5分	
	罗列用药指导内容,包括可能出现的不良反应、注意事项、相互作用、贮藏条件说明,计5分	
	针对性地罗列健康生活习惯引导,如勤洗手、多通风等,若顾客有不规范的用药习惯,说明引导方案,计5分	

项目	评分标准	分值
实施过程 （30分）	确认信息：包括顾客信息和疾病症状，计5分	
	介绍药物：用通俗易懂的语言向顾客说明推荐药物的理由，并解说药理作用和用法用量，如药品是特殊剂型，借助图文等多种形式保证顾客能正确使用，计10分	
	指导用药：简明扼要地向顾客解说可能出现的不良反应、注意事项、相互作用及恰当的贮藏条件，计10分	
	健康教育：进行健康生活习惯引导，如勤洗手、多通风等，若顾客有不规范的用药习惯，温和地引导顾客对疾病或用药观念进行正确的认知更新，计5分	
跟踪反馈 （10分）	进行用药跟踪，了解顾客的用药进展、疾病转归、健康习惯、用药观念等情况，并询问顾客实施过程的评价结果，计5分	
	对整体环节进行反思小结，包括用药方面和服务方面，计5分	

【任务训练】

一、知识检测

（一）单选题

1. 普通感冒出现鼻塞症状，可选用（   ）。

A. 含阿司匹林的制剂　　　　　　　　B. 含伪麻黄碱的制剂

C. 含右美沙芬的制剂　　　　　　　　D. 含对乙酰氨基酚的制剂

E. 含咖啡因的制剂

2. 对于1岁2个月婴幼儿，服用泰诺林（对乙酰氨基酚混悬滴剂）24h不能超过（   ）。

A. 2次　　　　　B. 3次　　　　　C. 4次　　　　　D. 6次　　　　　E. 8次

3. 慢性阻塞性肺病患者应慎用的感冒药是（   ）。

A. 布洛芬缓释片　　　　　　　　　　B. 感冒通（氯芬黄敏片）

C. 速效伤风胶囊（氨咖黄敏胶囊）　　D. 新康泰克（氨麻美敏片Ⅱ）

E. 感康（复方氨酚烷胺片）

（二）配伍题

A. 伪麻黄碱　　　　　B. 右美沙芬　　　　　C. 阿司匹林

D. 马来酸氯苯那敏　　　E. 布洛芬

1. 普通感冒患者咳嗽带痰不宜选用含（   ）的药物。

2. 严重高血压或心脏病的普通感冒患者不宜选用含（   ）的药物。

3. 驾驶飞机、车、船，操作精密仪器或进行高空作业的普通感冒患者不宜选用含（   ）的药物。

（三）案例分析题

患者，女，6岁，因发热体温38.6℃，头痛、鼻塞、流清涕、咳嗽、无痰就诊。实验室检查：白细胞、中性粒细胞计正常。临床诊断为普通感冒。

1. 治疗该患者发热、头痛，首选的药物是（   ）。

A. 对乙酰氨基酚　　　　B. 尼美舒利　　　　　C. 美洛西康

D. 双氯芬酸钠　　　　　E. 氨基葡萄糖

2. 治疗该患者咳嗽首选的药物是（   ）。

A. 可待因　　　　　B. 乙酰半胱氨酸　　　　　C. 溴己新

D. 右美沙芬　　　　　　　　E. 氨溴索

（四）多选题

1. 关于普通感冒的用药注意事项，正确的是（　　）。

A. 抗菌药物可以对因治疗，缩短病程

B. 轻症患者可以不用药，1周左右会自愈

C. 出租车司机上班期间可以服用感康

D. 4岁儿童出现发热禁止使用阿司匹林或含阿司匹林的复方制剂

E. 伴有心脏病、高血压的感冒患者需慎用含伪麻黄碱的复方制剂

2. 下列关于普通感冒的传播途径，正确的是（　　）。

A. 直接接触传播　　　　　　　　　　B. 由感冒者的呼吸道分泌物（打喷嚏）传播

C. 经胃肠道传播　　　　　　　　　　D. 血液传播

E. 经口腔、鼻腔、眼睛等黏膜直接或间接传播

3. 以下关于普通感冒的预防措施，正确的有（　　）。

A. 感冒高发季节前打抗病毒类的预防疫苗

B. 感冒高发季节参加室内公共聚会前服用抗菌药物

C. 勤洗手，多开窗，多做体育锻炼

D. 适度休息，适度释压，劳逸结合，心态平和

E. 少去人多密闭的公共场所

二、能力训练任务

王某，女，50岁，因发热、打喷嚏、喉咙干痒前来药店购买感冒药。王某说想要买一盒白加黑和罗红霉素片，原因是上个星期老伴也是这些症状，家里药箱有这两种药，他吃了3天就好了。经询问，王某1年前被诊断有心脏病。请你对患者进行用药指导和健康教育。

【任务拓展】

调研亲人朋友6人（含老年人、孩子、育龄妇女），了解对感冒疾病的认识及自我药疗情况，针对其中的不合理用药情况，设计普通感冒科学用药宣传单。

M5-4-1　PPT　　　　M5-4-2　答案解析　　　　M5-4-3　视频

任务5　消化不良患者健康管理

【学习目标】

● 知识目标

1. 掌握消化不良患者常用的治疗药物。

2. 熟悉消化不良患者的症状表现。

3. 了解患者出现消化不良的原因。

- 能力目标
  1. 能对消化不良患者处方进行准确调配、核查与发药，保证患者用药安全。
  2. 能依据消化不良患者具体病情对其进行合理的用药指导和健康教育。
- 素质目标
  1. 树立生命至上、尊重患者的意识，呵护患者生命健康。
  2. 培养严谨认真、富有爱心和耐心的人文素质。

探索未知

幽门螺杆菌的发现

1983 年，Warren 和 Marshall 从人的胃黏膜中分离出幽门螺杆菌，成为 2015 年诺贝尔奖获得者。幽门螺杆菌与消化不良、胃炎、消化性溃疡、胃癌等消化系统疾病的发生密切相关。目前抗幽门螺杆菌的治疗中，临床上常用三联疗法或四联疗法，通过联合应用质子泵抑制剂、抗菌药和胃黏膜保护剂达到根治幽门螺杆菌感染的目的。

通过了解幽门螺杆菌的发现过程和其与消化系统疾病的密切关系，我们知道了科学的进步并非一帆风顺，我们要有勇于质疑、锲而不舍的探索精神。作为医务工作者，在平时要做到及时告知患者规律饮食、注意分餐、倡导使用公筷，预防幽门螺杆菌感染，关爱患者，树立良好的医德医风。

【任务要求】

患者朱某，女，38 岁，销售员，近月来出现食欲不振、恶心、进食后腹胀明显、胃部有灼热感等症状，在就医后携带处方（如下图）到药店购买药物兰索拉唑肠溶片和枸橼酸莫沙必利片，患者咨询为什么要用肠溶片，吸收比普通片剂要快要好吗？ 同时用两种药会存在相互作用吗？ 用药要注意什么？ 作为药店药师的你在接待该患者购药时，应该如何对该患者进行用药和健康指导？

×××医院处方笺 (普通)			
费别：自费	医保卡号：5633718	门诊就诊号：45	日期：2023.4.12
姓名：朱××	性别：女	年龄：38岁	就诊科室：消化内科
临床诊断：消化不良			
Rp: 兰索拉唑肠溶片　　15mg×14片 用法：30mg　qd　po. 枸橼酸莫沙必利片5mg×24片 用法：5mg　tid　po.			
医师：刘×		药品金额：84元	
调配药师：王××		审核药师：李×	

【任务准备】

消化不良是人们生活中一种较常见的疾病，其发病机制较复杂，其中胃肠道动力不足或幽门螺杆菌感染等是其最重要的致病因素。针对消化不良患者，应遵循综合治疗和个体化治疗的原则，帮助患者提高认识和了解病情，建立良好的生活和饮食习惯，指导患者合理用药，提高治疗效果。

一、消化不良概述

消化不良是由胃肠道动力障碍所引起的以上腹部疼痛、腹胀、早饱、恶心、嗳气、食欲不振为主要症状的一种临床综合征。具体可根据其病因不同，分为功能性消化不良和器质性消化不良两种。

1. 功能性消化不良

功能性消化不良是指由胃和十二指肠功能紊乱所引起而无器质性改变的一种常见病。在我国，功能性消化不良的发生率占消化系统疾病的 $30\% \sim 40\%$。功能性消化不良患者的年龄一般呈两极分化的特点，即 $0 \sim 3$ 岁的婴幼儿和 55 岁以上的中老年人较多发。功能性消化不良是一种反复、持续性发作疾病，患者常伴有恶心、呕吐、上腹痛、烧心、嗳气、食欲不振、早饱、腹胀等症状，有些患者甚至出现失眠、焦虑、头痛、注意力不集中等精神症状。功能性消化不良发病可能跟胃动力障碍、内脏感觉过敏、胃底对食物的容受性舒张功能下降、幽门螺杆菌感染、心理、环境及社会因素有关。

2. 器质性消化不良

器质性消化不良是指由器质性病变所引起的消化不良，在临床上常见于消化性溃疡、胃癌、慢性胃炎、胃食管反流病等胃部病变，或肝、胆囊、胰腺等腹腔器官病变或者全身性其他疾病如糖尿病等所致。

二、常用的治疗药物

消化不良主要以缓解症状、提高患者的生活质量为主要目的。常用的治疗消化性不良的药物有促胃肠动力药、消化酶类、抑制胃酸分泌药和增强食欲药等。

1. 非处方药

(1) 增强食欲药　食欲减退者可以口服稀盐酸（10%）、维生素 B_1、维生素 B_6 或干酵母片。稀盐酸可增加胃内酸度，提高胃蛋白酶活性，常用于胃酸缺乏症所引起的消化不良。干酵母片为啤酒酵母的干燥菌体，含有 B 族维生素，可用于消化不良、食欲减退患者的辅助治疗。

(2) 促胃肠动力药　多潘立酮主要通过拮抗胃肠道 D_2 受体，促进乙酰胆碱释放而增加胃肠道平滑肌张力及蠕动，增加胃排空速率，防止食物反流，适用于以上腹胀、早饱等症状为主的消化不良患者的治疗。

(3) 消化酶类　胃蛋白酶可水解多肽或分解蛋白质，适用于偶然性消化不良或者蛋白质食物进食过多者。胰酶主要促进脂肪、蛋白质和淀粉的消化，适用于消化不良、食欲减退及胰液分泌不足等引起的消化障碍。乳酶生为人工培养的活乳酸肠球菌或乳酸杆菌的干燥制剂，通过分解肠道内糖类物质产生乳酸，降低 pH，抑制腐败菌的繁殖，减少产气量，用于消化不良、腹胀及小儿消化不良性腹泻的治疗。

2. 处方药

(1) 促胃肠动力药　莫沙必利和西沙必利均为选择性 $5-HT_4$ 受体激动剂，促进神经末梢释放乙酰胆碱，促使食管蠕动增强，胃排空加快，是新型促胃肠动力药，适用于消化不良、胃食管反流等疾病的治疗。

(2) 消化酶类　对因胆汁分泌不足或消化酶缺乏引起的症状，可服用消化酶类药物如复方阿嗪米特肠溶片（含阿嗪米特、胰酶、纤维素酶、二甲硅油）。

📖 **知识链接**

微生态制剂

微生态制剂又称微生态调节剂，通过增加腹泻患者肠道内有益菌的数量和活力，抑制致病菌的生长，以恢复正常的菌群平衡，适用于腹泻型消化不良患者。常用微生态制剂有地衣芽孢杆菌、双歧杆菌活菌、枯草杆菌和肠球菌二联活菌制剂等。

在服用微生态制剂时，不宜用热水送服，应用低于40℃的温开水送服，以免制剂中有效成分受到破坏。微生态制剂宜保存在阴凉干燥处，在2~8℃的冷藏环境下保存，保障药品质量及药物治疗的有效性。微生态制剂不能与抗生素、磺胺类等抗菌药物同时服用，否则会影响甚至破坏药效。若病情需要必须合用时，一定要分开服用，并需要间隔2~4h。

(3) 抑制胃酸分泌药 对以恶心、呕吐、上腹痛、烧心、嗳气、食欲不振等症状为主的消化不良患者的治疗可选择 H_2 受体拮抗剂或质子泵抑制剂。奥美拉唑、兰索拉唑、泮托拉唑、雷贝拉唑以及埃索美拉唑等为质子泵抑制剂，抑制胃酸分泌的同时还能抗幽门螺杆菌感染，适用于消化性溃疡、胃食管反流病、上消化道出血、消化不良等消化系统疾病的治疗。法莫替丁通过阻断 H_2 受体，抑制胃酸分泌，适用于消化性溃疡、消化不良患者的治疗。

 想一想

相比于 H_2 受体拮抗剂，质子泵抑制剂在治疗消化不良或消化性溃疡方面有怎样的优势？

三、用药注意事项与患者教育

1. 用药注意事项

（1）消化酶类药物因性质不稳定，应根据说明书的要求正确储存，另送服时不宜用热水。

（2）服用多潘立酮时，如果出现心率异常或者心律失常的症状，应立刻停用，并及时到医院就诊。胃肠道出血、机械性肠梗阻、胃肠穿孔、分泌催乳素的垂体肿瘤患者禁用多潘立酮。

（3）长期使用质子泵抑制剂要注意防范胃肠道反应和预防骨质疏松。

（4）干酵母片宜嚼碎吞服，因易导致腹泻故不宜使用过量。胰酶服用时不可咀嚼，不宜与酸性药物同服。胃蛋白酶遇碱破坏失效，常与稀盐酸合用。

2. 健康教育

（1）帮助患者认识与了解病情，告知患者消化不良经过规律的治疗及积极的饮食控制预后良好，消除患者对于疾病预后的顾虑。

（2）告知患者调整生活方式，饭后适当锻炼，促进食物消化。

（3）指导患者循序渐进规律进食、改变不健康的饮食结构和习惯，去除可能与症状发生有关的病因。

【任务实施】

针对任务要求的案例，按下述步骤实施。

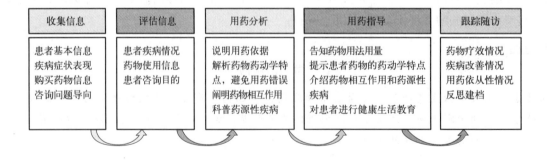

收集信息	1. 患者基本信息：女，38岁，销售员，无过敏史，无疾病史。 2. 疾病发展信息：近月来食欲不振、恶心、进食后腹胀明显、胃部有灼热感未见好转。 3. 购买药物信息：处方药兰索拉唑肠溶片和枸橼酸莫沙必利片。 4. 咨询问题指向：药物剂型选择、药物相互作用和疗效、用药注意事项。 5. 询问背景动机：担心两种药物同时用存在相互作用，影响疗效
评估信息	1. 评估患者疾病情况：确认患者患有的消化性不良与其工作性质需要经常出差、饮食不规律密切相关。 2. 评估药物使用信息：患者第一次因消化不良而用药，并在医院就医后拿到相关处方，来药店购买处方药兰索拉唑肠溶片和枸橼酸莫沙必利片。 3. 评估患者咨询目的：患者担心两种药物同时用存在相互作用，影响疗效，需重点告知患者药物的药动学特点，影响药效的因素和用药注意事项
用药分析	1. 说明用药依据：查阅消化性不良用药指南或专家共识，结合专业知识分析使用兰索拉唑肠溶片和枸橼酸莫沙必利片的用药依据。 2. 解析药物药动学特点，避免用药错误：结合兰索拉唑肠溶片在体内的吸收过程，分析该药的药动学特点，避免嚼碎服用等用药错误。 3. 阐明药物相互作用：药物合用存在一定的配伍禁忌，譬如枸橼酸莫沙必利片不宜与抗胆碱药合用，并阐明其原因。 4. 科普药源性疾病：消化不良的个性化用药教育，介绍药源性疾病，更新用药观念
用药指导	药师：您好！请问有什么可以帮到您？ 患者：我因为近期肠胃不适去医院看病，医生诊断为消化不良，我把处方带过来了，你看看这里有这些药卖吗？ 药师：好的，我先看看处方，这张处方上给您开了两个药，分别是兰索拉唑肠溶片和枸橼酸莫沙必利片，我们这里都有。 顾客：为什么要用肠溶片，吸收比普通片剂要快好吗？ 药师：兰索拉唑肠溶片是质子泵抑制剂，抑制胃酸分泌的同时还能抗幽门螺杆菌感染，可以改善您的消化不良症状，医生给您用肠溶片，是因为这个药物存在一定的胃肠道反应，选择肠溶片可以减少药物在胃内的崩解释放，减轻对胃的刺激，直接在肠内崩解吸收，所以比普通片剂吸收要快，不良反应更少，所以这个药物不能掰开服用，也不能嚼碎用，以免破坏药物的肠溶效果，一天用药一次，一次两片，温水送服。 患者：好的，还有一个药要怎么用呢，一起会不会影响彼此的疗效？ 药师：枸橼酸莫沙必利片是促胃肠动力药，可以通过促乙酰胆碱释放而改善腹胀、烧心等消化不良症状，一天用药三次，一次一片。和药物兰索拉唑肠溶片合用不存在配伍禁忌，两药合用增加疗效，故适合一起使用，但枸橼酸莫沙必利片不适合和抗胆碱药一起合用如阿托品，会降低疗效。 患者：懂了，那我服用的这两个药物不会引起其他疾病吧？ 药师：这两个药物是较安全的药物，但您需要按医嘱服用，不能随意增大剂量或增加用药次数，因为兰索拉唑肠溶片不恰当使用可能造成药源性疾病的发生，如引起间质性肾炎。当然，这是极少会发生的情况，您不必过于担心。 患者：还有哪些我在用药期间需要注意的地方吗？ 药师：您在用药期间如果病情未得到改善或出现了皮疹、头疼、失眠等其他症状，应及时就医。 患者：好的，我会注意的。 药师：我了解到您的工作是销售类，消化不良这种疾病与您的工作性质需要经常出差、饮食不规律密切相关，所以您平时要注意您的生活方式，最好调整好您的饮食结构和饮食习惯，少食辛辣等刺激性食物，平时加强锻炼，增强体质。 顾客：好的，太谢谢你了。 药师：不客气，如果你还有想了解的，可以看说明书，也可以再咨询我！
跟踪随访	1. 用药及效果：1周后电话随访，顾客表示服药3天后症状缓解就停药了，没有出现不良反应，现在已经痊愈。 2. 强化教育：叮嘱培养良好的饮食习惯，注意个人卫生和环境卫生。 3. 记录随访情况，撰写咨询档案。 4. 反思用药指导内容，关注隐性用药问题

【任务评价】

项目	评价内容	分数参考	评判分数
收集信息 （16分）	能非常全面地收集患者基本信息、疾病症状表现和购买的药物信息，理解患者咨询问题的导向，并能做到耐心倾听，热情有礼貌	14～16分	
	能比较全面地收集患者基本信息、疾病症状表现和购买的药物信息，知晓患者咨询问题的导向，态度热情	11～13分	

项目	评价内容	分数参考	评判分数
收集信息 （16分）	能简单收集患者基本信息、疾病症状表现和购买的药物信息,缺项内容不超过4项,知道患者咨询目的,能正常和患者进行沟通	6～10分	
	收集患者基本信息、疾病症状表现和购买的药物信息时缺项内容超过4项,不能很好地把握患者咨询目的,只能简单和患者进行沟通。	6分以下	
评估信息 （20分）	能完全根据患者疾病情况理解问题本质、解析患者咨询目的,并能非常准确地根据咨询问题结合专业知识确定回答要点	16～20分	
	能较全面地根据患者疾病情况理解问题本质、解析患者咨询目的,并能较准确地根据咨询问题结合专业知识确定回答要点	13～15分	
	能简单地根据患者疾病情况理解问题本质、解析患者咨询目的,根据咨询问题结合专业知识确定回答要点缺项不超过3项	10～12分	
	不能根据患者疾病情况理解问题本质、解析患者咨询目的,掌握的回答要点缺项超过3项	9分及以下	
用药分析 （24分）	能非常合理把握用药依据,精准解析药物药动学特点,避免用药错误,并全面分析药物相互作用,充分知晓患者使用的药物可能会引起的药源性疾病	20～24分	
	能较合理把握用药依据和解析药物药动学特点,避免用药错误,并较全面分析药物相互作用和知晓患者使用的药物可能会引起的药源性疾病	16～19分	
	能简单把握用药依据和解析药物药动学特点,避免用药错误,简单分析药物相互作用和知晓患者使用的药物可能会引起的药源性疾病	15分以下	
用药指导 （30分）	保持热情态度,非常准确地告知患者药物用法用量和阐明药物的药动学特点,以通俗易懂的语言对药物相互作用和药源性疾病进行全面介绍,便于患者理解,并非常积极地对患者进行科学合理的健康生活教育	26～30分	
	较准确地告知患者药物用法用量和阐明药物的药动学特点,较详细介绍药物相互作用和药源性疾病,较及时对患者进行科学合理的健康生活教育	21～25分	
	简单告知患者药物用法用量和阐明药物的药动学特点,简单介绍药物相互作用和药源性疾病,不能准确对患者进行科学合理的健康生活教育	20分以下	
跟踪随访 （10分）	以患者认同的随访方式如电话或微信随访药物疗效情况,非常全面了解疾病转归、用药和生活情况等信息,针对突出问题进行适当的强化教育,并能从专业和人文等方面进行反思改进后积极建档留存资料	9～10分	
	能对患者进行较全面随访后了解疾病转归、用药和生活情况等信息,较全面进行反思改进后,并建档留存资料	7～8分	
	对患者进行简单随访,收集的疾病转归、用药和生活情况等信息缺项超过2项	6分以下	

【任务训练】

一、知识检测

（一）单选题

1. 对进食蛋白食物过多者可用的助消化药为（ ）。

A. 胰酶　　　　　B. 维生素B$_1$　　　C. 六味安消散　　　D. 胃蛋白酶　　　　E. 多潘立酮

2. 对因胆汁分泌不足或消化酶缺乏而引起的症状宜选用的处方药是（ ）。

A. 多潘立酮　　　B. 莫沙必利　　　C. 西咪替丁

D. 奥美拉唑　　　E. 复方阿嗪米特肠溶片

3. 莫沙必利的适应证是（　　　）。

A. 心律失常　　　　　　　　　　B. 乳腺癌　　　　　　　C. 消化不良

D. 机械性肠梗阻　　　　　　　　E. 胃溃疡出血

（二）配伍题

A. 多潘立酮　　　B. 酵母片　　　C. 胰酶　　　D. 西沙必利　　　E. 奥美拉唑

1. 患者，女，因胰液分泌不足引起了消化障碍到药店购药，药师应推荐的药品是（　　　）。

2. 患者，48岁，因胃食管反流、消化不良来药店购药，药师应推荐的药品是（　　　）。

3. 患者，男，53岁，因纳差、食欲减退来药店购药，药师应推荐的药品是（　　　）。

（三）案例分析题

患者，男，63岁，餐后有腹胀、胃部有灼热感，无意间看到电视广告中宣传过抗消化不良药吗丁啉，故自行到药店来购买此药，药师接待该患者。

1. 关于药物吗丁啉的描述，下列正确的是（　　　）。

A. 吗丁啉是此药的通用名　　　　B. 该药是5-HT$_4$受体激动剂

C. 该药是D$_2$受体激动剂　　　　D. 该药是处方药

E. 以上都不正确

2. 药师对患者进行用药指导，下列做法正确的是（　　　）。

A. 应告知患者，需凭处方购买

B. 询问患者是否有心脏方面的疾病，如果有，不建议购买

C. 用药期间出现心悸、头晕等症状不必停药

D. 如果没有恶心、呕吐症状，建议服用

E. 可与克拉霉素一起服用

（四）多选题

1. 对于消化不良伴胃灼热、嗳气、恶心、早饱、呕吐、上腹胀者可选用处方药（　　　）。

A. 莫沙必利　　　B. 地西泮　　　C. 胰酶　　　D. 依托必利　　　E. 多潘立酮

2. 消化不良的临床表现包括（　　　）。

A. 空腹时饱胀感、呕吐　　　　　B. 常伴有上腹部深压痛

C. 食欲减退　　　　　　　　　　D. 有时可出现轻度腹泻

E. 感觉饱胀或有胃肠胀气感，打嗝、排气增多

3. 对上腹痛综合征可选择H$_2$受体拮抗剂的药物是（　　　）。

A. 雷尼替丁　　　　　　　　　　B. 复方阿嗪米特肠溶片

C. 法莫替丁　　　　　　　　　　D. 维生素B$_6$　　　E. 胰酶片

4. 下列可导致消化不良的是（　　　）。

A. 慢性胃炎、慢性胆囊炎、慢性胰腺炎

B. 进食过饱、进食油腻、饮酒过量

C. 共用餐具感染了幽门螺杆菌

D. 精神因素

E. 感染、贫血、恶性肿瘤等一些全身性疾病

二、能力训练任务

患者，女，4岁。形体消瘦，面色萎黄少华，厌食3个月余，餐后有腹胀、轻度腹泻症状，其家长到药店购买双歧杆菌四联活菌片和多潘立酮片，作为药师的你接待该患者时，如何对患者进行用药咨询和健康指导。

【任务拓展】

设计调查问卷调研身边的朋友亲人，是否有消化不良的表现，她们对治疗消化不良的处方药和非处方

药的认识程度，是否存在不合理和不规范的用药情况，针对这些情况给出正确的用药咨询，并进行合理的健康宣教。

M5-5-1　PPT

M5-5-2　答案解析

M5-5-3　视频

任务 6　腹泻患者健康管理

【学习目标】

- 知识目标

  1. 掌握腹泻治疗药物的分类、常用药物的适应证及作用特点。

  2. 熟悉腹泻的健康教育。

  3. 了解腹泻的分类及临床表现。

- 能力目标

  1. 能根据腹泻患者的症状合理推荐常用药物。

  2. 能针对不同腹泻患者进行用药指导和健康教育。

- 素质目标

  1. 培养学生以患者为中心，将安全合理用药放在第一位的责任意识。

  2. 培养学生细心、耐心，待患如亲的职业素养。

  3. 培养学生向患者进行健康教育的责任意识。

守正创新

盐酸小檗碱的新药理作用

　　盐酸小檗碱又称黄连素，是从中药黄连中分离得到的一种季铵生物碱，具有抑菌作用，常用于治疗痢疾杆菌等细菌感染性腹泻。因其安全有效，盐酸小檗碱成为我国的非处方药，一直是基层最常用的平价抗菌消炎药。

　　然而，过去 20 年来，我国科学家发现黄连素有更多的临床应用价值。2004 年中国医学科学院医药生物技术研究所蒋建东等专家惊喜地发现，盐酸小檗碱是一个新机理的降脂药物，其降甘油三酯的效果优于他汀，安全性好，没有他汀类对肌肉和肝脏的副作用。另外，盐酸小檗碱还可以降血糖，其降脂降糖改善代谢的作用，还带来了减少脂肪肝、降血压等其他的临床益处。2012 年，蒋建东等 5 位专家研究的"小檗碱纠正高血脂的分子机理，化学基础及临床特点"项目，获得国家自然科学奖二等奖。

　　随着新的药理作用逐步被发现，为盐酸小檗碱未来的临床应用提供了新的可能，也将造福更多的患者。

【任务要求】

　　李某，男，55 岁，腹痛、腹泻 1 天。因前一天天气炎热，中午未将饭菜放入冰箱，晚上饭菜未经加热又继续食用，结果半夜开始腹泻，至上午已经腹泻 4 次，还有恶心、呕吐、低热等症状，遂来药店买药。

一、腹泻概述

1. 腹泻的定义及病因

腹泻是一种常见病症，又称"拉肚子"，是指每日排便次数超过 3 次，排便量超过 200g，且粪便稀薄，含水量大于 80%，或伴有黏液、脓血或未消化的食物等。

腹泻常见的病因有以下几种。

(1) 肠道感染性疾病 由细菌、真菌、病毒、寄生虫等致病微生物感染，或食物中毒引起的腹泻。

(2) 肠道非感染性炎症 由炎症性肠病、放射性肠炎、缺血性结肠炎、憩室炎、尿毒症性肠炎等引起的腹泻。

(3) 吸收不良 由于消化、吸收不良或暴饮暴食等引起的腹泻。

(4) 激惹性或旅行者腹泻 由受凉、水土不服或过食海鲜、辛辣、油腻等刺激性食物引起的腹泻。

(5) 药物 由于长期服用广谱抗生素、糖皮质激素、抗肿瘤化疗药物等导致菌群失调，诱发腹泻。

(6) 肿瘤 由大肠癌、胃泌素瘤、腺瘤性结肠息肉等引发的腹泻。

(7) 精神因素 由精神方面的紧张、激动、惊吓等因素引发的腹泻。

2. 腹泻的分类

腹泻按发病快慢及病程长短分为急性和慢性两种。急性腹泻多见于肠道感染、食物中毒、出血性坏死性肠炎等，按粪便性状可为稀便、水样便、黏液便或血样便，可伴有恶心、呕吐、腹痛或发热等全身症状。慢性腹泻起病缓慢，一般病程至少超过 4 周，或间歇期在 2~4 周内的复发性腹泻，病因大部分为功能性疾病，主要包括腹泻型肠易激综合征和功能性腹泻，按临床特点可分为水样泻、脂肪泻和炎症性腹泻。

3. 腹泻的临床表现与诊断

腹泻不是一种独立的疾病，而是多种疾病的一个常见症状，它同时可伴有呕吐、发热、腹胀、黏液便、血便等症状。

(1) 腹泻伴有发热、腹痛、呕吐等多为急性感染，如细菌性痢疾、伤寒、副伤寒，或溃疡性结肠炎急性发作期等。

(2) 腹泻伴有血便、贫血、消瘦等多见于败血症、胃肠道恶性肿瘤、肠结核、吸收不良综合征等。

(3) 腹泻伴有水样便多为分泌性腹泻，如霍乱、细菌性食物中毒等。

(4) 腹泻伴有腹胀、食欲差等则需警惕肝癌等疾病。

二、腹泻治疗

1. 治疗原则

腹泻是由多种不同病因引发的症状，所以在使用止泻药缓解症状的同时，一定要根据病因采取对因治疗措施。如有病因不明的患者，在腹泻症状缓解以后，也应该积极进行病因查找的检查。

2. 一般治疗

腹泻患者一般应清淡流质饮食，腹泻次数较多时注意补充生理盐水和电解质溶液，防脱水，急性腹泻患者可暂时禁食。

3. 药物治疗

腹泻治疗药物有吸附药、黏膜保护剂、微生态调节剂、抗感染药、解痉药、抗动力药等多种类型的药物，下面按非处方药物和处方药物分别介绍。腹泻治疗的常用非处方药物见表5-6-1。

表 5-6-1　腹泻治疗的非处方药物

药物种类	药物名称	适应证	禁忌证	不良反应
吸附剂	药用炭	腹泻、胃肠胀气,及各种原因引起的急慢性肾功能衰竭,尿毒症,高尿酸血症,痛风等	禁止长期用于3岁以下小儿	可出现恶心,长期服用可出现便秘
黏膜保护剂	蒙脱石散	成人及儿童急、慢性腹泻,对儿童急性腹泻效果尤佳	无	少数人可能产生轻度便秘
收敛剂	鞣酸蛋白	消化不良性腹泻	对本品过敏者禁用	吸收后对肝脏有损害;胃肠道可见恶心、呕吐。过量服用可致便秘
抗感染药	盐酸小檗碱	痢疾杆菌、大肠埃希菌所致肠道感染引发的腹泻	溶血性贫血患者禁用;葡萄糖-6-磷酸脱氢酶缺乏患者及妊娠期前3个月的妇女慎用	主要是胃肠道反应,如恶心、呕吐,还可见皮疹和药热等过敏反应,停药后消失
补液剂	口服补液盐	治疗和预防急、慢性腹泻造成的轻度脱水	少尿或无尿、严重腹泻或呕吐、葡萄糖吸收障碍、肠梗阻、肠麻痹及肠穿孔者禁用	胃肠道不良反应可见恶心、刺激感,多因未按规定溶解本品、浓度过高而引起
微生态调节剂	乳酸菌素	肠内异常发酵、消化不良、肠炎和小儿腹泻	尚不明确	尚不明确
	复方嗜酸乳杆菌片	肠道菌群失调引起的肠功能紊乱,如急、慢性腹泻等	尚不明确	尚不明确
	复方乳酸菌胶囊		尚不明确	偶见皮疹
	口服双歧杆菌活菌制剂	肠道菌群失调引起的急慢性腹泻、便秘,也可用于治疗消化不良、腹胀	对本品过敏者禁用	尚不明确
	双歧杆菌三联活菌制剂		尚不明确	未见不良反应
	地衣芽孢杆菌活菌制剂	细菌或真菌引起的急、慢性肠炎,腹泻。其他原因(如长期服用广谱抗生素)引起的肠道菌群失调	对本品过敏者禁用	尚不明确
	枯草杆菌二联活菌颗粒	儿童专用药品,用于肠道菌群失调引起的腹泻、便秘、胀气、消化不良等	对本品过敏者禁用	极罕见有腹泻次数增加的现象,停药后可恢复

需要结合临床诊断，由医生开具处方的腹泻治疗常用药物见表5-6-2。

表 5-6-2　腹泻治疗的处方药物

药物种类	药物名称	适应证	禁忌证	不良反应
抗感染药	氨苄西林	敏感致病菌所致的消化道感染	对青霉素过敏患者、尿酸性肾结石患者、痛风急性发作患者、活动性消化道溃疡患者禁用	常见皮疹、过敏;偶见过敏性休克;恶心、呕吐、轻度腹痛也较多见
	庆大霉素	敏感菌所致的痢疾、肠炎等肠道感染性疾病	对本品和任何氨基糖苷类抗生素过敏者禁用。儿童、孕妇、哺乳期妇女、老年人慎用	多为听力减退、耳鸣等耳毒性反应,血尿、尿量减少等肾毒性反应。少见恶心、呕吐、腹胀
	诺氟沙星	敏感菌所致的肠道感染	对本品及任何一种其他喹诺酮类药物过敏者禁用。18 岁以下未成年人、孕妇、哺乳期妇女禁用	光毒性、过敏反应、肌腱炎、肌腱断裂、周围神经病变等不良反应
	左氧氟沙星			
	环丙沙星			
抗病毒药	阿昔洛韦	病毒感染性腹泻	对本品过敏者和孕妇禁用	偶见恶心、呕吐、腹泻、头痛、头晕、嗜睡、皮疹、肌肉疼痛等症状
	泛昔洛韦		对本品过敏者禁用	
微生态调节剂	布拉氏酵母菌胶囊	成人及儿童急、慢性腹泻,及肠道菌群失调所引起的腹泻症状	对本品过敏的患者、中央静脉导管输液患者、果糖不耐受患者、先天性半乳糖血症患者、葡萄糖、半乳糖吸收障碍综合征或乳糖酶缺乏患者禁用	偶见全身过敏反应、荨麻疹、顽固性便秘、口干等;罕见血管性水肿、真菌感染、败血症等
解痉药	山莨菪碱片	解除平滑肌痉挛、胃肠绞痛、胆道痉挛及急性微循环障碍、有机磷中毒等	对本品过敏者、哺乳期妇女、出血性疾病、脑出血急性期、青光眼、前列腺肥大、尿潴留患者禁用。严重心衰、心律失常患者及孕妇、儿童、老年人慎用	常见口干、面红、视物模糊。用量较大可出现心率加快、排尿困难等。用量过大会出现抽搐,甚至昏迷等症状
抗动力药	地芬诺酯	直接作用于肠平滑肌,抑制肠蠕动,适用于急、慢性功能性腹泻及慢性肠炎	孕妇、严重溃疡性结肠炎患者禁用。哺乳期妇女、肝硬化、黄疸患者慎用	不良反应少见,偶见口干、恶心、呕吐、头痛、嗜睡、烦躁、皮疹、腹胀及肠梗阻等,减量或停药后消失
	洛哌丁胺	直接作用于肠平滑肌,抑制肠蠕动,适用于各种病因引起的急、慢性腹泻	2 岁以下儿童、伴有高热和脓血便的急性痢疾患者、应用广谱抗生素引起的伪膜性肠炎患者禁用;重度肝损害患者慎用	
钙通道阻滞剂	匹维溴铵	肠道功能紊乱有关的疼痛、排便异常和胃肠不适;胆道功能紊乱有关的疼痛	对本品或溴化物过敏者、孕妇禁用。食管、胃及十二指肠溃疡者、哺乳期妇女慎用。儿童不推荐使用	极少数人中观察到轻微的胃肠不适。极个别人出现皮疹样过敏反应

 想一想

　　请同学们通过资料检索，小结急性腹泻和慢性腹泻在病因、症状、常用治疗药物等方面的区别。

三、用药注意事项与健康教育

1. 用药注意事项

　　（1）药用炭为吸附药，不宜与抗生素、盐酸小檗碱、微生态调节剂等其他腹泻治疗药物同时服用，会影响疗效。

（2）一日大便次数在 5 次以上的腹泻，要积极口服补充盐，防止脱水和电解质紊乱。

（3）微生态调节剂是通过调节肠道菌群平衡来治疗腹泻的，除了不能与药用炭同时服用外，也不能与抗生素同时服用。这三类药物如果给同一个患者治疗腹泻，应该错开服药时间，分别服用。

（4）盐酸小檗碱是生物碱类化合物，不宜与含鞣质蛋白的中药合用，否则会生成难溶性鞣质盐沉淀，降低疗效。

（5）轻至中度腹泻不用抗感染药物；有发热伴黏液脓血便的急性腹泻，持续的志贺菌属、沙门菌属、弯曲菌属或原虫感染，老年人、免疫功能低下者、败血症腹泻患者，中至重度腹泻患者可以考虑使用抗感染药物，首选喹诺酮类抗感染药物，次选氨苄西林等抗感染药或者盐酸小檗碱。

2. 健康教育

（1）针对急、慢性感染性腹泻，如果成人患者大便次数不太多，腹痛也不太明显，可不急于使用止泻药物，通过排便将引起腹泻的致病菌排出，有利于缩短病程。

（2）腹泻患者应注意饮食调理。急性水泻期患者需暂停进食，以减轻肠胃负担，并及时补充口服补液盐，若出现脱水症状则需立即输液治疗；其他急性腹泻患者宜进食白粥、薄面汤等清淡流质饮食；待腹泻停止后进食，以少渣、易消化的食物为主。慢性腹泻患者宜以瘦肉、鸡、鱼、面条、白粥等清淡营养的饮食为主，少食生冷辛辣食物。

知识拓展

肠易激综合征

肠易激综合征（IBS）是一种常见的功能性肠病，以腹痛、腹胀或腹部不适为主要症状，与排便相关或伴随排便习惯如频率和（或）粪便性状改变，通过临床常规检查，尚无法发现能解释这些症状的器质性疾病，按患者粪便性状，IBS 可分为腹泻型、便秘型、混合型和未定型等 4 种亚型。

IBS 的病理生理机制还未明确，目前认为是内脏高敏感性、胃肠动力学异常、神经系统异常、肠道微生态失衡、精神心理障碍、肠道感染等多因素相互作用，引起肠-脑互动异常的结果，患者常伴有焦虑、抑郁等表现。IBS 的治疗目标是改善症状、提高生活质量，治疗手段包括饮食及生活方式调整、药物治疗（解痉剂、止泻剂、渗透性泻剂、促分泌剂、益生菌、神经递质调节药物等）、心理认知和行为学干预等在内的个性化方案。

【任务实施】

针对任务要求的案例，按下述步骤实施。

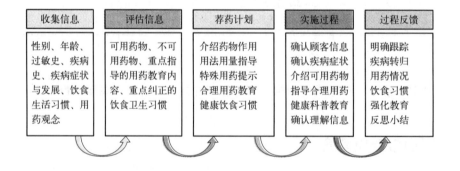

收集信息	1. 李某，男，55 岁，无过敏史，无其他疾病，退休。 2. 症状：腹泻 1 天，伴轻微恶心、呕吐，体温 37.2℃。 3. 平时节俭，晚上饭菜不热就食用。 4. 觉得是吃坏了肚子，想买氨苄西林

评估信息	1. 食用不干净的食物,腹泻伴呕吐、低热,多为细菌感染性腹泻,可选用抗感染药物对症治疗。 2. 氨苄西林为抗生素类处方药,需医生处方才能开具,可推荐抗感染类非处方药盐酸小檗碱,也能治疗急性感染性腹泻。 3. 需进行饮食卫生等健康生活教育。 4. 需进行用药观念的更新
荐药计划	1. 患者为急性感染性腹泻,只有低热,可推荐抗感染类非处方药盐酸小檗碱和微生态调节剂类的双歧杆菌三联活菌制剂。 2. 作用介绍:盐酸小檗碱能治疗痢疾杆菌、大肠埃希菌所致肠道感染引发的腹泻。双歧杆菌三联活菌胶囊能快速调理肠道菌群失调引起的急、慢性腹泻。 3. 用法用量:盐酸小檗碱片为口服,一次 2 片,一日 3 次。双歧杆菌三联活菌胶囊为口服,一次 2 粒,饭后半小时温水服用,一日 2 次。盐酸小檗碱片和双歧杆菌三联活菌胶囊一般间隔 2～3h 服用。 4. 不良反应提示:恶心、呕吐、皮疹和药热等过敏反应,停药后消失。 5. 贮藏条件说明:盐酸小檗碱片为避光、密封保存;双歧杆菌三联活菌胶囊为冷藏保存。 6. 用药观念更新:非处方药在安全性方面比处方药更好,在功效相当的情况下选择非处方药进行自我药疗更安全可靠。急性感染性腹泻在使用抗感染药杀灭致病菌的时候,往往也会杀灭肠道正常菌群,故同服微生态调节剂有利于快速治疗腹泻。 7. 生活上需注意饮食卫生,炎热天气,饭菜应及时放入冰箱以防滋生细菌,同时再次食用时要大火加热煮沸,以杀菌消毒
实施过程	药师:您好,请问有什么可以帮助到您吗? 顾客:我有点拉肚子,可能是吃坏了肚子,给我来一盒氨苄西林。 药师:哦,您先别着急买药。拉肚子也有不同的类型,症状不一样,治疗药物就不一样。我们先来看看您还有哪些症状,再选择买哪种药,好吗? 顾客:好的。 药师:请问你什么时候开始拉肚子的?拉了几次了? 顾客:昨天晚上 1 点钟开始的,拉了 4 次了。 药师:拉的是水样的大便吗? 顾客:不是。 药师:你有没有恶心、呕吐的不舒适感? 顾客:有。 药师:帮您量一下体温吧? 顾客:好的。 药师:体温显示是 37.2℃,有轻微的低热。您是吃了什么东西后拉肚子的?是冷饮?还是辛辣刺激的食物? 顾客:都不是,是忘记把饭菜放冰箱了,又没加热就吃了。 药师:哦,那很容易滋生细菌,导致腹泻啊,以后您一定要注意不能再这样了。 顾客:好的。 药师:您之前有服用治疗腹泻的药物吗? 顾客:没有。 药师:有药物过敏史吗? 顾客:也没有。 药师:有其他疾病吗?比如高血压、贫血? 顾客:没有其他疾病。 药师:好的,根据您的描述,您应该是急性感染性腹泻。建议您服用盐酸小檗碱和双歧杆菌三联活菌胶囊。盐酸小檗碱能治疗痢疾杆菌、大肠埃希菌等所致肠道感染引发的腹泻,还是非处方药,比氨苄西林更安全。双歧杆菌三联活菌胶囊能快速调理肠道菌群失调引起的急、慢性腹泻。两个药联合使用,可快速治疗急性痢疾性腹泻,帮助肠道正常菌群恢复正常。您觉得可以吗? 顾客:可以。 药师:那我跟您说明一下两个药的用法用量。盐酸小檗碱片一次口服 2 片,一日 3 次。双歧杆菌三联活菌胶囊一次口服 2 粒,饭后半小时温水服用,一日 2 次。要注意,盐酸小檗碱片和双歧杆菌三联活菌胶囊一般间隔 2～3h 服用。 顾客:好的。那这两个药有没有副作用啊? 药师:嗯,盐酸小檗碱片可能会出现恶心、呕吐、皮疹和药热等过敏反应,停药后就会消失。如果出现了过敏反应,请您立即停药,并告知我们一下。另外,盐酸小檗碱片放在避光处、密封保存就可以了;但是,双歧杆菌三联活菌胶囊一定要冷藏保存,就是放在冰箱的冷藏室,您一定要记住啊! 顾客:好的。 药师:还有最近几天,您的饮食一定要清淡,吃些白粥、面条等易消化的流质样食物就好了。适当补充水分,别吃生冷、刺激性食物。

实施过程	顾客:好的,我知道了。 药师:关于用药方面的问题您都弄清楚了吗? 顾客:清楚了,谢谢。 药师:好的,您慢走,祝您早日康复!
跟踪反馈	**电话跟踪** 1周后电话随访,顾客表示服药2天后腹泻症状就缓解了,3天后就自行停服盐酸小檗碱了,双歧杆菌三联活菌胶囊一直服用了1周才停药,没有出现不良反应,现在已经痊愈。对药师提供的药学服务表示了感谢,今后会更加注意饮食卫生。 **反思小结** 顾客是一位中老年患者,平时生活比较节俭,才导致急性痢疾性腹泻,知道要吃抗感染药,但是没有处方药和非处方药的概念,也不知道它们在安全性方面的区别,后续需加强科普,增强大家安全用药、合理用药的意识

【任务评价】

项目	评分标准	分值
收集信息 (15分)	询问性别、年龄、过敏史、疾病史、症状和疾病发展等信息,计5分	
	询问生活习惯、用药观念和疾病认知,计5分	
	仪态大方,用语亲切,口齿清晰,询问有条理,计5分	
评估信息 (20分)	根据收集的信息,参考相关资料,总结可用药物,计5分	
	根据相关资料,查阅禁忌证和注意事项,总结不适合药物,计5分	
	根据收集的信息,提炼需要重点指导的合理用药内容,计5分	
	根据收集的信息,提炼需要重点纠正的饮食卫生习惯,计5分	
荐药计划 (25分)	正确罗列各药物的适应证,计5分	
	正确罗列各药物的用法用量,如药品特殊剂型,借助图片、视频等多种形式保证顾客能正确使用,计5分	
	正确罗列各药物可能出现的特殊提示,如饮茶、饮酒、饮咖啡、喝牛奶等对药物疗效的影响,计5分	
	正确罗列各药物的用药指导内容,如不良反应、禁忌证、相互作用、贮藏条件等,计5分	
	有针对性地罗列健康生活、饮食卫生习惯等的指导,如不吃不干净的食物、不吃生冷辛辣刺激的食物等,计5分	
实施过程 (30分)	确认信息:包括患者信息和疾病症状,计5分	
	介绍药物:用通俗易懂的语言向患者说明推荐药物的理由,并详细介绍药物的用法用量,如果药品是特殊剂型,可借助图片和视频等教会患者正确的使用方法,计10分	
	指导用药:用简洁的语言向患者说明可能出现的不良反应、禁忌证、相互作用和正确的贮藏方法等,计10分	
	健康教育:有针对性地在健康生活、饮食卫生习惯等方面对患者进行温和的引导,帮助患者养成积极预防疾病的健康观念,计5分	
跟踪反馈 (10分)	进行用药跟踪,了解顾客的用药进展、疾病转归、饮食卫生习惯、用药观念等情况,并询问顾客对实施过程的评价结果,计5分	
	对整体环节进行反思小结,包括用药方面和服务方面,计5分	

一、知识检测

（一）单选题

1. 下列治疗腹泻的抗感染药为非处方药的是（　　）。

　A. 庆大霉素　　　　　B. 氨苄西林　　　　　C. 盐酸小檗碱　　　　D. 左氧氟沙星

2. 直接作用于肠平滑肌，抑制肠蠕动，适用于急、慢性功能性腹泻及慢性肠炎的抗动力药是（　　）。

　A. 鞣质蛋白　　　　　B. 洛哌丁胺　　　　　C. 匹维溴铵　　　　　D. 阿昔洛韦

3. 如果是病毒性感染所致的腹泻应选用（　　）。

　A. 伐昔洛韦　　　　　B. 地芬诺酯　　　　　C. 口服补液盐　　　　D. 复方乳酸菌胶囊

4. 下面微生态调节剂为处方药的是（　　）。

　A. 双歧杆菌三联活菌胶囊　　　　　　　　B. 复方乳酸菌胶囊

　C. 枯草杆菌二联活菌颗粒　　　　　　　　D. 布拉氏酵母菌

（二）配伍题

　A. 蒙脱石散　　B. 左氧氟沙星　　C. 药用炭　　D. 口服双歧杆菌活菌制剂　　E. 山莨菪碱片

1. 属于微生态调节剂的是（　　）。

2. 属于吸附剂的是（　　）。

3. 属于抗感染药的是（　　）。

4. 属于黏膜保护剂的是（　　）。

（三）案例分析题

　患者，女，41岁，因进食不洁食物后发生腹泻，伴有恶心、呕吐及下腹痛，大便每日6～8次，为糊状或稀水状，伴有黏液。体温38.6℃，血常规检查提示：白细胞计数、中性粒细胞百分比明显升高。粪常规：白细胞8～10/HP，红细胞3～5/HP。诊断：急性腹泻。医嘱：复方地芬诺酯片，2片，口服，3次/d；诺氟沙星胶囊，300mg，口服，2次/d。

1. 地芬诺酯用于治疗急性腹泻的作用机制是（　　）。

　A. 直接作用于肠平滑肌，抑制肠蠕动　　　B. 吸附消化道内气体和各种病原体、毒素

　C. 平衡消化道正常菌群，提高免疫功能　　D. 修复消化道黏膜

2. 下列关于诺氟沙星的描述，不正确的是（　　）。

　A. 为喹诺酮类抗感染药物　　　　　　　　B. 18岁以下未成年人禁用

　C. 具有严重的耳毒性　　　　　　　　　　D. 易见光毒性、过敏反应等不良反应

（四）多选题

　关于腹泻的药物治疗的说法，正确的有（　　）。

　A. 有严重腹痛的炎性或血性腹泻患者，应加用洛哌丁胺

　B. 应当使用口服补液盐预防和纠正脱水

　C. 急性腹泻患者，应常规应用抗感染药物

　D. 应当使用蒙脱石散吸附毒素，并增强黏液屏障功能

　E. 益生菌应避免与蒙脱石散同时服用

二、能力训练任务

　陈某，女，5岁，因腹泻、呕吐其家长来药店买止泻药。家长说想要买氨苄西林和妈咪爱（枯草杆菌

二联活菌颗粒），原因是上次腹泻也买了这两个药。请你再详细询问患者的腹泻症状，并推荐用药和健康指导。

【任务拓展】

调研3～4个身边的亲朋好友，包括成人、幼儿、老年人等不同人群，了解大家对腹泻的认识及自我药疗情况，针对其中的不合理用药情况或不健康的生活习惯，设计急性腹泻的科普宣传单。

M5-6-1　PPT　　　　　　M5-6-2　答案解析　　　　　　M5-6-3　视频

任务7　便秘患者健康管理

【学习目标】

● 知识目标

1. 掌握便秘治疗药物的分类、常用药物的适应证及作用特点。

2. 熟悉便秘的健康教育。

3. 了解便秘的分类及临床表现。

● 能力目标

1. 能根据便秘患者的症状合理推荐常用药物。

2. 能针对不同类型便秘患者进行用药指导和健康教育。

● 素质目标

1. 培养以患者为中心，将安全合理用药放在第一位的责任意识。

2. 具有细心、耐心，待患如亲的职业素养。

3. 具有健康教育的责任意识。

国粹文化

神奇的大黄

　　大黄为蓼科大黄属植物，包括掌叶大黄、药用大黄、唐古特大黄等，是中药的"四大金刚"之一。大黄在中国应用已有2000多年历史，早在公元前114年就向欧洲输出，马可波罗把我国大黄带入意大利。

　　1999年，由WHO出版发行的《世界卫生组织药用植物选编》收载的28种药用植物中就有大黄，并肯定了大黄治疗便秘的效果。中医的虚证、实证及虚实夹杂证的便秘都可用大黄治疗，适应证较西药广泛。大黄与西药泻剂最大不同是服大黄后排去的不仅是食物残渣，而且可以除瘀血、除毒素、除脂肪、去痰饮。20世纪90年代，美国学者福斯特在《灵药大黄》中说："在人类治疗疾病的历史上，恐怕还没有任何一种药物能像大黄那样为这么多患者解除痛苦。"

　　我国20%的中成药中含有大黄，大黄除了治疗便秘，还有强健脾胃，治疗急性腹泻、慢性发烧、活血解毒等功效。所以，用好神奇的大黄，体现中医药文化的独特价值。

陈某，女，65岁，便秘1年。患者自诉，最近1年大便干结、变硬，排便困难，大便次数也很少（1周1~2次），排便后有不尽感，排便费时，最近天气炎热，便秘更严重了，患者心情也不好了，听说比沙可啶肠溶片效果不错，遂来药店买药。

【任务准备】

一、便秘概述

1. 便秘的定义和病因、诱因

便秘是指在多种致病因素作用下，结直肠、肛门的结构和功能发生改变，临床出现排便困难、排便量少、排便次数减少（每周排便少于3次）或排便不尽感及相关不适等主要表现的一类疾病。

便秘主要由器质性疾病、功能性疾病及药物等3大类病因导致。易导致便秘的器质性疾病主要有结肠肿瘤、憩室、肠腔狭窄或梗阻、痔疮、肛裂、肛周脓肿、肛提肌综合征、痉挛性肛门直肠痛等肠道疾病，严重脱水、糖尿病、甲状腺功能减退症、甲状腺功能亢进症、慢性肾病、尿毒症等内分泌和代谢性疾病，自主神经病变、帕金森病等神经系统疾病，系统性硬化病等肌肉疾病。易导致便秘的功能性疾病主要有功能性便秘、功能性排便障碍、便秘型肠易激综合征（IBS-C）。易导致便秘的药物有抗抑郁药、抗癫痫药、抗组胺药、抗帕金森药、抗精神病药、解痉药、钙拮抗剂、利尿剂、阿片类药、拟交感神经药、含铝或钙的抗酸药、钙剂、铁剂、止泻药、非甾体抗炎药等。

便秘的诱因还有摄入低纤维素食物、水分摄入不足、生活节奏过快、工作压力大、抑郁和焦虑等精神心理因素、滥用或不合理应用泻药、文化程度低、低体重指数、女性、人口密集区生活者等。

2. 便秘的分类

根据是否存在器质性病变，便秘可分为器质性便秘和功能性便秘两种。功能性便秘根据病理生理学机制的不同，又可分为正常传输型便秘、慢传输型便秘、排便障碍型便秘和混合型便秘四个亚型。

按疾病严重程度，便秘可分为轻度便秘、中度便秘和重度便秘。轻度便秘一般病程小于6个月，或者病程虽大于6个月，但排便困难的相关症状较轻，对患者的生活工作影响不大。轻度便秘按精神与心理专业评估可分为两型：轻度Ⅰ型（无精神心理障碍者）和轻度Ⅱ型（有不同程度的精神心理异常者）。轻度便秘Ⅰ型经各种治疗无效或疗效很差者即为中度便秘，一般病程大于6个月，或者病程虽小于6个月，但排便障碍的相关症状较重，患者自觉特别痛苦。符合中度便秘诊断标准，伴有精神心理障碍者即为重度便秘，也可由轻度便秘Ⅱ型转变而来。重度便秘根据精神症状的严重程度又分为A期和B期，A期患者存在焦虑、抑郁等精神症状，但症状较轻，生活能自理，尚能胜任工作和家庭职责，尚处于焦虑症、抑郁症等精神疾病前期；B期患者焦虑、抑郁等精神症状较重，生活不能自理，无法胜任工作或家庭职责，已符合焦虑症、抑郁症、精神分裂症等疾病的诊断。

3. 便秘的临床表现与诊断

便秘临床表现主要为每周排便小于3次，排便困难，每次排便时间长，排出粪便干结如羊粪状且数量少，排便后仍有粪便未排尽感，可有下腹胀痛或绞痛、食欲减退、疲乏无力、头晕、烦躁、焦虑、失眠等症状。部分患者因用力排硬粪块可伴有肛门疼痛、肛裂、痔疮和肛乳头炎。部分功能性便秘患者可在左下腹乙状结肠部位触及索条状块物。

便秘的诊断主要取决于症状，凡有排便困难、每周排便次数少于3次，粪便干结、量少者，可诊断为便秘，病程超过6个月的可诊断为慢性便秘。慢性功能性便秘的诊断目前主要采用罗马Ⅳ诊断标准：①必须包括以下2项或2项以上。a.至少25%的排便感到费力；b.至少25%的排便为干球粪或硬粪；c.至少25%的排便有不尽感；d.至少25%的排便有肛门直肠梗阻感和（或）堵塞感；e.至少25%的排便需手法辅助，每周自发排便小于3次。②不用泻药时很少出现稀便。③不符合肠易激综合征的诊断标准。

其他的鉴别诊断如下：①便秘急性起病，且伴呕吐、腹胀及剧烈腹痛，应考虑肠梗阻的可能。②便秘伴腹部包块，可能为结肠肿瘤、腹腔内肿瘤压迫结肠、肠结核、克罗恩病或肿大的淋巴结等。③便秘伴左下腹扪及活动度较大的索条状或腊肠状肠管时，应怀疑是乙状结肠痉挛。④便秘与腹泻交替，伴脐周或中、下腹部隐痛时，多提示为肠结核或腹腔内结核、克罗恩病、溃疡性结肠炎或肠易激综合征等病变。

二、便秘治疗

1. 治疗原则

便秘是由多种不同病因引发的症状，其治疗目标主要是缓解症状，恢复正常肠道动力和排便的生理功能，并且强调个体化综合治疗。

2. 器质性便秘的治疗

器质性便秘的治疗主要是针对病因进行治疗，也可临时选用泻药来缓解便秘的症状，但是要避免长期使用刺激性泻药。

3. 功能性便秘的治疗

（1）基础治疗 功能性便秘的基础治疗主要有调整生活方式和认知治疗两方面。调整生活方式包括增加膳食中纤维素（25～35g/d）和水分（1.5～2.0L/d）的摄入，适度运动，养成在晨起或餐后2h内尝试排便的排便习惯。慢性便秘的危险因素中包括文化程度、心理因素等，所以加强患者的自身认知，对慢性便秘的治疗有重要帮助，有研究对难治性便秘患者进行认知治疗，结果显示71%患者的主观症状得到改善。

（2）药物治疗 便秘经过4～8周的基础治疗无效，可根据病情轻重及便秘类型酌情选择相应药物治疗。

便秘治疗的常用药物见表5-7-1。

表5-7-1　便秘治疗的常用药物

药物种类	药物名称	适应证	禁忌证	不良反应
容积性泻药	欧车前亲水胶散剂	滞留粪便中的水分，增加含水量和粪便体积，用于功能性便秘、肠易激综合征、疼痛性憩室病、高胆固醇血症、非特异性腹泻、糖尿病及肛肠手术后的辅助治疗。	对本药过敏者，原因不明的腹痛、肠梗阻、结肠手术、胃肠出血、吞咽困难、炎症性肠道病变等患者，及有粪便阻塞史者禁用	偶有轻微的腹胀、恶心，从小剂量开始可避免，坚持服用可消失
	聚卡波菲钙	适用于不宜摄入钠的患者，如水肿、高血压、心衰的慢性便秘患者。本品有较强的吸水性，也能用于水性腹泻。用于缓解肠易激综合征（便秘型）患者的便秘症状	禁用于急性腹部疾病（阑尾炎、肠出血、溃疡性结肠炎）的患者和肠梗阻、高钙血症、肾结石、肾功能不全及对本品过敏患者	嗳气、呕吐、口渴、腹胀、腹泻、便秘等消化系统不良反应；皮疹、瘙痒等过敏反应；肝、肾功能异常，头痛等

药物种类	药物名称	适应证	禁忌证	不良反应
渗透性泻药	聚乙二醇4000散	适用于成人及8岁以上的儿童便秘的症状治疗	禁用于小肠或结肠器质性疾病患者、未诊断明确的腹痛症状、对药物过敏者、果糖不耐受患儿	大剂量用药可出现腹泻,少数腹胀、腹痛、恶心等不良反应,停药24～48h即可消失
	乳果糖口服溶液	主要用于慢性或习惯性便秘;用于肝性脑病,治疗和预防肝昏迷或昏迷前状态	禁用于半乳糖血症、肠梗阻、急腹症等,及与其他导泻剂同时使用	常见腹胀、腹泻、腹痛
刺激性泻药	比沙可啶肠溶片	急、慢性便秘和习惯性便秘	禁用于小于6岁儿童及孕妇、急腹症、炎症性肠病患者	偶见腹痛,停药后消失。长期服用可导致结肠黑变病,建议短期、间断服用
促分泌药	利那洛肽	刺激肠液分泌,促进排便,改善排便费力、粪便性状、腹胀等症状,主要用于便秘型肠易激综合征,难治性便秘的治疗	禁用于6岁以下儿童;不建议18岁以下儿童应用	常见不良反应为腹泻、腹痛、腹胀、胃肠胀气、病毒性肠炎、头痛;少见过敏反应、消化不良、大便失禁等
促动力药	琥珀酸普芦卡必利片	治疗成年女性患者通过轻泻剂难以充分缓解的慢性便秘症状	禁用于对本品过敏者、透析患者、有严重肠道疾病或近期接受肠道手术者	治疗初期可见头痛、腹泻、腹痛、恶心,继续用药数日后可消失
微生态调节剂（益生菌）	口服双歧杆菌活菌制剂	肠道菌群失调引起的急、慢性腹泻,便秘,也可用于治疗消化不良、腹胀	对本品过敏者禁用	尚不明确。
	双歧杆菌三联活菌制剂		尚不明确	未见不良反应
	枯草杆菌二联活菌颗粒	儿童专用药品,用于肠道菌群失调引起的腹泻、便秘、胀气、消化不良等	对本品过敏者禁用	极罕见有便秘次数增加的现象,停药后可恢复
润滑性药物	山梨醇（开塞露）	用于小儿、老年体弱便秘者的治疗	对本品过敏者禁用,过敏体质者慎用	外用无不良反应
	甘油栓	年老体弱者便秘的治疗		尚不明确

（3）中医中药治疗 中医的辨证施治、按摩、推拿对便秘的症状可能有改善作用。常用中药有蓖麻油、蒽醌类药物等,中成药有芪蓉润肠口服液、便通胶囊、滋阴润肠口服液、麻仁软胶囊、当归龙荟胶囊等。

（4）精神、心理治疗 对伴有明显的抑郁、焦虑障碍和睡眠障碍的患者,需要进行包括健康教育、心理治疗、认知行为治疗等在内的精神、心理治疗。精神障碍严重者可给予抗抑郁、抗焦虑药物治疗,和（或）转至精神心理科接受专科治疗。注意尽量避免选用多靶点作用的抗抑郁、抗焦虑药物。

（5）手术治疗 经保守治疗无效或明确有器质性疾病时,可考虑手术,应严格掌握手术适应证,术前应全面评估患者肠道功能及形态学异常。

（6）生物反馈治疗 因盆底肌功能障碍所致便秘,可进行生物反馈治疗。生物反馈疗法治疗老年人便秘主要是通过放松盆底肌训练、排便模拟训练和直肠敏感性训练来改善直肠感觉及排便动力异常,协助患者建立排便的正常生理功能,以达到治疗的目的。

💡 **想一想**

> 请同学们通过资料检索，小结器质性便秘和功能性便秘在病因、症状、治疗方法等方面的区别。

三、用药注意事项与健康教育

1. 用药注意事项

（1）聚乙二醇 4000 散为渗透性泻药，能在肠内形成高渗状态，吸收水分，增加体积，刺激肠道蠕动，口服一次 10g，一天 1～2 次，或 1 次 20g，顿服，每袋内容物溶于一杯水中后服用，可用于糖尿病或需无糖饮食的患者。

（2）乳果糖口服溶液宜在早餐时一次服用，除了具有渗透性泻药的作用，同时还具有益生元的作用，能通过调节肠道菌群平衡起到治疗作用。治疗的起始几天可能会出现腹胀，通常继续治疗可消失；当使用剂量高于推荐剂量时，可出现腹痛、腹泻，此时应减量；长期大剂量服用导致腹泻、电解质紊乱，需减量。

（3）比沙可啶肠溶片为刺激性泻药，作用于肠神经系统，增强肠道动力和刺激肠道分泌，短期按需服用比沙可啶是安全有效的，但长期使用可能导致不可逆的肠神经损害，建议短期间断使用刺激性泻药；比沙可啶肠溶片还必须整片吞服，不得碾碎或溶解后服用，服药前后 2h 不得服牛奶或抗酸药。

（4）琥珀酸普芦卡必利片在使用前应排除继发性原因导致的便秘，并确定患者在至少 6 个月内使用轻泻剂（包括容积性、渗透性、刺激性泻药）且症状无法充分缓解，一般每日剂量不超过 2mg，超过剂量可能不会增加疗效。治疗 4 周后无效者，应重新进行评估。

（5）开塞露在使用时要注意刺破或剪开后的注药导管开口应光滑，以免擦伤肛门或直肠；本品应放在儿童不能接触的地方，儿童必须在成人监护下使用。

2. 健康教育

（1）告知居民便秘相关的危险因素，包括便秘的病因、诱因，尤其对于女性、老年人、体重偏低者、文化程度低者、人口密集区居住者、滥用泻药者等高危人群。将便秘的可能危害告知居民，有利于提高便秘患者的依从性。

（2）应从饮食、生活习惯、心律等方面向居民宣传教育预防便秘的技巧，如养成晨起后和餐后定时排便的习惯、每天摄入 1.5～2.0L 水、坚持适当锻炼、合理安排工作和生活、避免久坐不动、多进食高纤维含量的食物、积极治疗原发疾病、出现负面情绪时积极调整心理状态或咨询心理专家等。

（3）教会患者识别便秘，区分轻、中、重度 3 种便秘程度，告知患者便秘治疗的基本原则、药物选择方法、药物的不良反应，提升患者的自我管理能力，避免滥用药物。

（4）出现排便次数明显减少时，要及时就医，使便秘能早发现、早诊断、早治疗。

⇥ **知识拓展**

老年人功能性便秘

功能性便秘属于功能性肠病的一种，主要表现为排便困难、排便次数减少或排便不尽感，且不符合肠易激综合征（IBS）的诊断表。老年人膈肌、腹肌、提肛肌与结肠壁平滑肌收缩能力普遍下降，且随年龄增长胃肠黏膜萎缩、分泌液减少，粪便容易干燥而排便困难。所以，老年人功能性便秘在我国 60 岁以上人群的患病率约为 15%～20%。

老年人便秘的病因多与老年久病、元气亏损、气血不足、润养失调有关。老年人功能性便秘目前主要根据罗马Ⅳ标准和患者主诉进行诊断，西药治疗主要可用欧车前等容积性泻药、乳果糖等渗透性泻药、甘油栓等润滑性药物、双歧杆菌三联活菌制剂等微生态调节剂；中药治疗可用辨证施治的方剂，或常见的中成药滋阴润肠口服液、麻仁软胶囊等；同时，要注意养成健康的饮食运动习惯，如多吃蔬菜水果、多饮水、多运动、作息规律等。

【任务实施】

针对任务要求，按下述步骤实施。

收集信息	评估信息	荐药计划	实施过程	过程反馈
性别、年龄、过敏史、疾病史、疾病症状与发展、饮食运动习惯、用药观念	可用药物、不可用药物、重点指导的用药教育内容、重点纠正的饮食运动习惯	介绍药物作用用法用量指导特殊用药提示合理用药教育饮食运动习惯	确认顾客信息确认疾病症状介绍可用药物指导合理用药健康科普教育确认理解信息	明确跟踪疾病转归用药情况饮食运动习惯强化教育反思小结

收集信息	1. 陈某，女，65岁，无过敏史，无其他疾病，退休。 2. 症状：便秘1年，大便干结、变硬，排便困难，大便次数也很少(1周1～2次)，排便后有不尽感，排便费时。 3. 平时不喜欢吃蔬菜和水果，饮水量少，运动量也较少。 4. 觉得便秘对生活影响较大，心情也不好，想买刺激性泻药比沙可啶肠溶片缓解便秘
评估信息	1. 患者为女性老年人，平时不喜欢吃蔬菜和水果，饮水量少，运动量也较少，便秘1年了，无过敏和其他疾病史，多为慢性功能性便秘。 2. 刺激性泻药比沙可啶肠溶片能有效缓解便秘，但长期使用可能导致不可逆的肠神经损害，只建议短期间断使用。患者为慢性功能性便秘女性老年患者，不建议长期使用。 3. 需进行饮食生活、运动等健康生活教育。 4. 需进行用药观念的更新
荐药计划	1. 患者为慢性功能性便秘，没有其他疾病，可推荐乳果糖口服溶液和甘油栓。 2. 作用介绍：乳果糖口服溶液主要用于慢性或习惯性便秘。甘油栓用于年老体弱者便秘的治疗。 3. 用法用量：乳果糖口服溶液为口服，起始剂量30～45mL/d，维持剂量15～25mL/d，本品宜在早餐时一次服用。甘油栓为直肠给药(塞入肛门内)，成人一次1枚。 4. 不良反应提示：乳果糖口服溶液常见腹胀、腹泻、腹痛。 5. 贮藏条件说明：乳果糖口服溶液：避光、密封，在阴凉处(不超过20℃)保存；甘油栓：密封，30℃以下保存，放在儿童不能接触的地方。 6. 用药观念更新：不同类型的泻药治疗便秘的机制不同，不一定适合所有患者，如刺激性泻药不适合小儿和老年患者。便秘的治疗也强调个体化综合治疗。 7. 生活上需注意饮食习惯和运动习惯的培养，应多摄入纤维素含量高的蔬菜水果，多饮水，适当运动
实施过程	药师：您好，请问有什么可以帮助到您吗？ 顾客：我便秘好久了，听别人说比沙可啶肠溶片这个药不错，给我来一盒。 药师：哦，您先别急买药。便秘也有不同的类型，症状不一样，治疗药物就不一样。我们先来看看您还有哪些症状，再选择买哪种药，好吗？ 顾客：好的。 药师：请问你便秘有多长时间了？一周排便几次？ 顾客：便秘大概有1年时间了，一周就排便1～2次。 药师：大便干、硬吗？排便费不费劲？ 顾客：干、硬，要用很大的力才能拉出来。

实施过程	药师:哦,还有没有其他的不舒适感? 顾客:有,每次排便后都感觉还没排干净。 药师:这会影响你的生活和心情吗? 顾客:是的,最近天气热,排便就更加困难了,感觉心烦,影响生活了。 药师:好的,你平时喝水多吗?喜欢吃蔬菜水果吗? 顾客:我有糖尿病,很多甜的水果都不吃,只吃一点苹果。蔬菜吃的量不大,水也喝得少。 药师:哦,那你平时有运动的习惯吗? 顾客:很少运动。 药师:您之前有服用治疗便秘的药物吗? 顾客:没有。 药师:有药物过敏史吗? 顾客:也没有。 药师:您还有其他疾病吗?比如高血压、贫血? 顾客:没有。 药师:好的,根据您的描述,您应该是慢性功能性便秘,这种疾病老年人会比较常见,建议您服用乳果糖口服溶液和甘油栓。乳果糖口服溶液除了具有渗透性泻药的作用,同时还具有益生元的作用,能通过调节肠道菌群平衡起到治疗作用,很适合老年人慢性便秘的治疗。甘油栓也是用于年老体弱者便秘的治疗,如果遇到大便特别干、硬,排便非常费力的时候,可以使用。您觉得可以吗? 顾客:可以。 药师:那我跟您说明一下两个药的用法用量。乳果糖口服溶液:口服,起始剂量 30～45mL/d,维持剂量 15～25mL/d,本品宜在早餐时一次服用。甘油栓:直肠给药(塞入肛门内),成人一次 1 枚。 顾客:好的。那这两个药有没有副作用啊? 药师:嗯,乳果糖口服溶液治疗的起始几天可能会出现腹胀,通常继续治疗可消失;当使用剂量高于推荐剂量时,可出现腹痛、腹泻,这个时候就要减量;长期大剂量服用可能导致腹泻、电解质紊乱,需减量。甘油栓没有什么不良反应。另外,乳果糖口服溶液要避光、密封,在阴凉处(不超过 20℃)保存;甘油栓要密封,30℃以下保持,并且放在儿童不能接触的地方。您一定要记住啊! 顾客:好的。 药师:您平时一定要多吃富含纤维素的蔬菜水果,多喝水,平时在家里也要多运动,这样能增加肠胃蠕动,缓解便秘。 顾客:好的,我知道了。 药师:关于用药方面的问题您都弄清楚了吗? 顾客:清楚了,谢谢。 药师:好的,您慢走,祝您早日康复!
跟踪反馈	**电话跟踪** 　1 周后电话随访,顾客表示使用甘油栓后,当天就起效了;服用乳果糖口服溶液 2 天后,便秘症状有缓解了,现在还在服用乳果糖口服溶液的维持剂量,没有出现不良反应。同时,现在蔬菜吃得多些,喝水增加,再适当运动,感觉排便容易多了,对药师提供的药学服务表示了感谢,今后会更加健康生活和运动的。 **反思小结** 　顾客是一位老年慢性便秘患者,平时蔬菜水果摄入不足,喝水少,还不爱运动,才导致长期便秘。听说别人吃哪个药好就觉得自己也可以吃,没有个体化综合治疗的观念,也不知道不同药物适合不同的人群,后续需加强科普,帮助大家增强安全、合理用药的意识

【任务评价】

项目	评分标准	分值
收集信息 (15 分)	询问性别、年龄、过敏史、疾病史、症状和疾病发展等信息,计 5 分	
	询问饮食习惯、运动习惯、用药观念和疾病认知,计 5 分	
	仪态大方,用语亲切,口齿清晰,询问有条理,计 5 分	
评估信息 (20 分)	根据收集的信息,参考相关资料,总结可用药物,计 5 分	
	根据相关资料,查阅禁忌证和注意事项,总结不适合药物,计 5 分	
	根据收集的信息,提炼需要重点指导的合理用药内容,计 5 分	
	根据收集的信息,提炼需要重点纠正的饮食、运动习惯,计 5 分	

项目	评分标准	分值
荐药计划 （25分）	正确罗列各药物的适应证,计5分	
	正确罗列各药物的用法用量,如药品特殊剂型,借助图片、视频等多种形式保证顾客能正确使用,计5分	
	正确罗列各药物可能出现的特殊提示,如饮茶、饮酒、饮咖啡、喝牛奶等对药物疗效的影响,计5分	
	正确罗列各药物的用药指导内容,如不良反应、禁忌证、相互作用、贮藏条件等,计5分	
	针对性地罗列健康生活、饮食、运动习惯等的指导,计5分	
实施过程 （30分）	确认信息:包括患者信息和疾病症状,计5分	
	介绍药物:用通俗易懂的语言向患者说明推荐药物的理由,并详细介绍药物的用法用量,如果药品是特殊剂型,可借助图片和视频等教会患者正确的使用方法,计10分	
	指导用药:用简洁的语言向患者说明可能出现的不良反应、禁忌证、相互作用和正确的贮藏方法等,计10分	
	健康教育:有针对性地在健康生活、饮食、运动习惯等方面对患者进行温和的引导,帮助患者养成积极预防疾病的健康观念,计5分	
跟踪反馈 （10分）	进行用药跟踪,了解顾客的用药进展、疾病转归、饮食运动习惯、用药观念等情况,并询问顾客对实施过程的评价结果,计5分	
	对整体环节进行反思小结,包括用药方面和服务方面,计5分	

【任务训练】

一、知识检测

（一）单选题

1. 下列治疗便秘的药物中需要顿服,且可用于糖尿病或需无糖饮食的患者的是（　　）。

A. 聚乙二醇4000　　　　B. 比沙可啶　　　　C. 普芦卡必利　　　　D. 甘油栓

2. 下列药物既具有渗透性泻药的作用,还具有益生元调节肠道菌群平衡的作用的是（　　）。

A. 比沙可啶　　　　B. 欧车前　　　　C. 乳果糖口服溶液　　　　D. 聚卡波菲钙

3. 成年女性患者通过轻泻剂难以充分缓解的慢性便秘可选用（　　）。

A. 欧车前　　　　B. 乳果糖口服溶液　　　　C. 比沙可啶　　　　D. 普芦卡必利

4. 双歧三联活菌制剂说明书标明"冷处"贮存,其贮存条件是指（　　）。

A. 温度不超过20℃　　　　　　　　　　B. 温度10~30℃

C. 温度不超过20℃且遮光　　　　　　　D. 温度2~10℃

（二）配伍题

A. 欧车前　　B. 聚乙二醇　　C. 比沙可啶　　D. 利那洛肽

1. 属于渗透性泻药的是（　　）。

2. 属于促分泌药的是（　　）。

3. 属于刺激性泻药的是（　　）。

4. 属于容积性泻药的是（　　）。

（三）案例分析题

患者,女,10岁,便秘2周,大便每周2次,大便干结,排便困难,最近已经3天没排大便了。患者不喜欢吃蔬菜和水果,饮水较少。诊断:便秘。医嘱:开塞露,2.5支/次,直肠给药;聚乙二醇4000,口服,将袋内散剂溶于200~250mL水中后服用,每次1袋,每天1~2次。

1. 聚乙二醇4000用于治疗急性便秘的作用机制是（　　）。

A. 激肠液分泌，促进排便

B. 滞留粪便中的水分，增加含水量和粪便体积

C. 作用于肠神经系统，增加肠道动力和刺激肠道分泌

D. 在肠内形成高渗状态，吸收水分，增加体积，刺激蠕动

2. 下列关于开塞露的描述，不正确的是（　　）。

A. 口服给药　　　　　　　　　　　　B. 适用于粪便干结、排便困难患者

C. 润滑肠壁，软化粪便　　　　　　　D. 用于小儿、老年体弱便秘患者

（四）多选题

下面属于便秘的临床表现的有（　　）。

A. 每周排便少于 3 次

B. 排便困难、每次排便时间长

C. 排便后仍有粪便未排尽感

D. 可有下腹胀痛或绞痛

E. 部分患者可在左下腹乙状结肠部位触及索条状块物

二、能力训练任务

唐某，男，30 岁，便秘 2 年。患者平时工作繁忙，业务应酬多，常喝酒，不喜欢吃蔬菜和水果，喝水少，没时间运动。请你再详细询问患者的便秘症状，并推荐用药和健康指导。

【任务拓展】

调研 3～4 个身边的亲朋好友，包括成人、幼儿、老年人等不同人群，了解大家对便秘的认识及自我药疗情况，针对其中的不合理用药情况或不健康的生活习惯，设计便秘的科普宣传单。

M5-7-1　PPT

M5-7-2　答案解析

M5-7-3　视频

任务 8　手足癣患者健康管理

【学习目标】

● 知识目标

1. 掌握手足癣的用药原则，常用药物的适应证、作用特点及个体化的用药注意事项。

2. 熟悉手足癣的健康教育。

3. 了解手足癣的诱因、传播及临床表现。

● 能力目标

1. 能根据症状为手足癣患者推荐合适的治疗药物。

2. 能针对不同的患者进行科学的用药指导和健康教育。

● 素质目标

1. 以患者为中心，耐心、细心与患者沟通交流。

2. 能关心患者，将合理、安全用药放在第一位。

🌐 锲而不舍 ────────────────────────

中国工程院院士廖万清：誓与真菌"决战到底"

廖万清，中国工程院院士，皮肤病、真菌病学专家，一级教授，文职特级，博士生导师，总后一代名师。廖万清认为，皮肤科虽是小科，皮肤病却是老大难问题，给许多患者带来终生痛苦，他愿做该领域里的"拓荒者"，解开人类尚未解开的难题。毕业后他毅然决然地选择了皮肤科，与真菌打了一辈子交道，建立了中国第一个隐球菌专业实验室。

廖万清的座右铭——为理想追求不断、矢志不渝，为事业百折不挠、坚韧不拔。正是凭借这种锲而不舍的精神，迄今为止他在国内外先后发现 9 种新的致病真菌及其引起的疾病类型，其中格特隐球菌 ITS C 型＜S8012＞引起脑膜炎及胶囊青霉（LiaoWQ—2011）引起肺青霉球的菌种已被美国、荷兰、比利时等国的菌种保藏中心永久保藏，并向全世界有偿供应。它的菌号为 CBS 134186（Liao WQ—2011），是医学真菌领域中首次用中国人的名字直接命名的致病菌种。虽然已经进入耄耋之年，但他的脚步依然没有停歇，期待着将实验室建成一个集聚国内外优秀科研人员的医学真菌学研究高地。

【任务要求】

赵某，女，31岁，公司职员，平时手脚多汗，有脚臭。2年前患上脚气，经治疗后总出现脚气复发。近日去南方出差多次，自觉脚趾间灼热，脚趾瘙痒难忍，后发现脚趾及脚前端外缘有小水疱，两脚 4、5 脚趾间均出现糜烂，遂来药店购药。

【任务准备】

一、手足癣概述

1. 手足癣的定义

手癣和足癣是常见的皮肤病之一，由皮肤癣菌（一类主要引起皮肤及附属器感染的真菌）引起的指（趾）间、手掌、足底及手足侧缘的浅表真菌感染，皮损可蔓延至手、足背及腕、踝部。致病菌主要有红色毛癣菌、须癣毛癣菌和絮状表皮癣菌。足癣俗称"脚气"或"香港脚"，手癣又称"鹅掌风"。

2. 手足癣的诱因与传播

手足癣可以在人与人、动物与人、污染物与人之间传播。如皮肤接触，混穿鞋袜，共用拖鞋、脚盆、毛巾，裸足在公共浴室、健身房、游泳池等场所行走，密切接触病原菌而被感染。患者自身不同部位之间也会传播，如足癣可引起手癣、体股癣及甲癣，约 1/3 足癣患者常伴有甲真菌病。

湿热地区和高温季节是皮肤癣菌感染高发的促发因素。手足多汗、穿不透气的鞋袜或糖尿病及免疫功能低下等也是重要的易感因素。足癣复发率高，不易治愈，约 84% 的患者平均每年发作 2 次以上，也可因搔抓继发细菌感染。

3. 手足癣的临床表现

手足癣虽发病部位不同，但症状有共同之处。最常见的临床症状是局部瘙痒、脱屑和水疱。根据皮损形态，临床上可分为水疱型、趾间糜烂型和鳞屑角化型，但临床上往往几种类型同时存在。

（1）水疱型 以小水疱为主，成群或散在分布，水疱壁厚，内容物澄清，干燥吸收后出现脱屑，常伴有瘙痒，夏季多见。

（2）**趾间糜烂型** 以 3、4 和 4、5 趾间最为常见，多见于足部。由于潮湿、浸渍而使趾间糜烂、浸渍发白，除去浸渍发白的表皮可见其下红色糜烂面，可有少许渗液，有臭味，常伴有剧烈瘙痒，夏季多见。局部易继发细菌感染，可导致下肢丹毒或蜂窝织炎。

（3）**鳞屑角化型** 皮损多累及掌跖，呈弥漫性皮肤增厚、脱屑、粗糙，冬季易发生皲裂、出血，一般无瘙痒，有皲裂时疼痛。

4. 手足癣的临床诊断

结合典型手足癣临床表现，依据皮损特征、真菌学检查和培养，可明确诊断。手足癣注意与其他手足部位的皮炎、湿疹相鉴别，见表 5-8-1。

表 5-8-1　手足癣与其他手足部位皮炎、湿疹的鉴别

项目	手足癣	手足湿疹	接触性皮炎
好发部位	掌跖或指（趾）间	手、足背	主要在手、足接触部位
皮损性质	深在性水疱，无红晕，领圈状脱屑，边缘清楚，常单发	多形性、易渗出，边界不清，常对称分布	单一形态，可有大疱及坏死，边界不清，伴有不同程度的瘙痒、灼热、疼痛
甲损害	常伴有甲增厚、污秽、脱落	甲病变少见	甲病变少见
真菌检查	阳性	阴性	阴性

二、手足癣的治疗药物

1. 治疗原则

手足癣的治疗目标是清除病原菌，快速解除症状，防止复发。主要依据抗真菌的原则进行治疗。外用药、口服药或二者联合方案均可用于手足癣的治疗。在选择治疗方案时应充分考虑到手足癣的临床分型及严重程度、合并疾病及患者的依从性等因素。

2. 一般治疗

应注意个人卫生，勤洗脚、勤洗鞋袜，保持局部皮肤的清洁干燥；不用公用拖鞋、脚盆、毛巾等，鞋袜、毛巾要定期消毒。

3. 药物治疗

手癣和足癣治疗药物的选择、用药方法等基本相同。除有继发性细菌感染外，一般以局部外用抗真菌药物治疗为主。角化型、受累面积较大、局部治疗效果欠佳、反复发作的手足癣，和伴有某些系统性疾病（如糖尿病、艾滋病等）时，可酌情选用口服抗真菌药。

（1）**局部药物治疗** 局部抗真菌药物治疗具有起效快、费用低、安全性好的特点，达到足疗程一般可以治愈。轻症和早期的手足癣可采取局部外涂药物的方法。常用局部外用药物的分类、药理作用及使用方法如表 5-8-2，目前临床常用局部治疗抗真菌药物以咪唑类、丙烯胺类为主。

表 5-8-2　治疗手足癣的常用局部外用药物的药理作用及使用方法

药物分类	药理作用	药物名称	用法用量	用药疗程
咪唑类抗真菌药	抑制麦角固醇的合成，使细胞膜通透性发生改变，屏障作用降低而产生作用	咪康唑乳膏	1～2 次/d	4 周
		2% 酮康唑乳膏	1～2 次/d	4 周
		益康唑乳膏	1～2 次/d	4 周

药物分类	药理作用	药物名称	用法用量	用药疗程
咪唑类抗真菌药	抑制麦角固醇的合成,使细胞膜通透性发生改变,屏障作用降低而产生作用	克霉唑乳膏	1～2次/d	4周
		1%联苯苄唑乳膏	1～2次/d	4周
		1%卢立康唑乳膏	1次/d	2周
丙烯胺类抗真菌药	抑制角鲨烯环氧酶,从而降低麦角固醇的合成,发挥抗真菌作用	1%特比萘芬乳膏(喷雾剂)	1～2次/d	2～4/周
		1%特比萘芬凝胶	2次/d	4～6/周
		1%特比萘芬成膜溶液	单次使用	1次
		1%布替萘芬喷雾剂	1次/d	4周
		2%萘替芬(乳膏、凝胶)	1次/d	2周
吗啉类抗真菌药	干扰麦角固醇的合成导致菌体死亡	0.25%阿莫罗芬乳膏	1次/d	4周
吡咯酮类抗真菌药	改变真菌细胞膜的完整性,引起细胞内物质外流,阻断蛋白质前体物质摄取,导致真菌细胞死亡,兼具有抗革兰阳性和阴性菌等作用	1%环吡酮胺软膏	1次/d	4周
		0.77%环吡酮胺凝胶	1～2次/d	4周
硫代氨基甲酸酯类抗真菌药	阻碍真菌细胞膜角鲨烯环氧化反应,影响作为细胞膜构成成分的麦角甾醇的合成,发挥抗真菌作用	2%利拉萘酯乳膏	1次/d	4周
角质剥脱剂	部分剥脱含有癣菌的表皮角质层,兼有角质溶解和抑制真菌作用	5%水杨酸软膏	2次/d	2～4周
		十一烯酸锌软膏	2～3次/d	2～4周
		苯甲酸软膏	1次/d	2～6周

（2）口服药物治疗 口服抗真菌药能有效治疗手足癣,具有疗程短、用药方便、不会遗漏病灶、患者依从性高、复发率低等优点。适用于角化型、受累面积较大、局部治疗效果欠佳、反复发作的手足癣和伴有某些系统性疾病（如糖尿病、艾滋病等）及不愿意接受局部治疗的患者。目前常用的口服抗真菌药为伊曲康唑和特比萘芬,用药方法及疗程可见表5-8-3。

表 5-8-3　治疗手足癣的口服抗真菌药物及使用方法

药物名称	规格	用药方法	常用疗程
盐酸特比萘芬	125mg,250mg	250mg/d	1～2周
伊曲康唑	100mg	100～200mg/次,2次/d	1～2周

（3）联合用药治疗 在保证疗效的同时还可以缩短疗程、降低费用、提高患者的依从性。常用的方法是一种外用药物和一种口服药物的联合,可选择方案见表5-8-4;也可选择两种抗真菌机制不同的外用药物相联合。

表 5-8-4　口服加局部抗真菌药物联合治疗手癣、足癣的可选方案

联合用药方案		常用疗程
丙烯胺类	特比萘芬 250mg/d＋外用抗真菌药物	疗程1～2周
咪唑类	伊曲康唑 400mg/d＋外用抗真菌药物	疗程1～2周

三、用药注意事项与健康教育

1. 用药注意事项

（1）外用药物可根据皮损类型选择不同的剂型,如水疱型可选择无刺激性的溶液或乳膏剂型;指

（趾）间糜烂型可先用温和的散剂或粉剂使局部收敛干燥后，再用乳膏等其他剂型，此型保持局部干燥非常重要；鳞屑角化型可选择乳膏或软膏、角质剥脱剂。

（2）使用外用药物症状消失后，真菌仍生活在皮肤鳞屑或贴身衣物中，如遇潮暖适宜环境，又会大量繁殖导致癣病复发。要坚持足疗程、足剂量使用药物，以防复发。足疗程是指一般建议用药时间（2～4周）和用药次数（每天1～2次）；足剂量指的是把药不仅涂在皮损处，应扩大涂药范围至皮损周边外观正常的皮肤上。

（3）因鳞屑角化型手足癣局部药物渗透性差等因素，致使疗效不佳及复发率高。对于鳞屑角化型手足癣患者，一般建议疗程4周以上或联合应用口服抗真菌药物。

（4）药物外用后，个别患者可能出现局部刺激，偶见过敏反应，表现为皮肤灼热感、瘙痒、皮疹、针刺感、充血等，应停药，并将局部药物洗净，必要时向医师咨询。注意避免接触眼睛和其他黏膜（如口、鼻等）。

（5）口服抗真菌药不良反应较大，主要为肝毒性，咪唑类尤为明显，用药期间应密切监测肝功能。肝病患者有明确的应用指征时，应权衡利弊用药。急慢性肝病患者禁用酮康唑。与乙醇合用会增加肝毒性的机会，因此接受长期治疗或有肝病史者应避免饮用含酒精的饮料。孕妇及哺乳期妇女用药应权衡利弊。

（6）某些皮损炎症反应剧烈、瘙痒严重的手癣、足癣病例，可局部联合选用复方制剂，如益康唑曲安奈德软膏、复方酮康唑软膏等，应避免单一使用激素类外用药。治疗1～2周，待炎症及瘙痒缓解后，需改换不含糖皮质激素的外用抗真菌药物完成后续治疗。

（7）应用复方水杨酸搽剂应注意避免接触眼和其他黏膜处，不宜长期、大面积使用，涂药后立即洗手。糖尿病、血友病患者慎用，防止引起急性炎症和溃疡。孕妇及哺乳期妇女慎用。

（8）克霉唑、咪康唑可用作妊娠期患者一线药物，哺乳期患者的局部治疗建议以克霉唑、酮康唑、咪康唑、特比萘芬等L2级（较安全）外用抗真菌药为主。儿童禁用环吡酮胺。

课堂互动

抗真菌药物常见不良反应是什么？当与糖皮质激素类药物合用需注意什么？

2. 健康教育

（1）手足癣容易复发和再感染，要坚持用药，在尚未根治前，切勿自行停药，症状消失后要坚持用药一段时间，疗程以4周左右为宜或遵医嘱。

（2）在外用药期间，对患部皮肤尽量不洗烫，少用或不用肥皂和碱性药物，少洗澡，以使抗真菌药在体表停留的时间延长，巩固和提高疗效。

（3）手足癣患者应注意个人卫生，勤洗脚、勤洗鞋袜，保持局部皮肤的清洁干燥；不用公用拖鞋、脚盆、毛巾等，鞋袜、毛巾要定期消毒。

（4）手足多汗和损伤是诱发疾病的常见因素，生活中要减少化学性、物理性、生物性物质对手足皮肤的不良刺激；长期使用激素或糖尿病等患者，会增加真菌感染的机会，因此需要特别加强皮肤的防护。

（5）如已患有手足癣应积极治疗，以防经手传染于头部、阴股部及全身皮肤；注意与家庭成员的隔离，以避免交叉感染；避免直接接触病兽、病猫、病犬，预防真菌的传播。

【任务实施】

针对任务要求，按下述步骤实施。

收集信息	评估信息	荐药计划	实施过程	跟踪反馈
性别、年龄、过敏史、疾病史、特殊生理状态、症状和疾病发展、生活习惯、用药观念和疾病认知	可用药物 不可用药物 重点指导的用药教育内容 重点纠正的用药习惯	介绍药物作用 用法用量指导 用药特殊提示 科学生活习惯 合理用药教育	确认顾客信息 确认疾病症状 介绍可用药物 指导合理用药 健康科普教育 确认信息理解	明确跟踪 疾病转归 用药情况 生活习惯 强化教育 反思小结

收集信息	1. 女,31岁,无过敏史,无疾病史。 2. 症状:脚趾间灼热,脚趾瘙痒难忍,后发现脚趾及脚前端外缘有小水疱,两脚4、5脚趾间均出现糜烂。 3. 平时手脚多汗,有脚臭。2年前曾患脚气,经治疗后时常复发
评估信息	1. 脚趾间灼热,脚趾瘙痒难忍,后发现脚趾及脚前端外缘有小水疱,两脚4、5脚趾间出现糜烂,综合患者症状及既往病史,考虑脚气,可选用局部抗真菌药物治疗。 2. 需加强足癣患者生活等教育。 3. 需进行用药观念的更新及个体化用药教育
荐药计划	1. 患者为育龄期女性,需明确是否处在备孕期、妊娠期或哺乳期等特殊时期。 2. 作用介绍:咪康唑软膏是广谱抗真菌药物,其作用机制是抑制真菌细胞膜的合成,改变其通透性,阻止营养物摄取,导致其死亡。对皮肤癣菌、念珠菌等有抗菌作用。 3. 用法用量:坚持足疗程、足量,1~2次/d,疗程4周。 4. 不良反应提示:少数会偶见过敏、烧灼感、充血或其他皮肤刺激症状。 5. 贮藏条件说明:密封储存。 6. 手足癣患者应注意个人卫生,勤洗脚、勤洗鞋袜,保持局部皮肤的清洁干燥;不用公用拖鞋、脚盆、毛巾等,鞋袜、毛巾要定期消毒。在外用药期间,对患部皮肤尽量不洗烫,少用或不用肥皂和碱性药物,少洗澡,以使抗真菌药在体表停留的时间延长,巩固和提高疗效。 7. 用药观念更新:手足癣容易复发,要坚持用药,在尚未根治前,切勿自行停药,症状消失后要坚持用药一段时间,疗程以4周左右为宜或遵医嘱。 8. 足癣个性化用药教育:足癣的认知、主要病因、用药指导及健康教育
实施过程	药师:您好!请问有什么可以帮助到您的吗? 顾客:我的脚近段时间非常痒,而且还起了小水疱。 药师:那请问您有去医院检查过吗? 顾客:大概2年前去医院检查过患了足癣,用药后好了,这次症状看起来和之前差不多,是不是又复发呢? 药师:那可以让我看看您的脚吗? 顾客:嗯,好的,您看。 (药师检查患者的脚) 药师:您出现这样的症状多久了? 顾客:一个多星期了。 药师:您一开始是两只脚同时出现症状吗? 顾客:不是,好像是右脚痒了三四天,左脚才开始痒的。 药师:嗯,好的。依您的症状来看,您可能是脚癣复发了。脚癣是真菌感染引起,其皮肤损害往往是先单侧,即单脚,数天、数周或数月后才感染另一只脚。水疱主要出现在趾腹和趾侧,最常见于3、4趾间,足底亦可出现。主要为深在性小水疱,可逐渐融合成大疱。脚癣皮肤损害有一特点,即边界清楚,可逐渐向外扩展。因病情发展或搔抓,可出现糜烂、渗液,甚或细菌感染,出现脓疱等。 顾客:哦!那有什么药可以快点治好呢? 药师:您现在有打算怀孕,或者已经是妊娠或在哺乳期吗?因为那样很多药都不能用。 顾客:我现在还是单身。 药师:嗯,好的。足癣治疗以外用抗真菌药物为主,主要有咪康唑乳膏、特比萘芬乳膏、环匹罗司胺等。 顾客:我之前用过特比萘芬乳膏,效果还可以的。就是好了后总喜欢出现复发,这不最近又出现了。 药师:足癣容易复发和再感染,一定要坚持用药,在尚未根治前,切勿自行停药,症状消失后还要坚持用药一段时间,疗程以4周左右为宜。 顾客:哦,原来是这样啊。我每次症状缓解了,就直接停药了。这次我一定要注意。

实施过程	药师:嗯,这次您可以试一下咪康唑乳膏,它是广谱抗真菌药物,通过抑制真菌细胞膜的合成,改变其通透性,阻止营养物摄取而导致其死亡,对皮肤癣菌、念珠菌等有抗菌作用,这个药效果不错。 顾客:哦,好的。那怎么用的? 药师:外用,涂搽于洗净的患处,早晚各1次,症状消失后应继续用药10天,以防复发。 顾客:哦,请问这个药有没有其他不良反应呢? 药师:少数会偶见过敏、烧灼感、充血或其他皮肤刺激症状。 顾客:哦,那还要注意些什么? 药师:不能搔抓,往往搔抓会引起继发感染,可引起丹毒和淋巴管炎。只要您坚持用药和生活上注意点,很快就会好的了。您平时要注重清洁,保持皮肤干燥,保持脚部清洁,勤换袜子。鞋子要通气良好,不宜穿运动鞋、旅游鞋等不透气的鞋子,以免造成脚汗过多,病情加重。勿吃易引发出汗的食品,如辣椒、生葱、生蒜等。不要用别人的拖鞋、浴巾、擦布等,不要在澡堂、游泳池旁的污水中行走。如果您用药四五天后,症状没有得到改善或者更严重的话,那就要去医院看医生了。 顾客:好的,那我就拿这个吧,谢谢啦! 药师:不客气。如果用药过程中还有什么问题,可以随时到店咨询。 顾客:好的,谢谢。 药师:祝您早日康复!

跟踪反馈	**电话跟踪**
	    一个月后电话随访,顾客表示症状缓解后,他继续坚持用药,4周后才停药,没有出现不良反应,现在已经痊愈。对药师提供的药学服务表示感谢,后续注意个人卫生,避免再次感染。
	反思小结
	    顾客是女性患者,需尤其注意药物选择中安全性。另外,顾客对用药的观念存在不规范的地方,觉得症状消失了就停药,这是很多非专业人员的普遍用药观念,后续仍需加强合理用药科普,增强大众科学用药、安全用药、合理用药意识

【任务评价】

项目	评分标准	分值
收集信息 (15分)	询问性别、年龄、过敏史、疾病史、特殊生理状态、症状和疾病发展等信息齐全,计5分	
	询问生活习惯、用药观念和疾病认知,计5分	
	仪态大方,用语亲切,口齿清晰,有条有序,计5分	
评估信息 (20分)	根据收集的信息,参考相关资料,总结可用药物,计5分	
	根据相关资料,查阅禁忌证和注意事项,总结不可用药物,计5分	
	根据收集的信息,提炼需重点指导的用药教育内容,计5分	
	根据收集的信息,提炼需重点纠正的用药习惯,计5分	
荐药计划 (25分)	正确罗列药物的适应证、药理作用,计5分	
	正确罗列用法用量,如药品是特殊剂型,借助图文等多种形式保证顾客能正确使用,计5分	
	罗列用药可能的特殊提示,如饮酒、饮茶、饮咖啡等对药物疗效的影响,计5分	
	罗列用药指导内容,包括可能出现的不良反应、注意事项、相互作用、贮藏条件说明,计5分	
	有针对性地罗列健康生活习惯引导,如注意清洁、保持皮肤干燥等,若顾客有不规范的用药习惯,说明引导方案,计5分	
实施过程 (30分)	确认信息:包括顾客信息和疾病症状,计5分	
	介绍药物:用通俗易懂的语言向顾客说明推荐药物的理由,并解说药理作用和用法用量,如药品是特殊剂型,借助图文等多种形式保证顾客能正确使用,计10分	
	指导用药:简明扼要地向顾客解说可能出现的不良反应、注意事项、相互作用及恰当的贮藏条件,计10分	
	健康教育:进行健康生活习惯引导,如注意清洁,保持皮肤干燥等,若顾客有不规范的用药习惯,温和地引导顾客对疾病或用药观念进行正确的认知更新,计5分	

项目	评分标准	分值
跟踪反馈 （10分）	进行用药跟踪，了解顾客的用药进展、疾病转归、健康习惯、用药观念等情况，并询问顾客实施过程的评价结果，计5分	
	对整体环节进行反思小结，包括用药方面和服务方面，计5分	

【任务训练】

一、知识检测

（一）单选题

1. 下列不属于抗真菌药物的是（　　　）。

A. 两性霉素 B　　　B. 制霉菌素　　　C. 克霉唑　　　D. 特比萘芬　　　E. 苯海拉明

2. 兼有角质溶解和抑制真菌作用的药物是（　　　）。

A. 咪康唑　　　B. 苯甲酸　　　C. 特比萘芬　　　D. 阿莫罗芬　　　E. 环吡酮胺

3. 可抑制角鲨烯环氧酶，降低麦角固醇的合成而发挥抗真菌的药物是（　　　）。

A. 环吡酮胺　　　B. 特比萘芬　　　C. 克霉唑　　　D. 苯甲酸　　　E. 益康唑

4. 下列属于丙烯胺类抗真菌药的是（　　　）。

A. 制霉菌素　　　　　　　　B. 咪康唑　　　　　　　　C. 特比萘芬

D. 阿莫罗芬　　　　　　　　E. 环吡酮胺

（二）配伍题

A. 利巴韦林软膏　　　　　　B. 氢化可的松乳膏　　　　C. 环吡酮胺乳膏

D. 水杨酸联合抗真菌药物　　E. 红霉素软膏

1. 患者，男，58岁，因继发细菌感染的趾间糜烂型足癣来药店购药，药师应推荐的药品是（　　　）。

2. 患者，女，60岁，因鳞屑角化型手、足癣到药店购药，药师应推荐的药品是（　　　）。

（三）案例分析题

患者，男，45岁。因反复出现脚气来门店咨询。

1. 下列不属于足癣常选用的治疗药物的是（　　　）。

A. 角质剥脱剂　　　　　　B. 咪唑类抗真菌药　　　　C. 丙烯胺类抗真菌药

D. 吗啉类抗真菌药　　　　E. 红霉素

2. 关于反复发作脚癣治疗的说法，正确的有（　　　）。

A. 可长期局部使用糖皮质激素

B. 表面症状消失后即可停药

C. 合并糖尿病的患者应特别注意控制血糖

D. 抗真菌药联合糖皮质激素

E. 用药期间经常用肥皂清洗患部皮肤

（四）多选题

1. 下列有关皮肤真菌感染治疗药物的描述中，正确的是（　　　）。

A. 在体、股、足癣尚未根治之前，原则上禁止应用糖皮质激素

B. 治疗在感染症状消失后需再持续1～2周

C. 使用抗真菌药与糖皮质激素复合制剂可减轻炎症和过敏反应

D. 保持足、体、股、大腿部的皮肤干燥

E. 用药期间，对患部皮肤少用或不用肥皂和碱性药物

2. 下列属于唑类抗真菌药的是（　　）。

A. 克霉唑　　　　B. 咪康唑　　　　C. 酮康唑　　　　D. 氟康唑　　　　E. 氟胞嘧啶

二、能力训练任务

患者，男，23，学生，足底和手掌出现群集或散在的小疱，针尖或米粒大小，瘙痒小疱搔抓后有水样物质流出，前来药店咨询购药。请你对患者进行用药推荐和健康指导。

【任务拓展】

请同学们查阅资料，走访市场，调查目前临床上常用的抗真菌药物有哪些，并绘制表格列出各种药物的通用名、商品名、剂型、成分、适应证、用药注意事项、厂家及售价。

M5-8-1　PPT　　　　M5-8-2　答案解析　　　　M5-8-3　视频

任务 9　口腔溃疡患者健康管理

【学习目标】

- 知识目标
  1. 掌握口腔溃疡的药物治疗及用药指导。
  2. 熟悉口腔溃疡的临床表现。
  3. 了解口腔溃疡的原因。

- 能力目标
  1. 具备对口腔溃疡患者问病荐药的药学服务基本技能。
  2. 能够为口腔溃疡患者进行合理用药指导，规避用药风险。

- 素质目标
  1. 培养敬畏生命、关爱患者、精益求精的医药道德。
  2. 提高药品质量安全意识和安全用药意识。

守正创新

国民药——西瓜霜

中药咽喉类用药——西瓜霜使用历史悠久，最早记载于二百余年前。清代名医顾世澄将其载入《疡医大全》："西瓜霜，治咽喉口齿，双蛾喉痹，命在须臾。"中医认为咽喉口腔诸病皆属"上火"，西瓜霜清热泻火，消肿止痛，被视为咽喉科良药。传统的采霜办法是将西瓜切开，放入中药，将瓜置入大瓦缸中，在阴凉通风处储存。数月后缸壁外有絮状白色结晶体，这就是俗称的西瓜霜。现代在经过中医药专家邹节明科研小组攻关，突破传统制霜耗时费力的限制，实现制霜工艺的新突破。在保留古方的基础上，使之实现工业化生产。

患者，男，26岁，口腔疼痛2天，自查下唇可见浅表小溃疡，前往药店买药，作为药师应该如何给患者推荐药物？

一、概述

口腔溃疡是一种常见的发生于口腔黏膜的溃疡性损伤病症。口腔溃疡的发生是多种因素综合作用的结果，包括局部创伤、精神紧张、食物、药物、营养不良、激素水平改变及维生素或微量元素缺乏等。

二、临床表现

口腔溃疡多见于唇内侧、舌头、舌腹、颊黏膜、前庭沟、软腭等部位，外观为单个或者多个大小不一的圆形或椭圆形溃疡，表面覆盖灰白或黄色假膜，中央凹陷，边界清楚，周围黏膜红而微肿。具有周期性、复发性、自限性的特征，年龄不拘，发病年龄一般在10～20岁之间，女性较多。一年四季均能发生，能在10天左右自愈。

三、药物治疗

对于口腔溃疡的治疗，应消除病因、增强体质、对症治疗，主要以局部给药为主，常用的治疗口腔溃疡的药物有甲硝唑含漱液、氯己定含漱液、地塞米松粘贴片、甲硝唑口腔粘贴片、西地碘含片、溶菌酶含片等，对于反复发作的还可以推荐口服泼尼松。

1. 非处方药

(1) 含漱液 可用0.5%的甲硝唑含漱液或氯己定含漱液，于早晚刷牙后含漱，一次使用15～20mL，一日2～3次，连续5～10天为1个疗程。

(2) 粘贴片 可用地塞米松粘贴片，外用贴敷于溃疡处，一日总量不得超过3片，连续使用不得超过1周；或用甲硝唑口腔粘贴片，外用贴敷于溃疡处，一次1片，一日3次，饭后服用，临睡前加用1片。

(3) 含片 西地碘含片可直接卤化细菌的蛋白质，杀菌力强，对细菌繁殖体、芽孢和真菌也有较强杀菌作用，含服，一次1.5～3mg，一日3～5次。溶菌酶含片具有抗菌、抗病毒和消肿止血作用，含服，每次20mg，一日4～6次。

(4) 维生素 口服维生素类药物可维持正常的代谢功能，促进病损愈合。可口服维生素C，一次0.1～0.2g，一日3次；或复合维生素B，一次1片，一日3次。

(5) 冰硼咽喉散、青黛散等是中医传统治疗口腔溃疡的主要用药 应用时取少量，吹敷于患处，一日2～3次。

(6) 局部麻醉药 可用0.5%～1%达克罗宁液，涂于溃疡面，连续2次，用于进食时暂时止痛。

2. 处方药

(1) 溃疡数目少，面积小且间歇期长者可使用灼烧法。因硝酸银可使溃疡面上的蛋白质沉淀而形成薄膜保护溃疡面，促进愈合，故用10%硝酸银溶液置于溃疡面上，至表面发白为度。

(2) 对持久不愈或疼痛明显的溃疡。可于溃疡部位作黏膜下封闭注射，常用2.5%醋酸泼尼松龙混悬液0.5～1mL，加入1%普鲁卡因液1mL在溃疡基底部注射，每周1～2次，共用2～4次。

(3) 对于疼痛难忍或影响进食的患者，可用复方甘菊利多卡因凝胶局部涂于溃疡，每日3次，每次约

0.5cm 凝胶。

（4）对于反复发作的还可以推荐口服泼尼松，一次 10mg，一日 3 次；或口服左旋咪唑，一次 50mg，一日 3 次，每周服用 2 次。

四、用药注意事项与患者教育

（1）使用甲硝唑含漱液时，可能会出现食欲不振、口腔异味、恶心、呕吐、腹泻等不良反应，偶见有头痛、头晕、失眠、皮疹、白细胞减少，停药后可迅速恢复。长期使用易引起念珠菌感染。

（2）氯己定含漱液偶可引起接触性皮炎，长期使用可使牙齿着色、味觉失调，儿童和青年口腔偶可发生无痛性浅表脱屑性损害。

（3）因牙膏中均有阴离子表面活性剂，与氯己定含漱液可产生配伍禁忌，刷牙后应间隔 30min 以上，才能使用氯己定含漱液。

（4）频繁使用地塞米松粘贴片可引起局部组织萎缩，使皮肤、黏膜等部位侵入的病原菌不能得到控制，引发继发性真菌感染等。对口腔有真菌感染者禁用。

（5）使用甲硝唑口腔粘贴片期间，不得饮酒和含酒精饮料。

（6）使用西地碘含片时，偶见口干、胃部不适、头晕和耳鸣，对碘过敏者禁用。

（7）使用灼烧法治疗时，应注意药液不能蘸取太多，避免灼烧邻近健康组织。

（8）使用中药散剂，注意喷药时不要吸气，以防药粉进入呼吸道而引起呛咳。

（9）对口腔溃疡的治疗首先要去除诱发因素，例如含有激素类的吸入剂长期使用后没有及时漱口，造成口腔溃疡或反复发作，应告知患者养成吸入后即需漱口的习惯，避免残留药物对口腔黏膜的损伤；保持口腔清洁卫生。

>> 知识拓展

氯己定含漱液的主要成分

氯己定含漱液为复方制剂，每 500mL 含葡萄糖酸氯己定 0.6g、甲硝唑 0.1g。其中葡萄糖酸氯己定为消毒防腐药，主要通过吸附于细菌细胞膜的渗透屏障，使细胞内容物漏出而发挥抗菌作用，低浓度有抑菌作用，高浓度则有杀菌作用。部分葡萄球菌、变异链球菌、唾液链球菌、白色念珠菌、大肠埃希菌和厌氧丙酸菌对葡萄糖酸氯己定高度敏感，嗜血链球菌对其中度敏感，变形杆菌属、假单胞菌属、克雷伯杆菌属和革兰阴性球菌（如韦荣球菌属）对其低度敏感。甲硝唑可使其硝基被还原成一种细胞毒，从而作用于细菌的 DNA 代谢过程，促使细菌死亡。其对大多数厌氧菌具有强大抗菌作用，但对需氧菌和兼性厌氧菌无作用。脆弱拟杆菌属和其他拟杆菌属、梭形杆菌、产气梭状芽孢杆菌、真杆菌、韦荣球菌、消化球菌和消化链球菌等对其高度敏感。放线菌属、乳酸杆菌属、丙酸杆菌属对甲硝唑耐药。

【任务实施】

针对任务要求，按下述步骤实施。

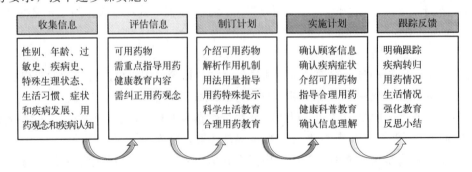

收集信息	1. 男性,26 岁,单位职工,无过敏史,无既往史。 2. 症状:口腔疼痛,下嘴唇有溃疡
分析评估	1. 患者口腔疼痛,下嘴唇有溃疡,考虑为口腔溃疡,可选用外用药甲硝唑粘贴片对症治疗。 2. 甲硝唑粘贴片注意用药期间不得饮酒和含酒精饮料。 3. 日常生活中注意饮食结构改变,多吃蔬菜水果。 4. 加强用药指导
方案制订	1. 男性,26 岁,单位职工,患者口腔疼痛,下嘴唇有溃疡,考虑为口腔溃疡,推荐甲硝唑口腔粘贴片对症治疗。 2. 用法、用量:成人,一次 1 片,一日 3 次,饭后用,临睡前加用一片。 3. 本药不良反应偶可见过敏反应,长期使用可引起味觉改变。用药期间注意不得饮酒和含酒精饮料。 4. 贮存条件:遮光,密封保存。 5. 日常生活中注意饮食结构改变,多吃蔬菜水果
提供建议	药师:您好！请问有什么可以帮助您的吗？ 患者:您好！我口腔疼痛,应该是口腔溃疡。 药师:好的,疼痛几天了？ 患者:2 天了。 药师:好的,请问您以前有过这种现象吗？ 患者:有,经常出现。 药师:好的,您能张嘴看一下吗？ 患者:啊。 药师:是的,确实您的下唇出现一个溃疡面。 患者:请问可以买什么药呢？ 药师:请问您以前用过什么药没有？ 患者:有用过贴片,药名记不清了,有时没用药,过几天它也好了。 药师:确实口腔溃疡是比较常见的口腔病症,不小心咬到口腔黏膜或者抵抗力低时、熬夜等都可以出现。 患者:是的,这一次就是不小心咬到后出现的。 药师:口腔溃疡是能够自愈的,但出现疼痛应该及时用药,您这种情况,推荐您使用甲硝唑口腔粘贴片。 患者:怎么用呢？ 药师:这种药物是粘贴片,直接贴在溃疡面,一次 1 片,一日 3 次,饭后用,临睡前加用一片。 患者:好的,那请问这个药还有无其他不良反应呢？ 药师:本药不良反应较少,但是请您注意用药期间不可以饮酒,包括含酒精的饮料。 患者:好的。 药师:另外在日常生活中建议您加强体育锻炼,增强体质,多吃蔬菜水果,补充维生素,改变一些生活习惯。 患者:好的,谢谢！ 药师:不客气,在用药过程有任何问题,可以随时到店咨询。 患者:好的,明白了。 药师:请问还有什么地方需要讲解吗？ 患者:不需要,都清楚了。 药师:好的,祝您早日康复！
跟踪随访	**电话跟踪** 　　一周后电话随访,患者表示用药当天后疼痛得到缓解,3 天后口腔溃疡消失,用药期间也无不良反应,现已停药。对药师提供的药学服务表示感谢,今后在日常生活会注意饮食结构,多吃蔬菜水果,补充维生素。 **反思小结** 　　口腔溃疡是一种常见症状,对于口腔溃疡的治疗,应消除病因、增强体质、对症治疗,主要以局部给药为主。本案例中推荐患者使用甲硝唑口腔粘贴片,在使用药物期间一定要提醒患者用药期间不得饮酒,包括含酒精的饮料

【任务评价】

项目	评分标准	分值
收集信息 (15分)	询问性别、年龄、社会生活史、患者症状等信息,计5分	
	询问生活习惯,疾病认知等,计5分	
	仪态大方,用语亲切,口齿清晰,有条有序,计5分	

项目	评分标准	分值
分析评估 （20分）	根据收集的信息，明晰咨询问题，得出患者咨询目的，计5分	
	对患者问题进行针对性回答，计5分	
	根据相关资料，查阅禁忌证和注意事项等，计5分	
	根据收集信息，作出合理用药指导，计5分	
方案制定 （25分）	能够正确罗列药物的适应证、用法用量、注意事项及不良反应，计5分	
	罗列用药可能指导内容，如饮酒、饮茶、饮咖啡等对药物与机体的影响等，计5分	
	能够关注患者的咨询需求，结合患者个体情况、所患疾病、所用药物提出个体化建议，计5分	
	能够形成详细的药物使用指导方案（用药建议、生活指导、回访安排等），计10分	
提供建议 （30分）	确认信息：包括患者信息和疾病症状，计5分	
	用药建议：用通俗易懂的语言向患者说明使用该药物注意事项，并解说需要注意的原因，计10分	
	生活方式调整：对患者进行心理疏导，从运动、生活、情绪等方面给出建议，计10分	
	明确理解：核实患者对药师建议的理解和接受程度，计5分	
跟踪随访 （10分）	进行用药跟踪，了解患者的用药进展、疾病转归、健康习惯等情况，并询问患者实施过程的评价结果，计5分	
	对整体环节进行反思小结，包括用药方面和服务方面，计5分	

【任务训练】

一、知识检测

（一）单选题

1. 有一定麻醉作用，能够镇痛的抗口腔溃疡药物是（ ）。

A. 10%硝酸银　　　　　　B. 地塞米松粘贴片　　　　　C. 西地碘含片

D. 甲硝唑粘贴片　　　　　E. 复方苯菊利多卡因凝胶

2. 能使牙齿着色，使用后需间隔30min以上才能刷牙的药物是（ ）。

A. 维生素B　　　　　　　B. 维生素C　　　　　　　C. 西地碘含片

D. 氯己定含漱液　　　　　E. 溶菌酶含片

3. 可直接卤化细菌的蛋白质，防止口腔溃疡面感染的药物是（ ）。

A. 泼尼松片　　　　　　　B. 复合维生素B　　　　　C. 西地碘含片

D. 1%达克罗宁液　　　　E. 氯己定含漱液

（二）配伍题

A. 左旋咪唑　　　　　　　B. 西地碘含片　　　　　　C. 甲硝唑含漱液

D. 氯己定含漱液　　　　　E. 地塞米松粘贴片

1. 适宜治疗口腔溃疡反复发作的药物是（ ）。

2. 治疗口腔溃疡，长期应用可引起念珠菌感染的药物是（ ）。

3. 可能致使儿童和青年偶发口腔无痛性浅表脱屑性损害的药物是（ ）。

（三）多选题

1. 以下治疗口腔溃疡的药物中，归属于处方药的有（ ）。

A. 泼尼松片　　　　　　　B. 左旋咪唑片　　　　　　C. 甲硝唑口腔粘贴片

D. 10%硝酸银溶液　　　　E. 复方甘菊利多卡因凝胶

2. 口腔溃疡治疗的用药注意事项与患者教育包括（ ）。

A. 溃疡数目多、面积大且频繁发作者适宜应用烧灼法

B. 使用甲硝唑口腔粘贴片治疗期间，不得饮酒或含酒精的饮料

C. 口腔内真菌感染者禁用地塞米松粘贴片

D. 使用氯己定含漱液后至少间隔 30min 才可刷牙

E. 保持口腔清洁卫生

二、能力训练任务

患者，女，26 岁。口内溃疡疼痛 2 天就诊。检查：下唇及舌前部可见小米粒大小的浅表溃疡十余个，溃疡中心微凹，周围红晕，散在分布。问诊得知，患者以往类似发作每年均多次，但溃疡数目较本次少，且不治自愈。

患者可以通过哪些药物治疗？有什么用药方案？

【任务拓展】

社会调研，了解社会群体对于口腔溃疡疾病的认知及自我药疗情况，针对其中不合理的用药情况，设计科学用药指导方案。

M5-9-1　PPT

M5-9-2　答案解析

M5-9-3　视频-1

M5-9-4　视频-2

任务 10　变应性鼻炎患者健康管理

【学习目标】

- 知识目标

  1. 掌握变应性鼻炎常用药物的适应证及其作用特点。

  2. 熟悉变应性鼻炎患者的用药指导与健康教育。

  3. 了解变应性鼻炎的病因、发病机制及临床表现。

- 能力目标

  1. 能为变应性鼻炎患者推荐合适的药物。

  2. 能对变应性鼻炎患者进行用药指导和健康教育。

- 素质目标

  1. 能关心患者，将合理、安全用药放在第一位。

  2. 培养细心、耐心对待患者的职业素养。

🌐 国粹文化

中医药治疗变应性鼻炎

变应性鼻炎属于中医"鼻鼽""鼽嚏"范畴，鼻鼽最早见于西周《礼记·月令》中的记载："季秋行夏令，则其国大水，冬藏殃败，民多鼽嚏。"《素问·玄机原病式》也提到："鼽者，鼻出清涕也""嚏，

鼻中因痒而气喷作于声也"。《黄帝内经》中也有变应性鼻炎的记载、临床症状的描述及病因病机的论述，历代医家从不同角度对其病因病机及治疗方法进行了大量的探讨。中医药自古在治疗临床各类疑难杂症方面具有一定的独特疗效。细辛具有通窍作用；辛夷素有"鼻炎要药"的美誉，能有效改善变应性鼻炎患者的鼻腔通气；防风被称为"风中润剂"，能够有效缓解变应性鼻炎患者的诸多临床症状。

近年来，临床工作者在继承中医传统理论基础上从脏腑、经络、气血等方面阐明变应性鼻炎的病因病机，探索应用经方、自拟中药汤剂、针灸、穴位贴敷、耳穴贴压及各种综合疗法治疗，取得了一定的疗效。

相比于糖皮质激素类、抗组胺类、减充血剂等西药治疗变应性鼻炎，中医药更具简单、便捷、疗效明显、不良反应较轻的特点，为变应性鼻炎患者提供了更好的治疗方案，这是我国源远流长、博大精深的中医药文化的独特价值和优势体现。

【任务要求】

患者，男，38岁，有变应性鼻炎史3年，因鼻塞、鼻痒、打喷嚏、流涕，遂来药店买药，作为一名药师，为患者推荐适合的治疗药物并为患者做好变应性鼻炎用药指导与健康教育。

【任务准备】

一、变应性鼻炎概述

1. 变应性鼻炎的定义

变应性鼻炎又称过敏性鼻炎，是特应性个体暴露于变应原（过敏原）后主要由免疫球蛋白E(immunoglobulin E，IgE)介导的鼻黏膜非感染性慢性炎性疾病。以鼻塞、鼻痒、打喷嚏、流清涕为主要症状，是耳鼻喉科常见的、难治疾病之一，加之近年来变应性鼻炎发病率的不断上升，给人类健康和生活质量造成了严重影响。

2. 变应性鼻炎的病因和发病机制

遗传和环境因素被认为是变应性鼻炎的病因学因素。变应原的吸入可诱导特应性个体产生特异性IgE，特异性IgE与聚集在鼻黏膜的肥大细胞和嗜碱粒细胞表面高亲和力IgE受体（FcεRI）结合，形成致敏状态；当机体再次接触相同变应原时，变应原与锚定在肥大细胞和嗜碱粒细胞表面的IgE结合，活化肥大细胞和嗜碱粒细胞，导致组胺和白三烯等炎性介质释放；这些炎性介质可刺激鼻黏膜的感觉神经末梢和血管，兴奋副交感神经，进而引起鼻黏膜血管扩张和腺体分泌增加，导致鼻痒、喷嚏、清水样涕等症状，该过程为速发相反应。

组胺等炎性介质的释放还可诱导血管内皮细胞、上皮细胞等表达或分泌黏附分子、趋化因子及细胞因子等，募集和活化嗜酸粒细胞、嗜碱粒细胞和2型辅助性T细胞（Th2细胞）等免疫细胞，导致白三烯、前列腺素和血小板活化因子等炎性介质进一步释放，2型免疫反应占优势的炎性反应得以持续和加重，鼻黏膜出现明显组织水肿导致鼻塞，该过程为迟发相反应。变应性鼻炎发作时，鼻黏膜腺体周围神经纤维分泌的P物质和降钙素基因相关肽明显升高，这些物质与鼻腔高反应性密切相关。

3. 变应性鼻炎诊断

（1）临床表现

① 症状：变应性鼻炎典型症状为阵发性打喷嚏、流清水样鼻涕、鼻痒和鼻塞，鼻痒、阵发性喷嚏是

最具特点的症状。可伴有眼部症状，包括眼痒、流泪、眼红和灼热感等。部分变应性鼻炎患者可合并支气管哮喘、气急和胸闷等肺部症状。

② 体征：发作时最主要的体征是双侧鼻黏膜苍白、肿胀，下鼻甲水肿，鼻腔有多量水样分泌物。眼部体征主要为结膜充血、水肿，有时可见乳头样反应。或伴有哮喘、湿疹，特应性皮炎的患者或有相应的肺部、皮肤体征。

（2）变应原检测

① 皮肤试验：皮肤试验是确定 IgE 介导的 I 型变态反应的重要检查手段，主要方法包括皮肤点刺试验（skin prick test，SPT）和皮内试验（intradermal test，IDT）。

② 血液检查：包括血清总 IgE 检测和血清特异性 IgE 检测。

③ 鼻激发试验：将某种变应原直接作用于鼻黏膜，模拟自然发病的情况，观察是否诱发相关症状。

4. 变应性鼻炎临床诊断

诊断依据为：①症状：阵发性喷嚏、清水样涕、鼻痒和鼻塞等症状出现 2 个或以上，每天症状持续或累计在 1h 以上，可伴有流泪、眼痒和眼红等眼部症状；②体征：常见鼻黏膜苍白、水肿，鼻腔有水样分泌物；③变应原检测：至少 1 种变应原 SPT 和（或）血清特异性 IgE 阳性，或鼻激发试验阳性。

5. 临床分类

变应性鼻炎临床分类见表 5-10-1。

表 5-10-1 变应性鼻炎临床分类

按变应原 种类分类	季节性	症状发作呈季节性，常见变应原为花粉、部分真菌等季节性吸入变应原。花粉过敏引起的季节性变应性鼻结膜炎也称花粉症。不同地区季节性变应原暴露的时间受地理环境和气候条件等因素影响
	常年性	症状发作呈常年性，常见变应原为尘螨、蟑螂、动物皮屑等室内常年性吸入变应原，以及某些职业性变应原
按症状发作 时间分类	间歇性	症状发作不超过 4d/周，或不超过连续 4 周
	持续性	症状发作超过 4d/周，且超过连续 4 周
按疾病严重 程度分类	轻度	症状轻微，对生活质量（包括睡眠、日常生活、工作和学习，下同）未产生明显影响
	中重度	症状较重或严重，对生活质量产生明显影响

二、变应性鼻炎的治疗

1. 治疗原则

变应性鼻炎治疗原则包括环境控制、药物治疗、免疫治疗和健康教育，即为"防治结合，四位一体"。环境控制主要是指避免或减少接触过敏原和各种刺激物，是变应性鼻炎防治策略中的一个重要组成部分。变应性鼻炎治疗方法包括对因治疗和对症治疗，对因治疗主要采用过敏原特异性免疫治疗（简称免疫治疗），对症治疗包括药物治疗和外科治疗等。药物治疗能够快速、有效、安全地控制变应性鼻炎患者的鼻痒、喷嚏、流涕等鼻部症状，是目前治疗变应性鼻炎的最主要手段。

2. 环境控制

变应性鼻炎患者确定了特定的过敏原后，应该避免或尽可能减少接触相关过敏原。如对花粉过敏者在发病季节宜避免去公园或野外，以减少症状发作。在自然暴露于花粉的环境中，患者可使用防护口罩、防护眼镜、鼻腔过滤器等减少致敏花粉吸入鼻腔或与结膜接触，缓解鼻、眼症状。对宠物皮毛过敏，家里不再养宠物等。

3. 药物治疗

临床治疗变应性鼻炎的一线药物包括：鼻用糖皮质激素、第二代口服抗组胺药、鼻用抗组胺药、白三烯受体拮抗剂等。二线药物包括：口服糖皮质激素、鼻用减充血剂、肥大细胞膜稳定剂、抗胆碱能药物等（表5-10-2）。

表5-10-2　变应性鼻炎治疗药物的作用特点、禁忌证、不良反应

药物			作用特点	禁忌证	主要不良反应
糖皮质激素	鼻用	第一代：包括布地奈德、曲安奈德、丙酸倍氯米松等	一线药物，可用于所有类型的（包括轻度和中重度、间歇性和持续性）变应性鼻炎的治疗	口服糖皮质激素避免用于儿童、老年人以及有糖皮质激素禁忌证的患者	鼻用全身不良反应较少见，局部不良反应主要有鼻腔干燥、刺激感、鼻出血等，症状多为轻度；长期大剂量用药可致全身反应，包括肾上腺皮质功能减退、生长延迟、骨质密度降低、白内障及青光眼等
		第二代：包括糠酸莫米松、丙酸氟替卡松、糠酸氟替卡松、倍他米松、环索奈德等			
	口服：泼尼松		二线药物，中至重度持续性变应性鼻炎患者如通过其他治疗方法无法控制严重鼻塞症状时，可短期口服，宜选择安全性和耐受性较好的制剂		
抗组胺药	鼻用：氮卓斯汀		一线药物，比口服抗组胺药起效更快，特别是对鼻塞症状的缓解。Meta分析显示，鼻用抗组胺药与鼻用糖皮质激素混合制剂（内含盐酸氮卓斯汀和丙酸氟替卡松）喷鼻治疗2周，对中重度季节性变应性鼻炎患者鼻部症状的改善效果明显优于单一药物治疗	青光眼、尿潴留、幽门梗阻患者禁用	1. 中枢抑制，第一代明显； 2. 消化道反应，可引起厌食、恶心、呕吐等； 3. 抗胆碱作用； 4. 心脏毒性，Q-T间期延长，尖端扭转型室性心动过速等
	口服	第一代：苯海拉明、扑尔敏和异丙嗪	第二代为一线治疗药物，能明显缓解鼻部症状		
		第二代：西替利嗪、氯雷他定、阿司咪唑			
白三烯受体阻断药	孟鲁司特		一线药物，对鼻塞症状改善作用较优，而且能有效缓解打喷嚏和流鼻涕症状	除非明确需要服药外，妊娠期妇女避免服用	一般耐受性良好，不良反应轻微，可能产生神经精神系统紊乱
鼻用减充血剂	羟甲唑啉		二线药物，可快速缓解鼻塞，临床酌情使用	鼻腔干燥、萎缩性鼻炎、正在接受单胺氧化酶抑制剂治疗的患者以及2岁以内患儿禁用，有冠心病、高血压的患者慎用	可出现灼烧感、针刺感、鼻黏膜干燥以及头痛、头晕、心率加快等反应，疗程过长或用药过频可致反跳性鼻充血，久用可致药物萎缩性鼻炎
肥大细胞膜稳定剂	色甘酸钠、尼多酸钠、曲尼司特等		二线药物，起效较慢，临床酌情使用，可作为预防用药	肝肾功能不全者及妊娠期、哺乳期妇女慎用	不良反应较少见，偶有恶心、呕吐、头痛、头晕及关节痛

药物		作用特点	禁忌证	主要不良反应
抗胆碱能药	苯环喹溴铵和异丙托溴铵等	二线药物,临床酌情使用,可控制流涕症状。异丙托溴铵是第四代阿托品类药物,主要用于改善流涕症状,对常年性鼻炎和感冒也有疗效,但对鼻痒、喷嚏和鼻塞等症状无明显效果	严重心血管系统疾病、闭角型青光眼、前列腺增生或膀胱颈梗阻、有鼻腔出血现象的患者慎用	鼻用抗胆碱能药很少全身吸收,无明显全身性抗胆碱能作用,可有鼻黏膜干燥、出血等不适
鼻腔盐水冲洗	生理盐水或2%高渗盐水	鼻腔盐水冲洗是一种安全、方便、经济的治疗方法,通常用于鼻腔和鼻窦炎性疾病的辅助治疗。鼻腔冲洗,可清除鼻内刺激物、变应原和炎性分泌物等,减轻鼻黏膜水肿,增加鼻腔黏膜抵御能力,增强黏膜纤毛功能等作用	无	无

三、用药注意事项与健康教育

（1）鼻用糖皮质激素具有强大的抗炎效应，安全性和耐受性良好，是目前治疗变应性鼻炎的一线药物。鼻用糖皮质激素可有效缓解变应性鼻炎患者的鼻部症状，包括喷嚏、鼻痒、流涕、鼻塞及部分眼部症状，提高睡眠和生活质量。持续治疗的效果明显优于间断治疗。

（2）鼻用糖皮质激素的不良反应多为轻度或中度的局部反应，全身不良反应较少见，对下丘脑-垂体-肾上腺轴无明显抑制作用，但也存在个别对糖皮质激素极度敏感的患者，因此应用鼻用激素长期治疗时，建议使用全身生物利用度低的制剂。考虑到药物对妊娠期妇女胎儿和哺乳期妇女婴儿的潜在影响，一般不推荐在妊娠期和哺乳期使用鼻用激素。

（3）掌握正确的鼻用糖皮质激素鼻腔喷药方法可以减少鼻黏膜糜烂、出血、溃疡甚至鼻中隔穿孔的可能。正确喷药方法：每次喷药前，应先将药液摇匀，确保喷出有效喷雾。使用时，患者头部取直立位稍向后倾斜，将喷口略朝向鼻腔外侧，避免直接将药物喷至鼻中隔。一般用左手喷右鼻，右手喷左鼻。喷药后，可使头部仰起 $2\sim3$ min，让药液向鼻腔后倒流，最后吐出进入咽部的药水。喷鼻时避免用力吸气，避免朝向鼻中隔喷药。

（4）第一代抗组胺药具有中枢神经抑制和抗胆碱作用，以及对认知功能的潜在影响，不推荐用于儿童、老年人以及从事危险性职业（例如驾驶员、高空作业人员等）的特殊人群。口服抗组胺药罕见发生心脏毒性作用，但应引起重视，临床表现为 Q-T 间期延长、尖端扭转型室性心动过速等严重心律失常，如阿司咪唑、特非那定禁止与大环内酯类抗生素、抗真菌药物、人类免疫缺陷病毒蛋白酶抑制剂及其他可潜在引起心律失常类药物合用。

（5）肥大细胞膜稳定剂可作为预防用药，在花粉播散前 2 周左右开始使用，对季节性变应性鼻炎患者因花粉过敏而引起的症状发作具有预防与缓解作用。

（6）鼻用减充血剂应严格控制使用次数及疗程，连续用药不超过 7 天。疗程过长或用药过频可导致反跳性鼻黏膜充血，易发生药物性鼻炎。

（7）白三烯受体阻断药的安全性和耐受性良好。但美国 FDA 在 2020 年 3 月增加黑框警告：此类药可能带来严重精神事件风险，包括抑郁、自残、自杀倾向。

（8）变应性鼻炎的典型症状和感冒症状相似，患者要注意区别，如果没有办法确定，千万不可乱用药，要及时到医院确诊并进行合理的治疗。

药物性鼻炎

　　药物性鼻炎属于非变应性鼻炎的一种，是为了缓解鼻部疾病引起的鼻塞而长期滥用鼻减充血剂导致鼻黏膜发生病理反应（鼻黏膜血管反跳性扩张，发生充血水肿，同时产生大量黏性分泌物等）而导致的鼻炎，表现为越来越严重的鼻塞，亦称"反跳性鼻炎"。鼻减充血剂，常见的如萘甲唑啉、麻黄碱等，由于属于非处方药，患者在出现"鼻塞"症状时，往往自行购买此类药治疗，并且这类药物在初期缓解鼻塞症状十分有效，以致患者在不知不觉中产生依赖。药物性鼻炎下鼻甲红肿、充血、肥大、弹性差，可呈结节状或桑椹样，过敏原检测阴性，嗜酸粒细胞数正常。

　　除鼻腔局部应用减充血剂外，一些全身系统性使用的药物也可导致鼻炎症状。如非甾体类解热镇痛抗炎药物引起鼻塞、流涕、鼻痒、喷嚏等鼻部症状，甚至哮喘急性发作。许多治疗高血压的药物通过抑制交感神经兴奋性起到降低血压的作用，但交感神经被抑制后，可能导致鼻腔副交感神经系统活性相对增强，从而出现鼻塞和流涕等症状。一些精神类药物，如氯氮䓬、阿米替林、氯丙嗪、利培酮、硫利达嗪等，也可导致鼻炎症状，机制尚不明确，但可能也是通过神经调节机制导致。

💡 想一想

　　请问变应性鼻炎用药物能根治吗？为什么？

【任务实施】

　　针对任务要求，按下述步骤实施。

收集信息	评估信息	荐药计划	实施过程	跟踪反馈
性别、年龄、过敏史、疾病史、职业、特殊生理状态、生活习惯、症状和疾病发展、用药观念和疾病认知	可用药物 不可用药物 需重点指导用药 健康教育内容 需纠正用药观念	介绍可用药物 解析作用机制 用法用量指导 用药特殊提示 科学生活教育 合理用药教育	确认顾客信息 确认疾病症状 介绍可用药物 指导合理用药 健康科普教育 确认信息理解	明确跟踪 疾病转归 用药情况 生活习惯 强化教育 反思小结

收集信息	1. 男性，38岁，有季节性变应性鼻炎史3年，从事塔吊操作工作，无高血压、青光眼等疾病史。 2. 症状：鼻塞、鼻痒、打喷嚏、流涕，无咳嗽咳痰，体温正常
评估信息	1. 患者鼻塞、鼻痒、打喷嚏、流涕，无咳嗽咳痰，体温正常，有季节性变应性鼻炎史，考虑变应性鼻炎。症状明显，但对生活质量包括睡眠、日常生活、工作和学习等未产生明显影响，属于中度变应性鼻炎。 2. 可使用抗变应性鼻炎的一线治疗药物治疗。 3. 需进行加强锻炼增强免疫力等生活教育。 4. 需进行健康教育及用药教育
荐药计划	1. 患者为成年人，可使用一线抗变应性鼻炎药物，有鼻用糖皮质激素、抗组胺药、白三烯受体阻断剂、白三烯受体阻断剂孟鲁司特为处方药，推荐患者使用非处方药物鼻用糖皮质激素和口服第二代抗组胺药。 2. 推荐鼻用糖皮质激素，比如丙酸氟替卡松鼻喷剂、布地奈德鼻喷剂等。 (1)用法用量：鼻腔喷入，左手喷右侧鼻孔，右手喷左侧鼻孔，避免直接喷向鼻中隔。每个鼻孔各2喷，每日1次（每日200μg），以早晨用药为好，当症状得到控制时，维持剂量为每个鼻孔1喷，每日1次，疗程2周。必须规律地用药才能获得最大疗效，最佳疗效会在连续治疗的3~4天后才能达到。如果连续使用7天，症状仍无改善或虽然症状有改善但不能完全控制，则需停药并去医院就诊。

荐药计划	(2)不良反应提示:可引起鼻、喉部干燥、刺激、鼻衄等。 (3)贮藏条件说明:室温密闭保存。 　3.第一代口服抗组胺药有中枢抑制作用,顾客从事塔吊操作,推荐患者使用第二代抗组胺药氯雷他定,但仍交代患者要注意嗜睡等副作用。 (1)用法用量:每天1次,每次1片(5mg),疗程5天。 (2)不良反应提示:较少。偶有口干、头痛、嗜睡等,若出现嗜睡不良反应,不要从事塔吊操作。 　4.尽量避免接触已知的变应原,如宠物、花粉、冷空气,出门戴口罩;做好室内环境控制,如经常通风、被褥衣物保持干燥、不使用地毯,生活上需加强锻炼,增强体质
实施过程	药师:您好!请问有什么可以帮助到您的吗? 顾客:我鼻塞、鼻痒、打喷嚏、流鼻涕。应该是过敏了,过来买点抗过敏药。 药师:嗯,好的,出现鼻塞、鼻痒、打喷嚏、流鼻涕多久了?除了这些症状,有发热、头痛、肌痛、畏寒等其他症状吗? 顾客:昨天出现的,除了鼻塞、鼻痒、打喷嚏、流鼻涕,没有其他症状了。 药师:您吸烟饮酒吗?还有您从事什么职业?家里饲养宠物吗? 顾客:不吸烟喝酒,从事塔吊操作,家里收拾得很干净,没有饲养宠物。 药师:那您都是什么情况下出现鼻塞、鼻痒、打喷嚏、流鼻涕的? 顾客:几乎每年差不多8月底9月初,天气一变凉,就会流清鼻涕,像水一样,打喷嚏、鼻塞、鼻痒,有时候眼睛也痒,最严重时会伴随耳朵痒、喉咙痒,今年又开始了。 药师:根据您的情况应该是季节性过敏,您对什么过敏知道吗?查过敏原吗? 顾客:是的,3年前我去医院诊断为季节性变应性鼻炎,医生说我应该是对冷空气过敏,建议我查过敏原,但我没有查。 药师:秋季是变应性鼻炎高发的季节,花粉、冷空气等都会引起变应性鼻炎的复发。您的这些症状您感觉是哪种程度?比较轻微,易于忍受还是症状比较明显,但对睡眠、生活无影响?或者已经难以忍受,并且影响到睡眠、工作及日常生活了? 顾客:症状还是比较明显的,但目前对睡眠、工作、生活没有太大影响。 药师:嗯,属于中度变应性鼻炎,那您有没有其他疾病?比如说青光眼、前列腺肥大、心律失常、高血压、消化性溃疡等其他疾病。 顾客:没有。 药师:嗯,变应性鼻炎的病因是外界环境因素比如花粉、冷空气等作用于人体所导致的以鼻腔黏膜免疫反应为主的非感染性慢性炎性疾病。推荐你使用鼻用糖皮质激素丙酸氟替卡松鼻喷剂和口服第二代抗组胺药氯雷他定。鼻用糖皮质激素具有强大的抗炎作用,对变应性鼻炎患者的所有鼻部症状包括打喷嚏、流鼻涕、鼻塞、鼻痒均有改善作用。氯雷他定是第二代抗组胺药,明显缓解鼻部症状的同时,对眼部症状也有效。 顾客:好的。激素不良反应是不是很大啊? 药师:鼻用糖皮质激素不良反应轻微,您所担心的全身不良反应几乎不会出现,不过有可能引起鼻、喉部干燥、刺激、鼻衄等,所以疗程不能过长或用药过频。但持续治疗的效果明显优于间断治疗,推荐疗程2周。 顾客:那我就放心使用了。 药师:丙酸氟替卡松鼻喷剂鼻腔喷入,左手喷右侧鼻孔,右手喷左侧鼻孔,避免直接喷向鼻中隔。每个鼻孔各2喷,每日1次,以早晨用药为好,当症状得到控制时,维持剂量为每个鼻孔1喷,每日1次,疗程2周。氯雷他定每天1次,每次1片,用药1周。如果用药后症状仍无改善或虽然症状有改善但不能完全控制,则需停药并去医院就诊。氯雷他定一般不引起嗜睡,你是从事塔吊工作的,还是要注意自己的状态,以防出现意外。还有其他问题吗? 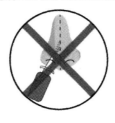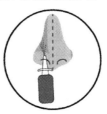 顾客:没有了。 药师:好的。变应性鼻炎尽量避免暴露于过敏原是有效的治疗方法。建议您出行佩戴口罩,避免花粉、冷空气等变应原;积极地锻炼身体能够提高自己的免疫力,增强自己的体质。明年秋季来临前可以提前用药预防变应性鼻炎的发作。 顾客:好的,谢谢啦! 药师:不客气。如果用药过程中还有什么问题,可以随时到店咨询。 顾客:好的,懂了。 药师:关于用药方面的问题您都弄清楚了吗? 顾客:清楚了,非常感谢。 药师:好的,您慢走,祝您早日康复!

跟踪反馈	**电话跟踪** 1周后电话随访,顾客表示服药1天后症状缓解,鼻用糖皮质激素还在使用,氯雷他定用药5天后停药,均没有出现不良反应,同时出门戴口罩,并对药师提供的药学服务表示感谢,后续会努力加强锻炼,增强体质。 **反思小结** 顾客是一位典型的季节性变应性鼻炎患者,同时从事塔吊工作,需注意避免选择引起嗜睡的第一代抗组胺药。为顾客推荐鼻用糖皮质激素和第二代抗组胺药,另外,让患者规律使用糖皮质激素,很多非专业人员普遍感觉激素不良反应大,不愿意用药,更正患者观念,后续仍需加强合理用药科普,增强大众科学用药、安全用药、合理用药意识

【任务评价】

项目	评分标准	分值
收集信息 (15分)	询问性别、年龄、过敏史、疾病史、特殊生理状态(特殊职业)、症状和疾病发展等信息齐全,计5分	
	询问生活习惯、用药观念和疾病认知,计5分	
	仪态大方,用语亲切,口齿清晰,有条有序,计5分	
评估信息 (20分)	根据收集的信息,参考相关资料,总结可用药物,计5分	
	根据相关资料,查阅禁忌证和注意事项,总结不可用药物,计5分	
	根据收集的信息,提炼需重点指导的用药教育内容,计5分	
	根据收集的信息,提炼需重点纠正的用药习惯,计5分	
荐药计划 (25分)	正确罗列药物的适应证、药理作用,计5分	
	正确罗列用法用量,如药品是特殊剂型,借助图文等多种形式保证顾客能正确使用,计5分	
	罗列用药可能的特殊提示,如饮酒、饮茶、饮咖啡等对药物疗效的影响,计5分	
	罗列用药指导内容,包括可能出现的不良反应、注意事项、相互作用、贮藏条件说明,计5分	
	有针对性地罗列健康生活习惯引导,如勤洗手、多通风等,若顾客有不规范的用药习惯,说明引导方案,计5分	
实施过程 (30分)	确认信息:包括顾客信息和疾病症状,计5分	
	介绍药物:用通俗易懂的语言向顾客说明推荐药物的理由,并解说药理作用和用法用量,如药品是特殊剂型,借助图文等多种形式保证顾客能正确使用,计10分	
	指导用药:简明扼要地向顾客解说可能出现的不良反应、注意事项、相互作用及恰当的贮藏条件,计10分	
	健康教育:进行健康生活习惯引导,如勤洗手、多通风等,若顾客有不规范的用药习惯,温和地引导顾客对疾病或用药观念进行正确的认知更新,计5分	
跟踪反馈 (10分)	进行用药跟踪,了解顾客的用药进展、疾病转归、健康习惯、用药观念等情况,并询问顾客实施过程的评价结果,计5分	
	对整体环节进行反思小结,包括用药方面和服务方面,计5分	

【任务训练】

一、知识检测

(一) 单选题

1. 美国FDA黑框警告,使用后可能带来严重神经精神事件风险的药物是 (　　　)。

A. 口服抗组胺药　　　　　　B. 糖皮质激素鼻喷剂　　　　　　C. 白三烯受体阻断剂

D. 鼻用减充血剂　　　　　　　　E. 肥大细胞膜稳定剂

2. 可能引起 Q-T 间期延长、尖端扭转型室性心动过速等严重心律失常的药物是（　　　）。

A. 丙酸氟替卡松　　　　　　　　B. 孟鲁司特　　　　　　　　C. 氯雷他定

D. 色甘酸钠　　　　　　　　　　E. 曲尼司特

3. 患者，男，28岁，因鼻塞、鼻痒、打喷嚏、流涕就诊，诊断为变应性鼻炎。该患者为公交车司机，不宜使用的药物是（　　　）。

A. 肥大细胞膜稳定剂　　　　　　B. 鼻用减充血剂　　　　　　C. 第一代口服抗组胺药

D. 白三烯受体阻断剂　　　　　　E. 鼻用抗组胺药

4. 患者，男，21岁，因变应性鼻炎就诊。关于变应性鼻炎药物治疗及用法的说法，错误的是（　　　）。

A. 变应性鼻炎患者应尽量避免接触已知的变应原

B. 治疗变应性鼻炎使用口服糖皮质激素，首选地塞米松

C. 变应性鼻炎的典型症状和感冒症状相似，应注意鉴别

D. 治疗变应性鼻炎可局部使用糖皮质激素鼻喷剂

E. 季节性变应性鼻炎患者应提前 2～3 周用药，季节过后继续用药 2 周

（二）配伍题

A. 丙酸氟替卡松　　　　　　　　B. 氮卓斯汀　　　　　　　　C. 色甘酸钠

D. 伪麻黄碱　　　　　　　　　　E. 孟鲁司特

1. 属于鼻用抗组胺药的是（　　　）。

2. 属于鼻用糖皮质激素的是（　　　）。

3. 可作为变应性鼻炎预防用药的是（　　　）。

4. 属于白三烯受体阻断剂的药物是（　　　）。

（三）案例分析题

患者，因反复发作性鼻塞、鼻痒、打喷嚏、流清水样鼻涕等主要症状来药店咨询购买药物。

1. 治疗该患者鼻塞、鼻痒、打喷嚏、流清水样鼻涕首选的药物是（　　　）。

A. 苯海拉明　　　　　　　　　　B. 伪麻黄碱　　　　　　　　C. 氯雷他定

D. 口服地塞米松　　　　　　　　E. 色甘酸钠

2. 患者因鼻塞症状加重，医生处方 1% 盐酸麻黄碱滴鼻液，下列关于该滴鼻液用药指导的说法，错误的是（　　　）。

A. 萎缩性鼻炎患者可增加给药次数

B. 用药前要将鼻腔分泌物清理干净

C. 滴管头不要碰到鼻部，以避免污染药液

D. 滴药后，要静卧 3～5min

E. 滴药后，要静压双侧鼻翼 3～4 次

（四）多选题

下列药物中，服用后不影响驾驶行为的是（　　　）。

A. 苯海拉明　　　　　　　　　　B. 氯苯那敏　　　　　　　　C. 氯雷他定

D. 西替利嗪　　　　　　　　　　E. 左卡巴斯汀

二、能力训练任务

王姐，48岁，有变应性鼻炎史，不规律用雷诺考特，因鼻塞、鼻痒、打喷嚏、流涕，遂来药店买药。王姐说想要买一盒西替利嗪片，经询问，王姐体检发现 Q-T 间期延长，作为一名药师，请你为患者荐药并为患者做好变应性鼻炎用药指导与健康教育。

调研亲人朋友 5 人，了解对变应性鼻炎的认识及自我药疗情况，设计变应性鼻炎科普用药及健康教育宣传单。

M5-10-1　PPT　　　　　　M5-10-2　答案解析　　　　　　M5-10-3　视频

任务 11　急性结膜炎患者健康管理

【学习目标】

● 知识目标

1. 掌握急性结膜炎的用药原则、治疗规范，常用药物的适应证、作用特点及个体化用药的注意事项。

2. 熟悉急性结膜炎的健康教育。

3. 了解急性结膜炎的病因、传播及临床表现。

● 能力目标

1. 能根据急性结膜炎患者的症状推荐合适的药物。

2. 能针对不同的急性结膜炎患者进行科学的用药指导和健康教育。

● 素质目标

1. 树立生命至上、尊重患者的意识，呵护患者生命健康。

2. 培养严谨、有责任心和富有爱心的职业素养。

探索未知

疫情期间结膜炎的自我防范

2020 年 1 月 21 日，北京大学第一医院呼吸和危重症医学科主任王广发医生被确诊为新冠肺炎患者。作为呼吸和危重症领域的权威专家和国家卫健委专家组成员，王医生详细复盘了自己在武汉的轨迹和细节，结合最开始出现眼睛充血、有异物感的结膜炎症状，认为未配备防护眼罩进入发热门诊感染的可能性最大。

病毒飞沫入眼导致感染可能性非常低，医护人员在暴露风险大的场景下，比如发热门诊、核酸采集，才需要佩戴护目镜进行防护。普通群众外出时，不用佩戴护目镜，但是一定要注意手的卫生，出门后要勤洗手，不要用手揉眼睛。

【任务要求】

患者，男性，15 岁，学生，一天前去游泳池游泳，今日晨起时，眼皮被分泌物黏住，不易睁开。 双眼眼红、畏光，有黄白色黏稠脓性分泌物，症状明显影响日常生活，遂来药店买药。作为药师，在接待该患者时，应该如何问病荐药？告知哪些用药注意事项？日常生活中应该注意什么？

一、急性结膜炎概述

结膜炎是眼科门诊最常见的眼部疾患。结膜大部分暴露在外界环境中，与多种多样的微生物以及外界环境相接触，当眼表的防御能力减弱或外界致病因素增加时，结膜易受外界环境刺激或微生物感染引起结膜炎症的发生。其根据病因可分为感染性和非感染性两大类。其中由细菌、病毒和衣原体等病原微生物引起的，称感染性结膜炎。非感染性结膜炎是由免疫性病变引起的，因此也称为免疫性结膜炎。

感染性结膜炎根据结膜炎的发病快慢可分为超急性、急性或亚急性、慢性结膜炎。一般而言，病程少于三周者为急性结膜炎，而超过三周者为慢性结膜炎。急性感染性结膜炎因发病急骤、传染性强、易引起大流行等特点，广泛受到人们的关注。

非感染性结膜炎为患者接触过敏原触发的Ⅰ型和Ⅳ型变态反应。由体液免疫介导的免疫性结膜炎呈速发性，临床上常见的有花粉症、异位性结膜炎和春季角结膜炎。由细胞介导的则呈慢性过程，常见的有泡性角结膜炎。眼部的长期用药又可导致医源性结膜接触性或过敏性结膜炎。

急性结膜炎易在春、夏或秋季流行，传染性较强，它的传播途径主要是通过接触传染。往往通过接触患者眼分泌物或与患者握手或用脏手揉眼睛等被传染，易在家庭、学校和公共场所流行。急性结膜炎预后较好，炎症几天内即可消退，视力一般不受影响，但偶尔可累及角膜导致视力下降。除眼科传染病外，一些呼吸道传染病也可能伴发结膜炎，例如新型冠状病毒感染、流行性感冒等。

二、急性结膜炎的临床表现

1. 急性结膜炎的分类和临床症状

在临床上，急性结膜炎通常根据其病因不同分为急性细菌性结膜炎、流行性结膜炎、流行性出血性结膜炎、过敏性结膜炎和春季卡他性结膜炎。

（1）急性细菌性结膜炎　主要由肺炎链球菌、Koch-Weeks 杆菌、流感嗜血杆菌、金黄色葡萄球菌感染引起。发病急剧，常累及双眼，夜间分泌大量黏性分泌物。轻症者眼内瘙痒、异物感，重者灼热、畏光、流泪，结膜下充血。

（2）流行性结膜炎　是由腺病毒感染引起的，传染性强，发病急剧，为急性滤泡性结膜炎并发浅层点状角膜炎。常一眼先发病，数天后另一眼受累，流泪较多，伴有水样分泌物，患者常出现耳前淋巴结肿大。

（3）流行性出血性结膜炎　由腺病毒 70 型肠道病毒（偶由 A24 型柯萨奇病毒）感染引起，起病急剧，刺激症状重，双眼先后或同时患病。有剧烈的异物感、眼红、眼刺痛、畏光、流泪等刺激症状；早期分泌物为水性，重者带淡红色，继而为黏液性。查体可见眼睑红肿，睑、球结膜中高度充血，多伴结膜下点、片状出血。

（4）过敏性结膜炎　由致敏原（如花粉、粉尘、虫螨、动物的皮毛等）引起，结膜可充血或水肿，瘙痒且伴有流泪，一般无分泌物或少有黏液性分泌物。

（5）春季卡他性结膜炎　又名春季角结膜炎、季节性结膜炎等，有环境和种族倾向，以儿童及青年多见，双眼奇痒，睑结膜有粗大的乳头，角膜缘胶样增生。

2. 急性结膜炎的诊断

（1）急性细菌性结膜炎的诊断

① 症状：眼红、疼痛，有灼热感、异物感，黏液性或脓性分泌物增多，有时还会伴有畏光等表现。

② 体征：结膜充血，严重病例有眼睑浮肿、球结膜水肿和结膜下出血。

③ 实验室检查：结膜刮片或分泌物涂片发现大量多形核白细胞和细菌。

（2）流行性结膜炎的诊断

① 症状：眼红、疼痛、畏光、流泪，伴有水样分泌物。

② 体征：眼睑水肿，结膜充血水肿，48h内出现滤泡和结膜下出血。假膜（有时真膜）形成后能导致扁平瘢痕、睑球粘连。

③ 实验室检查：结膜刮片见大量单核细胞，有假膜形成时，中性粒细胞数量增加。

（3）过敏性结膜炎的诊断

① 症状：眼红、眼痒，可伴有异物感，结膜囊分泌物增多。

② 体征：结膜充血、结膜乳头、角膜特异性病变特征至少1项。

③ 实验室检查：结膜刮片发现嗜酸性粒细胞。

三、急性结膜炎的药物治疗

治疗急性结膜炎的药物包括：抗菌药物、抗病毒药物和其他药物。

1. 抗菌药物

常见的治疗急性细菌性结膜炎的药物有大环内酯类、四环素类、氨基糖苷类、多肽类、磺胺类、氟喹诺酮类、氯霉素类和其他类，具体见表5-11-1。

表5-11-1　常用抗急性细菌性结膜炎的治疗药物

药物分类	代表药物	用法用量
大环内酯类	红霉素眼膏	常用浓度0.5%,涂于眼睑内,2~3次/d
四环素类	四环素眼膏	涂于眼睑内,1~2次/d
	盐酸金霉素眼膏	涂于眼睑内,1~2次/d
氨基糖苷类	硫酸新霉素滴眼液	滴眼,1~2滴/次,3~5次/d
	硫酸庆大霉素滴眼液	滴于眼结膜囊内,1~2滴/次,3~5次/d
多肽类	杆菌肽眼膏	取本品适量涂于结膜囊内,每3~4小时一次
磺胺类	磺胺醋酰钠滴眼液	滴眼,1~2滴/次,3~5次/d
氟喹诺酮类	左氧氟沙星滴眼液	滴于眼睑内,1滴/次,3次/d,或遵医嘱
	盐酸环丙沙星滴眼液	滴于眼睑内,1~2滴/次,3~6次/d,疗程6~14d
氯霉素类	氯霉素滴眼液	外用滴眼,滴于眼睑内,1~2滴/次,3~5次/d
其他类	滴眼用利福平	滴丸放入缓冲液溶解后滴眼,1~2滴/次,4~6次/d

2. 抗病毒药物

常用的治疗急性病毒性结膜炎的药物有阿昔洛韦滴眼液、酞丁安滴眼液和环胞苷滴眼剂。

（1）阿昔洛韦滴眼液　阿昔洛韦是人工合成的无环鸟苷类似物，属于核苷类抗DNA病毒药物，可选择性抑制DNA多聚酶，干扰病毒DNA合成，对单纯疱疹病毒作用最强。阿昔洛韦滴眼液是眼科常用的抗病毒滴眼液，可用于急性病毒性结膜炎的治疗，滴入眼睑内，每2小时一次。

（2）酞丁安滴眼液　酞丁安为抗病毒药，其作用机制是抑制病毒DNA和蛋白质早期合成。酞丁安滴眼液用于治疗急性病毒性结膜炎时先振摇药瓶，使药液混匀后滴入眼内，每次1～2滴，一日3～4次。

（3）环胞苷滴眼剂　环胞苷为阿糖胞苷的衍生物，在体内代谢转变为阿糖胞苷发挥作用，主要作用于细胞周期S期，为细胞周期特异性药物，用于各类急性白血病的治疗。环胞苷在眼科方面可应用于急性病毒性结膜炎或单纯疱疹性角膜炎的治疗，滴入眼睑内，每1～2h一次。

3. 其他类药物

对于过敏性结膜炎宜选用醋酸可的松、醋酸氢化可的松、泼尼松滴眼液、色甘酸钠滴眼剂或眼膏。其通过降低毛细血管的通透性减轻炎症反应，滴眼，一次1～2滴，一日3～4次，眼膏涂敷于眼睑内，每晚睡前1次，连续应用不得超过2周。

四、用药注意事项与患者教育

1. 用药注意事项

（1）庆大霉素滴眼液（或眼膏）或硫酸新霉素滴眼液（或眼膏）偶致耳毒性，虽滴眼剂比注射剂发生率小，但对儿童、肾功能不全者不宜长期应用。

（2）阿昔洛韦滴眼液在应用时偶有一过性烧灼感、疼痛、皮疹、荨麻疹。应用眼膏后极少数患者可能出现一过性轻度疼痛，还可能有浅表斑点状角膜病变，但无需中止治疗，愈后亦无明显后遗症。

（3）在使用糖皮质激素如醋酸可的松、醋酸氢化可的松等眼膏剂过程中，有诱发真菌或病毒感染、延缓创伤愈合、升高眼压和导致晶状体混浊等风险，因此不可随意使用，连续应用时间不宜超过两周，谨遵医嘱用药。

💡 **想一想**

治疗急性过敏性结膜炎为什么不宜长期使用醋酸可的松、醋酸氢化可的松等眼膏剂？

2. 患者教育

（1）当患者眼睛分泌物较多时，可用生理盐水、1：10000高锰酸钾溶液或3％硼酸水冲洗结膜囊。惧光者可佩戴有色太阳镜，减少光线刺激。

（2）由于结膜具有特殊的生理屏障（血-眼屏障），在治疗时以局部给药为主，白天可按时点滴眼药水，睡前可用眼膏涂眼，以保持较长药效。

（3）急性结膜炎的治疗应该按疗程规律用药，避免产生耐药性。

（4）由于感染性结膜炎具有较强的传染性，在治疗上应首先做好消毒隔离工作，特别是患者洗脸用具应该分开并注意消毒，将擦洗患病眼的纱布和棉球妥善处理，切断传播途径。

📖 **知识链接**

滴眼液使用小常识

1. 滴眼之前，若眼内分泌物过多，宜先用无刺激性的生理盐水洗净分泌物，再滴入或涂敷药物，否则影响药效。

2. 使用滴眼液时，首先清洁双手，头部后仰，眼睛向上看，并用一只手的手将下眼睑拉成一钩袋状，用另一只手的手指轻轻按压眼内眦，以防止药液分流而降低眼内局部药物浓度，同时可防止药液经鼻泪管流入口腔引起不适，滴眼后，轻轻闭眼1～2min，同时用手指轻压鼻梁，最后用消毒棉签拭去溢出眼外的液体。

3. 同时使用两种滴眼液，宜间隔 10min 以上。

4. 滴眼液开启后不宜使用过久，如药液出现浑浊或变色时，切勿再用。

5. 白天宜使用滴眼液滴眼，睡前宜使用眼膏涂敷，以便药物附着于眼壁而维持较长时间，以保持夜间药物浓度。

【任务实施】

针对任务要求，按下述步骤实施。

收集信息	评估信息	荐药计划	实施过程	跟踪反馈
性别、年龄、过敏史、疾病史、特殊生理状态、症状和疾病发展、生活习惯、用药观念和疾病认知	可用药物 不可用药物 重点指导的用药教育内容 重点纠正的用药习惯	介绍药物作用 用法用量指导 用药特殊提示 科学生活习惯 合理用药教育	确认顾客信息 确认疾病症状 介绍可用药物 指导合理用药 健康科普教育 确认信息理解	明确跟踪 疾病转归 用药情况 生活习惯 强化教育 反思小结

收集信息	1. 基本信息：男，15 岁，学生，身高 171cm，体重 76kg。 2. 疾病发展信息：患者双眼眼红、畏光，有黄白色黏稠脓性分泌物。今日晨起时，眼皮被分泌物黏住，不易睁开。一天前曾去小区游泳池游泳。 3. 咨询药物信息：今日来药店买药，请分析案例，为患者制订用药方案，进行用药指导并提出合理的建议。 4. 问题指向点：患者在网上查询药物治疗的方法，搜索到新冠病毒导致结膜炎的文章，害怕自己感染了新冠病毒
评估信息	1. 信息采集与症状评估 (1) 信息采集：①红眼的原因或流行病学史；②伴发症状；③症状特点；④是否佩戴隐形眼镜。 (2) 症状评估：患者双眼眼红、畏光，有黄白色黏稠脓性分泌物，一天去小区游泳池游泳，无其他症状。 2. 药物治疗：结合本地疫情风险等级（常态化防控区域，近一年内无新冠肺炎病例和无症状感染者）以及患者活动轨迹（发病前一天曾去小区游泳池游泳），考虑细菌性结膜炎，可选用抗菌眼膏或滴眼液进行治疗，并告知用法用量、不良反应和用药注意事项。 3. 公共健康安全教育：患者因受网络信息影响，认为结膜炎可能是新冠肺炎的首发症状，对疾病存在恐慌情绪。药师需引导患者正确认识疾病，并告知疫情期间的个人防护知识，如戴好口罩、进行核酸检测等。 4. 个性化健康教育：因细菌性结膜炎为感染性疾病，需进行个性化健康教育，提醒患者注意用眼卫生
制订计划	1. 药物选择：因结膜具有特殊的生理屏障（血-眼屏障），在治疗时以局部给药为主，白天可按时点滴眼药水，睡前可用眼膏涂眼，以保持较长药效。患者为未成年人，庆大霉素滴眼液（或眼膏）或硫酸新霉素滴眼液（或眼膏）偶致耳毒性，虽滴眼剂比注射剂发生率小，但也不宜使用。故选用磺胺醋酰钠滴眼液和盐酸金霉素眼膏。 2. 适应证：磺胺醋酰钠滴眼液用于眼结膜炎、睑缘炎和沙眼。盐酸金霉素眼膏用于细菌性结膜炎、麦粒肿、细菌眼睑炎和沙眼。 3. 药理作用：磺胺醋酰钠滴眼液为广谱抗菌药，其作用机制是与细菌体内对氨基苯甲酸（PABA）竞争，抑制二氢叶酸合成酶，从而阻碍细菌的生长、繁殖。盐酸金霉素眼膏为四环素类广谱抗生素，其作用机制主要是抑制细菌蛋白质合成，对眼部革兰阳性菌及沙眼衣原体有抑制作用。 4. 用法用量：磺胺醋酰钠滴眼液白天使用，滴眼，一次 1～2 滴，一日 3～5 次；盐酸金霉素眼膏睡前使用，涂于眼睑内。 5. 不良反应：偶见眼睛刺激或过敏反应，可自行恢复。 6. 贮藏条件说明：遮光，密闭，在阴凉处（不超过 20℃）保存。 7. 用药注意事项：①对磺胺类药物过敏者禁用磺胺醋酰钠滴眼液；②磺胺醋酰钠滴眼液不能和其他眼部制剂混合使用，两药联用时，需间隔使用；③仅限局部使用；④不能佩戴隐形眼镜；⑤使用前，清洁双手，滴眼液瓶口和眼膏管口勿接触手和眼睛；⑥使用后，拧紧瓶盖；⑦不宜长期连续使用，使用 5 日症状未缓解，应停药就医。 8. 公共健康安全教育：结膜炎有多种类型，常见的有细菌性结膜炎、病毒性结膜炎、过敏性结膜炎等。患者发病前去过公共游泳池，而结膜炎是游泳中常见疾病之一，其中最常见的是由衣原体引起的游泳池性结膜炎和细菌引起的急性卡他性结膜炎。因此，游泳时最好戴防水眼镜，若游泳后感觉眼部不适，可点用利福平滴眼液或 0.25%氯霉素滴眼液进行预防，注意勿用手揉眼或用不洁的毛巾擦眼。 9. 个性化用药教育：细菌性结膜炎是传染性疾病，往往波及全家，甚至传染周围的同事、朋友，给生活和工作带来不便。因此，一旦确诊此病，应采取防治措施，以免传染他人

实施计划	药师:您好,请问有什么可以帮助到您? 顾客:您好,我两只眼睛都充血了,这是不是"红眼病"?我在网上查了一下,新冠病毒可以导致"红眼病",我该不会是得了新冠吧? 药师:哦哦,您先别着急。您还有什么其他症状吗?眼睛疼不疼?什么时候发现眼睛不舒服的? 顾客:今天早上起来发现眼屎多,把眼睛都糊住了,然后两只眼睛都是红血丝,还有点畏光,眼睛倒是不疼,就是眼屎多不舒服。昨天还好好的,睡了一觉就不对劲了。 药师:那您昨天去过哪里吗?这一段时间有离开过本地或者接触过外地回来的朋友吗? 顾客:没有,没有去其他地方,也没有接触过外地回来的人,就在家里。哦,对了,昨天下午去小区游泳池游泳了。 药师:那听您这些症状应该是细菌性结膜炎,可能是在游泳池感染的,和新冠肺炎没有关系。您佩戴隐形眼镜吗? 顾客:没有,我不带。 药师:好的。之前有在用药物吗?有药物过敏史? 顾客:没有。 药师:好的,我建议您使用磺胺醋酰钠滴眼液和盐酸金霉素眼膏。这两个都是抗菌药,可以杀灭导致您眼部炎症的细菌。磺胺醋酰钠滴眼液白天使用,滴眼,一次1~2滴,一日3~5次;盐酸金霉素眼膏睡前使用,涂于眼睑内。 顾客:好的,我还想问一下,我用这些药会不会有什么不良反应啊? 药师:一般不会有什么不良反应,个别会出现眼睛刺激或过敏反应,如果用药后,眼睛出现烧灼感、瘙痒、红肿就停药就医。 顾客:好的,我记住了。 药师:这两个药都只能用于眼睛,并且要注意不要混合使用,不能滴了磺胺醋酰钠滴眼液后,马上使用盐酸金霉素眼膏,两个药要间隔一段时间用。因为这个病容易传染,所以要注意卫生。使用前,清洁双手,滴眼液瓶口和眼膏管口勿接触手和眼睛;使用后,也要拧紧瓶盖。还有,就是不宜长期用药,使用5天症状未缓解,就要到医院去看看。 顾客:好的,谢谢。那我爸妈会被我传染吗? 药师:如果切断传播途径,注意个人卫生,特别是眼睛卫生,是可以避免传染的。你的洗漱用具必须严格分开,滴眼液也是一人一瓶,不能和其他人一起共用。还有,患病期间不要去公共浴池、泳池游泳。 顾客:好的,懂了。眼睛好了可以去游泳吗? 药师:当然可以,注意佩戴防水眼镜,若游泳后感觉眼部不适,可使用利福平滴眼液或0.25%氯霉素滴眼液进行预防,不要用手揉眼或用不洁的毛巾擦眼。 顾客:明白了。 药师:那您的药拿好了,慢走,祝您早日康复! 顾客:谢谢!
跟踪反馈	**电话跟踪** 1周后电话随访,顾客表示用药3天后症状缓解就停药了,没有出现不良反应,现已痊愈,家人也没有被传染。对药师提供的药学服务表示感谢,后续会注意用眼卫生。 **反思小结** 患者利用网络对疾病的了解比较片面,作为基层健康服务体系重要组成部分的零售药店药师应发挥对于公众的健康宣传与教育的引导作用,提供准确的健康信息和药物咨询

【任务评价】

项目	评分标准	分值
收集信息 (15分)	询问性别、年龄、过敏史、疾病诱因、症状和疾病发展等信息齐全,计5分	
	询问疾病认知、是否用药、生活习惯,计5分	
	仪态大方,用语亲切,口齿清晰,有条有序,计5分	
评估信息 (15分)	根据收集的信息,参考相关资料,总结可用药物,计5分	
	根据相关资料,总结禁忌证和注意事项,计5分	
	根据收集的信息,提炼需重点指导的用药教育内容,计5分	
	根据收集的信息,提炼需重点纠正的用药习惯,计5分	
荐药计划 (25分)	正确罗列药物的适应证、药理作用,计5分	
	正确罗列用法用量,如药品是特殊剂型,借助图文等多种形式保证顾客能正确使用,计5分	
	罗列用药可能的特殊提示,如饮酒、饮茶、饮咖啡等对药物疗效的影响,计5分	
	罗列用药指导内容,包括可能出现的不良反应、注意事项、相互作用、贮藏条件说明,计5分	

项目	评分标准	分值
荐药计划 (25分)	有针对性地罗列健康生活习惯引导,如用眼卫生等,若顾客有不规范的用药习惯,说明引导方案,计5分	
实施过程 (30分)	确认信息:包括顾客信息和疾病症状,计5分	
	介绍药物:用通俗易懂的语言向顾客说明推荐药物的理由,并解说药理作用和用法用量,如药品是特殊剂型,借助图文等多种形式保证顾客能正确使用,计10分	
	指导用药:简明扼要地向顾客解说可能出现的不良反应、注意事项、相互作用及恰当的贮藏条件,计10分	
	健康教育:进行健康生活习惯引导,如用眼卫生等,若顾客有不规范的用药习惯,温和地引导顾客对疾病或用药观念进行正确的认知更新,计5分	
跟踪反馈 (10分)	进行用药跟踪,了解顾客的用药进展、疾病转归、健康习惯、用药观念等情况,并询问顾客实施过程的评价结果,计5分	
	对整体环节进行反思小结,包括用药方面和服务方面,计5分	

【任务训练】

一、知识检测

（一）单选题

1. 患者女性,30岁。既往有磺胺药过敏史,近日感染细菌性结膜炎,双眼充血,分泌物多。今天到药店购药,药师应给予的用药建议是（　　）。

A. 利巴韦林滴眼液　　　　B. 可的松滴眼液　　　　C. 左氧氟沙星滴眼液

D. 玻璃酸钠滴眼液　　　　E. 色甘酸钠滴眼液

2. 连续使用糖皮质激素眼用制剂不宜超过（　　）。

A. 3日　　　　　　　　　B. 5日　　　　　　　　C. 7日

D. 10日　　　　　　　　E. 两周

3. 下列不是过敏性结膜炎治疗药物的是（　　）。

A. 醋酸可的松　　　　　　B. 醋酸氢化可的松　　　C. 色甘酸钠滴眼剂

D. 酞丁安滴眼液　　　　　E. 泼尼松滴眼液

（二）配伍题

A. 硫酸锌滴眼液　　　　　B. 磺胺醋酰钠滴眼液　　C. 金霉素眼膏

D. 可的松滴眼液　　　　　E. 酮康唑眼膏

1. 可竞争性抑制二氢叶酸合成酶,从而阻碍细菌的生长、繁殖的药物是（　　）。

2. 抑制细菌蛋白质合成,对眼部革兰阳性菌及沙眼衣原体有抑制作用的药物是（　　）。

A. 色甘酸钠滴眼液　　　　B. 氧氟沙星滴眼液　　　C. 玻璃酸钠滴眼液

D. 阿昔洛韦滴眼液　　　　E. 毛果芸香碱滴眼液

3. 细菌性结膜炎可选用的药物是（　　）。

4. 病毒性结膜炎可选用的药物是（　　）。

5. 过敏性结膜炎可选用的药物是（　　）。

（三）多选题

以下药物可用于治疗细菌性结膜炎的是（　　）。

A. 氯霉素滴眼液　　　　　B. 红霉素眼膏　　　　　C. 碘苷滴眼液

D. 左氧氟沙星滴眼液　　　　　E. 泼尼松滴眼液

二、能力训练任务

患者，男性，22岁，因双眼出现眼红、畏光和流泪就诊，患者自述眼睛流出一些浆液性分泌物，几天后转为脓性分泌物。经检查，患者双眼水肿，眼结膜上有假膜形成，结膜充血肿胀，结膜囊有脓液流出，角膜透明，诊断为急性结膜炎。请思考：急性结膜炎根据病原微生物不同主要分为哪几类？上述患者属于哪一类？针对上述急性结膜炎患者，简述有哪些治疗药物。

【任务拓展】

调研一家游泳馆的顾客对结膜炎的认识及自我药疗情况，针对其中的存在的问题，设计防治结膜炎的宣传海报。

M5-11-1　PPT　　　　　M5-11-2　答案解析　　　　　M5-11-3　视频

项目六 常见疾病用药指导

【项目介绍】

本项目的学习内容主要包括心血管系统、呼吸系统、消化系统、内分泌系统、血液系统、泌尿系统和神经系统等常见疾病的概述、用药原则、常用药物、用药注意事项与健康教育等。项目下设 13 个工作任务，系统介绍药物治疗目标及正确合理使用，提高患者自我管理能力，提升患者对疾病的认知和用药依从性；药学服务人员能保障患者用药安全、优化患者治疗效果、改善患者生活质量和节约患者治疗费用。

【知识导图】

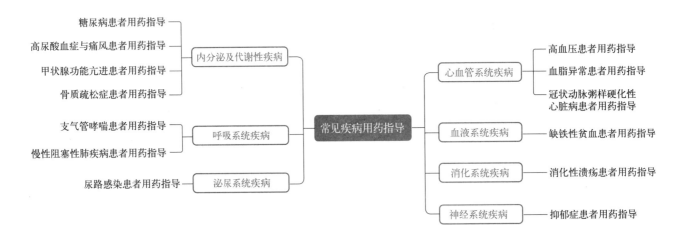

【学习要求】

1. 知识结构： 了解常见疾病的分类及临床症状，掌握治疗疾病对应药物的适应证、作用特点、不良反应、用药注意事项等。

2. 技能操作： 熟悉处方调剂，能根据医生开具的处方实施规范的处方审核、处方调配和用药交代等；能对患者进行合理的用药指导及健康教育。

【药学技能竞赛考点】

本项目知识点与药学技能竞赛中理论知识部分"疾病用药指导"相关内容对接，与技能操作部分"用药咨询与慢病管理""处方调剂与用药指导"模块对接。

【1+X 证书考点】

本项目所选疾病及相关知识点与执业药师考试中"常见疾病药物治疗"对接。也与药品购销员等级证书考试中"常见病药物治疗"对接。

任务1　高血压患者用药指导

- 知识目标

  1. 掌握高血压常用药物的适应证及其作用机制。

  2. 熟悉高血压患者的用药指导与健康教育。

  3. 了解高血压的分类及临床表现。

- 能力目标

  1. 会对高血压患者处方中的药物进行信息查阅、整理。

  2. 能正确审核高血压患者的处方。

  3. 能熟练调配处方，并对高血压患者进行合理用药指导和健康教育。

- 素质目标

  1. 以高血压患者为中心，耐心细心与患者沟通交流。

  2. 有良好的职业素养，精准指导患者合理安全用药，当好用药"把关人"。

医者仁心

清代名医——叶天士

　　叶天士（1666—1745年），名桂，字天士，号香岩，别号南阳先生。江苏吴县（今江苏苏州）人。清代著名医学家，"温病四大家"之一，最擅长治疗时疫和痧痘等证。并以善治络病著名，他提出"病久入络，久病血瘀"，是其最具特色的理论之一，倍受后世推崇。高血压是一种慢性疾病，《临证指南医案》记载了叶氏治络病案例，为后人治疗高血压提供了宝贵的财富。

　　叶天士信守"三人行必有我师"的古训，不管什么人，只要比自己有本事的，他都希望拜之为师。虚心求教，"师门深广"，确实令人肃然起敬。传承我国博大精深的中医药文化，学习古人悬壶济世的思想，创新我国中医药的发展，是我们当代人的责任与担当。

【任务要求】

　　赵某，男，41岁，近日出现头昏、头晕，测量血压为175/102mmHg，诊断为高血压，医生开具处方如下：厄贝沙坦氢氯噻嗪片和卡维地洛片。要求药师江某和陈某，为患者正确调配处方，并对患者进行用药指导。

××医院处方笺

姓名：赵××	性别：男	普
科室：高血压病门诊	年龄：41岁	
日期：2021年12月22日	问诊号：2021122210416	
诊断：高血压		

Rp：

厄贝沙坦氢氯噻嗪片	(150mg+12.5mg)×28片	1盒
口服　1片/次　1次/d		
卡维地洛片	10mg×28片	1盒
口服　1片/次　2次/d		

药费：46.13元	医生：卿××	
打印日期：	审核人：	核对人：
2021-12-22 9:44:47	调配：	发药人：

一、高血压概述

1. 高血压的定义

高血压是以体循环动脉压升高、周围小动脉阻力增高同时伴有不同程度的心排血量和血容量增加为主要表现的临床综合征。高血压是多种心、脑血管疾病的重要病因和危险因素，可导致心、脑、肾及周围血管、眼底等靶器官病理损害，最终导致这些器官功能衰竭，迄今仍是心血管疾病死亡的主要原因之一。

高血压定义：在未使用降压药物的情况下，非同日 3 次测量诊室血压，收缩压（SBP）≥140mmHg和（或）舒张压（DBP）≥90mmHg。SBP≥140mmHg 和 DBP<90mmHg 为单纯收缩期高血压。患者既往有高血压病史，目前正在使用降压药物，血压虽低于 140/90mmHg，仍应诊断为高血压。

知识拓展

传统血压测量和中心动脉压测量

目前测量诊室血压的主要方法是经肱动脉测量，诊室血压的测量结果也被作为高血压诊断的主要依据，且可以为临床工作者提供并发症的风险预测信息。但在实际的临床工作中，由于许多干扰因素（如白大衣血压、人群变异等）的存在，肱动脉血压在很大程度上不能反映患者血压的真实情况。因此，寻找与靶器官损害相关性更大、受干扰因素影响更小的血压测量方式，从而获得可以更加精确反映患者真实情况的血压测量值是如今研究的主要方向。有证据显示，相比于肱动脉血压或者外周动脉血压，中心动脉压（central arterial pressure，CAP）与许多心血管事件的发生有更大的相关性；24h 动态血压监测（ambulatory blood pressure monitoring，ABPM）可以更加精确地反映患者血压的真实情况，并可以作为目前"金标准"诊室血压的重要"诊室外补充"。

2. 高血压的分类

（1）根据病因和发病机制分类　临床上高血压可分为原发性和继发性两类。发病原因不明者称为原发性高血压，通常简称为高血压，约占高血压患者的 95%，主要与遗传、环境（如饮食、肥胖、精神应激等）有关；继发性高血压约占高血压患者的 5%，是由某些确定的疾病或病因（如原发性醛固酮增多症、嗜铬细胞瘤、肾动脉狭窄等）而引起。

（2）根据血压水平分类　将高血压分为 1 级、2 级和 3 级（见表 6-1-1）。

表 6-1-1　血压水平分类和定义

分类	收缩压/mmHg		舒张压/mmHg
正常血压	<120	和	<80
正常高值	120～139	和（或）	80～89
高血压	≥140	和（或）	≥90
1 级高血压（轻度）	140～159	和（或）	90～99
2 级高血压（中度）	160～179	和（或）	100～109
3 级高血压（重度）	≥180	和（或）	≥110
单纯收缩期高血压	≥140	和	<90

注：当收缩压和舒张压分属于不同级别时，以较高的级别作为标准。

（3）心血管风险分层　高血压的严重程度不仅与血压升高水平有关，还与有无其他心血管危险因素、靶器官损害、临床并发症和糖尿病等有关。因此，高血压患者的诊断和治疗不能只根据血压水平，还必须对患者进行心血管风险的评估并分层。高血压患者心血管风险分为低危、中危、高危和很高危 4 个层次（见表 6-1-2）。

表 6-1-2　高血压患者的心血管风险分层

其他危险因素和病史①	血压/mmHg			
	SBP 130~139 和（或） DBP 85~89	SBP 140~159 和（或） DBP 90~99	SBP 160~179 和（或） DBP 100~109	SBP≥180 和（或） DBP≥110
无		低危	中危	高危
1~2 个其他危险因素	低危	中危	中/高危	很高危
≥3 个其他危险因素，靶器官损害或 CKD② 3 期，无并发症的糖尿病	中/高危	高危	高危	很高危
临床并发症，或 CKD≥4 期，有并发症的糖尿病	高/很高危	很高危	很高危	很高危

① 影响高血压患者心血管预后的重要因素包括：男性＞55 岁或女性＞65 岁、吸烟或被动吸烟、糖耐量受损和（或）空腹血糖异常、血脂异常、早发心血管疾病家族史（一级亲属发病年龄＜50 岁）、腹型肥胖或肥胖、高同型半胱氨酸血症。

② CKD 指慢性肾脏病。

二、高血压用药原则

高血压治疗三原则：达标、平稳、综合管理。治疗高血压的主要目的是减少心脑血管并发症的发生和死亡风险。首先要降压达标，不论采用何种治疗手段，将血压控制在目标值以下是根本。其次是平稳降压，告知患者长期坚持生活方式干预和药物治疗，保持血压长期平稳至关重要；此外，长效制剂有利于每日血压的平稳控制，对减少心血管并发症有益，推荐使用。最后要对高血压患者进行综合干预管理。选择降压药物时应综合考虑其伴随合并症情况；此外，对于心血管疾病的患者及具有某些危险因素的患者，应考虑给予抗血小板及降脂治疗，以降低心血管疾病再发的概率及死亡风险。

三、常用降压药

所有高血压患者一旦确诊，建议在生活方式干预的同时立即启动药物治疗。常用降压药物用法、适应证、禁忌证及不良反应见表 6-1-3。

表 6-1-3　常用降压药物用法、适应证、禁忌证及不良反应

分类	名称	每次剂量	服药 （次/d）	推荐常用 起始用法①	适应证②	禁忌证②	主要不良反应②
A： 肾素-血管紧张素-醛固酮系统抑制剂（ACEI）	依那普利	5~20mg	1~2	5mg Bid.①	心力衰竭； 心肌梗死后综合征； 左心室肥厚； 外周动脉粥样硬化； 糖尿病肾病； 非糖尿病肾病； 蛋白尿； 微量蛋白尿； 代谢综合征； 糖尿病	绝对禁忌： 妊娠； 高血钾； 双侧肾动脉狭窄； 相对禁忌： 严重肾功能不全； 肌酐＞3mg/dL （265μmol/L）； 可能怀孕的女性	咳嗽； 血管神经性水肿
	卡托普利	12.5~50mg	2~3	12.5mg Tid.①			
	培哚普利	4~8mg	1	4mg Qd.①			
	贝那普利	10~20mg	1~2	10mg Qd.			
	雷米普利	1.25~10mg	1	5mg Qd.			
	福辛普利	10~40mg	1	10mg Qd.			
	赖诺普利	5~80mg	1	10mg Qd.			
	咪达普利	2.5~10mg	1	5mg Qd.			

分类	名称	每次剂量	服药（次/d）	推荐常用起始用法[①]	适应证[②]	禁忌证[②]	主要不良反应[②]
A：血管紧张素Ⅱ受体拮抗剂（ARB）	缬沙坦	80～160mg	1	80mg Qd.	心力衰竭；左心室肥厚；心肌梗死后综合征；糖尿病肾病；蛋白尿；微量白蛋白尿；代谢综合征；糖尿病；ACEI引起的咳嗽	同ACEI	血管神经性水肿
	氯沙坦	25～100mg	1	50mg Qd.			
	厄贝沙坦	150～300mg	1	150mg Qd.			
	替米沙坦	20～80mg	1	40mg Qd.			
	坎地沙坦	4～12mg	1	4mg Qd.			
	奥美沙坦酯	20～40mg	1	20mg Qd.			
	阿利沙坦酯	80～240mg	1	240mg Qd.			
B：β受体阻滞剂	阿替洛尔	6.25～25mg	1～2	6.25mg Bid.	心绞痛；心肌梗死后综合征；快速型心律失常；心力衰竭；拉贝洛尔适用于妊娠、高血压	绝对禁忌：二度、三度房室阻滞；哮喘。相对禁忌：慢性阻塞性肺疾病；外周动脉疾病	心动过缓；支气管痉挛
	美托洛尔	12.5～100mg	2	25mg Bid.			
	美托洛尔缓释片	23.75～190mg	1	47.5mg Qd.			
	比索洛尔	2.5～10mg	1～2	5mg Qd.			
	卡维地洛	3.125～25mg	2	6.25mg Bid.			
	阿罗洛尔	5～10mg	2	5mg Bid.			
	拉贝洛尔	100～200mg	2	100mg Bid.			
C：二氢吡啶类钙拮抗剂	氨氯地平	2.5～10mg	1	5mg Qd.	左心室肥厚；老年单纯收缩期高血压；心绞痛；动脉粥样硬化；代谢综合征	相对禁忌：快速型心律失常；充血性心力衰竭	头痛；面部潮红；踝部水肿；心跳加快；牙龈增生
	左旋氨氯地平	2.5～5mg	1	2.5mg Qd.			
	硝苯地平	5～20mg	2～3	10mg Tid.			
	硝苯地平缓释片	10～40mg	1～2	20mg Bid.			
	硝苯地平控释片	30～60mg	1	30mg Qd.			
	尼群地平	10～20mg	2	10mg Bid.			
	非洛地平缓释片	2.5～10mg	1	5mg Qd.			
	拉西地平	2～8mg	1	2mg Qd.			
	贝尼地平	4～8mg	1	4mg Qd.			
	乐卡地平	10～20mg	1	10mg Qd.			
	西尼地平	5～10mg	1	5mg Qd.			
D：噻嗪类利尿剂	氢氯噻嗪	6.25～25mg	1	12.5mg Qd.	老年高血压；收缩期高血压；心力衰竭	绝对禁忌：痛风。相对禁忌：妊娠；血脂异常	低血钾
	吲达帕胺	0.625～2.5mg	1	1.25mg Qd.			
	吲达帕胺缓释片	1.5mg	1	1.5mg Qd.			
单片复方制剂	氨氯地平贝那普利	1片	1	1片 Qd.	单药未达标或需两种及以上药物治疗的高血压	相应成分的禁忌证	相应成分的不良反应
	贝那普利氢氯噻嗪	1片	1	1片 Qd.			
	复方卡托普利	1～2片	2～3	1片 Tid.			
	赖诺普利氢氯噻嗪	1片	1	1片 Qd.			

分类	名称	每次剂量	服药 (次/d)	推荐常用 起始用法[1]	适应证[2]	禁忌证[2]	主要不良反应[2]
单片复方制剂	依那普利氢氯噻嗪（Ⅱ）	1片	1	1片 Qd.	单药未达标或需两种及以上药物治疗的高血压	相应成分的禁忌证	相应成分的不良反应
	厄贝沙坦氢氯噻嗪	1片	1	1片 Qd.			
	氯沙坦钾氢氯噻嗪	1片	1	1片 Qd.			
	替米沙坦氢氯噻嗪	1片	1	1片 Qd.			
	缬沙坦氢氯噻嗪	1～2片	1	1片 Qd.			
	缬沙坦氨氯地平	1片	1	1片 Qd.			
传统单片复方制剂	复方利血平片	1～3片	2～3	1片 Tid.	单药未达标或需两种及以上药物治疗的高血压	相应成分的禁忌证；活动性溃疡	相应成分的不良反应
	复方利血平氨苯蝶啶片（0号）	1片	1	1片 Qd.			

① 推荐常用起始用法适用于一般高血压患者，对于合并心力衰竭或≥80岁易发生直立性低血压的老年患者仍建议从更小剂量开始。Qd. 每日1次；Bid. 每日2次；Tid. 每日3次。

② 每种药物的适应证、禁忌证及不良反应以说明书为准。

四、用药注意事项与健康教育

每次调整药物种类或剂量后建议观察2～4周，评价药物治疗的有效性，除非出现不良反应等不耐受或需紧急处理的情况，避免频繁更换药物。不宜联合应用ACEI与ARB。根据患者是否存在合并症及血压水平，选择合适的药物，优选长效药物。除心力衰竭及直立性低血压风险较大的高龄初始用药患者建议从小剂量开始外，其他高血压患者可从常用起始剂量开始，有合并症高血压药物治疗方案具体参见表6-1-4。注意每次调整治疗后均需观察2～4周，看达标情况（除非出现不良反应等不耐受或需紧急处理的情况），如果2～4周仍未达标，治疗可以进入下一步。

表6-1-4　有合并症[1]高血压的治疗方案推荐表

患者特征	第一步	第二步	第三步
高血压合并心肌梗死	A＋B[2]	A＋B＋C[3] 或 A＋B＋D[4]	转诊或 A＋B＋C[3]＋D
高血压合并心绞痛	B 或 A 或 C	B＋C 或 B＋A 或 A＋C	B＋C＋A 或 B＋C＋D
高血压合并心力衰竭	A＋B[2]	A＋B＋D[4]	转诊或 A＋B＋D[4]＋C[3]
高血压合并脑卒中	C 或 A 或 D	C＋A 或 C＋D 或 A＋D	C＋A＋D
高血压合并糖尿病或慢性肾脏疾病[5]	A	A＋C 或 A＋D	A＋C＋D

① 合并症：指高血压伴随冠心病、心力衰竭、脑卒中、糖尿病、慢性肾脏疾病或外周动脉粥样硬化病，且处于稳定期。伴外周动脉粥样硬化病患者的高血压用药同无合并症者，无特殊推荐，故未列入本表。

② A＋B两药合用，应从最小剂量起始，避免出现低血压。

③ C类用于心肌梗死时，限长效药物。C类用于心力衰竭时，仅限氨氯地平及非洛地平两种药。

④ D类用于心肌梗死时包括螺内酯；用于心力衰竭时包括袢利尿剂和螺内酯。

⑤ 肌酐水平首次超出正常，降压治疗方案建议由上级医院决定。A：血管紧张素转化酶抑制剂/血管紧张素Ⅱ受体拮抗剂；B：β受体阻滞剂；C：二氢吡啶类钙拮抗剂；D：噻嗪类利尿剂。

请问高血压药物联合应用的目的是什么？

高血压患者治疗的目的不仅是降低血压水平，更重要的是改善心脑血管和肾脏的结构和功能，延长寿命。因此，高血压患者须定期检测血脂谱，高血压伴血脂异常者需同时进行血压和血脂的长期管理，以预防动脉粥样硬化性心血管疾病（arteriosclerotic cardiovascular disease，ASCVD，简称冠心病）的发生和进展。生活方式干预非常重要。健康的生活方式能预防或延迟心血管疾病的发生、发展，因此对于高血压合并血脂异常的患者，不论是否启动药物治疗，均应倡导健康的生活方式（表 6-1-5）

表 6-1-5　生活方式干预的主要内容

项目	主要内容
严格戒烟	吸烟是重要的心血管疾病危险因素,严格戒烟有利于预防动脉粥样硬化性心血管疾病(ASCVD)、提高高密度脂蛋白胆固醇水平,应避免二手烟暴露
控制体重	控制体重指数($<24kg/m^2$),腹型肥胖者更应积极控制,中国人群腹围标准为$<90/85cm$(男性/女性)
限盐、健康膳食	限制食盐摄入量($<5g/d$),减少高盐食品的摄入(包括腌制品、酱油、速食和高盐半成品);碳水化合物摄入适当控制在每日能量的 50%～55%,多食谷物、水果、蔬菜,增加膳食纤维的摄入;用不饱和脂肪酸(橄榄油等)代替饱和脂肪酸(动物脂肪及部分植物脂肪,如椰子油);增加富含镁、钙、钾食物(坚果、瓜子、豆荚类)的摄入
饮酒	不建议饮酒
规律运动	中等强度有氧运动(走路、慢跑、骑自行车、做瑜伽、游泳、跳广场舞等),每周 5～7 次,每次 30min
减轻精神压力	建议通过各种途径减轻精神压力
睡眠	保持充足的睡眠时间

【任务实施】

针对任务要求，按下述步骤实施。

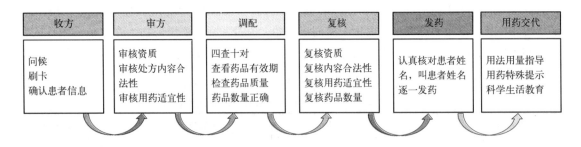

<table>
<tr><td>收方</td><td>审方</td><td>调配</td><td>复核</td><td>发药</td><td>用药交代</td></tr>
<tr><td>问候
刷卡
确认患者信息</td><td>审核资质
审核处方内容合法性
审核用药适宜性</td><td>四查十对
查看药品有效期
检查药品质量
药品数量正确</td><td>复核资质
复核内容合法性
复核用药适宜性
复核药品数量</td><td>认真核对患者姓名，叫患者姓名逐一发药</td><td>用法用量指导
用药特殊提示
科学生活教育</td></tr>
</table>

收方	药师:您好,请出示您的就诊卡以及发票。 顾客:好的! 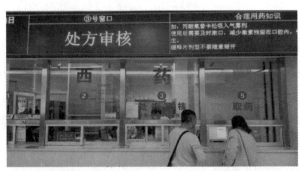

审方	1. 审核资质。 2. 处方规范性、合法性审核：处方前记、正文和后记书写是否清晰、完整，并确认处方的合法性。 3. 审核用药的适宜性 (1) 处方用药与临床诊断的相符性：　　　　　相符 (2) 剂量、用法的正确性：　　　　　　　　　正确 (3) 选用剂型与给药途径的合理性：　　　　　片剂，口服合理 (4) 是否有重复给药现象：　　　　　　　　　无 (5) 是否有潜在临床意义的药物相互作用和配伍禁忌：　分析过程 (6) 其他用药不适宜情况 ××医院处方笺 姓名：赵×× 　　　　　　　　　 性别：男　　　　　　　　（普） 科室：高血压病门诊　　　　　　　年龄：41岁 日期：2021年12月22日　　　　　 门诊号：2021122210416 诊断：高血压 Rp： 厄贝沙坦氢氯噻嗪片　　　(150mg+12.5mg)×28片　　　1盒 口服　1片/次　1次/d 卡维地洛片　　　　　　　10mg×28片　　　　　　　　1盒 口服　1片/次　2次/d 药费：46.13元　　　　　　　　　　　医生：卿×× 打印日期：　　　　　　　审核人：　　　核对人： 2021-12-22 9:44:47　　 调配：　　　　发药人：
调配	1. 仔细阅读处方，按处方药品顺序自上而下调配。 2. 根据"四查十对"，按照顺序进行逐一调配。 3. 调配时查看药品的有效期(应≥3个月)。 4. 调配时注意看相似药品的正确调配。 5. 逐一核对厄贝沙坦氢氯噻嗪片、卡维地洛片的调配数量、名称、剂型、规格等。 6. 按顺序调配好处方上药品后，调配人员在处方调配处签字，以表示处方调配完成，避免发生差错
复核	1. 拿到调配好的药品后，仔细浏览处方信息，运用"四查十对"核对所取药品的名称、剂型、规格、用法、用量、患者姓名及年龄，检查药品的外观质量，药品有效期等。 2. 检查有无漏抓、错发。 3. 是否有特殊处理药品(如拆零药品)。 4. 复核处方的适宜性、合理性
发药	1. 呼叫患者姓名，确认为患者本人。 2. 注意核对处方与调配药品的一致性
用药交代	药师：您好。您本次就诊的是高血压病，医生一共给您开了两个药。第一个药物是厄贝沙坦氢氯噻嗪片，这是血管紧张素Ⅱ受体拮抗剂即厄贝沙坦和噻嗪类利尿剂氢氯噻嗪组成的复方。第二个药物是卡维地洛片，是一个α、β受体拮抗剂。第一个药物厄贝沙坦氢氯噻嗪片的用法用量是每日一次，每次一片，空腹或进餐时使用；第二个药物卡维地洛片的用法用量也是每日一次，每次一片，建议与食物同服；为了防止遗忘，我将用法用量写在了药盒上，您服药前可以查看。 顾客：好的，谢谢！ 药师：按医生开处的剂量服用厄贝沙坦氢氯噻嗪片期间可能出现的不良反应总体上是轻度和暂时的，一些常见的不良反应包括头晕、恶心、呕吐、排尿异常、疲劳等。卡维地洛片常见的不良反应也是轻度的头晕、头痛、乏力等。同时，卡维地洛具有β受体阻滞活性，不能突然停药，缺血性心脏病患者尤其应该注意，必须1～2周以上逐渐停药。这些不良反应和注意事项您都要记着啊，万一出现了不良反应要及时告诉医生进行用药调整。千万不能擅自增加或减少药物的剂量，或停药，或更换药物，以免出现血压出现较大的波动。 顾客：好的，我明白了，谢谢！ 药师：最后，高血压进行药物治疗的时候，生活方式也要注意调整，服药期间一定要严格戒烟戒酒、限盐，每天摄入的食盐量不能超过6g，即不超过一啤酒瓶盖量的食盐，同时注意健康饮食、规律运动、控制体重、保持精神愉悦和充足的睡眠。 顾客：好的，我知道了，一定会戒烟戒酒、限盐的，谢谢！

项目	内容	分值	评分要求	评分
收方	问候； 确认患者信息	6分	面带微笑（3分）； 使用礼貌用语（3分）	
审方	审核资质； 审核内容合法性； 审核用药适宜性	30分	指出漏填的项目（4分）； 指出不合理项目（8分）； 仔细审查药物的配伍禁忌、用法用量（6分）； 审查处方中药品名称、剂型、规格（4分）； 审核临床诊断（2分）； 判断药品和诊断是否一致（4分）； 判断处方开出的药品数量是否正确（2分）	
调配	做到"四查十对"； 查看药品有效期； 检查药品质量； 药品数量正确	20分	调剂时做到"四查十对"（6分）； 仔细检查药品有效期，临近有效期的药品应当告知顾客有效期（4分）； 调剂完检查药品数量与处方一致（4分）； 检查药品规格与处方一致（4分）； 调配完毕后签字（2分）	
复核	复核资质； 复核内容合法性； 复核用药适宜性； 复核药品数量	14分	1. 拿到调配好的药品后，仔细浏览处方信息，运用"四查十对"核对所取药品的名称、规格、用法、用量、患者姓名及年龄，检查药品的外观质量、药品有效期等（8分）； 2. 检查有无漏抓、错发（4分）； 3. 是否有特殊处理药品（如拆零药品）（2分）	
发药	确定患者姓名； 逐一发药	10分	态度亲和（5分）； 确认患者为本人（5分）	
用药交代	用药情况； 疾病情况； 强化教育； 反思建档	20分	语言通俗易懂（5分）； 正确指导患者使用药物（5分）； 解释用药注意事项（5分）； 给患者提供适当的生活指导（5分）	

【任务训练】

一、知识检测

（一）单选题

1. 关于单纯性收缩期高血压正确的是（　　　）。

A. 收缩压≥140 舒张压<90   B. 收缩压>140 舒张压<90

C. 收缩压>130 舒张压<100   D. 收缩压>130 舒张压<90

E. 收缩压≥130 舒张压<90

2. 患者，男，68岁，双侧肾动脉狭窄，有哮喘史，气短、心悸就诊，体征和实验结果为血压 172/96mmHg，血尿酸 516mmol/L（正常 180~440mmol/L），血钾 110mmol/L（正常 25~100mmol/L），应该选用的抗高血压药为（　　　）。

A. 氢氯噻嗪   B. 替米沙坦   C. 卡托普利   D. 普萘洛尔   E. 拉西地平

3. 高血压治疗的目标叙述正确的是（　　　）。

A. 血压降低至 120/80mmHg 以下

B. 控制患者血压不再持续升高

C. 迅速降低患者血压，以规避并发症带来的风险

D. 将血压控制在 120/80mmHg 以下，最大限度地消除危险因素，保护重要脏器的正常功能不受影响

E. 降压治疗方案除了必须有效控制血压，还应兼顾对糖代谢、脂代谢、尿酸代谢等多重危险因素的控制

4. 以下抗高血压药物中，属于利尿药的是（　　　）。

A. 缬沙坦　　　　　　B. 氨氯地平　　　　　C. 维拉帕米　　　　D. 氢氯噻嗪　　　　　E. 依那普利

5. 以下有关高血压的药物治疗方案的叙述中，不正确的是（　　　）。

A. 可采用两种或两种以上药物联合用药

B. 药物治疗高血压时要考虑患者的合并症

C. 采用最小有效剂量，使不良反应减至最小

D. 首先选用血管扩张剂和中枢性抗高血压药

E. 最好选用1天1次给药持续24h降压的药品

（二）配伍题

A. 直接血管扩张剂　　　　　　B. 保钾利尿剂　　　　　　　C. 非二氢吡啶类钙通道阻滞剂

D. 二氢吡啶类钙通道阻滞剂　　E. 血管紧张素转换酶抑制剂

1. 依那普利属于（　　　）。

2. 氨苯蝶啶属于（　　　）。

A. 踝部水肿　　　　　　　　　B. 多毛症　　　　　　　　　C. 低钾血症

D. 高钾血症　　　　　　　　　E. 狼疮综合征

3. 利尿剂吲达帕胺引起的主要不良反应是（　　　）。

4. 醛固酮受体阻断剂螺内酯久用引起的主要不良反应是（　　　）。

5. 二氢吡啶类钙通道阻滞剂硝苯地平引起的主要不良反应是（　　　）。

（三）案例分析题

李某，男，45岁，近日感觉头痛、头晕、心悸、眼花、耳鸣、失眠、乏力等症状，血压为160/100mmHg。

1. 根据李某病情的临床表现，可诊断为（　　　）。

A. 心律失常　　　　　　　　　B. 冠心病　　　　　　　　　C. 高血压

D. 心力衰竭　　　　　　　　　E. 低血压

2. 根据诊断结果，可选用的治疗药物是（　　　）。

A. 呋塞米　　　　　　　　　　B. 卡托普利　　　　　　　　C. 硝酸甘油

D. 维拉帕米　　　　　　　　　E. 普罗帕酮

3. 医生建议服用卡托普利，该治疗药物属于（　　　）。

A. ARB　　　　　　　　　　　B. ACEI　　　　　　　　　　C. 利尿剂

D. β受体阻断剂　　　　　　　E. 钙通道阻滞剂

（四）多选题

1. 硝苯地平适用于治疗（　　　）。

A. 高血压合并周围血管病　　　B. 老年人收缩期高血压　　　C. 高血压合并快速型心律失常

D. 高血压合并心衰　　　　　　E. 高血压合并冠心病

2. ACEI类和ARB类可用于治疗（　　　）。

A. 高血压合并糖尿病或糖耐量降低

B. 高血压合并有肾功能损害

C. 高血压伴妊娠

D. 高血压合并有心力衰竭或左室肥厚

E. 高血压伴高血钾

3. 噻嗪类利尿剂适用的高血压患者有（　　　）。

A. 痛风　　　　　　　　　　　B. 老年高血压　　　　　　　C. 伴心衰

D. 妊娠　　　　　　　　　　E. 单纯收缩期高血压

4. 可致血钾升高的抗高血压药包括（　　　　）。

A. 福辛普利　　　　B. 氨苯蝶啶　　　　C. 依那普利　　　　D. 氢氯噻嗪　　　　E. 螺内酯

5. 以下利尿降压药中，属于保钾利尿药的是（　　　　）。

A. 呋塞米　　　　B. 氢氯噻嗪　　　　C. 氨苯蝶啶　　　　D. 吲达帕胺　　　　E. 阿米洛利

二、能力训练任务

患者，女，38岁，最近一段时间头晕、头昏，去医院就诊。测血压为180/108mmHg，医生诊断为高血压，为患者开出了琥珀酸美托洛尔缓释片、非洛地平缓释片、马来酸依那普利片。请给患者正确调配和发放药品，并对其进行用药和健康指导。

处方如下：

××医院处方笺

姓名：刘××	性别：女
科室：高血压病门诊	年龄：38岁
日期：2021年12月30日	门诊号：2021123010098
诊断：高血压	

Rp:
琥珀酸美托洛尔缓释片　47.5mg×7片　　　3盒
口服　47.5mg/次　1次/1天
非洛地平缓释片　　　　　5mg×10片　　　5盒
口服　　5mg/次　1次/1天
马来酸依那普利片　　　　10mg×16片　　　3盒
口服　　10mg/次　1次/1天

药费：209.24元		医生：卿××
打印日期：	审核人：	核对人：
2021-12-31 15:04:15	调配：	发药人：

【任务拓展】

调研亲人朋友3人（含老年人、孩子、育龄妇女），了解对高血压的认识及自我药疗情况，针对其中的不合理用药情况，设计高血压科普用药宣传单。

M6-1-1　PPT　　　　　M6-1-2　答案解析　　　　　M6-1-3　视频

任务2　血脂异常患者用药指导

【学习目标】

● 知识目标

1. 掌握常用调血脂药物适应证及其作用特点。

2. 熟悉血脂异常患者的用药指导与健康教育。

3. 了解调血脂药物的作用机制。

● 能力目标

1. 会对血脂异常患者处方中的药物进行信息查阅、整理。

2. 能正确审核血脂异常患者的处方。

3. 能熟练调配处方，并对血脂异常患者进行合理用药指导和健康教育。

● 素质目标

1. 以血脂异常患者为中心，耐心细心与患者沟通交流。

2. 有良好的职业素养，精准指导患者安全合理用药，当好用药"把关人"。

3. 积极预防血脂紊乱，筑梦健康中国。

🌐 健康中国

提升健康意识，助力健康中国

人民健康是民族昌盛和国家富强的重要标志，预防是最经济最有效的健康策略。每个人是自己健康的第一责任人，而健康的身体源自健康的生活方式。提升健康意识，助力健康中国——做自己健康的"守门人"。党的二十大报告强调"坚持预防为主，加强重大慢性病健康管理，提高基层防病治病和健康管理能力"。药学从业人员要积极作为，抓住机遇，以专业技能、高尚道德为健康中国事业贡献力量，为药学服务职业赢得尊重。

【任务要求】

患者，男，59岁，近日查体发现血脂异常，化验结果:总胆固醇（TC）7.2mmol/L,甘油三酯（TG）1.7mmol/L，低密度脂蛋白（LDL-C）4.3mmol/L，ALT 56U/L，AST 80U/L。 诊断为高脂血症，医生开具处方如下：阿托伐他汀钙片。 要求药师为患者正确调配处方，并对患者进行用药指导。

××医院处方笺

姓名：王××	性别：男	
科室：心血管内科	年龄：59岁	普
日期：2021年11月22日	门诊号：2021122210416	
诊断：高脂血症		

Rp:

阿托伐他汀钙片　　　　　　10mg×7片　　　　4盒

Sig. 10mg po. qd.

药费：168元		医生：李××
打印日期：	审核人：	核对人：
2021-11-22 9:44:47	调配：	发药人：

【任务准备】

一、血脂异常概述

1. 血脂异常的定义

血脂是血浆中所含脂类的总称。与临床密切相关的血脂主要是胆固醇（cholesterol，CH）、甘油三酯

（triglyceride，TG）、磷脂（phospholipid，PL）以及游离脂肪酸（free fatty acid，FFA）等。其中CH又分为胆固醇酯（cholesterol ester，CE）和游离胆固醇（free cholesterol，FC）两类，两者之和称为总胆固醇（total cholesterol，TC）。

血脂异常通常指血浆中胆固醇和（或）甘油三酯升高，俗称高脂血症。实际上高脂血症也泛指包括低高密度脂蛋白血症在内的各种血脂异常。高脂血症是指血浆总胆固醇或甘油三酯超过正常水平，一般以成人空腹12～14h血浆甘油三酯超过2.26mmol/L（200mg/dL），胆固醇超过6.21mmol/L（240mg/dL），儿童胆固醇超过4.14mmol/L（160mg/dL）为高脂血症诊断标准。脂质代谢异常是动脉粥样硬化最重要的危险因素，尤其是高胆固醇血症和高甘油三酯血症。

知识拓展

"坏"胆固醇和"好"胆固醇

血浆中胆固醇和甘油三酯均不溶于水，必须在血浆中与不同的载脂蛋白结合后以脂蛋白的形式转运。应用超速离心或电泳的方法，血浆脂蛋白可分为乳糜微粒（CM）、极低密度脂蛋白（VLDL）、低密度脂蛋白（LDL）、中密度脂蛋白（IDL）、高密度脂蛋白（HDL）。

当血浆中VLDL、LDL、IDL的水平高出正常水平，胆固醇则易沉积在动脉血管壁，从而导致动脉粥样硬化，被称为"致动脉粥样硬化因子"，可通俗地理解为"坏"胆固醇。HDL主要由肝脏合成，小肠可合成部分，它将肝外组织细胞胆固醇通过血液循环转运到肝，转化为胆汁酸排出，起着"清道夫"作用，这一过程称为胆固醇的逆转运，可减少患冠心病的危险，被称为"抗动脉硬化因子"，可通俗地理解为"好"胆固醇。

2. 血脂异常的分类

血脂异常分类较繁杂，最简单的是病因分类和临床分类，其中临床分类（表6-2-1）是最实用的。WHO按脂蛋白升高的类型不同将其分为6型，分别为Ⅰ、Ⅱa、Ⅱb、Ⅲ、Ⅳ、Ⅴ型，其中Ⅱa、Ⅱb、Ⅲ、Ⅳ型易发冠心病。血脂异常按病因可分为原发性和继发性，原发性者为遗传性脂代谢紊乱，继发性血脂异常常由于糖尿病、肾病综合征、慢性肾衰竭、肝脏疾病和药物等引物所致。

表6-2-1　血脂异常临床分类

分类	TC	TG	HDL-C	相当于WHO分型
高胆固醇血症	增高			Ⅱa
高TG血症		增高		Ⅳ、Ⅰ
混合型高脂血症	增高	增高		Ⅱb、Ⅰ、Ⅳ、Ⅴ
低HDL-C血症			降低	

二、血脂异常用药原则

血脂异常的治疗宗旨是防控动脉粥样硬化性心血管疾病（ASCVD），减少缺血性脑卒中或冠心病所致死亡等心脑血管事件的发生，所以应根据是否已有冠心病或冠心病等危症以及有无心血管危险因素，结合血脂水平进行全面评价，以决定治疗措施及血脂的目标水平（见表6-2-2）。由于血脂异常与饮食和生活方式有密切关系，所以饮食治疗和改善生活方式是血脂异常治疗的基础措施。无论是否进行药物调脂治疗都必须坚持控制饮食和改善生活方式。根据血脂异常的类型及治疗需要达到的目的，选择合适的调脂药物。继发性血脂异常应以治疗原发病为主，需要定期进行调脂疗效和药物不良反应的监测。

表 6-2-2　血脂异常危险分层以及目标值

危险分层	疾病或危险因素	LDL-C 目标值
低危	无高血压,0~1 项危险因素[①]; 高血压,无危险因素[①]	<3.4mmol/L
中危	无高血压,≥2 项危险因素[①]; 高血压,1 项危险因素[①]	<3.4mmol/L
高危	TC≥7.2mmol/L 或 LDL-C≥4.9mmol/L; 糖尿病患者 1.8mmol/L≤LDL-C<4.9mmol/L 或 3.1mmol/L≤TC<7.2mmol/L 且年龄≥40 岁; 高血压,≥2 项危险因素[①]	<2.6mmol/L
冠心病及其危症	ASVCD 患者[②]	<1.8mmol/L

① 危险因素包括年龄（男>45 岁，女>55 岁）、吸烟、HDL-C<1.0mmol/L。
② ASVCD 指动脉粥样硬化性心血管疾病，包括急性冠状动脉综合征（ACS）、稳定性冠心病、血运重建术后、缺血性心肌病、缺血性脑卒中、短暂性脑缺血发作、外周动脉粥样硬化病等。

三、常用调血脂药

常用调血脂药物分类、用法用量、药理作用、禁忌证及主要不良反应见表 6-2-3。

表 6-2-3　常用调血脂药物分类、用法用量、药理作用、禁忌证及主要不良反应

分类	药物		用法用量	药理作用	禁忌证	主要不良反应
主要降低 TC 的药物	他汀类	阿托伐他汀	10mg/d	竞争性抑制羟甲基戊二酸单酰辅酶 A（HMG-CoA）还原酶,阻断肝脏内源性胆固醇的合成	活动性肝病者、ALT 持续升高者、妊娠期妇女禁用	胃肠道反应、肝毒性、肌毒性
		洛伐他汀	10mg/d			
		辛伐他汀	20~40mg/d			
		瑞舒伐他汀	10~20mg/d			
		普伐他汀	10~40mg/d			
		氟伐他汀				
	胆汁酸结合树脂	考来烯胺	4~16g/d,分 3 次服用	胆汁酸结合树脂在胃肠道不被破坏和吸收,与胆固醇降解后形成的胆汁酸螯合,促使肝脏将内源性胆固醇转化为胆汁酸	对考来烯胺过敏的患者禁用;胆道完全闭塞的患者禁用	胃肠道反应、干扰其他药物吸收
	胆固醇吸收抑制剂	依折麦布	10mg/d	选择性抑制位于小肠黏膜刷状缘的胆固醇转运蛋白的活性,因此可有效减少胆固醇的吸收	禁用于妊娠期和哺乳期妇女	胃肠道反应、肝脏转氨酶升高
	抗氧化剂	普罗布考	0.5g,bid.	具有抗氧化特性而产生一定的抗动脉粥样硬化的作用	室性心律失常或 Q-T 间期延长者禁用	不良反应少而轻,常见胃肠反应,偶可引起嗜酸性粒细胞增多、血尿酸浓度增高等,少数患者用药期间可出现 Q-T 间期延长、室性心动过速等
主要降低 TG 的药物	贝特类	非诺贝特	片剂 0.1g,tid.;微粒化胶囊 0.2g,qd.	抑制乙酰辅酶 A 羧化酶,减少游离脂肪酸进入肝脏,减少肝脏合成 TG 和 VLDL;促进乳糜微粒（CM）和 VLDL 的分解	肝胆疾病、肾功能不全患者及孕妇、小儿禁用	常见胃肠道不良反应,偶有肌痛、血清氨基转移酶及尿素氮增高
		苯扎贝特	0.2g,tid.			
		吉非罗齐	0.6g,tid.			
	烟酸类	烟酸	1~2g,qd.	可能与抑制脂肪组织中的脂解和减少肝脏中 VLDL 合成和分泌有关	慢性肝病和严重痛风	可引起皮肤潮红、瘙痒、头痛、高尿酸等

四、用药注意事项与健康教育

1. 用药注意事项

（1）冠心病、缺血性脑卒中、周围动脉粥样硬化病等心脑血管疾病高危及很高危患者需要在医生的指导下长期甚至终身接受调脂治疗，不能因为 LDL-C 暂时达标就停止治疗。

（2）洛伐他汀、辛伐他汀、普伐他汀等短半衰期的他汀类药物建议在晚上或睡前服用；长半衰期的阿托伐他汀与瑞舒伐他汀可在每日任何固定时间服用。

（3）避免辛伐他汀、洛伐他汀与大环内酯类抗菌药物（阿奇霉素除外）合用；服药期间如出现不明原因的肌痛或关节无力，尤其是伴有全身不适或发热时，应立即就诊。

（4）饮食与非调脂药物治疗 3～6 个月后，应复查血脂水平，如能达到要求即继续治疗，但仍须每 6 个月至 1 年复查 1 次，如持续达到要求，每年复查 1 次。

（5）药物治疗开始后 4～8 周复查血脂及 AST、ALT 和 CK，如能达到目标值，逐步改为每 6～12 个月复查 1 次，如开始治疗 3～6 个月复查血脂仍未达到目标值，则调整剂量或药物种类，或联合药物治疗，再经 4～8 周后复查。达到目标值后延长为每 6～12 个月复查 1 次。

（6）药物治疗过程中，必须监测不良反应，定期检查肌酸激酶、肝功能、肾功能等。

（7）如果应用某种他汀类后发生不良反应，可采用换用另一种他汀类、减少剂量服用或换用非他汀类调脂药物等方法处理。

2. 健康教育

饮食治疗和健康生活方式建立是治疗血脂异常的基础措施，无论是否进行药物调脂治疗，都必须坚持控制饮食和改善生活方式。健康生活方式主要包括合理膳食、积极进行身体活动、体重管理、远离烟草、限制饮酒。

(1) 合理膳食　饮食中减少饱和脂肪酸和胆固醇摄入，补充可溶性膳食纤维。

(2) 积极进行身体活动　建议每周 5～7 天、每次 30min 中等强度代谢运动。

(3) 体重管理　肥胖是血脂代谢异常的重要危险因素。超重或肥胖者应控制体重增长，积极减肥，维持健康体重，有利于血脂控制。

(4) 远离烟草、限制饮酒　完全戒烟和有效避免吸入二手烟，有利于预防 ASCVD，并升高 HDL-C 水平。

 想一想

> 请问不同类型的血脂异常如何选择药物治疗？

【任务实施】

针对任务要求，按下述步骤实施。

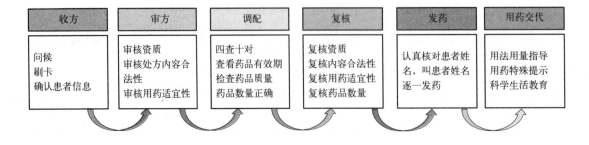

收方	药师:您好,请出示您的就诊卡以及发票。 顾客:好的!
审方	1. 审核资质。 2. 审核内容:处方前记、后记书写是否清晰、完整,并确认处方的合法性。 3. 审核用药的适宜性:(1)处方用药与临床诊断的相符性;(2)剂量、用法的正确性;(3)选用剂型与给药途径的合理性;(4)是否有重复给药现象;(5)是否有潜在临床意义的药物相互作用和配伍禁忌;(6)其他用药不适宜情况。 **××医院处方笺** 姓名:王××　　　　　　　　　性别:男 科室:心血管内科　　　　　　　年龄:59岁　　　　　普 日期:2021年11月22日　　　　门诊号:2021122210416 诊断:高脂血症 ────────────────────────── Rp: 阿托伐他汀钙片　　　　10mg×7片　　4盒 Sig. 10mg po. qd. 药费:168元　　　　　　　　　医生:李×× ────────────────────────── 打印日期:　　　　　审核人:　　　核对人: 2021-11-22 9:44:47　　调配:　　　发药人:
调配	1. 仔细阅读处方,按处方药品调配。 2. 根据"四查十对"进行调配。 3. 调配时查看药品的有效期(应≥3个月)。 4. 调配时注意看相似药品的正确调配。 5. 核对调配的药品数量、名称、剂型、规格等。 6. 调配好处方上药品后,调配人员在处方调配处签字,以表示处方调配完成,避免发生差错
复核	1. 拿到调配好的药品后,仔细浏览处方信息,根据"四查十对"核对所取药品的名称、规格、用法、用量、患者姓名及年龄,检查药品的外观质量、药品有效期等。 2. 检查有无漏抓、错发。 3. 是否有特殊处理药品(如拆零药品)。 4. 复核处方的适宜性、合理性
发药	1. 呼叫患者姓名,确认为患者本人。 2. 注意核对处方与调配药品的一致性
用药交代	药师:您有高脂血症,医生给您开了阿托伐他汀钙。阿托伐他汀钙能够降低胆固醇,这是因为肝脏是合成内源性胆固醇的主要场所,胆固醇合成有一个非常重要的限速酶是羟甲基戊二酸单酰辅酶 A(HMG-CoA)还原酶,阿托伐他汀钙能竞争性抑制这个酶,阻断肝脏内源性胆固醇的合成。这是您的药品,我将用法用量写在了药盒上,您服药前可以查看,这个药可以在每天任何固定时间服用。 顾客:好的,谢谢! 药师:阿托伐他汀钙不良反应比较少,一般不影响使用,但会导致肝损害、肌毒性,所以要定期监测转氨酶及肌酸激酶等生化指标,如果您出现了肌肉无力、全身肌肉疼痛、发热等,一定要立即就诊,这可能提示出现了横纹肌溶解,这个是最严重的不良反应了。 顾客:我知道了,谢谢! 药师:高脂血症的治疗不仅要进行药物治疗,生活方式干预也尤为重要。期间应当严格戒烟、控制体重、健康膳食、少饮酒、规律运动、保持精神愉悦和充足的睡眠,同时严格按照医嘱服药,不要擅自停药、更换药物,增加或减少药物的剂量,同时您要根据医生的要求定时过来监测血脂和肝肾功能。 客:谢谢药师!

【任务评价】

项目	内容	分值	评分要求	评分
收方	问候； 确认患者信息	6分	面带微笑(3分)； 使用礼貌用语(3分)	
审方	审核资质； 审核内容合法性； 审核用药适宜性	30分	指出漏填的项目(4分)； 指出不合理项目(8分)； 仔细审查药物的配伍禁忌、用法用量(6分)； 审查处方中药品名称、剂型、规格(4分)； 审核临床诊断(2分)； 判断药品和诊断是否一致(4分)； 判断处方开出的药品数量是否正确(2分)	
调配	做到"四查十对"； 查看药品有效期； 检查药品质量； 药品数量正确	20分	调剂时做到"四查十对"(6分)； 仔细检查药品有效期,临近有效期的药品应当告知顾客有效期(4分)； 调剂完检查药品数量与处方一致(4分)； 检查药品规格与处方一致(4分)； 调配完毕后签字(2分)	
复核	复核资质； 复核内容合法性； 复核用药适宜性； 复核药品数量	14分	1. 拿到调配好的药品后,仔细浏览处方信息,运用"四查十对"核对所取药品的名称、规格、用法、用量、患者姓名及年龄,检查药品的外观质量,药品有效期等(8分)； 2. 检查有无漏抓、错发(4分)； 3. 是否有特殊处理药品(如拆零药品)(2分)	
发药	确定患者姓名； 逐一发药	10分	态度亲和(5分)； 确认患者为本人(5分)	
用药交代	用药情况； 疾病情况； 强化教育； 反思建档	20分	语言通俗易懂(5分)； 正确指导患者使用药物(5分)； 解释用药注意事项(5分)； 给患者提供适当的生活指导(5分)	

【任务训练】

一、知识检测

(一) 单选题

1. 对高胆固醇血症造成心肌梗死患者的首选药物是 ( )。

A. 烟酸   B. 考来烯胺   C. 洛伐他汀   D. 普罗布考   E. 依折麦布

2. 下列可产生骨骼肌溶解不良反应的调血脂药是 ( )。

A. 辛伐他汀   B. 维生素 C   C. 考来烯胺   D. 普罗布考   E. 依洛尤单抗

3. 下列关于预防高脂血症叙述错误的是 ( )。

A. 控制饮食   B. 采用低脂、低胆固醇、低热量类食品

C. 可单纯依赖药物   D. 控制体重   E. 规律运动

4. 阻止胆汁酸中胆固醇在肠道重吸收的是 ( )。

A. 考来烯胺   B. 非诺贝特   C. 洛伐他汀   D. 烟酸   E. 依折麦布

（二）配伍题

A. 非诺贝特　　B. 烟酸　　　C. 依折麦布　　　D. 辛伐他汀　　　E. 阿昔莫司

1. 属于胆固醇吸收抑制剂的调血脂药是（　　）。

2. 属于羟甲基戊二酰辅酶 A 还原酶抑制剂的调血脂药是（　　）。

3. 属于贝丁酸类的调血脂药是（　　）。

A. 瑞舒伐他汀　　B. 利血平　　　C. 阿昔莫司　　　D. 氟西汀　　　E. 苯扎贝特

4. 主要降低总胆固醇和低密度脂蛋白胆固醇的调血脂药是（　　）。

5. 主要降低甘油三酯的调血脂药是（　　）。

6. 能降低低密度脂蛋白胆固醇和甘油三酯，主要升高高密度脂蛋白胆固醇的调血脂药是（　　）。

（三）案例分析题

患者，女，60 岁，化验结果：TC 4.2mmol/L（参考值＜5.2mmol/L），TG 12.0mmol/L（参考值 0.56～1.70mmol/L），尿酸 508μmol/L（参考值＜420μmol/L）。

1. 应首选的调脂药物为（　　）。

A. 烟酸　　　　　B. 考来烯胺　　　C. 非诺贝特　　　D. 依折麦布　　　E. 普罗布考

2. 调脂药物中，因半衰期较长，无需强调晚间或睡前服用的药物是（　　）。

A. 瑞舒伐他汀　　B. 辛伐他汀　　　C. 洛伐他汀　　　D. 普伐他汀　　　E. 氟伐他汀

（四）多选题

1. 患者，男，41 岁，BMI30.2kg/m^2，因上腹胀 1 年就诊，常年饮酒（酒精量100g/d），腹部 B 超显示：脂肪肝。生化检查：ALT 100U/L，AST 210U/L，TG 3.3mmol/L，血糖正常，肝炎病毒相关检查（一）。关于该患者疾病管理的说法，正确的是（　　）。

A. 定期复查肝功能和腹部 B 超　　　　　B. 低脂饮食

C. 减轻体重　　　　　　　　　　　　　D. 使用依折麦布调节血脂　　　　E. 戒酒

2. 以下属于调血脂药物的是（　　）。

A. 辛伐他汀　　　B. 卡托普利　　　C. 美托洛尔　　　D. 吉非罗齐　　　E. 米诺地尔

二、能力训练任务

患者，女，51 岁，体检化验结果显示：TC 4.6mmol/L（参考值＜5.2mmol/L），TG 11.0mmol/L（参考值 0.56～1.70mmol/L），尿酸 508μmol/L（参考值＜420μmol/L），医生诊断为高脂血症，为患者开出了苯扎贝特片。请给患者正确调配和发放药品，并对其进行用药和健康指导。处方如下：

××医院处方笺

姓名：李××　　　　　　　　性别：男

科室：心血管内科　　　　　　年龄：51岁　　　　（普）

日期：2022年1月2日　　　　门诊号：2022122210416

诊断：高脂血症

Rp：

苯扎贝特分散片　　　200mg×24片　　　4盒

Sig. 200mg po. tid.

药费：100元　　　　　　　　　医生：赵××

打印日期：　　　　　审核人：　　　核对人：

2022-1-2 10:44:47　　　调配：　　　发药人：

设计血脂异常用药注意事项与健康教育宣传单，到附近大型社区进行科普。

M6-2-1　PPT

M6-2-2　答案解析

M6-2-3　视频

任务 3　冠状动脉粥样硬化性心脏病患者用药指导

【学习目标】

- 知识目标
  1. 掌握冠状动脉粥样硬化性心脏病（简称冠心病）常用药物的适应证及其作用特点。
  2. 熟悉冠状动脉粥样硬化性心脏病患者的用药指导与健康教育。
  3. 了解冠状动脉粥样硬化性心脏病的临床类型。
- 能力目标
  1. 会对冠状动脉粥样硬化性心脏病患者处方中的药物进行信息查阅、整理。
  2. 能正确审核冠状动脉粥样硬化性心脏病患者的处方。
  3. 能熟练调配处方，并对冠状动脉粥样硬化性心脏病患者进行合理用药指导和健康教育。
- 素质目标
  1. 以冠状动脉粥样硬化性心脏病患者为中心，耐心细心与患者沟通交流。
  2. 有良好的职业素养，精准指导患者合理安全用药，当好用药"把关人"。

🌐 文化自信

穴位针刺法治疗冠心病

　　冠心病是临床上一种常见病、多发病，大多由冠状动脉粥样硬化导致心肌缺血、缺氧而引起。穴位针刺治疗冠心病，临床应用广泛，疗效确切。穴位针刺法是在整体观念指导下，内病外治，通过肌表、穴位作用于经络、气血、脏腑，从而祛除机体内在疾患、调整和提高机体功能的一种治疗方法。

　　成都中医药大学梁繁荣教授领衔的科研团队与湖南中医药大学、贵州中医药大学、陕西中医药大学、云南省中医院和四川大学合作研究，首次采用高质量的多中心随机对照研究探讨针刺敏化穴结合抗心绞痛药物治疗的疗效和安全性。研究成果以"Acupuncture as Adjunctive Therapy for Chronic Stable Angina: A Randomized Clinical Trial"（针刺作为辅助疗法治疗慢性稳定型心绞痛：一项随机临床试验）为题，于 2019 年 7 月 29 日在 JAMA Internal Medicine（《美国医学会内科杂志》）上发表。研究结果显示：敏化穴位电针结合抗心绞痛药物治疗与单纯抗心绞痛药物组比较可显著提升患者生活质量，包括显著减少患者心绞痛发作次数、降低心绞痛发作程度等。

【任务要求】

　　患者，男，50 岁，外出登山途中突然出现胸前区疼痛，疼痛放射至左肩，休息 2min 后缓解立即急诊就医。结合心电图、生化检查结果，临床诊断为冠心病，医师开具处方如下。要求药师为患者正确调配处方，并对患者进行用药指导。

××医院处方笺

姓名：刘××	性别：男	普
科室：心血管内科	年龄：50岁	
日期：2022年1月2日	门诊号：2022122210416	

诊断：冠状动脉粥样硬化性心脏病

Rp：

硝酸甘油片　　0.5mg×100片　　　　1盒

Sig. 0.5mg　舌下含服　急性发作时用

美托洛尔缓释片　47.5mg×28片　　1盒

Sig. 47.5mg　po. qd.

阿司匹林肠溶片　100mg×30片　　1盒

Sig. 100mg　po. qd.

辛伐他汀片　　20mg×14片　　　　1盒

Sig. 20mg　po. qn.

药费：115.8元　　　　　　　医生：赵××

打印日期：	审核人：	核对人：
2022-1-2 10:44:47	调配：	发药人：

【任务准备】

一、冠状动脉粥样硬化性心脏病概述

1. 冠状动脉粥样硬化性心脏病的定义

冠状动脉粥样硬化性心脏病是指冠状动脉发生粥样硬化引起管腔狭窄或闭塞，导致心肌缺血缺氧或坏死而引起的心脏病，简称冠心病，也称缺血性心脏病。

2. 冠状动脉粥样硬化性心脏病的分类

1979 年世界卫生组织曾将冠心病分为 5 种临床类型：隐匿性或无症状型、心绞痛型、心肌梗死型、缺血性心肌病型、猝死型。近年来趋向于根据发病特点和治疗原则不同分为两大类：①慢性冠脉病，也称慢性心肌缺血综合征，包括稳定型心绞痛、缺血性心肌病和隐匿性冠心病等；②急性冠状动脉综合征（acute coronary syndrome，ACS），包括不稳定型心绞痛（unstable angina，UA）、非 ST 段抬高型心肌梗死（non-ST-segment elevation myocardial infarction，NSTEMI）和 ST 段抬高型心肌梗死（ST-segment elevation myocardial infarction，STEMI）。本节介绍稳定型心绞痛和急性冠状动脉综合征的治疗。

二、稳定型心绞痛

1. 稳定型心绞痛的定义

稳定型心绞痛也称劳力性心绞痛，是在冠状动脉固定性严重狭窄基础上，由于心肌负荷的增加引起心肌急剧的、暂时的缺血缺氧的临床综合征。其特点为阵发性的前胸压榨性疼痛或憋闷感觉，常发生于劳力负荷增加时，持续数分钟，休息或用硝酸酯类制剂后疼痛消失。疼痛发作的程度、频度、性质及诱发因素在数周至数月内无明显变化。

2. 辅助检查

(1) 实验室检查 血清心肌损伤标志物包括心肌肌钙蛋白、肌酸激酶（CK）及同工酶（CK-MB）。

(2) 心电图检查 ①静息时心电图：约半数患者在正常范围，也可能有陈旧性心肌梗死的改变或非特异性 ST 段和 T 波异常。②发作时心电图：绝大多数患者可出现暂时性心肌缺血引起的 ST 段移位。③可进一步做超声心动图、心电图负荷试验、核素心肌显影、冠状动脉 CT 成像及冠脉造影检查明确诊断，冠脉造影为有创性的检查手段，是诊断冠心病的金标准。

3. 药物治疗

稳定型心绞痛的药物治疗见表 6-3-1。

表 6-3-1　稳定型心绞痛的药物治疗

药物			用法用量	禁忌证	主要不良反应
发作时	硝酸酯类	硝酸甘油（首选药物）	0.25～0.5mg，舌下含服，每 5min 含服 1 次，15min 内最大剂量不超过 1.5mg	严重低血压、青光眼、梗阻性心肌病及过敏者	头痛、面红、心悸、首剂体位性低血压等
		硝酸异山梨酯	5～10mg，舌下含服		
缓解期	改善缺血、减轻症状	β受体阻断药　比索洛尔	5～10mg qd.	严重心动过缓和高度房室传导阻滞、窦房结功能紊乱、明显支气管痉挛或支气管哮喘患者	疲乏、肢体冷感、支气管痉挛、掩盖低血糖反应、反跳现象
		β受体阻断药　美托洛尔　普通片	25～100mg bid.		
		β受体阻断药　美托洛尔　缓释片	47.5～190mg qd.		
		硝酸酯类　二硝酸异山梨酯　普通片	5～20mg，每日 3～4 次，口服	同上	同上
		硝酸酯类　二硝酸异山梨酯　缓释片	20～40mg，每日 1～2 次口服		
		硝酸酯类　单硝酸异山梨酯　普通片	20mg bid. po.		
		硝酸酯类　单硝酸异山梨酯　缓释片	40～60mg qd. po.		
		钙通道阻滞药　维拉帕米　普通片	40～80mg tid. po.	肥厚型心肌病、主动脉狭窄患者	低血压、传导阻滞、心力衰竭、牙龈增生、反射性心跳加快、面部潮红、脚踝部水肿
		钙通道阻滞药　维拉帕米　缓释片	240mg qd. po.		
		钙通道阻滞药　硝苯地平控释片	30mg qd. po.		
		钙通道阻滞药　氨氯地平	5～10mg qd. po.		
		其他　曲美他嗪	20～60mg tid. po.	过敏者禁用	罕见胃肠道不适，恶心、呕吐
	预防心肌梗死、改善预后	抗血小板　阿司匹林	75～150mg/d	消化性溃疡、支气管哮喘、严重肝损害、低凝血酶原血症、维生素 K 缺乏、血友病、儿童患病毒感染	胃肠道反应、过敏、出血、水杨酸反应、瑞夷综合征等
		抗血小板　氯吡格雷	维持剂量 75mg qd.	对本品过敏者、溃疡病患者及颅内出血患者	消化道出血、中性粒细胞减少、皮疹等。偶见血小板减少性紫癜
		ACEI/ARB　卡托普利	12.5～50mg tid.	双侧肾动脉狭窄、高钾血症、妊娠期	干咳、血管神经性水肿、高血钾等
		ACEI/ARB　依那普利	5～10mg bid.		
		他汀类　辛伐他汀	20～40mg qn.	胆汁淤积和活动性肝病者、无法解释的肝脏转氨酶持续升高者、妊娠期妇女	胃肠道反应、肝脏损害、肌毒性
		他汀类　普伐他汀	20～40mg qn.		
		他汀类　瑞舒伐他汀	5～20mg qn.		
		β受体阻断药		同上	同上

速效救心丸

　　速效救心丸是由川芎和冰片等制成的滴丸型中成药，主要成分为川芎、冰片，川芎辛、温，归肝经；冰片辛、苦，微寒，归心、脾、肺经。两味药合用可充分发挥辛香走窜之力，起到行气活血、祛瘀止痛、活血化瘀、增加冠脉血流量、缓解心绞痛的作用。临床可用于气滞血瘀型冠心病、心绞痛。心绞痛急性发作时，可舌下含服，每次 10～15 粒。预防和长期治疗心绞痛时，可口服或舌下含服，每日 3次，每次 4～6 粒。一般 4 周为一个疗程，至少服用 1～2 个疗程。

　　硝酸甘油起效比速效救心丸快，心绞痛急性发作时，应优先选择舌下含服硝酸甘油。没有硝酸甘油时，可用速效救心丸。两药相比，速效救心丸药性比较平和，危险性小，不会发生直立性低血压。

三、急性冠状动脉综合征

　　ACS 是一组由急性心肌缺血引起的临床综合征，主要包括 UA、NSTEMI 以及 STEMI。动脉粥样硬化不稳定斑块破裂或糜烂导致冠状动脉内血栓形成，被认为是大多数 ACS 发病的主要病理基础。本节重点介绍 UA 和 NSTEMI，两者的病因和临床表现相似但程度不同，有时在临床上难以鉴别，主要不同表现在缺血程度以及是否导致心肌损害，但二者的药物治疗是相同的。

1. UA 和 NSTEMI 临床表现

　　UA 和 NSTEMI 患者胸部不适的性质与典型的稳定型心绞痛相似，但通常程度更重，持续时间更长，可达数十分钟，甚至更长。

2. 药物治疗

　　UA 和 NSTEMI 的药物治疗见表 6-3-2。

表 6-3-2　UA 和 NSTEMI 的药物治疗

	药物	用药特点
抗心肌缺血	硝酸酯类	急性发作时，硝酸甘油 0.5mg，舌下含服，每 5min 含服 1 次，15min 内最大剂量不超过 1.5mg
	β 受体阻断药	若无禁忌，应尽早使用，建议选择具有心脏 $β_1$ 受体选择性的美托洛尔、比索洛尔
	钙通道阻滞药	足量 β 受体阻断药与硝酸酯类药物治疗后仍不能控制缺血症状的患者可口服长效钙通道阻滞药
抗血小板	阿司匹林	除非有禁忌，所有的 UA 和 NSTEMI 患者应尽早使用，推荐首剂口服非肠溶剂或嚼服肠溶制剂 300mg，随后 75～150mg qd. 长期维持治疗
	氯吡格雷	用于不能耐受阿司匹林的患者作为长期使用，首剂可用 300～600mg 的负荷量，随后 75mg qd. 长期维持治疗
	血小板糖蛋白Ⅱb/Ⅲa 受体阻断剂（GPⅡb/Ⅲa）	阿昔单抗、替罗非班等主要用于急诊 PCI 术的 UA 和 NSTEMI 患者
抗凝治疗	普通肝素	①推荐用量是静脉注射 80IU/kg 后，以 15～18IU/(kg·h) 的速度静脉滴注维持，治疗过程中需监测活化部分凝血酶时间（APTT）调整用量，静脉应用 2～5 天为宜，后可改为皮下注射。②存在肝素诱导的血小板减少症，需监测血小板
	低分子肝素	常用药物包括依诺肝素、达肝素和那曲肝素等，与普通肝素相比，低分子肝素在降低心脏事件发生方面有更优或相等的疗效，同时，低分子肝素不需要实验室监测
	磺达肝癸钠	选择性 Xa 因子间接抑制剂，用于采用保守策略的患者尤其在出血风险增加时作为抗凝药物的首选
	比伐卢定	直接抗凝血酶制剂，主要用于 UA/NSTEMI 患者 PCI（经皮冠状动脉介入）术中的抗凝
调脂治疗	他汀类	无论基线血脂水平，UA 和 NSTEMI 患者均应尽早（24h 内）开始使用他汀类药物
ACEI 或 ARB		如果不存在低血压或其他已知的禁忌证，应该在第一个 24h 内给予口服 ACEI，不能耐受 ACEI 者可用 ARB 替代

四、用药注意事项与健康教育

1. 用药注意事项

(1) 预防心肌梗死、改善预后的药物治疗建议 ①如无禁忌（如胃肠道活动性出血、阿司匹林过敏或不耐受），均应接受阿司匹林治疗；②所有冠心病患者，无论其血脂水平如何，均应接受他汀类药物治疗，LDL-C 目标值＜1.8mmol/L；③所有合并糖尿病、心力衰竭、左心室收缩功能不全、高血压、心肌梗死后左心室功能不全的患者，优先使用 ACEI；④心肌梗死后稳定型心绞痛或心力衰竭患者使用 β 受体阻断药。

(2) 预防 急性冠状动脉综合征的预防见表 6-3-3。

表 6-3-3 急性冠状动脉综合征的预防

一级预防	二级预防
在正常人群中预防冠心病的发生属于一级预防	有冠心病患者还应预防再发心绞痛、心肌梗死和其他心血管不良事件，称之为二级预防
目前公认的冠心病传统危险因素包括年龄、性别、家族史、种族、高胆固醇血症、吸烟、糖尿病、高血压、超重和肥胖、缺乏运动、饮食缺少蔬菜和水果、精神紧张。除年龄、性别、家族史、种族不可改变，其他 8 种传统危险因素均是可以预防的	明确诊断冠心病的患者要坚持长期药物治疗、控制缺血症状、降低心肌梗死的发生率和死亡率，包括服用一种或两种抗血小板药物、β 受体阻断药、他汀类药物和 ACEI 或 ARB，严格控制危险因素，进行有计划及适当的运动锻炼

2. 患者教育

(1) 冠心病发作时立刻休息。正常人群需要保持健康的生活方式以预防冠心病，有冠心病史及其危险因素者要规律服用药物，监测并控制血压、血糖、血脂等危险因素。

(2) 祛除诱因：一次进食不应过饱；戒烟、限酒；调整日常生活与工作量；减轻精神负担；保持适当的体力活动，但以不致发生疼痛症状为度；一般不需卧床休息。

(3) 一旦怀疑冠心病急性发作，立即嚼服阿司匹林 300mg，舌下含服硝酸酯类，拨打 120 急救电话，同时密切注意血压、心率、心律的变化。

(4) 首次使用抗血小板药物及抗凝药物时应密切监测出血症状，如皮下出血点、大便潜血等。

 想一想

> 怀疑冠心病急性发作时，怎么处理？怎么样做好冠心病的预防？

【任务实施】

针对任务要求，按下述步骤实施。

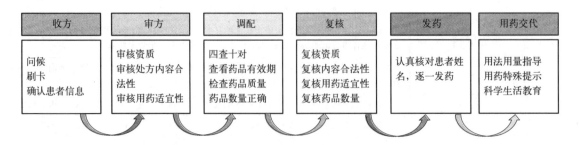

收方	药师:您好,请出示您的就诊卡以及发票。 顾客:好的!
审方	1. 审核资质。 2. 审核内容:处方前记、后记书写是否清晰、完整,并确认处方的合法性。 3. 审核用药的适宜性:(1)处方用药与临床诊断的相符性;(2)剂量、用法的正确性;(3)选用剂型与给药途径的合理性;(4)是否有重复给药现象;(5)是否有潜在临床意义的药物相互作用和配伍禁忌;(6)其他用药不适宜情况。 ### ××医院处方笺 姓名:刘×× 性别:男 (普) 科室:心血管内科 年龄:50岁 日期:2022年1月2日 门诊号:2022122210416 诊断:冠状动脉粥样硬化性心脏病 Rp: 硝酸甘油片 0.5mg×100片 1盒 Sig. 0.5mg 舌下含服 急性发作时用 美托洛尔缓释片 47.5mg×28片 1盒 Sig. 47.5mg po. qd. 阿司匹林肠溶片 100mg×30片 1盒 Sig. 100mg po. qd. 辛伐他汀片 20mg×14片 1盒 Sig. 20mg po. qn. 药费:115.8元 医生:赵×× 打印日期: 审核人: 核对人: 2022-1-2 10:44:47 调配: 发药人:
调配	1. 仔细阅读处方,按处方药品顺序自上而下调配。 2. 根据"四查十对",按照顺序进行逐一调配。 3. 调配时查看药品的有效期(应≥3个月)。 4. 调配时注意看相似药品的正确调配。 5. 逐一核对硝酸甘油片、美托洛尔缓释片、阿司匹林肠溶片、辛伐他汀片的调配数量、名称、剂型、规格。 6. 按顺序调配好处方上药品后,调配人员在处方调配处签字,以表示处方调配完成,避免发生差错
复核	1. 拿到调配好的药品后,仔细浏览处方信息,运用"四查十对"核对所取药品的名称、规格、用法、用量、患者姓名及年龄,检查药品的外观质量、药品有效期等。 2. 检查有无漏抓、错发。 3. 是否有特殊处理药品(如拆零药品)。 4. 复核处方的适宜性、合理性
发药	1. 呼叫患者姓名,确认为患者本人。 2. 注意核对处方与调配药品的一致性
用药交代	顾客:药师,您好,这是医师给我开的药物,我想咨询一下这些药物的作用和注意事项。 药师:您好,您得的是冠状动脉粥样硬化性心脏病,简称冠心病,是由于冠状动脉发生粥样硬化引起管腔狭窄或闭塞,导致心肌缺血、缺氧或坏死而引起的心脏病。我们常说的心绞痛、心肌梗死等属于冠心病的类型。您目前属病情稳定期,按医嘱用药可有效延缓病情进展及控制症状。 顾客:嗯。 药师:医生一共给您开了四个药,分别为硝酸甘油片、美托洛尔缓释片、阿司匹林肠溶片、辛伐他汀片。 顾客:为什么开这么多药,都是起什么作用的啊? 药师:硝酸甘油片能够扩张血管,可以立即缓解心绞痛的症状,这个药在您心绞痛发作时或即将发作时使用,使用的方式是放到舌下或口腔颊黏膜处含化1片,如果症状没有得到缓解,每5min可重复1片,但是15min内最多用3片,如连续服用3片后仍不能缓解应及时就医。另外注意这个药物不能够口服,口服的话几乎不起作用,等同于白用;舌下含服后,不能立即饮水或进食,会影响药物效果的。 顾客:嗯,好的,那这个呢? 药师:这个是美托洛尔缓释片,可以通过减慢心率降低心肌耗氧量来减少心绞痛的发作。一天一次,一次1片,最好早晨服用,不能咀嚼或压碎,饭前饭后均可服用。

用药 交代	顾客:那为什么还要用阿司匹林啊?阿司匹林不是发热的时候才用的药物吗? 　　药师:小剂量阿司匹林是发挥抗血小板作用的,可以降低心肌梗死、脑卒中的发生风险,所以冠心病患者没有用药禁忌一般推荐服用。这个药也是一天一次,一次 1 片,最好在饭前至少 30min 服用,也不能咀嚼或压碎。最后一个药物是辛伐他汀片,为调血脂药物,可以降低血脂中的胆固醇,高脂血症是冠心病的重要的危险因素。该药也是一天一次,一次 1 片,在晚上或睡前服用。这是您所有药品,我已将用法用量写在了药盒上,您服药前可以再次查看。 　　顾客:好的,谢谢! 　　药师:还要提醒您一下,药物具有双重性,阿司匹林可能会导致出血,您要密切监测有没有出血现象,如皮下有出血点、大便的颜色变黑。辛伐他汀可能会导致肝损害、肌毒性,如果您出现了肌肉无力、肌肉疼痛、发热等,一定要立即就诊,这可能提示出现了横纹肌溶解,这个是他汀类较严重的不良反应。总的来说,有什么不舒服及时到医院就诊。 　　顾客:我知道了,谢谢! 　　药师:回去要按时按量,规律服用这些药物,监测并控制血压、血糖、血脂这些冠心病危险因素。一次进食不应过饱,戒烟、限酒,调整日常生活与工作量,减轻精神负担,保持适当的体力活动。 　　顾客:好的!

【任务评价】

项目	内容	分值	评分要求	评分
收方	问候; 确认患者信息	6 分	面带微笑(3分); 使用礼貌用语(3分)	
审方	审核资质; 审核内容合法性; 审核用药适宜性	30 分	指出漏填的项目(4分); 指出不合理项目(8分); 仔细审查药物的配伍禁忌、用法用量(6分); 审查处方中药品名称、剂型、规格(4分); 审核临床诊断(2分); 判断药品和诊断是否一致(4分); 判断处方开出的药品数量是否正确(2分)	
调配	做到"四查十对"; 查看药品有效期; 检查药品质量; 药品数量正确	20 分	调剂时做到"四查十对"(6分); 仔细检查药品有效期,临近有效期的药品应当告知顾客有效期(4分); 调剂完检查药品数量与处方一致(4分); 检查药品规格与处方一致(4分); 调配完毕后签字(2分)	
复核	复核资质; 复核内容合法性; 复核用药适宜性; 复核药品数量	14 分	1. 拿到调配好的药品后,仔细浏览处方信息,运用"四查十对"核对所取药品的名称、规格、用法、用量、患者姓名及年龄,检查药品的外观质量,药品有效期等(8分); 2. 检查有无漏抓、错发(4分); 3. 是否有特殊处理药品(如拆零药品)(2分)	
发药	确定患者姓名; 逐一发药	10 分	态度亲和(5分); 确认患者为本人(5分)	
用药 交代	用药情况; 疾病情况; 强化教育; 反思建档	20 分	语言通俗易懂(5分); 正确指导患者使用药物(5分); 解释用药注意事项(5分); 给患者提供适当的生活指导(5分)	

【任务训练】

一、知识检测

(一) 单选题

1. 舌下给药吸收迅速、起效最快,作为心绞痛急性发作首选的治疗药物是 (　　　)。

A. 硝酸甘油　　　　　　B. 硝酸异山梨酯　　　　　C. 单硝酸异山梨酯

D. 美托洛尔　　　　　　E. 卡托普利

2. 关于 β 受体阻断剂用于冠状动脉粥样硬化性心脏病治疗的说法，错误的是（　　）。

A. 可减少心绞痛发作，提高运动耐量

B. 应作为稳定型心绞痛的初始治疗药物

C. 使用剂量应个体化

D. 是变异型心绞痛的首选治疗药物

E. 支气管哮喘急性发作期禁用

3. 患者，男，66 岁，患高血压 10 年，吸烟史 30 年，1 天前出现胸骨后压榨性疼痛，休息后缓解。心电图显示：ST 段压低，心肌缺血。BP 为 160/89mmHg，心率为 92 次/min，患者即将接受的下列治疗方案中，用法用量错误的是（　　）。

A. 硝酸异山梨酯片 10mg tid.　　　　B. 阿司匹林肠溶片 100mg qd.

C. 美托洛尔缓释片 47.5mg qd.　　　D. 地尔硫䓬片 20mg qd.

E. 雷米普利片 10mg qd.

4. 高血压合并心肌梗死首选（　　）。

A. 卡托普利　　　B. 特拉唑嗪　　　C. 氢氯噻嗪　　　D. 硫酸镁　　　E. 硝苯地平

5. 冠状动脉粥样硬化性心脏病患者，如无用药禁忌证，欲服用阿司匹林进行治疗，最佳剂量范围是（　　）。

A. 25～50mg/d　　B. 25～75mg/d　　C. 75～150mg/d　　D. 150～300mg/d　　E. 300～500mg/d

6. 所有的 UA 和 NSTEMI 患者均应尽早使用阿司匹林，首次服用剂量为（　　）。

A. 75mg　　　　B. 100mg　　　　C. 150mg　　　　D. 300mg　　　　E. 600mg

7. 患者，男，52 岁，因冠心病行支架植入，出院后服用阿司匹林、氯吡格雷进行二级预防，应告知患者用药期间避免服用的药物是（　　）。

A. 奥美拉唑　　　B. 单硝酸异山梨酯　C. 曲美他嗪　　　D. 美托洛尔　　　E. 卡托普利

8. 患者，男，57 岁，因急性冠状动脉综合征入院治疗，住院 15 天时发现患者皮下有出血点，疑为药物所致，最可能引起患者这一症状的药物是（　　）。

A. 硝酸甘油　　　B. 阿司匹林　　　C. 比索洛尔　　　D. 卡托普利　　　E. 肝素

（二）配伍题

A. 普萘洛尔　　B. 硝酸甘油　　C. 硝苯地平　　D. 双嘧达莫　　E. 胺碘酮

1. 伴有支气管哮喘的心绞痛患者不宜选用（　　）。

2. 既可缓解急性发作，又能作为预防用药，也可用作诊断性治疗的抗心绞痛药（　　）。

（三）案例分析题

患者，男，66 岁。BM 124kg/m²，高血压病史 5 年，冠心病病史 3 年，目前规律服用阿司匹林、贝那普利、氨氯地平、美托洛尔、阿托伐他汀、螺内酯、呋塞米、单硝酸异山梨酯治疗。患者饮酒饱餐后出现胸闷，心前区疼痛，自服 1 片硝酸甘油不能缓解，来急诊科就诊。查体：血压 163/83mmg，心率 80 次/min。临床诊断为：（1）心绞痛急性发作；（2）心功能不全、心功能Ⅲ级；（3）高血压病 3 级；（4）高脂血症。

1. 该患者自述服用硝酸甘油无效，可能的原因不包括（　　）。

A. 贝那普利、阿托伐他汀等拮抗硝酸甘油的疗效

B. 硝酸甘油片被吞服，而不是舌下含服

C. 硝酸甘油片已经过期

D. 硝酸甘油片单次剂量不足，次数不足

E. 硝酸甘油片未密闭遮光保存，药品变质失效

2. 该患者的治疗药物中，可抑制心肌重构，改善左室功能的药物是（　　）。

A. 贝那普利　　　　　　　B. 美托洛尔　　　　　　　C. 阿托伐他汀

D. 呋塞米　　　　　　　　E. 单硝酸异山梨酯

3. 能够改善该患者体液潴留的药物是（　　　）。

A. 氨氯地平　　　　B. 阿托伐他汀　　　C. 呋塞米　　　　D. 贝那普利　　　　E. 美托洛尔

（四）多选题

1. 关于硝酸酯类药物合理使用的说法，正确的有（　　　）。

A. 单硝酸异山梨酯口服吸收完全，无肝脏首过效应，生物利用度近100%

B. 硝酸异山梨酯主要的药理作用源于其活性代谢产物5-单硝酸异山梨酯

C. 为减缓耐药性的发生，应采用偏心给药方法，即每天有8～12h无药期

D. 禁止与5型磷酸二酯酶抑制剂合用

E. 硝酸甘油舌下给药是治疗心绞痛急性发作的首选措施

2. 对稳定型和不稳定型心绞痛均有治疗作用的药物是（　　　）。

A. 硝酸甘油　　　　B. 肝素　　　　　　C. 硝苯地平　　　　D. 阿司匹林　　　　E. 美托洛尔

3. 美托洛尔的使用禁忌证包括（　　　）。

A. 支气管哮喘　　　　　　　B. 心源性哮喘　　　　　　　C. 严重心动过缓

D. 重度急性心衰　　　　　　E. 周围血管闭塞性疾病

二、能力训练任务

患者，女，48岁，体重50kg，有支气管哮喘史，最近一段时间出现静息和夜间心绞痛，舌下含服硝酸甘油不能完全缓解症状，根据临床表现、心电图改变及心肌损伤标志物测定，诊断为非ST段抬高型心肌梗死。医师开具处方如下。请给患者正确调配和发放药品，并对其进行用药和健康指导。

××医院处方笺

姓名：刘××	性别：女	（普）
科室：心血管内科	年龄：48岁	
日期：2022年1月2日	门诊号：2022122210416	
诊断：冠状动脉粥样硬化性心脏病		

Rp：
依诺肝素　0.6mL；60mg×2支
Sig. 50mg　ih. bid.

硝酸甘油片　0.5mg×100片　　　1盒
Sig. 0.5mg　舌下含服　急性发作时用

氨氯地平　5mg×28片　　　　　1盒
Sig. 50mg　po. qd.

氯吡格雷　75mg×7片　　　　　1盒
Sig. 75mg　po. qd.

瑞舒伐他汀　5mg×28片　　　　1盒
Sig. 5mg　po. qn.

药费：365.8元		医生：赵××
打印日期：	审核人：	核对人：
2022-1-2 10:44:47	调配：	发药人：

【任务拓展】

制作冠心病防治思维导图，并科普给亲戚朋友。

M6-3-1　PPT　　　　　　M6-3-2　答案解析　　　　　　M6-3-3　视频

任务 4　糖尿病患者用药指导

【学习目标】

● 知识目标

1. 掌握治疗糖尿病药物的分类、作用特点和用药注意事项。

2. 熟悉糖尿病的诊断标准和临床表现。

3. 了解糖尿病的分型和胰岛素的发现历程。

● 能力目标

1. 能对糖尿病处方进行快速准确的调配、核查与发药，保证患者用药安全。

2. 具备帮助糖尿病患者正确选药，并提供用药指导和健康教育的能力。

● 素质目标

1. 树立生命至上、尊重患者的意识，呵护患者健康。

2. 通过糖尿病药物的学习，学生了解药物不良反应可能导致的严重后果，培养学生严谨认真的职业素养。

中国智慧

我国首次人工合成结晶牛胰岛素

胰岛素是临床上用于治疗糖尿病的一种极为重要的蛋白质类激素。1965 年 9 月 17 日，中国科学院生物化学研究所等单位第一次用人工方法合成了具有生物活性的蛋白质——结晶牛胰岛素，这是中国科学家与诺贝尔奖距离最近的一次。尽管与诺贝尔奖失之交臂，但它证明了中国人的聪慧，增强了中华民族的自信心。

从班廷（Banting）教授成功提取动物身上的胰岛素以来，胰岛素的剂型不断推陈出新，目前已发展为速效、短效、中效、长效和预混胰岛素等多种剂型，也代表着胰岛素从最初的第一代动物胰岛素到第二代的重组人胰岛素，再到后来科学家改进的第三代胰岛素类似物，以及近些年的超长效胰岛素，无数的研究工作者付出了巨大的努力。勤于思索、不畏艰难、坚持不懈、无私无畏的精神，对科学研究工作有重要意义，同时鼓励着我们向科学家学习，积极为祖国的科学研究作出贡献。

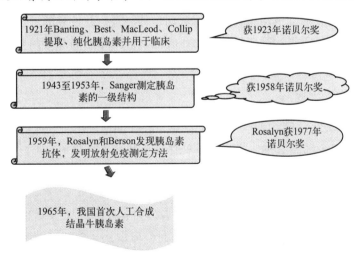

朱某，女，64岁，近半年来时常乏力，感觉易饥、口渴，近日来多尿，且夜间小便次数增多明显，无发热、尿痛、尿失禁、头晕等其他症状，体检时发现体重指数 33，其他无异常。就医后生化检测结果显示患者空腹血糖为 14.6mmol/L，糖化血红蛋白（HbA1c）为 8.7%，尿糖结果为阳性，无蛋白尿和酮体。诊断为糖尿病，医生开具处方如下：盐酸二甲双胍缓释片和盐酸吡格列酮胶囊。作为药师，请为患者正确调配处方，并对患者进行用药指导和健康教育。

××医院处方笺

姓名：朱××	性别：女
科室：内分泌科	年龄：64岁　　（普）
日期：2021年10月23日	门诊号：6395614594
诊断：糖尿病	

Rp:

盐酸二甲双胍缓释片　0.5g×10片　　　1盒
用法：0.5g bid. po.
盐酸吡格列酮胶囊　15mg×12粒　　　1盒
用法：30mg qd. po.

药费：46.13元	医生：胡×
打印日期：	审核药师：周××
2021-10-23 14:22:08	调配药师：李×

【任务准备】

一、糖尿病概述

1. 糖尿病的定义

糖尿病是一种由胰岛素分泌或作用缺陷所引起的以高血糖为重要特征的慢性疾病。近年来，糖尿病患病率逐年增加，并呈现年轻化的趋势，它正严重危害着人类健康，并产生巨大的医疗支出。糖尿病患者由于糖代谢紊乱易导致糖尿病肾病、视网膜病变、糖尿病足等一系列并发症的发生，是导致患者致残、致死的主要原因，虽然目前尚未找到根治糖尿病的药物或方法，但对糖尿病及其并发症进行合理防治可以延长患者的寿命、提高生活质量和减少医疗费用。

2. 糖尿病主要分型

目前国际上将糖尿病分为 1 型糖尿病、2 型糖尿病、妊娠期糖尿病和其他特殊类型糖尿病。

（1）1 型糖尿病　主要由胰岛 B 细胞遭到严重破坏导致胰岛素分泌绝对不足所致，是儿童和青少年中最常见的内分泌疾病。其发病主要与遗传与环境因素中病毒感染、化学物质所引起的自身免疫机制紊乱有关。

（2）2 型糖尿病　占糖尿病总数的 90% 以上，患者体内存在胰岛素分泌相对不足伴或不伴有胰岛素抵抗，多见于 40 岁以上的中年人或老年人。相比于 1 型糖尿病，2 型糖尿病受环境因素影响更明显，如肥胖、摄入高热量及结构不合理的膳食、久坐的生活方式等易加速糖尿病的发生，且起病缓慢、较隐匿。

（3）妊娠期糖尿病　是指妊娠期间发现的糖尿病或糖耐量减低，但已诊断为糖尿病的患者在患病期间合并妊娠的不包括在内。

（4）特殊类型糖尿病　主要包括基因缺陷、胰腺病变（胰腺炎、胰腺创伤、胰腺肿瘤）、内分泌疾病（库欣综合征、甲亢等）、药物、感染等引起的糖尿病。

3. 糖尿病的诊断和临床表现

（1）糖尿病的临床诊断　正常人体内血糖水平受胰岛素和胰高血糖素的双重调节，当空腹血糖≥ 7.0mmol/L，餐后血糖≥ 11.1mmol/L，可作为诊断糖尿病的重要参考依据。根据人静脉血浆葡萄糖水平对糖代谢状态进行分类，当葡萄糖水平介于正常血糖和糖尿病血糖之间时，称为糖尿病前期，包括空腹血糖受损（IFG）和糖耐量减低（IGT），见表6-4-1。此外，妊娠期糖尿病的诊断标准为空腹血糖≥ 5.1mmol/L，口服葡萄糖耐量实验（OGTT）餐后1h血糖≥ 10.0mmol/L，餐后2h血糖≥ 8.5mmol/L。

表 6-4-1　糖代谢状态分类和糖尿病诊断标准

糖代谢状态	静脉血浆葡萄糖水平/（mmol/L）	
	空腹	餐后 2h 或任意时刻
正常血糖	<6.1	<7.8
空腹血糖受损（IFG）	6.1～7.0	<7.8
糖耐量减低（IGT）	<7.0	7.8～11.0
糖尿病	≥ 7.0	≥ 11.1
妊娠期糖尿病	≥ 5.1	≥ 8.5

（2）糖尿病的临床表现　糖尿病患者因血糖升高后引起肾小管内渗透压升高，出现多尿症状，继而口渴出现多饮症状，因外周组织对葡萄糖利用障碍而导致易饥多食，又因脂肪、蛋白质分解代谢增强而渐见乏力和消瘦，形成典型的"三多一少"症状，即多尿、多饮、多食和体重减轻。1型糖尿病起病较急，血糖显著升高，"三多一少"症状较典型，易出现酮症酸中毒，严重者可出现酮性昏迷。2型糖尿病起病缓慢，常在健康检查或因各种疾病就诊化验时发现，临床上与肥胖症、血脂异常、高血压等同时或先后发生，较少出现酮症酸中毒。

糖尿病患者长期代谢紊乱可引起多系统损害，包括微血管病变、动脉粥样硬化性心血管疾病、神经系统并发症和糖尿病病足等。微血管病变是糖尿病的特异性并发症，其中糖尿病肾病和视网膜病变尤为常见。糖尿病患者长期高血糖也易引冠心病、缺血性和出血性脑血管病、手足远端痛觉过敏、感觉丧失、手足小肌群萎缩等症状。

二、糖尿病常用的治疗药物

糖尿病治疗以对症治疗为主，控制高血糖和相关代谢紊乱，进一步改善糖尿病症状和防止急性严重并发症的发生。糖尿病的治疗药物主要分为胰岛素、口服降糖药和新型降糖药等三大类。

1. 胰岛素（insulin）

（1）胰岛素的分类　胰岛素是由胰岛 β 细胞分泌的分子量为56kDa的酸性蛋白质，由 A 和 B 两条多肽链通过二硫键连接而成。药用胰岛素一般多由猪、牛胰腺提得，目前仍是 1 型糖尿病患者的首选药物。按起效快慢和作用持续时间可将胰岛素制剂分为超短效、短效、中效、长效和超长效胰岛素，见表6-4-2。胰岛素制剂易被消化酶破坏，故口服无效，目前都必须注射给药，以皮下和肌内注射较常见。由于所有中、长效制剂均为混悬剂，不可直接静脉注射。

（2）胰岛素的药理作用　胰岛素与受体结合后，通过多种途径产生一系列的生物效应，从而降低血糖。

表 6-4-2　常用胰岛素制剂的分类和特性

分类	药物	作用时间			给药方法
		开始	高峰	维持	
超短效	门冬胰岛素	10～15min	1～2h	4～6h	ih. 餐前 5～10min
	赖脯胰岛素	10～15min	1～1.5h	4～5h	ih. 餐前 5～10min
短效	普通胰岛素	0.25～1h	2～4h	5～8h	ih. 餐前 20～30min
		立即	0.25～0.5h	1～2h	iv. 抢救糖尿病酮症酸中毒
中效	低精蛋白锌胰岛素	2.5～3h	5～7h	13～16h	ih. 餐前 30～60min
长效	精蛋白锌胰岛素	3～4h	8～10h	长达 20h	ih. qd. 早餐或晚餐前 30～60min
超长效	地特胰岛素	3～4h	3～14h	长达 24h	ih. qd. 睡前 30～60min
	甘精胰岛素	2～3h	无峰	长达 30h	ih. qd. 睡前 30～60min
预混	预混胰岛素 30R	0.5h	2～12h	约 24h	ih. 餐前 20～30min
	预混胰岛素 50R	0.5h	2～3h	约 24h	ih. 餐前 20～30min

① 糖代谢：胰岛素可通过增加葡萄糖的转运，加速葡萄糖的氧化和酵解，促进糖原的合成和贮存等多方面增加血糖的去路，抑制糖原分解和异生，减少血糖来源，进而产生降低血糖的作用。

② 脂肪代谢：胰岛素能增加脂肪酸的转运，促进脂肪合成并抑制其分解，减少游离脂肪酸和酮体的生成。

③ 蛋白质代谢：胰岛素可增加氨基酸的转运和蛋白质的合成，抑制蛋白质的分解。

④ 促进 K^+ 转运：促进 K^+ 进入细胞内，增加细胞内 K^+ 浓度。

(3) 胰岛素的临床应用

① 治疗糖尿病。胰岛素制剂主要用于下列情况：①1 型糖尿病；②2 型糖尿病经饮食控制或用口服降血糖药未能控制者；③糖尿病发生各种急性或严重并发症者，如酮症酸中毒及糖尿病性昏迷；④合并重度感染、消耗性疾病、高热、妊娠、创伤以及手术的各型糖尿病。

② 纠正细胞内缺钾。胰岛素可促进 K^+ 进入细胞内，与氯化钾、葡萄糖组成极化液，可用于防治心肌梗死或其他心脏病变时的心律失常。

📖 **知识链接**

胰岛素皮下注射的注意事项

1. 选择合适的进针角度，30°适合皮下脂肪较少的患者，90°适合皮下脂肪较多的患者。

2. 根据患者自身情况选择胰岛素进针部位，一般以选择腹部皮下部位较常见。

3. 注意注射部位的清洁，可用 75％酒精消毒，注射前洗净双手，每 2～3 天更换一次注射部位，降低皮肤感染的风险。

4. 检查注射部位周围皮肤是否有改变，如红肿、皮下脂肪萎缩、硬结等。

(4) 胰岛素的不良反应

① 过敏反应　发生率较低，一般反应轻微而短暂，偶可引起过敏休克。多数是因为使用动物胰岛素，与人胰岛素有一定的种属差异或胰岛素制剂不纯所致，进入人体后可产生相应抗体并引起过敏反应。

② 低血糖症　当胰岛素过量或未及时摄入糖类物质时，可出现饥饿感、出汗、心跳加快、焦虑、震颤等症状，严重者引起昏迷、惊厥及休克，甚至死亡。为防止低血糖症的严重后果，应随时准备糖类物质对抗低血糖，严重者应立即静脉注射 50％葡萄糖进行治疗。

💡 **想一想**

糖尿病并发症酮症酸中毒引起的昏迷和过量使用胰岛素未及时进餐引起的昏迷使用的救治药物一样吗？

③ 胰岛素抵抗（insulin resistance，IR）：在使用胰岛素的过程中可发生胰岛素抵抗，可能是体内产生了抗胰岛素受体或血中抗胰岛素物质增多所致，也可能是胰岛素受体数量发生了改变，导致机体对胰岛素的敏感性降低。

④ 局部不良反应：皮下注射局部可出现红肿、硬结和皮下脂肪萎缩。

2. 口服降血糖药

常用的口服降血糖药包括磺酰脲类、双胍类、α-葡萄糖苷酶抑制剂、胰岛素增敏剂、餐时血糖调节剂。口服降糖药给药更方便，可用于治疗 2 型糖尿病，其分类与特点见表 6-4-3。

表 6-4-3　口服降糖药分类和应用

口服降糖药	代表药物	药理作用	临床应用	主要不良反应
磺酰脲类	氯磺丙脲 格列本脲 格列吡嗪 格列喹酮 格列齐特	降血糖 抗利尿 影响凝血功能	糖尿病（胰岛功能尚存的 2 型） 尿崩症	低血糖、消化道反应、粒细胞减少、嗜睡、眩晕
双胍类	二甲双胍 苯乙双胍	促进葡萄糖的利用 抑制肝糖原异生 减少葡萄糖的吸收 抑制胰高血糖素释放	轻中度 2 型糖尿病，肥胖及单用饮食控制无效糖尿病	消化道反应、过敏反应、乳酸性酸中毒
α-葡萄糖苷酶抑制剂	阿卡波糖 伏格列波糖	竞争性抑制 α-葡萄糖苷酶，延缓肠道内葡萄糖的吸收，降低餐后血糖水平	单用其他降糖药物治疗效果不佳的轻中度 2 型糖尿病	腹胀、腹泻、肠鸣音亢进
胰岛素增敏剂	吡格列酮 罗格列酮 环格列酮	改善胰岛素抵抗 减轻脂肪代谢紊乱 防治糖尿病血管并发症	伴有胰岛素抵抗的 2 型糖尿病	嗜睡、贫血、水肿、头痛、消化道症状
餐时血糖调节剂	瑞格列奈 那格列奈	促胰岛素分泌，降低餐后血糖	以餐后血糖升高为主的 2 型糖尿病	低血糖、胃肠道反应、肝功能异常、过敏反应

3. 新型降血糖药

传统的糖尿病治疗药物包括了胰岛素和口服降糖药，近年来又出现了新型降糖药胰高血糖素样肽-1（Glucagon-like peptide-1，GLP-1）受体激动药（注射给药）和二肽基肽酶-Ⅳ（dipeptidyl peptidase-Ⅳ，DPP-Ⅳ）抑制剂（口服给药），这些新型降糖药在临床上取得了良好的疗效和安全性，与不同机制的降血糖药联合用药可增强疗效。国外上市的钠葡萄糖同向转运体 2（sodium glucose transporter 2，SGLT2）抑制剂通过促进尿糖排泄而降低血糖。此外，临床尚有用于防治末梢神经障碍等慢性并发症的药物，如醛糖还原酶抑制剂依帕司他等，见表 6-4-4。

表 6-4-4　新型降糖药分类和应用

新型降糖药	代表药物	药理作用	临床应用	给药方式
GLP-1 受体激动剂	利拉鲁肽 艾塞那肽	激动 GLP-1 受体，促进胰岛素合成与分泌、控制食欲、延缓胃排空、抑制胰高血糖素分泌	胰岛素或口服降糖药控制效果不佳的 2 型糖尿病	注射给药
DPP-Ⅳ 抑制剂	西格列汀 维格列汀	抑制 DPP-Ⅳ，升高 GLP-1 水平	无 GLP-1 分泌障碍的 2 型糖尿病	口服用药
SGLT2 抑制剂	达格列净 恩格列净	促进尿糖排泄而降低血糖	2 型糖尿病	口服用药
醛糖还原酶抑制剂	依帕司他	改善机体聚醇代谢通路的异常	防治糖尿病并发的末梢神经障碍	口服用药

三、用药注意事项与患者健康教育

1. 用药注意事项

（1）糖尿病药物治疗中应根据患者情况，制订个体化的治疗方案。需注意各药的禁忌证和不良反应，联合用药时注意药物相互作用，特别防范降糖药诱发的低血糖和休克。譬如患者为1型糖尿病，则需用胰岛素治疗，用口服降糖药无效，同时教育患者学会自我判断低血糖症状，一旦出现低血糖，立即口服葡萄糖水和糖块等，紧急情况时静脉滴注50%葡萄糖注射液。

（2）根据不同降糖药物的吸收、生物利用度和药效学特点，告知患者适宜的用药方式和使用时间。

（3）注射胰岛素时应注意适当变换注射部位以防止发生皮下脂肪萎缩。未开启的胰岛素应冷藏保存，冷冻后的胰岛素不可再应用。

2. 患者健康教育

（1）心理健康教育：告知患者糖尿病是一种慢性代谢病，保持心情舒畅，在引起重视的基础上及时控制血糖。

（2）饮食调控和适当锻炼：饮食治疗是糖尿病治疗的基本措施，严格控制高糖高脂饮食的摄入，少食多餐，限制饮酒。适当锻炼如快走、慢跑、打乒乓球、打羽毛球等，建议在饭后进行锻炼，避免出现低血糖。

（3）定期监测血糖，在药师指导下或遵说明书使用血糖仪。

（4）定期评估糖尿病并发症，如检查肾功能、视力及神经病变等。

【任务实施】

针对任务要求，按下述步骤实施。

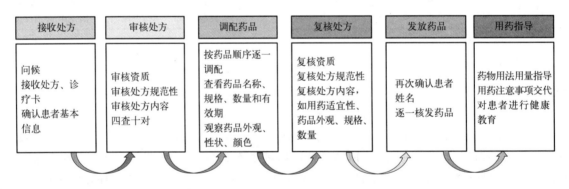

接收处方	审核处方	调配药品	复核处方	发放药品	用药指导
问候 接收处方、诊疗卡 确认患者基本信息	审核资质 审核处方规范性 审核处方内容 四查十对	按药品顺序逐一调配 查看药品名称、规格、数量和有效期 观察药品外观、性状、颜色	复核资质 复核处方规范性 复核处方内容，如用药适宜性、药品外观、规格、数量	再次确认患者姓名 逐一核发药品	药物用法用量指导 用药注意事项交代 对患者进行健康教育

	从患者或其家属手中接过处方，面带微笑，语言亲切，态度和蔼，耐心细致。
接收处方	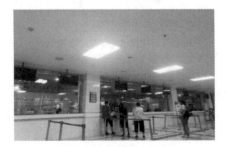 药师：您好，请问有什么可以帮您？ 患者：这是医生给我开的处方，我来拿药。 药师：好的，请您稍等片刻！

	××医院处方笺 姓名：朱×× 性别：女 科室：内分泌科 年龄：64岁 （普） 日期：2021年10月23日 门诊号：6395614594 诊断：糖尿病 Rp： 盐酸二甲双胍缓释片 0.5g×10片 1盒 用法：0.5g bid. po. 盐酸吡格列酮胶囊 15mg×12粒 1盒 用法：30mg qd. po. 药费：46.13元 医生：胡× 打印日期： 审核药师：周×× 2021-10-23 14:22:08 调配药师：李×
审核处方	1. 审核资质：譬如是否为该医院医生为患者开具的合法处方。 2. 审核处方规范性：检查处方各项是否完整，如处方前记、正文、后记等。 3. 审核处方内容：(1)检查处方中药物二甲双胍和吡格列酮能否用于糖尿病的治疗。(2)检查药品名称是否为通用名；药品剂型缓释片和胶囊是否适宜；药品规格和数量是否合适，并判断有无重复用药现象。(3)核查药品的剂量、给药途径和用药频率是否合理。(4)检查处方是否存在配伍禁忌。 4. 若审查处方过程中发现处方不合理则不能调配，需联系医师确认具体情况
调配药品	1. 从药品柜或药品架上寻找药品盐酸二甲双胍缓释片和盐酸吡格列酮胶囊，仔细检查核对药品标签上的药品名称、规格和数量，有秩序地按照处方上药品顺序进行调配。 2. 在发出的药品上正确书写药袋或粘贴标签，注明患者姓名和药品名称、用法用量等。 3. 逐一检查药品的有效期、外观、颜色。 4. 药品配齐后，与处方逐条核对，核对无误后在处方上签字，以表示处方调配完成，避免发生差错
复核处方	1. 再次仔细浏览处方信息，运用"四查十对"核对所取药品的名称、规格、用法、用量、患者姓名及年龄，检查药品的外观质量、药品有效期等。 2. 检查有无漏抓、错发。 3. 是否有特殊处理药品。 4. 复核处方的适宜性、合理性
发放药品	将药品二甲双胍和吡格列酮交给患者时，主动热情、态度和蔼，并再次确认患者姓名，防止差错事故的发生。
用药指导	药师：您好，处方中的第一个药是盐酸二甲双胍片缓释片，一天两次，一次一片。该药所含主要成分二甲双胍可以减少您体内血中葡萄糖的来源，增加血糖的去路，具有很明显的降血糖作用，进一步改善糖代谢紊乱带来的不适症状。您的BMI指数是33，属于肥胖(＞28)，二甲双胍在降血糖的同时还可减轻体重。第二个药是盐酸吡格列酮胶囊，一天一次，一次两粒。该药所含成分吡格列酮是胰岛素增敏剂，可改善您体内的胰岛素抵抗，和二甲双胍合用产生协同降糖效果，所以对改善您的病情是有利的。 患者：好的，吃这两个药我是口服吗，我是吃饭之前吃药还是吃饭之后吃？ 药师：是的，这两个药用温水送服，需要注意的是盐酸二甲双胍缓释片不可掰开或掰碎了服用，否则破坏了释药结构，达不到缓释的作用效果了。这两个药物您在餐前服用，我将用法用量写在了药盒上，您服药前可以查看。 患者：好的，谢谢，在使用的过程中我需要注意什么吗？ 药师：您在用药过程中要及时就餐，注意防范低血糖的发生，不可随意减量或停用药物，您需要遵医嘱用药，如果出现严重不适应及时就医。 患者：好的，我懂了。 药师：您平时生活上需规律作息，加强锻炼，严格控制高糖高脂食物的摄入，在降血糖的同时进一步防范糖尿病并发症的发生。您平时也需要定期监测血糖，充分了解自己的病情。 患者：好的，谢谢药师！

项目	内容	分值	评分要求及分值	评分
接收处方	问候交流； 确定患者信息	10分	穿着得体，干净整洁(5分)； 用语亲切，态度和蔼，善于沟通，能获得患者基本信息(5分)	
审核处方	检查处方各项是否完整； 核查处方用药和临床诊断是否相符； 检查药品名称、剂型、规格、数量规范性； 检查药品用法用量是否正确； 检查是否重复用药或存在配伍禁忌	40分	处方完整(8分)； 与诊断相符(8分)； 药品规范(8分)； 药品用法用量正确(8分)； 无配伍禁忌，用药适宜(8分)	
调配药品	查找药品； 书写或打印用药说明； 逐一核查药品，审核签字	10分	正确查找药品(3分)； 用药说明正确(3分)； 认真核查签字(4分)；	
复核处方	再次核对药品，并检查药品外观和有效期，审核签字	10分	核对药品(5分)； 检查外观和有效期，签字(5分)	
发放药品	确认患者姓名，发放药品	10分	确认姓名(5分)； 发放药品(5分)	
用药指导	用药方法指导； 不良反应提示； 健康生活指导	20分	语言通俗易懂(5分)； 患者掌握用药方法(5分)； 知悉不良反应(5分)； 健康生活指导建议实用性强(5分)	

【任务训练】

一、知识检测

（一）单选题

1. 以下不属于胰岛素不良反应的是（　　）。

A. 低血糖　　　　　　　　　　B. 高钾血症　　　　　　　　C. 脂肪萎缩与肥厚

D. 胰岛素抵抗　　　　　　　　E. 变态反应

2. 甲苯磺丁脲降血糖作用的主要机制是（　　）。

A. 增强胰岛素作用　　　　　　B. 提高靶细胞的敏感性　　　C. 使细胞 cAMP 减少

D. 刺激胰岛 B 细胞释放胰岛素　E. 抑制胰高血糖素的作用

3. 阿卡波糖的降糖作用机制是（　　）。

A. 增加胰岛素的信号传递　　　　　B. 抑制胰高血糖素分泌

C. 刺激胰岛 B 细胞释放胰岛素　　　D. 促进组织对葡萄糖的摄取和利用

E. 抑制 α-葡萄糖苷酶，抑制低聚糖分解，减少小肠中淀粉等的吸收

4. 增加肌肉和脂肪组织对胰岛素的敏感性而降低血糖的是（　　）。

A. 阿卡波糖　　　B. 那格列奈　　　C. 罗格列酮　　　D. 瑞格列奈　　　E. 格列齐特

5. 使用胰岛素过程中出现饥饿感、出汗、心悸等症，应立即给予（　　）。

A. 格列苯脲　　　B. 格列奇特　　　C. 葡萄糖　　　D. 肾上腺素　　　E. 胰岛素

（二）配伍题

A. 二甲双胍　　　B. 氯磺丙脲　　　C. 胰岛素　　　D. 罗格列酮　　　E. 阿卡波糖

1. 合并尿崩症的 2 型糖尿病患者宜选用（　　）。

2. 轻症伴有肥胖的 2 型糖尿病患者宜选用（　　）。

3. 合并严重感染的中度糖尿病患者宜选用（　　　）。

4. 尤其适用于胰岛素抵抗的 2 型糖尿病患者的是（　　　）。

5. 对餐后血糖显著升高的 2 型糖尿病患者可选用（　　　）。

　A. 阿卡波糖　　　　B. 吡格列酮　　　　C. 二甲双胍　　　　D. 格列齐特　　　　E. 西格列汀

6. 患者，男，64 岁，诊断为 2 型糖尿病，既往有磺胺过敏史，不宜选用的药物是（　　　）。

7. 患者，女，57 岁，BMI 31.2，诊断为 2 型糖尿病，经生活方式干预，未能有效控制血糖，肝肾功能未见异常，初始治疗首选的药物是（　　　）。

（三）案例分析题

患者，男性，56 岁。有糖尿病史 15 年，近日并发肺炎，呼吸 35 次/min，心率 105 次/min，血压 160/90mmHg，呼出气体有丙酮味，意识模糊，尿酮呈强阳性，血糖 500mg/dL。

1. 治疗药物应选用（　　　）。

　A. 三碘甲状腺原氨酸　　　　　　B. 珠蛋白锌胰岛素　　　　　　C. 正规胰岛素

　D. 格列齐特　　　　　　　　　　E. 低精蛋白锌胰岛素

2. 此药的给药途径是（　　　）。

　A. 口服　　　　　B. 皮下注射　　　　C. 静脉注射　　　　D. 舌下含服　　　　E. 灌肠

（四）多选题

1. 胰岛素的不良反应有（　　　）。

　A. 皮下脂肪萎缩　　　　　　　　B. 过敏反应　　　　　　　　C. 反应性高血压

　D. 血糖过低　　　　　　　　　　E. 胰岛素耐受性

2. 下列药物具有口服降血糖作用的药物是（　　　）。

　A. 格列吡嗪　　　　　　　　　　B. 二甲双胍　　　　　　　　C. 胰岛素

　D. 阿卡波糖　　　　　　　　　　E. 瑞格列奈

3. 必须用胰岛素治疗的是（　　　）。

　A. 新确诊的 2 型糖尿病

　B. 2 型糖尿病经饮食控制或用口服降血糖药未能控制者

　C. 1 型糖尿病

　D. 糖尿病合并重度感染或消耗性疾病

　E. 糖尿病酮症及糖尿病昏迷

二、能力训练任务

1. 患者吴某，女，61 岁，有糖尿病史 15 年，近日并发肺炎，呼出气体有丙酮味，尿酮呈强阳性，血糖 18.8mmol/L。分析下面处方是否合理并说明理由。

Rp：

二甲双胍　　250mg×20

Sig：250mg　tid.　po.

格列齐特　　80mg×100

Sig：80mg　bid.　po.

2. 李某，男，55 岁，患轻度高血压 3 年，近日自觉口渴、多尿 5 个月，尿糖阳性，空腹血糖 8.9mmol/L，餐后两小时血糖 15.1mmol/L，诊断为 2 型糖尿病，给予格列本脲和氢氯噻嗪治疗，分析处方是否合理并说明理由。

Rp：

格列本脲　　5mg×7

Sig：5mg　qd.　po.

氢氯噻嗪　50mg×30

Sig：50mg　bid.　po.

3. 患者，女，56岁，四肢关节疼痛12年，多饮、多尿、多食及消瘦6个月而到医院，被诊断为类风湿性关节炎和糖尿病。医生给予甲磺吡脲片口服、保泰松片口服，以及其他对症支持治疗。

患者首次服药1h后即出现饥饿、头晕、心悸、出汗，再过30min出现昏迷现象。经查为低血糖昏迷。经静脉注射高渗葡萄糖后症状缓解，30min后恢复正常。请你对本案例进行分析，并说明磺酰脲类药与其他药物合用应注意的事项。

【任务拓展】

调研同学或亲人朋友3人，了解她们对糖尿病的认识和常用降糖药物的使用情况，对于如何使用血糖仪进行血糖监测，如何注射胰岛素以及如何防范低血糖进行针对性指导。

M6-4-1　PPT

M6-4-2　答案解析

M6-4-3　视频

任务5　高尿酸血症与痛风患者用药指导

【学习目标】

- 知识目标

  1. 掌握高尿酸血症与痛风常用药物的适应证及其作用特点。

  2. 熟悉高尿酸血症与痛风患者的用药指导与健康教育。

  3. 了解高尿酸血症与痛风的定义、病因、分类及临床表现。

- 能力目标

  1. 会对高尿酸血症与痛风患者处方中的药物进行信息查阅、整理。

  2. 能正确审核高尿酸血症与痛风患者的处方。

  3. 能熟练调配处方，并对高尿酸血症与痛风患者进行合理用药指导和健康教育。

- 素质目标

  1. 培养学生建立"预防疾病、未病先防"的健康认知。

  2. 关心患者，提高患者的用药依从性，改善患者的生活质量。

传承创新

追踪"痛风"的历史源流

痛风，在古代也称"王者之疾""帝王病"或"富贵病"。因为此病好发于达官贵人、王侯将相的身上。"痛风"源流久远，在古籍中称"痹证"，中医文献中有关痹症的论述相当丰富，如《素问·痹论》《金匮要略》《诸病源候论》《济生方》《医宗必读·痹》等历代著作对痹症的症状、治疗等渐趋成熟。金元时期四大名医朱丹溪在《格致余论》一书中首次提出了痛风病名，国医大师路志正在20世纪90年代曾实地考察朱丹溪生活的浙江义乌市，发现该地气候湿热，嗜肥甘油腻之品，符合痛风的发病条件，对痛风的病名进行了正本溯源。

王某，男，68岁，体检显示尿酸过高，有尿酸性结石，经医师确诊为痛风。医生开具处方如下：非布司他片和碳酸氢钠片。要求药师为患者正确调配处方，并进行用药指导和健康教育。

××医院处方笺

姓名：王×　　　　　　　　　性别：男

科室：内分泌科门诊　　　　　年龄：68岁　　　（普）

日期：2021年11月22日　　　门诊号：2021112211234

诊断：痛风

Rp:

非布司他片　40mg×14片　　　　　1盒

Sig：口服　　1片/次　1片/d

碳酸氢钠片　0.5g×100片　　　　　1瓶

Sig：口服　　2片/次　3次/d

药费：55.12元　　　　　　　　　　医生：黄××

打印日期：　　　　　审核人：　　　核对人：

2021-11-22 14:44:47　　调配：　　　发药人：

【任务准备】

一、高尿酸血症与痛风概述

1. 定义

高尿酸血症是嘌呤代谢紊乱引起的代谢异常综合征。无论男性还是女性，非同日 2 次血尿酸水平超过 $420\mu mol/L$，称之为高尿酸血症。

血尿酸超过其在血液或组织液中的饱和度，可在关节局部形成尿酸钠晶体并沉积，诱发局部炎症反应和组织破坏，即痛风。

2. 病因与分类

（1）病因　引起高尿酸血症的原因有：①尿酸生成过多，如饮食因素（高嘌呤饮食）、疾病因素（心血管和代谢性疾病）、药物因素。②尿酸排出减少，如遗传、肥胖、某些药物、肾功能不全、酸中毒等。③混合性因素，即尿酸生成过多和排出减少同时存在。

（2）分类　痛风可分为原发性痛风和继发性痛风。

① 原发性痛风属于先天性代谢缺陷疾病，多具有家族性。临床一般所说的痛风多指原发性痛风，常伴有血脂代谢异常、肥胖症等。

② 继发性痛风主要由高嘌呤食物、药物、疾病（如肾病）、血液病等多种原因引起。

3. 临床表现与分期

（1）无症状高尿酸血症　血尿酸水平升高，但是没有疼痛、关节炎等临床表现。

（2）急性痛风性关节炎期　多起病急骤，首次发作常在夜间，多以单关节非对称性关节炎为主。

（3）间歇期　在急性期之后，可反复发作，多见于未治疗或治疗不彻底者，可表现为多关节受累或仅有血尿酸水平增高，无明显临床症状。

（4）**慢性痛风性关节炎期** 痛风石形成期，是尿酸盐沉积于组织中所致。由于尿酸盐不易透过血-脑屏障，故除中枢神经系统外，几乎所有组织中均可形成痛风石，但以关节软骨及关节周围组织多见。

（5）**痛风性肾病** 长期高尿酸血症患者还可能出现肾脏损害。研究显示，高尿酸血症与痛风、肾结石和慢性肾病有明确的因果关系。

二、管理总则和治疗目标

1. 管理总则

建议所有高尿酸血症与痛风患者保持健康的生活方式；建议所有高尿酸血症与痛风患者知晓并终身关注血尿酸水平的影响因素，始终将血尿酸水平控制在理想范围；建议所有高尿酸血症与痛风患者都应了解疾病可能出现的危害，定期筛查与监测靶器官损害，控制相关合并症。

2. 治疗目标

高尿酸血症与痛风血尿酸治疗目标见图 6-5-1。

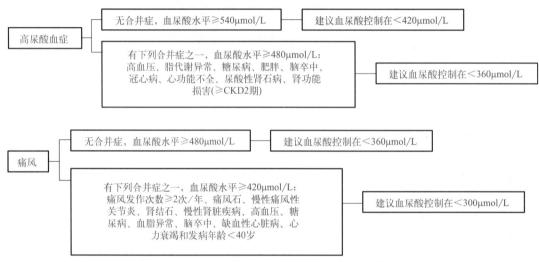

图 6-5-1　高尿酸血症与痛风血尿酸治疗目标

三、治疗药物

治疗药物包括镇痛抗炎的药物、降尿酸的药物和碱化尿液的药物，详见表 6-5-1。

（1）**镇痛抗炎药物** 急性发作期使用，应及早、足量使用，见效后逐渐减停。包括秋水仙碱，非甾体抗炎药如双氯芬酸钠、布洛芬、吲哚美辛、塞来昔布、依托考昔等，糖皮质激素如泼尼松。其中，秋水仙碱为痛风急性发作期首选用药，非甾体抗炎药是治疗急性痛风的一线用药，当秋水仙碱、非甾体抗炎药等效果欠佳或存在用药禁忌时，可以短期使用糖皮质激素。

（2）**碱化尿液药物** 当尿 pH＜6.0 时，需碱化尿液。尿 pH6.2～6.9 时有利于尿酸盐结晶溶解和从尿液排出。常用药物包括碳酸氢钠或枸橼酸氢钾钠。

> 💡 **想一想**
>
> 请同学们通过资料检索，对碳酸氢钠片或枸橼酸氢钾钠颗粒的使用进行用药指导。

（3）**降尿酸药物** 临床建议，只要痛风诊断确立，待急性症状缓解（≥2 周）后开始降尿酸治疗；也可在急性期抗炎治疗的基础上立即开始降尿酸治疗，维持尿酸在目标范围内。常用降尿酸药物主要有抑制尿酸生成如别嘌醇、非布司他，促进尿酸排泄如丙磺舒、苯溴马隆、尿酸酶。其中，非布司他是一种新型的黄嘌呤氧化酶，经肾脏和肠道双通道排泄，相比其他降尿酸药物，其降尿酸效果、肾脏保护作用更好。适用于痛风患者高尿酸血症的长期治疗，是痛风性肾病患者的首选药物，但不推荐用于无临床症状的高尿酸血症。

表 6-5-1　常用药物用法、适应证、禁忌证及不良反应

药物	作用机制	用法用量	适应证	禁忌证	不良反应
秋水仙碱	抑制粒细胞浸润	首剂 1mg，1h 后追加 0.5mg，12h 后改为 0.5mg qd. 或 bid.；口服	痛风性关节炎的急性发作的预防、治疗	对本品过敏者；孕妇及哺乳期妇女；对骨髓增生低下、肾和肝功能不全者	腹痛、腹泻等胃肠道症状，肌肉、周围神经病变、骨髓抑制、肝胆损害等
布洛芬	抗炎、镇痛	400～800mg/d，1 日 2 次，口服	缓解关节疼痛	对本品过敏，对阿司匹林或其他非甾体抗炎药过敏者；孕妇及哺乳期妇女；严重肝肾功能不全者或严重心力衰竭者；正在服用其他非甾体抗炎药；活动性或既往有消化性溃疡史，胃肠道出血或穿孔的患者	恶心、呕吐、腹痛、腹泻、便秘、肠胃气胀、头痛、头晕等反应
塞来昔布	抗炎、镇痛	400～600mg/d，1 日 2 次，口服	治疗成人急性疼痛	对塞来昔布或药物中其他任何一种成分过敏者；已知对磺胺过敏者；服用阿司匹林或其他包括其他环氧化酶-2（COX-2）过敏型反应的患者；冠状动脉旁路搭桥（CABG）手术；有活动性消化道溃疡或出血的患者；重度心力衰竭患者	可能出现心血管血栓、胃肠道出血、溃疡和穿孔等反应
泼尼松	抗炎	20～30mg/d，口服，3～4 天后减量停药	减轻炎症的表现	高血压、血栓症、胃与十二指肠溃疡、精神病、电解质代谢异常、心肌梗死、内脏手术、青光眼等患者，对本品及肾上腺皮质激素类药物有过敏史患者禁用；真菌和病毒感染者	较大剂量易引起糖尿病、消化道溃疡和类库欣综合征症状，对下丘脑-垂体-肾上腺轴抑制作用较强。并发感染为主要的不良反应
丙磺舒	促进尿酸排泄	500～1000mg/d，一日 2 次，口服	高尿酸血症伴慢性痛风性关节炎及痛风石	对本品及磺胺类药过敏者；肾功能不全者；伴有肿瘤的高尿酸血症者，或使用细胞毒的抗癌药、放射治疗患者，均不宜使用本品，因可引起急性肾病	胃肠道症状如恶心、呕吐等，与磺胺出现交叉过敏反应，偶可引起消化性溃疡、白细胞减少、骨髓抑制、肝坏死等
苯溴马隆	促进尿酸排泄	50～100mg/d，一日 1 次，口服	原发性高尿酸血症，痛风性关节炎间歇期及痛风结节肿等	对本品中任何成分过敏者；中至重度肾功能损害者（肾小球滤过率低于 20mL/min）及肾结石患者；孕妇、有可能怀孕妇女以及哺乳期妇女	肠胃不适感，如恶心、呕吐、胃内饱胀感和腹泻等
别嘌醇	抑制尿酸生成	50～600mg/d，一日 2～3 次，口服	高尿酸血症（尤其是因尿酸生成过多所致的高尿酸血症）；反复发作或慢性痛风者；痛风石；尿酸性肾结石和（或）尿酸性肾病	对本品过敏、严重肝肾功能不全和明显血细胞低下者	皮疹，胃肠道反应如腹泻、恶心等，白细胞减少或血小板减少，剥脱性皮炎，肝肾功能损伤等
非布司他	抑制尿酸生成	40～80mg/d，一日 1 次，口服	痛风患者高尿酸血症的长期治疗	对本品成分有过敏史的患者；正在接受硫唑嘌呤、巯嘌呤治疗的患者	肝功能异常、恶心、关节痛、皮疹等

四、用药注意事项与健康教育

1. 注意事项

常用药物的使用注意事项见表 6-5-2。

表 6-5-2　常用药物的使用注意事项

药物	使用注意事项
秋水仙碱	不宜长期使用，以免出现不良反应； 应定期检查血常规及肝、肾功能； 如发生呕吐、腹泻等反应，应减少用量，严重者应马上停药； 女性患者在服药期间及停药以后数周内不得妊娠； 老年患者用药应酌情减量
布洛芬	不宜长期或大量使用； 不能同时服用其他含有解热镇痛药的药品； 不得饮酒或含有酒精的饮料
泼尼松	长期服药后，停药时应逐渐减量
丙磺舒	服用本品时应保持摄入足量水分（日 2500mL 左右），防止形成肾结石，必要时同时服用碱化尿液的药物； 用本品期间不宜服水杨酸类制剂； 定期检测血和尿 pH、肝肾功能及血尿酸和尿酸等； 痛风性关节炎急性发作症状尚未控制时不用本品；如在本品治疗期间有急性发作，可继续应用原来的用量，同时给予秋水仙碱或其他非甾体抗炎药治疗
苯溴马隆	不能在痛风急性发作期服用，因为开始治疗阶段，随着组织中尿酸溶出，有可能加重病症； 为了避免治疗初期痛风急性发作，建议在给药最初几天合用秋水仙碱或抗炎药； 治疗期间需大量饮水以增加尿量（治疗初期饮水量不得少于 1.5～2L），以免在排泄的尿中由于尿酸过多导致尿酸结晶；定期测量尿液的酸碱度，尿液的 pH 应调节在 6.5～6.8 之间； 在开始治疗时有大量尿酸随尿排出，所以在此时的用药量要小（起始剂量）
别嘌醇	本品必须在痛风性关节炎的急性炎症症状消失后（一般在发作后 2 周左右）方开始应用； 服药期间应多饮水，并使尿液呈中性或碱性以利尿酸排泄； 本品必须由小剂量开始，逐渐递增至有效量维持正常血尿酸和尿酸水平，以后逐渐减量，用最小有效量维持较长时间； 与排尿酸药合用可加强疗效； 不宜与铁剂服用； 用药期间应定期检查血常规及肝肾功能； 如果出现任何皮肤反应或其他超敏反应体征应马上停药，及时诊治； 有肾或肝损害的应减少剂量，肾功能不全者应按肌酐清除率调整剂量
非布司他	注意监测肝功能； 痛风急性发作的患者，在症状稳定前，不可使用本品。在使用本品过程中有痛风发作时，可继续用药，亦可根据具体症状合用秋水仙碱、非类固醇抗炎药、肾上腺皮质激素等药物

2. 健康教育

健康的生活方式包括：控制体重、规律运动；限制酒精及高嘌呤、高果糖饮食的摄入；鼓励奶制品和新鲜蔬菜的摄入及适量饮水；因豆制品的加工方式不一，不推荐也不限制豆制品（如豆腐）的摄入，详见表 6-5-3、表 6-5-4。

血尿酸水平升高是高尿酸血症和痛风及其相关合并症发生、发展的根本原因。提醒患者知晓并终身关注血尿酸水平的影响因素，始终将血尿酸水平控制在理想范围。告知患者高尿酸血症和痛风是一种慢性、全身性疾病，可导致多个靶器官的损伤，应定期筛查与监测靶器官损害和控制相关合并症。

表 6-5-3　高尿酸血症及痛风患者的健康生活方式说明

健康项目	具体内容
控制体重	BMI(kg/m^2)＝体重(kg)/身高$(m)^2$； 正常体重 BMI 范围是 18.5～24.0
规律运动	低强度的有氧运动可降低痛风发病率,而中-高强度运动可以使尿酸排泄减少,血尿酸水平上升,反而增加痛风的发病率； 高尿酸血症患者建议规律锻炼； 痛风患者的运动应从低强度开始,逐步过渡至中等强度,避免剧烈运动;痛风急性期则以休息为主,中断锻炼,有利于炎症消退； 运动次数以每周 4～5 次为宜,每次 0.5～1h。可采取有氧运动,如慢跑、太极拳等； 运动期间或运动后,应适量饮水,促进尿酸排泄。避免快速大量饮水,以免加重身体负担。因低温易诱发痛风急性发作,运动后应避免冷水浴； 对有心血管、肺部基础疾病者,应适度降低运动强度和缩短运动时间
限制酒精及高嘌呤、高果糖饮食的摄入	痛风急性发作期和慢性痛风石性关节炎的患者应避免饮酒,痛风间歇期血尿酸水平达标后仍应控制酒精的摄入； 男性不宜超过 2 个酒精单位/d,女性不宜超过 1 个酒精单位/d(1 个酒精单位≈14g 纯酒精,即酒精度数 12% 的红葡萄酒 145mL,酒精度数 3.5% 的啤酒 497mL 或 40% 的蒸馏酒 43mL)； 传统的低嘌呤饮食观念需要更新,不能单纯以嘌呤含量来界定食物的选择,目前强调每日饮食嘌呤含量控制在 200mg 以下(各食物嘌呤含量见表 6-5-4)
鼓励奶制品和新鲜蔬菜的摄入及适量饮水	奶制品:脱脂或低脂奶制品 300mL/d； 新鲜蔬菜:500g/d； 饮水:>2000mL(包括茶和不加糖的咖啡)

表 6-5-4　常见食物的嘌呤含量（每 100g）

每 100g 食物含嘌呤	常见的代表食物
<50mg (低嘌呤)	1. 主食类:米、麦、面及其制品(馒头、面条、面包),马铃薯、甘薯、山芋等。 2. 奶类及制品:鲜牛奶、奶粉、奶酪、羊奶等。 3. 各种蛋类:鸡蛋、鸭蛋、鹌鹑蛋、鸽蛋等。蛋类的嘌呤主要在蛋黄中,蛋白中含几乎不含嘌呤。 4. 蔬菜类:青菜、卷心菜、芹菜、胡萝卜、黄瓜、茄子、番茄、萝卜、莴笋、豆芽菜、菜花等,大部分蔬菜属于低嘌呤食物,可放心食用。 5. 水果类:大部分水果属于低嘌呤食物,可放心食用。 6. 饮料:苏打水、茶、果汁、咖啡、麦乳精、巧克力、可可等。 7. 菌菇类:蘑菇、金针菇。 8. 其他:酱类、蜂蜜、油脂类(瓜子、植物油、黄油、奶油、杏仁、核桃、榛子)、薏苡仁、动物血、海参、海蜇皮等
50～150 (中嘌呤饮食)	1. 豆类及其制品:豆制品(豆腐、豆腐干、豆奶、豆浆)、干豆类(绿豆、红豆、黄豆、黑豆、蚕豆、豌豆)、豆苗。 2. 蔬菜类:菠菜、笋(冬笋、芦笋、笋干)、部分豆类(菜豆、青豆、豇豆、豌豆)、海带、银耳。 3. 肉类:家禽家畜肉。 4. 部分水产类:草鱼、鲤鱼、鳕鱼、比目鱼、鲈鱼、螃蟹、鳝鱼、香螺、鲍鱼、鱼翅。 5. 油脂类及其他:花生、腰果、芝麻、栗子、莲子
150～1000 (高嘌呤饮食)	1. 部分豆类及蔬菜:黄豆、扁豆、紫菜、香菇。 2. 动物内脏:家禽家畜的肝、肠、心、胃、肾、肺、脑、胰等内脏,肉脯、肉馅。 3. 部分水产类:鲢鱼、白鲳鱼、鱼皮、鱼卵、鱼干及沙丁鱼、凤尾鱼等海鱼,贝壳类、虾类等。 4. 各种浓荤汤汁:火锅汤、肉汤、鸡汤、鱼汤等。 5. 其他:酵母粉、各种酒类(尤其是啤酒)

【任务实施】

针对任务要求，按下述步骤实施。

收方	审方	调配	复核	发药	用药交代
问候 刷卡 确认患者信息	审核资质 审核处方内容合法性 审核用药适宜性	四查十对 查看药品有效期 检查药品质量 药品数量正确	复核资质 复核内容合法性 复核用药适宜性 复核药品数量	认真核对患者姓名，叫患者姓名逐一发药	用法用量指导 用药特殊提示 科学生活教育

收方	药师:您好,请出示您的就诊卡以及发票。 顾客:好的!
审方	××医院处方笺 姓名:王× 性别:男 （普） 科室:内分泌科门诊 年龄:68岁 日期:2021年11月22日 门诊号:2021112211234 诊断:痛风 Rp: 非布司他片 40mg×14片 1盒 口服 1片/次 1片/d 碳酸氢钠片 0.5g×100片 1瓶 口服 2片/次 3次/d 药费:55.12元 医生:黄×× 打印日期: 审核人: 核对人: 2021-11-22 14:44:47 调配: 发药人: 用药审核分析:患者被诊断为痛风,已有尿酸性结石,不宜选择促进尿酸排泄的药物,因有可能造成尿路梗阻或促进尿酸性结石的形成。 选择的药物是非布司他和碳酸氢钠。 非布司他属抑制尿酸合成的药物,为非嘌呤结构的黄嘌呤氧化酶抑制剂,可抑制黄嘌呤氧化酶,使次黄嘌呤和黄嘌呤不能氧化为尿酸,因而可迅速降低血尿酸浓度,减少痛风石及尿酸性结石的形成。患者血尿酸明显高于正常,尿液 pH 低,考虑尿酸排出少,给予碳酸氢钠 3g/d 以碱化尿液,建议多饮水,保持尿量在 2000mL/d 以上。非布司他和碳酸氢钠选择合理。 根据各药品说明书中的用法用量,处方药品的用法用量符合要求。 综合以上分析,该处方的用药是合理的,处方审核通过
调配	1. 仔细阅读处方,按处方药品顺序自上而下调配。 2. 根据"四查十对",按照顺序进行逐一调配。 3. 调配时查看药品的有效期(应≥3 个月)。 4. 调配时注意看相似药品的正确调配。 5. 逐一核对非布司他片和碳酸氢钠片的调配数量、名称、剂型、规格等。 6. 按顺序调配好处方上药品后,在碳酸氢钠片加贴醒目的标签提示患者注意,"密封,在干燥处保存"。调配人员在处方调配处签字,以表示处方调配完成,避免发生差错
复核	1. 拿到调配好的药品后,仔细浏览处方信息,运用"四查十对"核对所取药品的名称、规格、用法、用量、患者姓名及年龄,检查药品的外观质量、药品有效期等。 2. 检查有无漏抓、错发。 3. 是否有特殊处理药品(如拆零药品)。 4. 复核处方的适宜性、合理性

发药	1. 呼叫患者姓名,确认为患者本人。 2. 注意核对处方与调配药品的一致性
用药 交代	药师:这是您的药品。这个药品是非布司他,口服,一次 1 片,一天 1 次,它是一个降尿酸的药物。这个药品是碳酸氢钠,口服,一次 2 片,一天 3 次,它是一个碱化尿液的药物,可以促进尿酸的排泄。需要提醒您以下几点:①对于非布司他这个药,如在服用期间出现胸闷气短、胸痛、心律不齐或心跳加快、部分肢体麻木无感、头晕、说话困难、骤然剧烈头痛等症状,请立刻咨询就医。②碳酸氢钠片连续使用不得超过 7 天,症状未缓解或消失要咨询医师或药师。如服用过量或出现严重不良反应,应马上就医。③由于药物之间会产生相互影响,如果您因其他疾病需要服用药物,要告知医生或药师目前正在服用的药物。 顾客:好的。 药师:您的诊断显示是"痛风",建议您通过控制体重、改善饮食结构、规律运动、限制酒精及高嘌呤、高果糖饮食的摄入来进行疾病管理。医院公众号里有针对高尿酸血症与痛风患者的健康教育视频和文章,我推送到您手机上,里面有我前面跟您讲的调整项目的具体量化指标,还有常见食物的嘌呤说明,您可以参考这些来进行生活方式的管理。 顾客:好的,谢谢。 药师:不客气。这是您所有药品,我将用法用量写在了药盒上,您服药前可以查看。 顾客:好的,谢谢您!

【任务评价】

项目	评分标准	分值
收方(5 分)	仪态大方,用语亲切,口齿清晰,核对就诊卡和发票信息,计 5 分	
审方 (15 分)	分析非布司他选择是否合理,计 5 分	
	分析碳酸氢钠选择是否合理,计 5 分	
	分析非布司他和碳酸氢钠用法用量是否合理,判断处方是否通过,计 5 分	
调配 (30 分)	根据"四查十对",按药品顺序自上而下调配,计 5 分	
	核对非布司他片的药品数量、名称、剂型、规格,计 5 分	
	核对碳酸氢钠片的药品数量、名称、剂型、规格,计 5 分	
	查看非布司他片和碳酸氢钠片药品的有效期≥3 个月,计 5 分	
	在碳酸氢钠片加贴醒目的标签提示患者注意贮藏条件,计 5 分	
	调配人员在处方调配处签字,以示处方调配完成,计 5 分	
复核 (15 分)	仔细浏览处方信息,复核处方的适宜性、合理性,计 5 分	
	查看是否有特殊处理药品(如拆零药品),核对所取药品的名称、规格、用法、用量、患者姓名及年龄,计 5 分	
	检查药品的外观质量、药品有效期,计 5 分	
发药 (10 分)	确认患者信息:包括患者姓名、科室、年龄等,计 5 分	
	确认药品信息:调配药品与处方是否一致,计 5 分	
用药交代 (25 分)	简单的用药目的说明,计 5 分	
	药品的用法用量说明,计 5 分	
	药品的用药注意事项说明,计 5 分	
	健康管理说明:控制体重、改善饮食结构、规律运动、限制酒精及高嘌呤、高果糖饮食的摄入等,计 5 分	
	疾病认知说明:提醒定期监测血尿酸、关注靶器官及相关并发症的损害,计 5 分	

【任务训练】

一、知识检测

(一)单选题

1. 可迅速控制痛风急性期症状的药物是( )。

A. 碳酸氢钠 　　 B. 非布司他 　　 C. 别嘌醇 　　 D. 秋水仙碱 　　 E. 苯溴马隆

2. 患者，男，49 岁，近 1 个月出现血压升高，BP 155/95mmHg；同时伴有高尿酸血症，血尿酸 508μmol/L。使用别嘌醇 100mg bid.，氯沙坦钾 50mg qd.，碳酸氢钠 1g tid. 治疗。关于该患者用药指导的说法，正确的是（　　）。

A. 严格限制蛋白质的摄入，每天不超过 0.6g/kg

B. 别嘌醇用药后可出现眩晕，用药后不宜驾车

C. 氯沙坦钾可引起血尿酸升高

D. 关节疼痛时可选用贝诺酯止痛

E. 使用碳酸氢钠碱化尿液，维持尿液 pH 在 7.5

3. 痛风主要是因为（　　）代谢紊乱导致的。

A. 糖　　　　　　B. 脂肪　　　　　　C. 蛋白质　　　　　D. 嘌呤　　　　　E. 嘧啶

（二）配伍题

A. 别嘌醇　　　　B. 秋水仙碱　　　　C. 阿司匹林　　　　D. 糖皮质激素　　　E. 丙磺舒

1. 目前推荐为促尿酸排泄的药物是（　　）。

2. 目前推荐为一线降尿酸用药的是（　　）。

（三）案例分析题

患者，男，52 岁，身高 168cm，体重 85kg，痛风病史 6 年。近一月饮食不节制，两天前右大脚趾关节出现持续性疼痛，局部灼热红肿入院。体查血尿酸 560μmol/L，晨尿 pH＜6.0，暂无在服药物。临床诊断急性痛风。

1. 对该患者的给药方案不推荐的是（　　）。

A. 布洛芬　　　　B. 秋水仙碱　　　　C. 塞来昔布　　　　D. 泼尼松　　　　E. 别嘌醇

2. 急性痛风临床首选是（　　）。

A. 秋水仙碱　　　B. 阿司匹林　　　　C. 别嘌醇　　　　　D. 丙磺舒　　　　E. 泼尼松

3. 该患者的健康教育内容不包括（　　）。

A. 低嘌呤饮食　　B. 多喝水　　　　　C. 适量运动

D. 控制体重　　　E. 多食海鲜补充蛋白

（四）多选题

1. 患者，男，58 岁，痛风病史 10 年，高血压病史 5 年。2 日前，痛风急性发作就诊，处方：秋水仙碱片 1mg tid. po.，双氯芬酸钠缓释片 75mg qd. po.，碳酸氢钠片 1g id. po.。药师对该患者的用药指导应包括（　　）。

A. 用药期间可能会出现腹泻、腹痛不良反应

B. 避免服用含有维生素 A 的制剂

C. 双氯芬酸钠缓释片建议在晚餐时整片吞服，以利于夜间止痛

D. 应用 pH 试纸监测尿液，维持 pH 在 6.5 以上

E. 避免服用含有氢氯噻嗪的降压药物

2. 下列属于痛风病理损害特征的是（　　）。

A. 关节病变　　　B. 出血　　　　　　C. 痛风石　　　　　D. 尿酸性肾结石　　E. 肾脏损害

3. 痛风的药物治疗原则包括（　　）。

A. 中药为主　　　　　　　　　　　　B. 尽快终止急性关节炎发作

C. 分期进行，并遵循个体化原则　　　D. 纠正高尿酸血症，防止关节炎复发

E. 防止尿酸结石形成和肾功能损害

二、能力训练任务

李某，男，56 岁，痛风病史 8 年余，痛风石病史 4 年，因吃海鲜引发急性痛风。医生处方非布司他

片、塞来昔布胶囊。请给患者正确调配和发放药品，并对其进行用药和健康指导。

处方如下：

××医院处方笺

姓名：李×	性别：男
科室：内分泌科门诊	年龄：56岁
日期：2021年11月23日	门诊号：2021112312234
诊断：痛风	

Rp:

非布司他片　40mg×14片　　　　1盒
Sig：口服　1片/次　1次/1d
塞来昔布胶囊　0.2g×18粒　　　1盒
Sig：口服　1粒/次　2次/1d

药费：94.12元		医生：黄××
打印日期：	审核人：	核对人：
2021-11-23 10:44:47	调配：	发药人：

【任务拓展】

调研亲人朋友3人，了解他们对高尿酸血症与痛风的认识及健康管理情况，针对其中的不合理用药情况，设计高尿酸血症与痛风科普健康教育宣传单。

M6-5-1　PPT　　　　　M6-5-2　答案解析　　　　M6-5-3　视频

任务6　甲状腺功能亢进患者用药指导

【学习目标】

● 知识目标

1. 掌握甲状腺功能亢进症的药物治疗及其用药注意事项。

2. 熟悉甲状腺功能亢进症患者的临床表现与健康教育。

3. 了解甲状腺功能亢进症的分类和诊断。

● 能力目标

1. 会对甲状腺功能亢进症患者处方中的药物进行信息查阅、整理。

2. 能正确审核甲状腺功能亢进症患者的处方。

3. 能熟练调配处方，并对甲状腺功能亢进症患者进行合理用药指导和健康教育。

● 素质目标

1. 以甲状腺功能亢进症患者为中心，耐心细心与患者沟通交流。

2. 有良好的职业素养，精准指导患者合理安全用药，当好用药"把关人"。

【任务要求】

王女士因近期明显感觉心慌、怕热、多汗、手抖，脖子有点增粗，去医院就诊，经过一系列检查，被诊断为甲状腺功能亢进症，跟医生了解了甲亢的各种治疗方式后，最后决定接受药物治疗。 医生开具处方药物有：甲巯咪唑片、盐酸普萘洛尔片、葡醛内酯片，要求药师为患者正确调配处方，并对患者进行用药指导。

××医院处方笺

姓名：王××	性别：女	普
科室：内分泌科门诊	年龄：30岁	
日期：2022年8月3日	门诊号：2022080315322	
诊断：甲状腺功能亢进症，毒性		
弥漫性甲状腺肿		

Rp：

甲巯咪唑片　　　　　10mg×50片/盒

口服　　10mg/次　　3次/d

葡醛内酯片　　　　　50mg×100片/瓶

口服　　100mg/次　　3次/d

盐酸普萘洛尔片　　　10mg×100片/盒

口服　　10mg　　3次/d

药费：46.20 元	医生：潘××
打印日期：	审核人：　　　核对人：
2022-8-5 8:47:23	调配：　　　　发药人：

一、甲状腺功能亢进概述

1. 甲状腺功能亢进的概念

甲状腺功能亢进症（hyperthyroidism，简称甲亢）指甲状腺腺体不适当地持续合成和分泌过多甲状腺激素，造成机体代谢亢进和交感神经兴奋，引起心悸、出汗、进食和排便次数增多、体重减少的病症。多数患者还同时伴有突眼、眼睑水肿、视力减退等症状。甲亢与自身免疫有关。临床上以弥漫性毒性甲状腺肿伴甲亢最多见，男女均可发病，但以中青年女性最多见，男女比例为 1：（4～6）。

2. 病因和诱因

甲状腺疾病有一定的遗传倾向，女性、有家族史，受到精神创伤和感染者发病率较高。甲亢的诱因包括：①感染，如感冒、扁桃体炎、肺炎等；②外伤、创伤；③精神刺激，如精神紧张、焦虑等；④过度疲劳；⑤妊娠早期可诱发或加重甲亢；⑥碘摄入过多，如过多食用海带等，或由胺碘酮等药物所诱发。

二、甲状腺功能亢进症的诊断

1. 临床表现

甲亢的临床表现有多食、消瘦、多汗、神经和血管兴奋性增强、甲状腺肿大、突眼等；严重者可出现甲状腺危象、昏迷甚至危及生命（表 6-6-1）。

表 6-6-1　甲状腺功能亢进症的症状

表现	症状
高代谢综合征	乏力、畏热、多汗、皮肤潮湿、体重下降
神经系统表现	易激惹、失眠、焦虑、烦躁、注意力不集中
循环系统表现	心悸、气促、活动后加重
消化系统表现	食欲亢进、大便次数增多或腹泻
内分泌系统表现	女性见经量减少，周期延长；男性可见乳房发育、阳痿
骨骼肌肉系统表现	低骨量或骨质疏松

2. 诊断标准

根据患者高代谢症状和体征，甲状腺肿大及血清甲状腺激素水平（FT_3、FT_4）升高、垂体促甲状腺激素（TSH）水平降低，血清促甲状腺素受体抗体（TRAb）阳性可以诊断甲亢，但需要排除非甲亢性甲状腺毒症。

> ### 知识拓展
>
> #### 甲状腺激素的合成
>
> 甲状腺激素的合成是一个复杂的过程。我们做一个简单类比：激素的合成可以看作工厂制造产品，需要"原料"（碘）、"工人"（健康的甲状腺细胞）和恰到好处的"工作条件"（适宜的调控甲状腺的激素）。碘来自我们的日常饮食，健康的甲状腺细胞具有摄取碘的功能。正常情况下，在甲状腺细胞内，碘与甲状腺球蛋白（thyroglobulin，Tg）在酶（甲状腺过氧化物酶，TPO）的参与下，合成了甲状腺激素，并储存在甲状腺内，需要时，由甲状腺细胞释放入血。甲状腺激素的合成与释放是一个动态平衡

过程，受另一种激素——促甲状腺激素（thyroidstimulating hormone，TSH）的调节。当机体缺乏甲状腺激素时，我们的脑垂体就释放更多的 TSH，它能刺激甲状腺激素的合成。反之，当甲状腺激素过多时，脑垂体就减少分泌 TSH，甲状腺激素的合成也随之减少。

通常，我们体内的甲状腺激素水平在这一精确调节下保持稳定。但是，一旦碘、甲状腺细胞和TSH 三者之一产生变化，平衡即被打破，出现甲状腺激素"过剩"或"缺乏"，我们就生病了。

三、甲状腺功能亢进症的药物治疗

甲亢的目前治疗措施有手术治疗、药物治疗和放射性碘治疗。药物治疗首选抗甲状腺药物治疗，其主要目的是抑制甲状腺合成甲状腺激素，以减轻或消除甲亢症状。抗甲状腺药主要包括硫脲类和咪唑类。硫脲类包括丙硫氧嘧啶和甲硫氧嘧啶；咪唑类包括甲巯咪唑和卡比马唑等；还有碳酸锂、碘剂、β受体阻断剂等。常见抗甲状腺药物的适应证、作用机制及主要不良反应见表 6-6-2。

表 6-6-2　抗甲状腺药物作用机制及主要不良反应

抗甲状腺药	作用机制	适应证	主要不良反应
丙硫氧嘧啶	阻断甲状腺激素合成过程中碘的有机化，阻断外周 T_4 向 T_3 的转化	轻中度病情、甲状腺轻中度肿大者；年龄在 20 岁以下的青少年及儿童；孕妇、高龄等不适宜手术者、手术前或放射碘治疗前的准备；手术复发且不适宜放射性碘治疗者	皮疹、胃肠道反应、关节痛、氨基转移酶升高，肝炎，粒细胞缺乏（白细胞计数偏低）
甲巯咪唑	阻断甲状腺激素合成过程中碘的有机化		胆汁淤积性黄疸；其他不良反应与"丙硫氧嘧啶"相似
碘化钾（甲亢术前准备）	抑制甲状腺激素从甲状腺释放	单纯性甲状腺肿，应用于甲亢术前准备和甲状腺危象时合用硫脲类药物	过敏、发热、红斑、关节痛、淋巴结肿大、腹泻、腹痛
碳酸锂	抑制甲状腺激素分泌	短期使用，适用于对硫脲类和碘剂均不耐受的患者	口干、烦渴、多饮、多尿、便秘、恶心、呕吐、白细胞计数升高
β受体阻断剂	阻断甲状腺激素的外周效应，阻断外周 T_4 向 T_3 的转化	老年患者、静息心率＞90 次/min 或合并心血管疾病患者	心动过缓，充血性心力衰竭，阻断低血糖时的升血糖激素作用，支气管痉挛，中枢神经系统症状，胎儿心率过慢

临床上常用的抗甲状腺药有丙硫氧嘧啶、甲巯咪唑。一般甲亢的药物治疗要经过初始治疗期、减量期、维持期三个阶段，直至最后的停药，相伴随的是一个调药的过程（表 6-6-3）。

表 6-6-3　抗甲状腺药物用法用量

药物	初始阶段（4～6 周）	减量阶段（2～3 个月）	维持阶段（1～2 年）
甲巯咪唑	20～40mg/d，每日 1～2 次口服	根据病情每 2～4 周随访减药 1 次，每次减少 5mg	5～10mg/d
丙硫氧嘧啶	150～400mg/d 最大剂量600mg，分次口服	根据病情每 2～4 周随访减药 1 次，每次减少 50mg	50～100mg/d

服药期间需对患者进行定期随访，随访内容包括心率、体重等症状的缓解情况，是否出现白细胞减少、转氨酶升高等严重不良反应情况。定期复查 T4、T3，必要时查 TSH，以查看甲状腺功能是否恢复。一旦患者病情控制、应考虑减量维持，防止出现药物性甲减和其他方面的不良反应。当甲状腺功能恢复正常、用药疗程足够、TRAb 阴性时，在医生的指导下可以考虑停药，建议在停用抗甲状腺药物之前检测 TRAb 水平。

 想一想

甲亢会变成甲减吗？

四、用药注意事项与健康教育

1. 用药注意事项

（1）妊娠期、哺乳期甲亢宜采用最小有效剂量的抗甲状腺药物，首选丙硫氧嘧啶。丙硫氧嘧啶可由乳汁分泌，引起婴儿甲状腺减退，故不宜哺乳。

（2）严格遵医嘱使用硫脲类药物，避免食用高碘食物或药物；用药过程中应注意病情的变化，定期检查血常规，若白细胞总数低于 3.0×10^{10}/L 或中性粒细胞低于 1.5×10^{10}/L 时，应立即停药并给予升白细胞药物治疗。

（3）关注患者依从性，避免间断服药，以防复发。

注意药物的相互作用，硫脲类药物之间存在交叉过敏反应。甲巯咪唑、丙硫氧嘧啶与抗凝药合用可增强抗凝作用。高碘食物或含碘药物可使甲亢病情加重。巴比妥类、酚妥拉明、妥拉唑林、磺胺类、对氨基水杨酸、保泰松、维生素 B、磺酰脲类等都有抑制甲状腺功能和甲状腺肿大的作用。[131]I 治疗前后一个月避免用碘剂及食用其他含碘食物或药物。碘剂应避光存放并做明显标记，避免误服或中毒。

（4）服用碳酸锂时，应监测药物浓度：当血锂 > 1.5mmol/L，可出现中毒症状；当血锂在 $1.5 \sim 2.0$mmol/L 时，可能危及生命。

2. 患者教育

甲亢除了药物治疗之外，生活方式干预非常重要。甲亢患者需调整生活方式，低碘饮食，注意休息补充营养，保持良好的生活习惯（表 6-6-4）。

表 6-6-4　患者教育的主要内容

项目	主要内容
每日碘摄入量（WHO 推荐）	12 岁以下儿童：50～120μg 12 岁以上儿童：150μg 妊娠及哺乳期妇女：200μg
甲亢患者	禁食海带、紫菜、虾皮、碘盐等富碘食物；避免服用胺碘酮、西地碘等含碘的药物
注意休息补充营养	补充蛋白质、维生素 B、维生素 C、铁和钙，但需限制膳食纤维的摄入，避免加重甲亢患者的腹泻
保持良好生活习惯	按时作息，少做运动，睡眠充足，劳逸结合，避免情绪波动。患者出汗多，应保证足量饮水；戒烟戒酒，禁用浓茶、咖啡等兴奋性饮料

【任务实施】

针对任务要求，按下述步骤实施

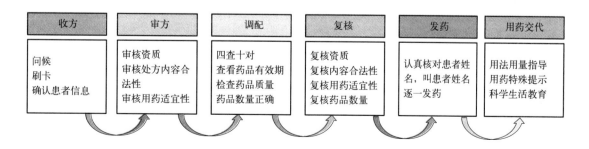

收方	药师:您好,请出示您的就诊卡以及发票。 顾客:好的! 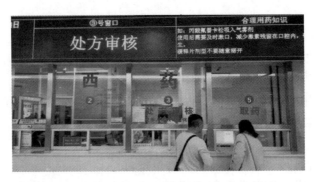
审方	1. 审核资质。 2. 审核内容:处方前记、后记书写是否清晰、完整,并确认处方的合法性。 3. 审核用药的适宜性:(1)处方用药与临床诊断相符,甲硫咪唑为抗甲状腺药,普萘洛尔主要对症治疗甲亢的症状心率加快,葡醛内酯保肝护肝,减轻甲硫咪唑的肝毒性;(2)各药物剂量、用法正确;(3)各药物选用剂型均为片剂,给药途径为口服,合理;(4)无重复给药现象;(5)无潜在临床意义的药物相互作用和配伍禁忌;(6)无其他用药不适宜情况。 **××医院处方笺** 姓名:王××　　　　　　　　　　　性别:女　　　　普 科室:内分泌科门诊　　　　　　　　年龄:30岁 日期:2022年8月3日　　　　　　　门诊号:2022080315322 诊断:甲状腺功能亢进症,毒性 　　　弥漫性甲状腺肿 <hr> Rp: 甲硫咪唑片　　　　　　10mg×50片/盒 口服　10mg/次　　3次/d 葡醛内酯片　　　　　　50mg×100片/瓶 口服　100mg/次　　3次/d 盐酸普萘洛尔片　　　　10mg×100片/盒 口服　10mg　　3次/d <hr> 药费:46.20元　　　　　　　　　　　医生:潘×× <hr> 打印日期:　　　　　审核人:　　　核对人: 2022-8-5 8:47:23　　调配:　　　　发药人:
调配	1. 仔细阅读处方,按处方药品顺序自上面下调配处方。 2. 根据"四查十对",按照顺序进行逐一调配。 3. 调配时查看药品的有效期(应≥3个月)。 4. 调配时注意看相似药品的正确调配。 5. 逐一核对甲硫咪唑片、葡醛内酯片、盐酸普萘洛尔片的调配数量、名称、剂型、规格等。 6. 按顺序调配好处方上药品后,调配人员在处方调配处签字,以表示处方调配完成,避免发生差错
复核	1. 拿到调配好的药品后,仔细浏览处方信息,运用"四查十对"核对所取药品的名称、规格、用法、用量、患者姓名及年龄,检查药品的外观质量、药品有效期等。 2. 检查有无漏抓、错发。 3. 是否有特殊处理药品(如拆零药品)。 4. 复核处方的适宜性、合理性
发药	1. 呼叫患者姓名,确认为患者本人。 2. 注意核对处方与调配药品的一致性

用药交代	药师:医生一共给您开了三个药,都是一天3次,餐后服用。第一个药物是甲巯咪唑片,主要作用是抑制甲状腺激素的生成,这个药物可是治疗甲亢的一把"好手",服用方法是每次3片,一日3次,餐后用半杯水整片送服,同时医生会定期根据您的病情进展,制订个性化用药方案,逐步调整药物剂量,切记不可随意自行停药、增减。第二个药物是普萘洛尔片,是辅助对症治疗药物,主要是缓解您的心跳过快这个症状的。一天1片,1日3次。第三个药物是葡醛内酯片,因为甲巯咪唑有一定的肝毒性,这个药物主要是保护您的肝脏的,1次2片,一日3次,餐后服用。这是您所有药品,我将用法用量写在了药盒上,您服药前可以查看。 顾客:好的,谢谢!我还想问问药物我要吃多久呢?有什么副作用吗? 药师:甲亢药物治疗至少需要半年到两年的时间,咱们不能着急。甲巯咪唑起效较慢,服药2~3周后症状才会减轻,4~6周后高代谢状态如乏力、怕热、多汗等才可以恢复正常,因此应在4周后复查甲状腺功能以评估效果,及时调整用药。您用药后要观察是否有瘙痒、发红、皮疹等皮肤过敏反应,通常轻微、短暂,在继续治疗期间缓解。若您的过敏反应非常严重,请您立即停药并及时就医。一旦出现口腔黏膜和咽部炎症、发热,及时到医院检查白细胞计数。治疗的前3个月内,最好每周做一次血常规检查。一个月复查一次肝功能。 顾客:看来我这是需要长期作战了啊。 药师:您别紧张,除了坚持服用药物外,平时饮食和服药也需要注意下,我给您详细说一下。服药期间应避免高碘饮食,如海带、紫菜、虾皮等。烹饪饮食时需使用"无碘盐",避免高碘药物胺碘酮、含碘喉片和中药海昆布等。注意优化食物结构,少吃精制细粮,可以适量加餐,选择各类含碘较少的淀粉类食物如米饭、面条、馒头、红薯、土豆等。如果病情控制良好,应恢复原先的食量,否则会增加肥胖的风险。补充充足的优质蛋白,可以适量多喝牛奶,食用植物蛋白如豆腐,在补充蛋白质的同时还可以补钙,鱼肉也是一种比较优质安全的高蛋白食物。在日常饮食中增加摄入新鲜蔬果、粗粮杂豆类,适量食用动物内脏、蛋黄等。多吃含钾丰富的鲜蚕豆、山药、菠菜、香蕉等。期间应当按时作息,睡眠充足,劳逸结合,避免情绪波动。戒烟、戒酒,不要喝浓茶、咖啡等兴奋性饮料。如果出汗过多,要多喝水。如果近期有备孕计划,应及时去医院就诊评估病情,调整药物。 顾客:谢谢药师!

【任务评价】

项目	内容	分值	评分要求	评分
收方	问候; 确认患者信息	6分	面带微笑(3分); 使用礼貌用语(3分)	
审方	审核资质; 审核内容合法性; 审核用药适宜性	30分	指出漏填的项目(4分); 指出不合理项目(8分); 仔细审查药物的配伍禁忌、用法用量(6分); 审查处方中药品名称、剂型、规格(4分); 审核临床诊断(2分); 判断药品和诊断是否一致(4分); 判断处方开出的药品数量是否正确(2分)	
调配	做到"四查十对"; 查看药品有效期; 检查药品质量; 药品数量正确	20分	调剂时做到"四查十对"(6分); 仔细检查药品有效期,临近有效期的药品应当告知顾客有效期(4分); 调剂完检查药品数量与处方一致(4分); 检查药品规格与处方一致(4分); 调配完毕后签字(2分)	
复核	复核资质; 复核内容合法性; 复核用药适宜性; 复核药品数量	14分	拿到调配好的药品后,仔细浏览处方信息,运用"四查十对"核对所取药品的名称、规格、用法、用量、患者姓名及年龄,检查药品的外观质量,药品有效期等(8分); 检查有无漏抓、错发(4分); 是否有特殊处理药品(如拆零药品)(2分)	
发药	确定患者姓名; 逐一发药	10分	态度亲和(5分); 确认患者为本人(5分)	
用药交代	用药情况; 疾病情况; 强化教育; 反思建档	20分	语言通俗易懂(5分); 正确指导患者使用药物(5分); 解释用药注意事项(5分); 给患者提供适当的生活指导(5分)	

【任务训练】

一、知识检测

（一）单选题

1. 患者，女，21岁，近半年来食欲亢进，多汗，体重明显减轻，伴有乏力、心悸。就诊查体见双手震颤，心率104次/min，化验结果：血清促甲状腺素（TSH）＜0.1mU/L，FT_3、FT_4明显升高，肝肾功能基本正常，白细胞计数正常，诊断为甲状腺功能亢进症。首选的治疗方案是（　　）。

　　A. 碘化钾治疗，定期复查

　　B. 注意休息补充营养，使用甲巯咪唑治疗

　　C. 选用^{131}I治疗

　　D. 甲状腺次全切除手术

　　E. 避免服用高含碘食物，使用碳酸锂治疗

2. 丙硫氧嘧啶治疗甲状腺功能亢进时，必须监测的实验室指标是（　　）。

　　A. 血肌酐计数　　　　　　　　B. 血尿素氮计数　　　　　　　C. 血红蛋白计数

　　D. 红细胞计数　　　　　　　　E. 白细胞计数

3. 患者，女，38岁，已婚，妊娠2个月，近日自觉心慌、多汗，查FT_3、FT_4偏高，TSH0.01mU/L，临床诊断为甲状腺功能亢进症。适宜的治疗方案为（　　）。

　　A. 终止妊娠，选用丙硫氧嘧啶治疗

　　B. 维持妊娠，行甲状腺切除手术

　　C. 维持妊娠，选用甲巯咪唑治疗

　　D. 维持妊娠，选用丙硫氧嘧啶治疗

　　E. 维持妊娠，加^{131}I治疗

4. 患者，男，41岁，因甲状腺功能亢进症，服用甲巯咪唑治疗5个月，目前剂量是10mg　qd.，今日查血常规：白细胞$1.50×10^9$L（成人正常参考值为$4×10^9$/L～$10×10^9$/L），中性粒细胞$0.50×10^9$/L（成人正常参考值为$1.8×10^9$L～$6.3×10^9$/L）。根据血常规检查结果，关于该患者用药方案调整的说法，正确的是（　　）。

　　A. 将甲巯咪唑减量至每日5mg

　　B. 甲巯咪唑减量至每日5mg，并加用粒细胞集落刺激因子

　　C. 停用甲巯咪唑，严密观察，必要时加用粒细胞集落刺激因子

　　D. 停用甲巯咪唑，改为丙硫氧嘧啶50mg tid.

　　E. 停用抗甲状腺药，立即手术治疗

5. WHO推荐12岁以下儿童日摄入碘的安全范围是（　　）。

　　A. 18～24μg　　　B. 40～60μg　　　C. 60～80μg　　　D. 50～100μg　　　E. 50～120μg

6. 抗甲状腺药治疗的维持期一般为（　　）。

　　A. 1～2个月　　　B. 2～3个月　　　C. 1～1.5年　　　D. 2～3年　　　E. 2～2.5年

7. 抗甲状腺药不包括（　　）。

　　A. 甲巯咪唑　　　B. 丙硫氧嘧啶　　　C. 碘化钾　　　D. L-T_4　　　E. 碳酸锂

（二）配伍题

　　A. 5～10mg　　　B. 15～60mg　　　C. 30～45mg　　　D. 50～100mg　　　E. 300～450mg

1. 成人使用丙硫氧嘧啶的维持剂量是一日（　　）。

2. 成人使用甲巯咪唑的初治剂量是一日（　　）。

3. 成人使用丙硫氧嘧啶的初治剂量是一日（　　　）。

（三）案例分析题

杨女士，33岁。自述全身乏力，心慌，怕热，每日大便3～4次，某医院诊为甲亢，经治疗病情好转后自行停药，半年后心率增快，上述症状又复出现，且体重下降5kg。护理体检发现患者情绪激动，目光炯炯有神，甲状腺肿大，质软，局部可闻及杂音，心率120次/min。

1. 患者最可能发生的问题是（　　　）。

A. 伴发糖尿病　　　　　　　　　B. 甲亢复发　　　　　　　C. 伴发心脏病

D. 出现甲减　　　　　　　　　　E. 发生亚急性甲状腺炎

2. 不正确的护理措施是（　　　）。

A. 嘱患者不能随便中断治疗或自行变更药物剂量

B. 应用普萘洛尔

C. 嘱用药维持时间1.5～2年

D. 嘱患者多吃含碘丰富的食物

E. 不宜紧张和劳累

（四）多选题

1. 以下所列非药物治疗甲状腺功能亢进症的措施中，正确的是（　　　）。

A. 戒烟戒酒　　　　　　　　　　B. 足量饮水　　　　　　　C. 加强体育锻炼

D. 保持营养均衡　　　　　　　　E. 禁用浓茶、咖啡等兴奋性饮料

2. 甲亢的诱发原因包括（　　　）。

A. 碘摄入过多　　　　　　　　　B. 过度疲劳　　　　　　　C. 外伤、创伤

D. 感冒　　　　　　　　　　　　E. 精神刺激

二、能力训练任务

王女士被诊断为甲亢后，规律服用甲巯咪唑，定期复查，十个月后各项指标逐渐恢复正常。因王女士最近有备孕需求，于是来医院就诊，咨询是否可以备孕。因甲巯咪唑有较高的致畸风险，医生为其重新开具处方，更改药物为丙硫氧嘧啶，请给患者正确调配和发放药品，并对其进行用药和健康指导。

处方如下：

××医院处方笺

姓名：王××	性别：女	（普）
科室：内分泌科门诊	年龄：30岁	
日期：2022年8月3日	门诊号：2022080315322	
诊断：甲状腺功能亢进症		

Rp:

丙硫氧嘧啶片　　　　50mg×100片/瓶

口服　25mg/次　　2次/1天

药费：150元		医生：潘××
打印日期：	审核人：	核对人：
2022-8-5 8:47:23	调配：	发药人：

调研亲人朋友3人（含老年人、孩子、育龄妇女），了解他们对甲亢的认识及用药情况，针对其中的不合理用药情况，设计甲亢科普用药宣传单。

M6-6-1　PPT　　　　　　M6-6-2　答案解析　　　　　　M6-6-3　视频

任务7　骨质疏松症患者用药指导

【学习目标】

● 知识目标

1. 掌握骨质疏松症患者常用药物的作用特点与选药原则。

2. 熟悉骨质疏松症患者的用药指导与健康教育。

3. 了解骨质疏松症的发病原因与诊断标准。

● 能力目标

1. 会对骨质疏松症的处方药、非处方药信息进行查阅、整理。

2. 能熟练进行骨质疏松症处方的审核。

3. 能对骨质疏松症处方进行准确快速的调配、核查与发药。

4. 具备对骨质疏松症患者进行合理用药指导的能力。

● 素质目标

1. 以骨质疏松症患者为中心，热情周到，细心与患者进行沟通交流。

2. 呵护患者健康，安全合理选择用药。

关爱老人

爱您入骨，健康相伴

伴随滚滚而来的"银发浪潮"，我国人口老龄化程度越来越高，60岁以上人口比例逐年增加，骨质疏松被称为老年人的"寂静杀手"，已经成为中老年人重要的健康问题。

人口老龄化，体内各系统和脏器均会出现不同程度的功能下降，骨质疏松症直接伤害的是骨骼系统，会造成脊柱及四肢骨骼、关节和肌肉病变，轻者活动不便，重者则卧床不起，生活无法自理。尤其是骨质疏松性骨折，是骨质疏松症的严重后果，危害巨大，而且骨质疏松症及骨折的医疗和护理，需要投入大量的人力、物力和财力，造成沉重的家庭和社会负担。多少老年人因为跌倒而骨折，并从此卧床不起，这也是老年人致残和致死的主要原因之一。因此，我们应该投入更多的时间精力关心、关爱老年人，防治骨质疏松，预防骨折。

【任务要求】

60岁的李大妈很喜欢跳广场舞，最近出现腰背疼痛、四肢隐痛和乏力等不适，到医院确诊为骨质疏松。 医生开具处方有阿仑磷酸钠片、碳酸钙 D_3 片。 要求药师为患者正确调配处方，并进行用药指导。

××医院处方笺

姓名：李××   性别：女   （普）

科室：骨科门诊   年龄：60岁

日期：2022年8月4日   门诊号：2022080414051

诊断：骨质疏松

Rp：

阿仑磷酸钠片   70mg×2片/盒

Sig：70mg   每周1次   口服

碳酸钙D_3片   600mg×36片/瓶

Sig：600mg   每日1次   口服

药费：216.73 元   医生：蔡××

打印日期：   审核人：   核对人：

2022-8-5 8:45:52   调配：   发药人：

【任务准备】

一、骨质疏松症概述

1. 骨质疏松症的定义和临床表现

骨质疏松症（osteoporosis，OP）是最常见的骨骼疾病，是一种以骨量低、骨组织微结构损坏导致骨脆性增加、易发生骨折为特征的全身性骨病。其没有独特的临床表现，早期可以无任何不适，特别是继发性骨质疏松症可能会被原发病所掩盖。随着病情进展，患者可能会出现腰背酸痛、乏力及关节痛等一系列的表现，严重时会出现驼背、身高变矮及脆性骨折（指无外伤或轻微外伤情况下即引起骨折，最常见的就是腕部骨折、椎体骨折和髋关节骨折）。

2. 骨质疏松症的分类和危险因素

骨质疏松症分为原发性和继发性两大类，可发于任何年龄。原发性骨质疏松症包括绝经后骨质疏松症（Ⅰ型）、老年性骨质疏松症（Ⅱ型）和特发性骨质疏松症（包括青少年型）。绝经后骨质疏松症一般发生在女性绝经后5～10年内；老年性骨质疏松症一般指70岁以后发生的骨质疏松；特发性骨质疏松症主要发生在青少年，病因未明。继发性骨质疏松症指由任何影响骨代谢的疾病和（或）药物及其他明确病因导致的骨质疏松。

引起骨质疏松的危险因素见表 6-7-1。

表 6-7-1 骨质疏松的类别及危险因素

骨质疏松类别	危险因素
原发性骨质疏松	遗传、种族、高龄、女性绝经、出生低体重等不可控因素及不健康的生活方式如吸烟、过度饮酒或咖啡、营养不良、饮食中钙及维生素 D 缺乏、日照减少
继发性骨质疏松	继发于其他疾病或药物等明确原因所致的骨质疏松症，临床上以内分泌代谢疾病、结缔组织疾病、肾脏疾病、消化道疾病和药物（如糖皮质激素、抗癫痫药、过量甲状腺激素、噻唑烷二酮类、质子泵抑制剂等）所致多见

3. 骨质疏松症的诊断标准

目前通用的骨质疏松症诊断指标是双能 X 线吸收仪（DXA）测量的骨密度。骨密度是骨质量的一个重要标志，反映骨质疏松程度，是骨折危险性的重要依据。对于绝经期女性和 50 岁以上男性，临床上通常使用 T 值的大小来判断骨密度是否正常。T 值是一个相对值，正常参考值在 -1 和 $+1$ 之间，当 T 值低于 -2.5 时为不正常。根据骨密度的 T 值来判断是否骨质疏松（表 6-7-2）。

表 6-7-2　世界卫生组织推荐的骨质疏松诊断标准

程度	T 值
正常	$\geqslant -1$
骨量低下	$-2.5 \sim -1$
骨质疏松	$\leqslant -2.5$
严重骨质疏松	$\leqslant -2.5$,同时伴有一个以上部位骨折

测量部位选择腰椎（第 1~4 椎体）和髋部（选择股骨颈和全髋），以其中最低的 T 值进行判断。如果上述部位中有 1 个部位测量受限（如严重变形、内固定、植入物干扰等）不能满足测量和诊断的需要，则增加非优势侧前臂作为补充测量部位。

对于儿童、绝经前女性和 ≤50 岁的男性，其骨密度水平的判断建议用同种族的 Z 值表示，Z 值＝（骨密度测定值－同种族同性别同龄人骨密度均值）/同种族同性别同龄人骨密度标准差。Z 值 $\leqslant -2.0$ 为低于同年龄段预期范围或低骨量。

知识拓展

骨质疏松风险 1 分钟自测题

骨质疏松风险 1 分钟测试题是根据患者简单病史，从中选择与骨质疏松相关的问题，由患者判断是与否，从而初步筛选出可能具有骨质疏松风险的患者。该测试题简单快速，易于操作，但仅能作为初步筛查疾病风险，不能用于骨质疏松症的诊断。

骨质疏松 1 分钟测试题如下。

（下列问题，只要其中有一题回答结果为"是"，即为阳性）

女士回答：

1. 是否在 45 岁或以前停经？

2. 除了怀孕、绝经或子宫切除外，是否曾停经超过 12 个月？

3. 是否在 50 岁前切除卵巢又没有服用雌（孕）激素补充剂？

男士回答：

4. 是否出现过阳萎、性欲减退或其他雄激素过低的相关症状？

可控因素：

5. 每天运动量少于 30min（包括做家务、走路和跑步）？

6. 是否不能食用乳制品，有没有补充钙剂？

7. 每天户外活动时间是否少于 10 分钟，又未补充维生素 D？

8. 目前有吸烟习惯或曾经吸烟？

9. 是否经常大量饮酒（每天饮用超过 2 个单位的乙醇，相当于啤酒 500mL、葡萄酒 150mL 或烈性酒 50mL）？

不可控因素：

10. 父母曾被诊断有骨质疏松症或曾在轻摔后骨折？

11. 父母中一人有驼背？

12. 实际年龄超过 60 岁？

13. 是否成年后因为轻摔后发生骨折？

14. 是否经常摔倒（去年超过 1 次），或因为身体较虚弱而担心摔倒？

15. 40 岁后的身高是否减少超过 3cm？

16. 是否体质量过轻（体质量指数小于 $19kg/m^2$）？

17. 是否曾服用类固醇激素连续超过 3 个月？

18. 是否患有类风湿关节炎？

19. 是否被诊断出有甲状腺功能亢进或甲状旁腺功能亢进、1 型糖尿病、克罗恩病或乳糜泻等胃肠疾病或营养不良？

二、骨质疏松症的治疗目标

骨质疏松症的防治是一个长期、规范的过程，需要药物、运动等综合措施，以增加骨密度，维持骨质量，预防、减缓骨丢失的进展；同时加强肌肉质量，提高肌肉协调性，避免跌倒和骨质疏松性骨折的发生，从而达到"未病先防，既病防变，瘥后防复"的目的。

三、骨质疏松症的药物治疗

1. 骨健康补充剂

骨健康补充剂主要指钙剂和维生素 D。

中国营养学会建议成人每日钙摄入推荐量 800mg（元素钙），50 岁及以上人群每日钙推荐摄入量为 1000～1200mg；充足的维生素 D 水平能够提高患者使用抗骨质疏松药物的疗效，有利于骨折愈合。成人推荐维生素 D 摄入量为 400IU，65 岁及以上老年人因缺乏日照以及摄入和吸收障碍而常有维生素 D 缺乏，推荐摄入量为 600IU，每日可耐受最高摄入量为 2000IU；维生素 D 用于骨质疏松症防治时，剂量可为 800～1200IU/d（表 6-7-3）。

表 6-7-3　中国营养学会膳食钙、维生素 D 参考摄入量

年龄段	膳食钙摄入量/(mg/d)	年龄段	维生素 D 摄入量/(IU/d)
<6 个月	200	<65 岁	400
7～12 月	250	≥65 岁	600
1～3 岁	600	孕期、哺乳期	400
4～6 岁	800		
7～10 岁	1000		
11～13 岁	1200		
14～17 岁	1000		
18～49 岁	800		
>50 岁	1000		
孕早期	800		
孕中晚期、哺乳期	1000		

注：营养调查显示，我国居民每日膳食约摄入元素钙 400mg，故尚需补充元素钙约 500～600mg/d。

钙剂选择需考虑其钙元素含量、安全性和有效性。不同种类钙剂中的元素钙含量不同，有各自的特点

和不良反应（表 6-7-4）。在骨质疏松的防治中，钙剂应与其他药物联合使用，目前尚无充分证据表明单纯补钙可以替代其他抗骨质疏松药物治疗。也并不是选择含量越高的钙剂越好，因为钙剂的口感和每个人对不同钙剂的吸收程度不一样。此外，超大剂量补钙剂可能增加肾结石和心血管疾病的风险。

表 6-7-4　常见钙剂的特点和不良反应

钙剂类别	每 100mg 含钙元素/mg	特点	不良反应/禁忌
碳酸钙	40	含钙量高,应用广泛,水中溶解度低	便秘
磷酸钙	38	含磷	不适用于肾功能不全患者
柠檬酸钙	21	水溶性好	肾功能不全者禁用
醋酸钙	25	水溶性好	不适用于心功能不全者
枸橼酸钙	21	口感好	心肾功能不全者慎用
乳酸钙	13	口感好,分解产生乳酸	不适用于易疲劳者
葡萄糖酸钙	9	分解产生葡萄糖	不适用于糖尿病患者
氨基酸螯合钙	20	溶解性好	肾功能不全者禁用

服用维生素 D 期间应定期监测血钙和尿钙浓度，不推荐使用活性维生素 D 纠正维生素 D 缺乏，不建议 1 年单次较大剂量普通维生素 D 的补充。常见维生素 D 的代谢特点及不良反应见表 6-7-5。

表 6-7-5　常见维生素 D 的代谢特点及不良反应

维生素 D 的类别	代谢特点	不良反应
普通维生素 D	经过肝脏和肾脏代谢为有活性物质	可能出现便秘
阿法骨化醇	经过肝脏代谢为有活性物质	偶见食欲不振、恶心呕吐及皮肤瘙痒感
骨化三醇	直接有活性,无需肝肾代谢	偶见胃肠道不良反应

2. 原发性骨质疏松症的药物治疗

原发性骨质疏松的适应证主要包括经骨密度检查确诊为骨质疏松症的患者；已经发生过椎体和髋部等部位脆性骨折者；骨量减少但具有高度骨折风险的患者。常见治疗骨质疏松的治疗药物及用药注意事项见表 6-7-6。

表 6-7-6　骨质疏松症的药物治疗

药物	用法用量	注意事项
阿仑膦酸钠	10mg/d 或 70mg/w	空腹用水送服,服药后保持直立、不进食≥30min； CrCl<35mL/min,食管裂孔疝禁用； 胃食管反流病为其相对禁忌； 用药期间需要补充钙剂
利塞膦酸盐	5mg/d	空腹用水送服,服药后保持直立、不进食≥30min； CrCl<30mL/min 禁用
唑来膦酸盐	4mg 或 5mg,静脉滴注,给药时间>15min； 用于治疗 OP,每年 1 次	CrCl<35mL/min 不推荐使用
依替膦酸二钠	0.2g bid. po.	两餐间服用； 肾功能受损者慎用
雷洛昔芬	60mg/d	常用于预防绝经后妇女的 OP
替勃龙	2.5mg po. qd.	有雌激素依赖性肿瘤者,阴道出血原因不明、血栓栓塞性疾病患者,孕妇和哺乳期妇女禁用

药物	用法用量	注意事项
鲑鱼降钙素	50IU qd. 或 100IU qod.、皮下或肌注； 100IU 或 200IU qd. 或 qod.、鼻喷	用药前补充钙剂和维生素 D 数日，鼻喷剂会增加鼻炎的风险
依降钙素	OP：20IU，肌注，qw. OP 性疼痛：10IU，肌注，biw.	用药前补充钙剂和维生素 D 数日
特立帕肽	20μg/d，皮下注射； 不应超过 24 个月	禁用于 Paget 病（湿疹样癌）或有骨骼放疗史的患者

3. 骨质疏松症的选药原则

通常首选使用具有较广抗骨折谱的药物（如阿仑膦酸钠、唑来膦酸盐、利塞膦酸钠和狄诺塞麦等）；对低至中度骨折风险者（如年轻的绝经后妇女，骨密度水平较低但无骨折史者）首选口服药物治疗；对口服不能耐受、有禁忌、依从性欠佳及高度骨折风险者可考虑使用注射制剂（如唑来膦酸盐、特立帕肽或狄诺塞麦等）。新发骨折伴疼痛的患者可考虑短期使用降钙素。

 想一想

骨折后还可以使用抗骨质疏松药物吗？

四、用药注意事项与健康教育

1. 用药注意事项

（1）"双膦酸盐"注意事项　为减少不良反应，不要同时使用 2 种或 2 种以上的双膦酸盐类药物。食管炎为双膦酸盐类药物的主要不良反应，故双膦酸盐服药应于早晨空腹给药，为避免对食管和胃的刺激，建议用足量水送服。服药时，应保持上身直立的坐位或站位。服药后，30min 内不宜进食和卧床，不宜饮牛奶、咖啡、茶、矿泉水、果汁和含钙饮料。用药过程中，发生咽痛、吞咽疼痛和胸痛，应及时治疗。

（2）补充钙剂的适宜时间　以清晨和睡前各用 1 次为佳，以减少食物对钙吸收的影响；如采取"3 次/日"的用法，最好于餐后 1 小时服用。

2. 患者教育

（1）骨质疏松的预防　任何类型的骨质疏松均应补充适量钙剂，充足的钙摄入对维护骨骼健康有益。维生素 D 在钙的吸收和骨骼健康中起着重要的作用，可以改善肌肉性能、增加平衡、降低跌倒的风险、增加骨密度、预防骨质疏松性骨折。此外，调整生活方式也很重要，如加强营养，均衡膳食，摄入富含钙、低盐和适量蛋白质的均衡膳食；充足日照，尽可能多地暴露皮肤于阳光下晒（15～30min）；戒烟；限酒；避免过量饮用咖啡；避免过量饮用碳酸饮料等。

（2）骨质疏松患者的锻炼方式　规律的适当负重及肌肉强化运动可改善身体的灵活性、力量、姿势及平衡，还可维持和提高骨密度，降低跌倒和骨折风险。骨质疏松患者的锻炼和运动有一定局限性，适合的运动主要有有氧运动，包括散步、跳舞、爬楼梯及园艺劳动等，这类运动可锻炼下肢脊柱下部的骨骼，减少骨骼矿物质的流失，更适合严重骨质疏松的患者及骨折恢复期的患者。柔韧性训练能增加关节的活动度，有助于身体平衡，并防止肌肉损伤，同时有助于保持体型。伸展运动应该在肌肉充分活动后缓慢温和地进行，应避免过度弯腰，以免发生压缩性骨折。

骨质疏松患者应避免下列活动：首先避免冲击性强的运动，如跳跃跑步，这类运动增加脊柱和下肢末端的压力，使脆弱的骨骼发生骨折；其次避免需要前后弯腰的运动，如仰卧起坐、划船等。

（3）定期测量骨密度（T） 我国指南推荐，在药物首次治疗或改变治疗后每年、效果稳定后每1～2年重复骨密度测量。

【任务实施】

针对任务要求，按下述步骤实施。

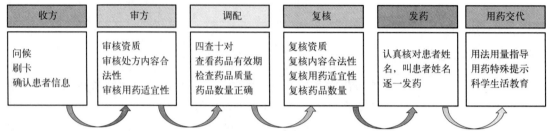

收方	药师：您好，请出示您的就诊卡以及发票。 顾客：好的！
审方	××医院处方笺 姓名：李×× 性别：女 普 科室：骨科门诊 年龄：60岁 日期：2022年8月4日 门诊号：2022080414051 诊断：骨质疏松 Rp： 阿仑磷酸钠片 70mg×2片/瓶 Sig：70mg 每周1次 口服 碳酸钙D_3片 600mg×36片/瓶 Sig：600mg 每日1次 口服 药费：216.73元 医生：蔡×× 打印日期： 审核人： 核对人： 2022-8-5 8:45:52 调配： 发药人： 1. 审核资质。 2. 处方规范性、合法性审核：处方前记、正文和后记书写是否清晰、完整，并确认处方的合法性。 3. 审核用药的适宜性 (1)处方用药与临床诊断的相符性： 相符 (2)剂量、用法的正确性： 正确 (3)选用剂型与给药途径的合理性： 片剂，口服，合理 (4)是否有重复给药现象： 无 (5)是否有潜在临床意义的药物相互作用和配伍禁忌： 分析过程 综合以上分析，该处方的用药是合理的，处方审核通过
调配	1. 仔细阅读处方，按处方药品顺序自上而下调配。 2. 根据"四查十对"，按照顺序进行逐一调配。 3. 调配时查看药品的有效期(应≥3个月)。 4. 调配时注意看相似药品的正确调配。 5. 逐一核对阿仑磷酸钠片和碳酸钙D_3片的调配数量、名称、剂型、规格等。 6. 按顺序调配好处方上药品后，调配人员在处方调配处签字，以表示处方调配完成，避免发生差错

复核	1. 拿到调配好的药品后,仔细浏览处方信息,运用"四查十对"核对所取药品的名称、规格、用法、用量、患者姓名及年龄,检查药品的外观质量,药品有效期等。 2. 检查有无漏抓、错发。 3. 是否有特殊处理药品(如拆零药品)。 4. 复核处方的适宜性、合理性
发药	1. 呼叫患者姓名,确认为患者本人。 2. 注意核对处方与调配药品的一致性
用药交代	药师:医生一共给您开了2个药。第一个药物阿仑磷酸钠片,主要是通过抑制骨吸收从而改善骨密度,是治疗骨质疏松症的药物,每周1次,每次1粒。您需要注意的是这个药物必须在每周固定的一天清晨空腹用一满杯白开水(约200mL)完整吞服药物,不能咀嚼,用药后至少半小时内不要进食、喝饮料(包括矿泉水)或服用其他药物。阿仑膦酸钠对食管有刺激,服药时躺卧会增加这种刺激。所以请您不要在睡觉时或起床前服药,并且用药后至少半小时内和当天首次进食前也不能躺卧。 患者:这还是个吃完后不能偷懒的药物啊! 药师:是的,服用这个药物您还需要注意用药2h内不要摄入高钙食物,也就是说吃完药后不吃鸡蛋、不喝牛奶,直立30min后可以吃点包子馒头等。如果您每周固定的那天忘记服用,可在想起后的第2天早晨服用,之后按原计划服药,不能一天服用2次。 患者:好的,那我用这个药还需要注意什么呀? 药师:用药期间要注意口腔卫生,如果出现牙齿松动、口腔疼痛或者肿胀、吞咽疼痛、食管刺激等情况,应及时就医。医生给您开的另外一个药就是我们常说的钙片了,是骨质疏松的一个基础治疗。您的药是碳酸钙维生素D_3片,一天一次,一次一片,睡前服用。钙是人体必需的矿物质,可维持人体骨骼健康,促进骨骼的形成。维生素D是人体必需的脂溶性维生素,可促进肠钙吸收,增加骨密度,预防跌倒和骨折。

【任务评价】

项目	内容	分值	评分要求	评分
收方	问候; 确认患者信息	6分	面带微笑(3分); 使用礼貌用语(3分)	
审方	审核资质; 审核内容合法性; 审核用药适宜性	30分	指出漏填的项目(4分); 指出不合理项目(8分); 仔细审查药物的配伍禁忌、用法用量(6分); 审查处方中药品名称、剂型、规格(4分); 审核临床诊断(2分); 判断药品和诊断是否一致(4分); 判断处方开出的药品数量是否正确(2分)	
调配	做到"四查十对"; 查看药品有效期; 检查药品质量; 药品数量正确	20分	调剂时做到"四查十对"(6分); 仔细检查药品有效期,临近有效期的药品应当告知顾客有效期(4分); 调剂完检查药品数量与处方一致(4分); 检查药品规格与处方一致(4分); 调配完毕后签字(2分)	
复核	复核资质; 复核内容合法性; 复核用药适宜性; 复核药品数量	14分	1. 拿到调配好的药品后,仔细浏览处方信息,运用"四查十对"核对所取药品的名称、规格、用法、用量、患者姓名及年龄,检查药品的外观质量,药品有效期等(8分); 2. 检查有无漏抓、错发(4分); 3. 是否有特殊处理药品(如拆零药品)(2分)	
发药	确定患者姓名; 逐一发药	10分	态度亲和(5分); 确认患者为本人(5分)	
用药交代	用药情况; 疾病情况; 强化教育; 反思建档	20分	语言通俗易懂(5分); 正确指导患者使用药物(5分); 解释用药注意事项(5分); 给患者提供适当的生活指导(5分)	

一、知识检测

（一）单选题

1. 双膦酸盐可能引起（　　）。

A. 过敏 　　　　　　　　B. 食管炎 　　　　　　　　C. 高钙血症

D. 高尿酸血症 　　　　　E. 增加乳腺癌的危险

2. 患者，女，59岁，绝经后3年，近日出现腰背疼痛，负重时疼痛加剧，骨密度T值为-3.5，诊断为骨质疏松，每天补充维生素D800IU，元素钙500mg，同时给予唑来膦酸治疗。唑来膦酸正确的给药方案是（　　）。

A. 5mg静脉滴注，每周一次 　　　　B. 5mg静脉滴注，每年一次

C. 4mg静脉滴注，每日次 　　　　　D. 10mg口服，每日一次

E. 70mg口服，每周一次

3. 能抑制破骨细胞的生物活性和减少破骨细胞的数量，突出特点是能明显缓解骨痛的药物是（　　）。

A. 钙制剂 　　　　　　　B. 甲状旁腺激素 　　　　　C. 双膦酸盐

D. 鲑鱼降钙素 　　　　　E. 雌激素

4. 仅用于绝经后妇女，不适用于男性骨质疏松症患者的药物是（　　）。

A. 维生素K 　　　　　　B. 狄诺塞麦 　　　　　　　C. 雷奈酸锶

D. 雷洛昔芬 　　　　　　E. 特立帕肽

5. 骨质疏松患者补充钙制剂时，如每日给药3次，最好是于（　　）。

A. 清晨服用 　　　　　　B. 睡前1h服用 　　　　　　C. 餐前1h服用

D. 餐后1h服用 　　　　　E. 餐中服用

（二）配伍题

A. 400mg 　　　　　　　B. 800mg 　　　　　　　　C. 1000～1200mg

D. 400IU 　　　　　　　E. 600IU

1. 绝经后女性和老年人每日钙摄入推荐量为（　　）。

2. 我国营养学会制定成人每日钙摄入推荐量（　　）。

3. 老年人每日维生素D摄入推荐剂量为（　　）。

4. 成年人每日维生素D摄入推荐量为（　　）。

（三）案例分析题

患者，女，65岁，52岁绝经，自诉腰痛半年，加重2月，腰椎影像学检查提示腰2和腰3椎体压缩性骨折，骨密度检查提示重度骨质疏松，既往有高血压、高脂血症和系统性红斑狼疮，长期口服缬沙坦80mg qd.，阿托伐他汀20mg qn.，阿司匹林10mg qd.和泼尼松7.5mg qd.。1个月前因反流性食管炎加用奥美拉唑20mg qd.。否认不良嗜好，否认食物药物过敏史。

1. 与该患者骨质疏松发病相关性较大的药物是（　　）。

A. 缬沙坦 　　B. 阿司匹林 　　C. 阿托伐他汀 　　D. 泼尼松 　　E. 奥美拉唑

2. 能明显缓解该患者腰痛症状的药物是（　　）。

A. 戊酸雌二醇 　　B. 鲑降钙素 　　C. 阿仑膦酸钠 　　D. 碳酸钙 　　E. 维生素D

3. 关于该患者骨质疏松治疗的说法，错误的是（　　）。

A. 推荐每日补充维生素D400IU

B. 每日钙推荐摄入量为1000～1200mg

C. 因有反流性食管炎，可选用双膦酸盐注射剂型

D. 双膦酸盐类药物可引起一过性"流感样"症状

E. 应用双膦酸盐类药物前，需评估肾功能

（四）多选题

1. 双膦酸盐的应用注意事项，叙述正确的是（　　　）。

A. 宜用足量水送服

B. 服后30min内宜平卧

C. 服后30min内不宜喝牛奶、咖啡、茶、矿泉水、果汁和含钙的饮料

D. 应于早晨空腹给药

E. 在药疗过程中发生咽痛、吞咽疼痛和胸痛，应及时治疗

2. 继发性骨质疏松症的病因包括（　　　）。

A. 甲状旁腺功能亢进　　　　　　B. 性腺功能减退症　　　　　C. 库欣综合征

D. 心律失常　　　　　　　　　　E. 1型糖尿病

3. 原发性骨质疏松症可分为（　　　）。

A. 绝经后骨质疏松症　　　　　　B. 老年性骨质疏松症　　　　C. 特发性骨质疏松

D. 继发性质疏松症　　　　　　　E. 药源性质疏松症

二、能力训练任务

李大妈被诊断为骨质疏松后一直服用钙片和维生素D，有一天李大妈发现家里的钙片和维生素D吃完了，又记得医生的嘱咐，钙片和维生素D要长期服用。因此，李大妈来到药店购买钙片和维生素D。李大妈看到琳琅满目的钙片、维生素D和含这两种成分的保健品，她犯愁了。该选择哪种钙片和维生素D好呢？是不是选择含量越高的越好？是不是越贵越好？能买相应的保健品替代药物吗？请你为李大妈推荐合适的药品并完成用药咨询。

【任务拓展】

通过问卷调查、网络等手段调研当地骨质疏松的发病情况，发现或确定骨质疏松症患者面临的主要健康问题和存在的用药误区，设计骨质疏松症科普用药宣传单。

M6-7-1　PPT　　　　　　　　M6-7-2　答案解析　　　　　　　　M6-7-3　视频

任务8　缺铁性贫血患者用药指导

【学习目标】

● 知识目标

1. 掌握缺铁性贫血治疗药物的适应证及其作用特点。

2. 熟悉缺铁性贫血患者的用药指导与健康教育。

3. 了解缺铁性贫血的定义、病因、诊断、分类及治疗原则。

- 能力目标
    1. 会对缺铁性贫血患者处方中的药物进行信息查阅、整理。
    2. 能正确审核缺铁性贫血患者的处方。
    3. 能熟练调配处方，并对缺铁性贫血患者进行合理用药指导和健康教育。
- 素质目标
    1. 培养学生建立"辨证食补"的健康认知。
    2. 以人为本，关爱妇女儿童，用心服务。

🌐 中药文化

科学食补——辩证看待"以形补形"与"以色补色"

《黄帝内经五常政大论篇》曰："虚则补之，药以祛之，食以随之"。对于铁缺乏所致的缺铁性贫血，除使用铁剂进行治疗外，还需在饮食上进行调整。中医的"以形补形"、现代衍生的"以色补色"的说法，我们不可简单地从字面理解。比如常见的误区是"红枣补血"，根据"中国食物成分表"中，鲜红枣和干红枣的含铁量都不高，分别是 1.3mg/100g 和 2.3mg/100g。中医认为红枣可以补血，并不是指吃红枣可以改善贫血，而是指调节人体气血，这是另外一个概念。但是鲜红枣内维生素 C 含量很高，对铁吸收是有帮助的。因此，"食以随之"需辩证地看待，用营养成分数据来进行科学的食补。

【任务要求】

王某，女，23岁，孕 24 周，产检血常规：Hb 87g/L，Hb/RBC 约为 3：1。 根据患者查体和既往检查结果，诊断为缺铁性贫血。 医生开具处方如下：琥珀酸亚铁片和维生素 C 片。 要求药师为患者正确调配处方，并进行用药指导和健康教育。

××医院处方笺

姓名：王××	性别：女
科室：产科门诊	年龄：23岁
日期：2022年4月22日	门诊号：20220422211235
诊断：缺铁性贫血	

（普）

Rp:

琥珀酸亚铁片　0.1g×20片　3盒
Sig：口服　1片/次　3次/d
维生素C片　0.1g×100片　1瓶
Sig：口服　1片/次　3次/d

药费：86.12 元　　　　　　　　医生：周××

打印日期：	审核人：	核对人：
2022-4-22 10:44:47	调配：	发药人：

【任务准备】

一、概述

1. 定义

缺铁性贫血（iron deficiency anemia，IDA）是指铁缺乏造成体内贮存铁耗竭，血红蛋白合成减少，进而影响红细胞生成所引起的小细胞低色素性贫血，是临床上最常见的贫血类型。

缺铁性贫血的高发人群包括婴幼儿、孕妇和乳母、老年人。

2．病因

引起缺铁性贫血有以下主要原因。

（1）需求量增加，摄入不足。多见于婴幼儿、青少年、孕妇和乳母等。

（2）铁丢失过多。如月经量过多、消化道出血、痔疮等。

（3）铁吸收障碍。铁的吸收受多方面因素影响：①铁剂中二价铁（Fe^{2+}）易被吸收，胃酸和维生素C、有机酸、动物性食物等可促进铁的吸收，而植物中含有的鞣酸、草酸等，可与铁形成难吸收的络合物影响吸收。②体内贮存铁量影响铁的吸收。贮存铁量多时，血浆铁的转运率低，铁吸收少；相反，贮存量高或需要量低时，则吸收率低。③机体状态影响铁的吸收，如胃切除术后、慢性腹泻、胃功能紊乱等。

 想一想

请同学们通过资料检索，查找哪些药物可能会影响铁的吸收。

3．临床表现

贫血的发生比较隐匿，起病缓慢。一般表现如乏力、疲倦、面色苍白、活动能力减退等是最早和最常见症状。其他各系统表现如表6-8-1。

表6-8-1　贫血的临床表现

生理系统	临床表现
皮肤黏膜	皮肤干燥、萎缩，毛发干燥、脱落，面色萎黄或苍白，黏膜及甲床苍白，指甲扁平、反甲或脆裂
消化系统	食欲缺乏、消化不良、恶心、呕吐、腹胀、腹泻等，有吞咽异物感或异食症，是铁缺乏的特殊表现之一
神经系统	头昏、耳鸣、头痛、失眠、多梦、记忆减退等，小儿缺铁会影响生长发育
呼吸循环系统	轻微活动甚至休息时出现乏力、心悸、气促等
生殖系统	女性常有月经不规则，闭经最常见

4．诊断

血红蛋白和红细胞比容是贫血筛查的常用指标。缺铁性贫血是贫血中的一类，铁缺乏筛查或诊断的常用指标包括转铁蛋白饱和度、游离原卟啉、铁蛋白、转铁蛋白受体、机体铁贮量等。临床缺铁性贫血诊断指标及贫血判断方法见表6-8-2。

表6-8-2　临床缺铁性贫血诊断标准及贫血判断方法

指标	成人	儿童	孕妇
血红蛋白/(g/L)	15岁以上男性：<130 15岁以上女性：<120	6～59月龄：<110 5～11岁：<115 12～14岁：<120	<110
平均红细胞体积/fL	80	6～23月龄：<72 2～10岁儿童：70+年龄	80
平均红细胞血红蛋白含量/pg		<27	
平均红细胞血红蛋白浓度/(g/L)		<320	
血清(浆)铁蛋白/(ng/mL)	<25	<12	<30
转铁蛋白饱和度/%		<20	

对于小细胞低色素性贫血，铁剂试验性治疗同时具有诊断和治疗意义，尤其是对于儿童及妊娠期妇女。经常规剂量铁剂治疗 2～4 周，血红蛋白浓度明显提高，提示为缺铁性贫血。

二、治疗原则

对因治疗是缺铁性贫血最基本和重要的治疗原则，确定导致缺铁性贫血的病因，治疗原发病。铁缺乏和轻、中度贫血者以口服铁剂治疗为主，并改善饮食，进食富含铁的食物。重度贫血者口服铁剂或注射铁剂治疗，还可以少量多次输注浓缩红细胞。极重度贫血者首选输注浓缩红细胞，待血红蛋白达到 70g/L、症状改善后，可改为口服铁剂或注射铁剂治疗。

三、治疗药物

治疗药物包括口服铁剂、注射铁剂，常用口服铁剂的规格、铁含量、补充量、作用特点见表 6-8-3。对于不能耐受口服铁剂、依从性不确定或口服铁剂无效者可选择注射铁剂。常用注射铁剂的规格、铁含量、用法及补充量见表 6-8-4。

表 6-8-3　常用口服铁剂的规格、铁含量、补充量及作用特点

药品名称	规格	铁含量	补充量	作用特点
硫酸亚铁片	0.3g	60mg	成人：1 次 1 片，1 天 3 次；儿童用量请咨询医师或药师	口服铁剂中的标准制剂，是一种无机化合物的铁剂，胃肠道反应明显，主要有恶心、腹痛或便秘、黑便等
琥珀酸亚铁片	0.1g	35mg	用于预防：成人 1 日 1 片，孕妇 1 日 2 片，儿童 1 日 0.5 片；用于治疗：成人 1 日 2～4 片，儿童 1 日 1～3 片，分次服用	含铁量高，吸收平稳，有蛋白膜保护，对胃黏膜刺激小，不良反应少见
葡萄糖酸亚铁片	0.3g	34.8mg	成人，1 次 1～2 片，1 天 3 次；儿童用量请咨询医师或药师	作用温和，起效快，铁利用度高，不良反应较轻
富马酸亚铁片	0.2g	66mg	成人：预防用 1 日 1 片；治疗用 1 次 1～2 片，1 天 3 次；儿童用量请咨询医师或药师	含铁量高，起效快，可见胃肠道不良反应
乳酸亚铁片	0.1g	19.5mg	1 次 2 片，1 天 3 次；儿童用量请咨询医师或药师	饭后服用，吸收率高
复方锌铁钙颗粒	5g	58mg	成人：一日 3 次，一次 1 包；1～10 岁：一次 1 包，一日 2 次；6～12 个月：一日 1 包；6 个月以下：一日 1/2 包	适用于锌、铁、钙缺乏引起的各种疾病
多糖铁复合物胶囊	150mg	150mg	成人 1 次 1～2 粒，1 天 1 次；儿童用量请咨询医师或药师（推荐为 3～6mg/kg）	含铁量较高，对于治疗孕、产妇缺铁性贫血的优越性尤为突出
蛋白琥珀酸铁口服溶液	15mL	40mg	成人 1 次 1～2 支，1 天 2 次；儿童每日按体重 1.5mL/kg，1 天 2 次	液体制剂，对于婴幼儿、儿童有剂型优势，是一种有机铁化合物，有蛋白膜的保护，不易造成胃黏膜损伤

表 6-8-4　常用注射铁剂的规格、铁含量、用法及补充量

药品名称	规格	铁含量	用法	补充量
山梨醇铁注射液	2mL	100mg	肌内注射	100mg/d
右旋糖酐铁注射液	1mL	25mg	肌内注射	250mg/d
蔗糖铁注射液	5mL	100mg	静脉滴注	100～2000mg/次，2～3 次/周

四、用药注意事项与健康教育

1. 注意事项

常用药物的使用注意事项见表6-8-5。

表6-8-5　用药指导注意事项

注意要点	具体说明
铁剂种类	首选口服铁剂治疗,硫酸亚铁、富马酸亚铁、葡萄糖酸亚铁以及乳化铁剂常用。 口服不耐受或治疗效果不佳时,可以静脉注射铁剂,目前认为蔗糖铁最安全,右旋糖酐铁可能出现严重不良反应。 尽量选用二价铁剂,二价铁的溶解度大,易被吸收;三价铁转化为二价铁后才能被吸收,酸性维生素C可作为还原剂,促进三价铁转化为二价铁,因此,口服铁剂同时口服维生素C可有效促进铁吸收
铁剂补充量	建议孕妇及成人补充元素铁100～200mg/d,5岁以下儿童补充元素铁3～6mg/(kg·d)
吸收影响	铁剂空腹服用吸收最好,但胃肠道反应较大,因此,建议餐时或餐后服用。 铁剂与茶叶中的鞣酸结合,生成沉淀,不易被吸收;牛奶、蛋类、钙剂、磷酸盐、草酸盐等均可抑制铁的吸收;肉类、果糖、氨基酸、脂肪可促进铁的吸收。 某些药物可能影响铁剂的吸收,如果患者因其他疾病需要服用药物,要告知医生或药师正在服用的药物
不良反应	铁剂可引起肠道蠕动减慢而引起便秘。 服用铁剂后可出现黑便,可能是铁与肠内硫化氢作用而生成黑色的硫化铁所致,是正常的,毋需担忧
疗效监测	贮存铁恢复是一个漫长的过程,告知患者重视药物的疗效监测。治疗2～4周后复查血红蛋白以评估疗效,如血红蛋白浓度增加10g/L或以上,则铁剂治疗有效,继续治疗至血红蛋白浓度恢复正常后,继续口服治疗1～2月。治疗结束后,每年应至少检查3次血红蛋白和全血细胞计数,若结果正常,则无需进一步治疗,若不正常则应进行治疗

2. 健康教育

健康教育的内容包括:心理指导、饮食指导、休息与活动指导、日常生活指导。具体说明见表6-8-6。

表6-8-6　缺铁性贫血患者的健康教育指导

健康项目	具体内容
心理指导	认识疾病,建立信心,提高用药依从性
饮食指导	宜食含铁丰富的食物如动物内脏、黑木耳、牛肉、猪肉等。 宜食含维生素C丰富的食物如新鲜蔬果。 提倡用铁锅烹饪。 摄入足够蛋白质
休息与活动指导	规律运动,增强机体免疫力,但注意不宜采用高强度运动
日常生活指导	规律生活方式如劳逸结合、膳食平衡、心情舒畅、适度放松等有利于增强机体免疫力

【任务实施】

针对任务要求,按下述步骤实施。

收方	审方	调配	复核	发药	用药交代
问候 刷卡 确认患者信息	审核资质 审核处方内容合法性 审核用药适宜性	四查十对 查看药品有效期 检查药品质量 药品数量正确	复核资质 复核内容合法性 复核用药适宜性 复核药品数量	认真核对患者姓名,叫患者姓名逐一发药	用法用量指导 用药特殊提示 科学生活教育

收方	药师:您好,请出示您的就诊卡以及发票。 顾客:好的!

××医院处方笺

姓名:王××	性别: 女	
科室: 产科门诊	年龄: 23岁	普
日期:2022年4月22日	门诊号: 2022042211235	
诊断: 缺铁性贫血		

Rp:

琥珀酸亚铁片 0.1g×20片 3盒

Sig: 口服 1片/次 3次/d

维生素C片 0.1g×100片 1瓶

Sig: 口服 1片/次 3次/d

药费: 86.12元　　　　　　　　　医生: 周××

打印日期:	审核人:	核对人:
2022-4-22 10:44:47	调配:	发药人:

审方

用药审核分析:患者诊断为缺铁性贫血,缺铁性贫血的药物治疗原则是对因治疗。患者的贫血程度属中度贫血,需要补铁治疗,补足机体贮存的铁量。

1. 补充铁的含量:根据《缺铁性贫血营养防治专家共识》(2019),确定缺铁性贫血后,首选口服铁剂治疗。建议孕妇及成人补充元素铁 $100\sim200mg/d$。查询铁剂中元素铁的含量,琥珀酸亚铁 0.1g 含元素铁 35mg, tid.,共计105mg/d。

2. 促进铁的吸收:口服铁剂同时口服维生素C,可有效促进吸收,提升治疗效果。根据维生素C的药品说明书,对于维生素C缺乏,一次 $0.1\sim0.2g$,一日3次。

3. 特殊人群用药:患者为妊娠期女性,关于妊娠期用药,查询临床指南及药品说明书,琥珀酸亚铁等铁剂治疗剂量铁对胎儿和哺乳的不良影响未见报道,维生素C正常剂量的用药安全分级为A级。

综上所述,处方给药"琥珀酸亚铁(0.1g,tid.)+维生素C(0.1g,tid.)",药品选择合理,给药剂量亦合理

调配

1. 仔细阅读处方,按处方药品顺序自上而下调配。

2. 根据"四查十对",按照顺序进行逐一调配。

3. 调配时查看药品的有效期(应≥3个月)。

4. 调配时注意看相似药品的正确调配。

5. 逐一核对琥珀酸亚铁片和维生素C片的调配数量、名称、剂型、规格等。

6. 按顺序调配好处方上药品后,在琥珀酸亚铁片和维生素C加贴醒目的标签提示患者注意,"遮光,密封,在干燥处保存"。调配人员在处方调配处签字,以表示处方调配完成,避免发生差错

复核

1. 拿到调配好的药品后,仔细浏览处方信息,运用"四查十对"核对所取药品的名称、规格、用法、用量、患者姓名及年龄,检查药品的外观质量,药品有效期等。

2. 检查有无漏抓、错发。

3. 是否有特殊处理药品(如拆零药品)。

4. 复核处方的适宜性、合理性

发药

1. 呼叫患者姓名,确认为患者本人。

2. 注意核对处方与调配药品的一致性

用药交代

药师:这是您的药品。这个药品是琥珀酸亚铁,口服,一次1片,一天3次,它是一个补铁的铁剂,是用于缺铁性贫血的治疗。这个药品是维生素C片,口服,一次1片,一天3次,它是促进琥珀酸亚铁吸收的。需要提醒您以下几点:①空腹服用亚铁盐类吸收最好,但胃肠道反应较大,因此对于琥珀酸亚铁的服用,建议您进餐时或餐后服用,以减少药物对胃肠道的刺激。②由于药物之间会产生相互影响,建议您避免服用影响铁剂吸收的药物,如碳酸氢钠等。如果因其他疾病需要服用药物,要告知医生或药师正在服用的药物。③铁剂可引起肠道蠕动减慢而致便秘;服用铁剂后可出现黑便,可能是铁与肠内硫化氢作用而生成黑色的硫化铁所致,是正常的,毋需担忧。

顾客:好的。

药师:您的诊断显示是"缺铁性贫血",不是什么大问题,是可以通过补铁来治愈的。建议您平时可以食用富含铁和维生素C的食物如动物肝脏、牛肉、猪肉、木耳、新鲜蔬果等,也可以做一些适合您的锻炼如散步。另外,规律生活,保持心情舒畅也有利于增强体质哦。医院公众号里有针对妊娠期缺铁性贫血患者的健康教育视频和文章,我推送到您手机上,您可以参考这些来改善铁缺乏的问题。

顾客:好的,谢谢。

药师:还需要提醒您的是,贮存铁恢复是一个漫长的过程,建议您重视药物的疗效监测。根据《缺铁性贫血营养防治专家共识》,治疗2~4周后可以复查血红蛋白以评估疗效,如血红蛋白浓度增加 $10g/L$ 或以上,则铁剂治疗有效,继续治疗至血红蛋白恢复正常后,还需要继续口服治疗1~2月。

顾客:好的,我会谨遵医嘱的。

药师:嗯嗯,这是您所有药品,我将用法用量写在了药盒上,您服药前可以查看。

顾客:好的,谢谢药师!

项目	评分标准	分值
收方 (5分)	仪态大方,用语亲切,口齿清晰,核对就诊卡和发票信息,计5分	
审方 (15分)	分析琥珀酸亚铁、维生素C选择是否合理,计5分	
	分析妊娠期用药是否合理,计5分	
	分析琥珀酸亚铁、维生素C用法用量是否合理,判断处方是否通过,计5分	
调配 (30分)	根据"四查十对",按药品顺序自上而下调配,计5分	
	核对琥珀酸亚铁片的药品数量、名称、剂型、规格,计5分	
	核对维生素C片的药品数量、名称、剂型、规格,计5分	
	查看琥珀酸亚铁片、维生素C片药品的有效期≥3个月,计5分	
	在琥珀酸亚铁片、维生素C片加贴醒目的标签提示患者注意贮藏条件,计5分	
	调配人员在处方调配处签字,以示处方调配完成,计5分	
复核 (15分)	仔细浏览处方信息,复核处方的适宜性、合理性,计5分	
	查看是否有特殊处理药品(如拆零药品),核对所取药品的名称、规格、用法、用量、患者姓名及年龄,计5分	
	检查药品的外观质量、药品有效期,计5分	
发药 (10分)	确认患者信息:包括患者姓名、科室、年龄等,计5分	
	确认药品信息:调配药品与处方是否一致,计5分	
用药交代 (25分)	简单的用药目的说明,计5分	
	药品的用法用量说明,计5分	
	药品的用药注意事项说明,计5分	
	健康教育说明:认识疾病、建立信心、膳食补充、规律锻炼、保持心情舒畅等,计5分	
	疾病认知说明:提醒定期监测、遵医嘱复查指标,计5分	

【任务训练】

一、知识检测

(一) 单选题

1. 缺铁性贫血患者常表现为 ( )。

A. 血红蛋白减少　　　　　　B. 嗜酸性粒细胞增多　　　　　　C. 中性粒细胞增多

D. 红细胞增多　　　　　　　E. 血小板增多

2. 不属于铁剂可能引起的不良反应是 ( )。

A. 便秘　　　　B. 黑便　　　　C. 恶心　　　　D. 呕吐　　　　E. 腹泻

(二) 配伍题

A. 碳酸氢钠　　　B. 维生素 B_{12}　　　C. 叶酸　　　D. 维生素 C　　　E. 硫酸亚铁

1. 同时服用可减少铁剂吸收的药物是 ( )。

2. 同时服用可增加铁剂吸收的药物是 ( )。

3. 可使大便颜色变黑的药物是 ( )。

(三) 案例分析题

某患者,女,49岁,因减肥一直吃素,近一月出现面色苍白、头晕、乏力等现象。医院血常规检查:Hb 81g/L;血涂片检查:可见红细胞大小不等、中心浅染等现象。血清铁蛋白 $15\mu g/L$,血清铁

7.94μmol/L，总铁结合力 82μmol/L，医生确诊为缺铁性贫血。

1. 该患者可考虑的首选药物是（　　　）。

A. 琥珀酸亚铁片　　B. 蔗糖铁注射液　　C. 叶酸　　　　　D. 维生素 B_{12}　　　E. 右旋糖酐注射液

2. 可建议同时服用的药物是（　　　）。

A. 碳酸氢钠　　　　B. 维生素 C　　　　C. 叶酸　　　　　D. 维生素 B_{12}　　　E. 维生素 A

3. 根据情境，可对患者进行的健康教育内容不包括（　　　）。

A. 饮食荤素搭配　　　　　　　B. 多食红枣　　　　　　　C. 多食新鲜蔬菜

D. 可用铁锅烹饪　　　　　　　E. 多食红肉如牛肉

（四）多选题

1. 下列有关缺铁性贫血的临床表现，正确的是（　　　）。

A. 指甲扁平　　　B. 面色萎黄　　　C. 皮肤干燥　　　D. 血压升高　　　E. 头晕、耳鸣

2. 下列促进铁剂吸收的是（　　　）。

A. 维生素 C　　　B. 草酸盐　　　　C. 果糖　　　　　D. 氨基酸　　　　E. 脂肪

二、能力训练任务

患者，女，45 岁，近 2 年来时常活动后心悸，伴面色苍白、神疲乏力、头晕、视物昏花、多梦而夜寐不酣、食欲减退、腹泻等症状。为明确诊断，前来医院就诊。既往有月经过多史。实验室检查：血常规：红细胞计数 3.1×10^{12}/L，血红蛋白 70g/L，血清铁蛋白 10μg/L，血清铁 7.74μmol/L，总铁结合力 80μmol/L。医生诊断为缺铁性贫血，为患者开了多糖铁复合物胶囊、维生素 C 片。请给患者正确调配和发放药品，并对其进行用药和健康指导。

处方如下：

××医院处方笺

姓名：王××	性别：女	普
科室：血液内科门诊	年龄：45岁	
日期：2022年4月21日	门诊号：2022042111235	
诊断：缺铁性贫血		

Rp:

多糖铁复合物胶囊　0.15g×30粒　　2盒

Sig：口服　1粒/次　1次/1d

维生素C片　0.1g×100片　　1瓶

Sig：口服　1片/次　3次/1d

药费：240.12 元		医生：刘××
打印日期：	审核人：	核对人：
2022-4-21 11:44:47	调配：	发药人：

【任务拓展】

调研亲人朋友 3 人（含老年人、孩子、育龄妇女），了解对缺铁性贫血的认识及药物应用情况，针对其中的不合理用药情况，设计缺铁性贫血科普用药宣传单。

M6-8-1　PPT　　　M6-8-2　答案解析　　　M6-8-3　视频

任务 9 支气管哮喘患者用药指导

【学习目标】

- 知识目标
  1. 掌握支气管哮喘的治疗药物的分类和作用特点。
  2. 熟悉支气管哮喘的用药注意事项和健康教育。
  3. 了解支气管哮喘的发病原因和治疗原则。
- 能力目标
  1. 会对治疗支气管哮喘的处方药、非处方药信息进行查阅、整理。
  2. 能对支气管哮喘疾病处方进行准确快速审核调配、核查与发药。
  3. 具备对支气管哮喘患者进行合理用药指导和健康教育的能力。
- 素质目标
  1. 能关爱支气管哮喘患者，保障患者安全合理用药。
  2. 培养学生严谨、认真、耐心的工作态度，将患者的健康放在第一位。

家国情怀

钟南山团队获 2020 年度国家科技进步奖创新团队奖

钟南山呼吸疾病防控创新团队建立于 1979 年，历经半个世纪，团队提出了"隐匿性哮喘""无管手术""慢阻肺早期干预与综合防控"等国际领先的新理念，并构建了国际领先的评估肺癌复发的分子标记物预测模型及慢阻肺早期干预与综合防控的社区模式，对我国呼吸疾病的防控、诊疗及预后做出了重要贡献。钟南山院士在接受媒体采访时表示：这个奖项极大地肯定了团队研究的方向，就是要研究国家急需要、最需要的东西。他强调，"健康所系，性命相托"，是医者的初心；保障人民群众的身体健康和生命安全，是医者的使命。

通过了解钟南山团队的事迹，作为医学生，我们感悟到了他们以身许国、科学报国的家国情怀，我们学习他们一切为了国家和人民、始终以国家和人民需求为己任的担当精神，立足本职岗位，踏实履职尽责，用奋斗书写无悔人生。

【任务要求】

张某，男，25岁，装修工人，近段时间出现喘息、气促、胸闷等症状，并伴有咳嗽、咳痰、心悸，胸闷等，呈现反复发作性，频率增加，病情症状有所加重，于是到医院就诊，经检查后，诊断为支气管哮喘，医生开具如下处方。作为药师，请为患者正确调剂该处方，并对患者进行用药指导。

××××医院处方笺　　　　　　（普通）		
费别：自费　医保卡号：46782419　门诊就诊号：346124		
姓名：张×　性别：男　年龄：25岁　就诊科室：呼吸内科 日期：2020.9.12		
临床诊断：支气管哮喘		
Rp: 　沙美特罗替卡松粉吸入剂　（50μg+250μg)×60吸　　用法：1吸　bid.　吸入　　氨茶碱片0.1g×100片　　用法：0.2g　tid.　po.		
医师：陈×	药品金额：278元	
调配药师：王×	审核药师：张×	

支气管哮喘是一种较常见的呼吸系统疾病，针对支气管哮喘患者的处方，药师在接收患者处方后应当按照操作规程调剂处方药品，并进行合理的用药指导。

一、支气管哮喘概述

支气管哮喘简称哮喘，是由免疫性和非免疫性多种因素共同参与、以呼吸道炎症和气道高反应并存为特征的慢性疾病。其基本病理表现为炎性细胞浸润、腺体分泌增加、毛细血管通透性增加、呼吸道黏膜水肿等。患者常因气道高反应引起气流受限，出现伴有哮鸣音的喘息、呼吸困难、胸闷、咳嗽等症状，具有反复发作性，夜间及凌晨发作或加重是哮喘的重要临床特征。

哮喘是一种复杂的慢性呼吸系统疾病，其发病具有家族聚集现象，受环境因素影响较大，主要分为过敏原性因素和非过敏原性因素，见表6-9-1。

表6-9-1　影响支气管哮喘的环境因素

环境因素	代表因素举例
过敏原性因素	室内过敏原:尘螨、家养宠物、蟑螂
	室外过敏原:花粉、草粉
	职业性过敏原:油漆、饲料、活性染料
	食物:鱼、虾、蛋、牛奶
	药物:阿司匹林、抗生素
非过敏原性因素	大气污染、吸烟、运动、肥胖等

支气管哮喘可分为急性发作期和慢性持续期。急性发作期根据严重程度不同分为轻度、中度、重度和危重4级，见表6-9-2。慢性持续期患者在相当长的一段时间内有不同程度的喘息、咳嗽、胸闷等症状，可伴有肺通气功能下降。

表6-9-2　支气管哮喘急性发作期分级症状表现

急性发作期分级	主要症状表现
轻度	步行、上楼时气短、焦虑、呼吸频率增加、闻及散在哮鸣音、肺通气功能和血气检查正常
中度	稍微活动感觉气短，可有焦虑、呼吸频率增加和三凹征等，闻及响亮、弥漫的哮鸣音，心率加快，可出现奇脉
重度	休息时感觉气短、端坐呼吸、只能发单字表达，常有焦虑和烦躁、大汗淋漓，呼吸频率大于30次/min，常有三凹征，闻及响亮、弥漫的哮鸣音，心率加快至120次/min以上，奇脉，pH可降低
危重	不能讲话、嗜睡、意识模糊、胸腹矛盾运动等，哮鸣音减低或消失

二、支气管哮喘治疗原则

1. 一般治疗原则

支气管哮喘的治疗包括药物治疗、预防治疗和对症处理，主要是药物治疗。通过药物治疗可缓解支气管哮喘患者的症状，提高患者的生活质量。由于支气管哮喘大多是过敏原引起的，因此寻找和避免接触过敏原是关键。对症处理需要具体结合患者的病情，因人而异，采取综合措施。

2. 药物治疗原则

支气管哮喘的药物治疗体现在平喘、抗炎、对症处理等综合治疗。其药物治疗原则如下。

（1）**药物选择治疗** 根据支气管哮喘类型、药物作用特点、药物不良反应、患者个体特征等选用合适的治疗药物。

（2）**单一药物和合并用药原则** 一般主张单一用药，若症状较严重考虑合并用药，一般视病情而定。

（3）**急症处理原则** 对于支气管哮喘急性发作或持续状态患者，应该立即给予气雾吸入或静脉注射药物，以便迅速控制症状。

（4）**预防治疗原则** 积极寻找过敏原、避免接触过敏原和预防性用药，可防止支气管哮喘的发作。

三、常用的支气管哮喘治疗药物

药物治疗可以缓解支气管哮喘症状，减少急性哮喘加重的频率和严重程度，改善健康状况。支气管哮喘的常用治疗药物包括支气管扩张药、抗炎平喘药和抗过敏平喘药，见表6-9-3。

表6-9-3　支气管哮喘主要治疗药物分类

分类	代表性药物
支气管扩张药	β_2受体激动药:沙丁胺醇 茶碱类:氨茶碱 M受体阻断药:异丙托溴铵
抗炎平喘药	糖皮质激素类:倍氯米松
	白三烯受体阻断药:孟鲁司特
抗过敏平喘药	炎症细胞膜稳定剂:色甘酸钠 H_1受体阻断药:酮替芬

1. 支气管扩张剂

支气管扩张剂可松弛支气管平滑肌、扩张支气管、缓解气流受限，是控制支气管哮喘症状的主要治疗措施。短期按需应用可缓解症状，长期规律应用可预防和减轻症状。与口服药物相比，吸入剂的不良反应小，因此多首选吸入治疗。常见的支气管扩张剂有β_2受体激动剂、M胆碱受体阻断药及茶碱类。

（1）**β_2受体激动剂** 分为短效（SABA）和长效（LABA）。沙丁胺醇和特布他林为短效定量雾化吸入剂，数分钟内起效，主要用于缓解症状，按需使用。福莫特罗为长效定量吸入剂，作用持续时间较长，特别适合哮喘的夜间发作。

 想一想

与肾上腺素、异丙肾上腺素或麻黄碱相比，β_2受体激动剂治疗支气管哮喘的优势是什么？

（2）**M胆碱受体阻断药** 主要代表药有异丙托溴铵气雾剂，为短效M受体阻断剂，可阻断M胆碱受体，松弛支气管平滑肌，该药不良反应小，主要对某些迷走神经神经功能亢进诱发的支气管哮喘发作有较好疗效。噻托溴铵是长效M受体阻断剂，作用长达24h以上，临床应用于支气管哮喘、慢性支气管炎和肺气肿及其相关呼吸系统疾病的治疗。

（3）**茶碱类** 可阻断腺苷受体，解除气道平滑肌痉挛、改善心搏出量、舒张全身和肺血管、增加水钠排出、兴奋中枢神经系统、改善呼吸肌功能及某些抗炎作用。缓释型或控释型茶碱每日口服1～2次可以达到稳定的血浆浓度，对支气管哮喘有一定治疗效果。

2. 抗炎药物

（1）**糖皮质激素** 具有明显改善气道炎症反应的作用，分为全身用药和气雾吸入用药。糖皮质激素全身用药抗炎平喘效果显著，但有许多不良反应，仅适用于哮喘持续状态及其他药物难以控制的严重哮喘。

糖皮质激素气雾吸入给药可避免全身不良反应，是支气管哮喘患者最常见的用药方式。

（2）白三烯受体阻断药　孟鲁司特为白三烯受体阻断药，适用于哮喘的预防和长期治疗，也可用于对阿司匹林敏感的哮喘患者，可减少发作次数和对糖皮质激素的依赖。

3. 抗过敏平喘药

（1）色甘酸钠　主要通过选择性稳定肥大细胞膜，减少过敏性物质组胺、白三烯的释放，用于各种支气管哮喘的预防治疗。

（2）酮替芬　为 H_1 受体阻断药，有较强的抑制过敏介质释放的作用，用于预防各型支气管哮喘的发作，对儿童哮喘的疗效优于成人。

四、用药注意事项和健康教育

1. 用药注意事项

（1）吸入型糖皮质激素给药后有一定的潜伏期，在哮喘发作时不能立即奏效，因此不适宜用于急性哮喘患者。气雾吸入完毕后立即漱口，可减少局部真菌感染。

📖 **知识链接**

哮喘吸入器的使用方法

1. 吸药前先缓慢呼气至最大量。

2. 接着将喷口放入口内，双唇含住喷口，经口慢慢吸气，在深吸气的过程中按压驱动装置，继续吸气至最大量。

3. 屏气 10s 左右，使较小的雾粒在更远的外周气道沉降，然后再缓慢呼气。

4. 若需要再次吸入药物，应再等待数分钟。

（2）氨茶碱口服可致胃肠道反应，宜饭后服用。静脉用药必须稀释以后缓慢注射。若出现兴奋而失眠者可用镇静药对抗。

（3）沙丁胺醇吸入剂可使部分患者出现手指震颤，继续用药可使症状减轻或消失。不宜与普萘洛尔合用。特布他林、克仑特罗部分患者服用后有手指震颤，可减少服药次数，必要时停药。

（4）异丙托溴铵吸入剂偶有口干口苦、喉痒干咳。

（5）孟鲁司特不用于急性哮喘发作，对本品过敏者禁用。

（6）色甘酸钠为常用吸入剂。治疗过程中应逐渐减量，不可突然停药，以防哮喘复发。药物应置干燥避光处保存。

2. 健康教育

（1）支气管哮喘是一种呼吸系统常见的慢性疾病，患者要相信通过长期、适当、充分的治疗，完全可以有效地控制哮喘发作，改善病情，提高生活质量。

（2）由于支气管哮喘大多是过敏原引起的，因此寻找和避免接触过敏原是关键。结合患者自身情况，找出诱因以及避免诱因的方法，如减少接触过敏原，春、冬季减少外出，避免使用可以诱发哮喘的药物

（3）学会在家中自行监测病情变化，发作时进行简单的紧急自我处理，如掌握哮喘吸入器的正确使用方法。

【任务实施】

针对上述支气管哮喘患者的处方调剂任务要求，按下述步骤实施。

接收处方	审核处方	调配药品	复核处方	发放药品	用药指导
问候 接收处方、诊疗卡 确认患者基本信息	审核资质 审核处方规范性 审核处方内容 四查十对	按药品顺序逐一调配 查看药品名称、规格、数量和有效期 观察药品外观、性状、颜色	复核资质 复核处方规范性 复核处方内容，如用药适宜性、药品外观、规格、数量	再次确认患者姓名 逐一核发药品	药物用法用量指导 用药注意事项交代 对患者进行健康教育

接收处方

从患者或其家属手中接过处方时候,应着工作服(束紧袖口)、戴工作帽,双手洁净,不染指甲,不留长指甲,面带微笑,语言亲切,态度和蔼,耐心细致,和患者简单沟通,了解患者基本信息。

患者:你好,请问交完费了是在这个窗口取药吗?

药师:您好,是的,请出示您的诊疗卡、处方和发票。

患者:哦,这次来医院没带诊疗卡,怎么办?

药师:身份证也可以。

患者:行,给你。

药师:好的。

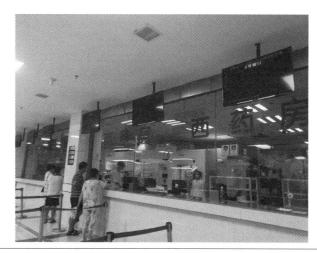

审核处方

1. 审核资质:譬如是否为该医院医生为患者开具的合法处方。

2. 审核处方规范性:检查处方各项是否完整,如处方前记、正文、后记等。

3. 审核处方内容:(1)检查处方中药物沙美特罗替卡松粉吸入剂和氨茶碱片能否用于支气管哮喘的治疗。(2)检查药品名称沙美特罗替卡松粉吸入剂和氨茶碱片是否为通用名;药品剂型吸入剂和片剂是否正确;药品规格和数目量$(50\mu g+250\mu g)\times 60$吸与$0.1g\times 100$片是否合适,并判断有无重复用药现象。(3)核查药品的剂量、给药途径和用药频率是否正确。(4)检查处方是否存在配伍禁忌,是否与临床诊断相符。

4. 若审查处方过程中发现处方不合理则不能调配,需联系医师确认具体情况。

×××× 医院处方笺　　　　　　　　（普通）
费别：自费　　医保卡号：46782419　　门诊就诊号：346124
姓名：张×　　性别：男　　年龄：25岁　　就诊科室：呼吸内科　日期：2020.9.12
临床诊断：支气管哮喘
Rp: 　　　沙美特罗替卡松粉吸入剂　$(50\mu g+250\mu g)\times 60$吸 　　　用法：1吸　bid.　吸入 　　　氨茶碱片$0.1g\times 100$片 　　　用法：0.2g　tid.　po.
医师：陈×　　　　　　　　　药品金额：278元
调配药师：王×　　　　　　　审核药师：张×

调配药品	1. 从药品柜或药品架上寻找药品沙美特罗替卡松粉吸入剂和氨茶碱片,仔细检查核对药品标签上的药品名称、规格和数量,有秩序地按照处方上药品顺序进行调配。 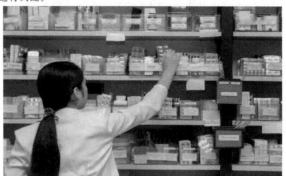 2. 在发出的药品上正确书写药袋或粘贴标签,注明患者姓名和药品名称、用法用量等。 3. 逐一检查药品的有效期、外观、颜色。 4. 药品配齐后,与处方逐条核对,核对无误后在处方上签字,以表示处方调配完成,避免发生差错
复核处方	1. 再次仔细浏览处方信息,运用"四查十对"核对所取药品的名称、规格、用法、用量、患者姓名及年龄,检查药品的外观质量、药品有效期等。 2. 检查有无漏抓、错发。 3. 是否有特殊处理药品(如拆零药品)。 4. 复核处方的适宜性、合理性
发放药品	将药品沙美特罗替卡松粉吸入剂和氨茶碱片交给患者时,主动热情、态度和蔼,并再次确认患者姓名,防止差错事故的发生
用药指导	药师:您好,医生一共给您开了两个药,第一个药是沙美特罗替卡松粉吸入剂,一天两次,一次一吸。沙美特罗替卡松粉吸入剂是包含两种成分,分别是长效性 β_2 受体激动剂沙美特罗和糖皮质激素替卡松,此药吸入给药后能松弛您的支气管平滑肌,缓解您喘息、气促、胸闷的症状,并改善气道炎症,对您的病情有很大的帮助。第二个药是氨茶碱片,一天三次,该药可以解除您的气道平滑肌痉挛,改善呼吸肌功能,与沙美特罗替卡松粉吸入剂合用可以增加疗效,改善您气促、胸闷症状,减少支气管哮喘发作次数。 患者:好的,我还从来没有用过吸入剂,这个要怎么使用啊? 药师:我给您演示一下如何使用这种吸入剂,首先您打开吸入剂外盖,轻推滑动杆后听到咔嚓声音,代表一吸药物的量已经准备好,其次,您在吸药前先缓慢呼气至最大量后将喷口放入口内,双唇含住喷口,经口慢慢吸气,吸气至最大量。然后您再屏气10s左右,再缓慢呼气。最后您再用温水漱口2~3次即可。这是您的药品,我将用法用量写在了药盒上,吸入剂用法也有示意图,您服药前可以查看。 患者:好的,谢谢,这个药物为什么用完要漱口? 药师:沙美特罗替卡松粉吸入剂含有的成分罗替卡是糖皮质类激素,若是残留在口腔内容易造成鹅口疮等口腔念珠菌感染,可造成咽部不适、声音嘶哑等症状,所以用完要及时漱口。氨茶碱片久用偶见关节痛、皮疹、心律失常等不良反应,您需要遵医嘱用药,如果不良反应严重应及时就医。 患者:好的,我懂了。 药师:您平时生活上需规律作息,减少熬夜,加强锻炼,这样可以减少哮喘的发作。您平时是做什么工作的呢? 患者:我是做装修工作的。 药师:由于哮喘与过敏因素有关,您应该减少接触装修材料如油漆等可能的过敏原。您回家后按照医嘱服药,不要擅自停药、更换药物、增加或减少药物的剂量。 患者:好的,谢谢药师!

【任务评价】

项目	内容	分值	评分要求及分值	评分
接收处方	问候交流; 确定患者信息	10分	穿着得体,干净整洁(5分); 用语亲切,态度和蔼,善于沟通,能获得患者基本信息(5分)	
审核处方	检查处方各项是否完整; 核查处方用药和临床诊断是否相符; 检查药品名称、剂型、规格、数量规范性; 检查药品用法用量是否正确; 检查是否重复用药或存在配伍禁忌	40分	处方完整(8分); 与诊断相符(8分); 药品规范(8分); 药品用法用量正确(8分); 无配伍禁忌,用药适宜(8分)	
调配药品	查找药品; 书写或打印用药说明; 逐一核查药品,审核签字	10分	正确查找药品(3分); 用药说明正确(3分); 认真核查签字(4分)	

项目	内容	分值	评分要求及分值	评分
复核处方	再次核对药品,并检查药品外观和有效期,审核签字	10分	核对药品(5分); 检查外观和有效期,签字(5分)	
发放药品	确认患者姓名,发放药品	10分	确认姓名(5分); 发放药品(5分)	
用药指导	用药方法指导; 不良反应提示; 健康生活指导	20分	语言通俗易懂(5分); 患者掌握用药方法(5分); 知悉不良反应(5分); 健康生活指导建议实用性强(5分)	

【任务训练】

一、知识检测

（一）单选题

1. 对 β_2 受体有较强选择性的平喘药是（　　）。

A. 吲哚洛尔　　　　B. 克伦特罗　　　C. 异丙肾上腺素　　D. 多巴酚丁胺　　E. 肾上腺素

2. 明显抑制支气管炎症过程的平喘药是（　　）。

A. 肾上腺素　　　　B. 倍氯米松　　　C. 沙丁胺醇　　　　D. 异丙肾上腺素　E. 异丙基阿托品

3. 为减少不良反应,用糖皮质激素平喘时宜（　　）。

A. 口服　　　　　　B. 静脉滴注　　　C. 皮下注射　　　　D. 气雾吸入　　　E. 肌内注射

4. 属于平喘药的是（　　）。

A. 右美沙芬　　　　B. 乙酰半胱氨酸　C. 奥美拉唑　　　　D. 沙丁胺醇　　　E. 格列本脲

（二）配伍题

A. 色甘酸钠　　　　B. 沙丁胺醇　　　C. 异丙托溴铵　　　D. 倍氯米松　　　E. 氨茶碱

1. 阻断 M 胆碱受体的平喘药是（　　）。

2. 具有抗炎、抗过敏作用的平喘药是（　　）。

3. 可预防哮喘发作的抗过敏平喘药是（　　）。

4. 选择性激动 β_2 受体的平喘药是（　　）。

（三）案例分析题

患者,男,55岁,半年前因出现咳嗽和呼吸困难就医后诊断为支气管哮喘,间断口服沙丁胺醇4mg tid.治疗,但未规律用药治疗。近日,因秋冬季节交替,出现明显喘憋,话不成句,被紧急送往医院。

1. 该患者出现支气管哮喘急性发作,应首选的治疗药物是（　　）。

A. 沙丁胺醇片　　　　　　　　　B. 布地奈德气雾剂　　　　　　C. 沙丁胺醇气雾剂

D. 沙美特罗-氟替卡松干粉吸入剂　E. 异丙托溴铵雾化吸入剂

2. 该患者日后长期维持治疗宜选用的药物是（　　）。

A. 沙丁胺醇片　　　　　　　　　B. 沙丁胺醇气雾剂　　　　　　C. 福莫特罗吸入剂

D. 布地奈德-福莫特罗干粉吸入剂　E. 茶碱片

（四）多选题

1. 下列属于支气管扩张药的是（　　）。

A. 氨茶碱　　　　　B. 布地奈德　　　C. 异丙托溴铵　　　D. 孟鲁司特　　　E. 克仑特罗

2. 平喘药物包括（　　）。

A. 二丙酸倍氯米松　B. 沙丁胺醇　　　C. 异丙肾上腺素　　D. 色甘酸钠　　　E. 氨茶碱

3. 哮喘急性发作可以选用的药物有（　　）。

A. 沙丁胺醇吸入　　　　　　B. 糖皮质激素口服　　　　　　C. 氨茶碱静脉注射

D. 麻黄碱口服　　　　　　　E. 色甘酸钠吸入

二、能力训练任务

1. 请看下列处方，并按照问题要求完成任务。

Rp：

    沙丁胺醇片　　　2mg×12

    Sig.　　2mg　　tid.　po.

    硫酸特布他林片 2.5mg×12

    Sig.　　2.5mg　tid.　po.

    普萘洛尔片　　　20mg×10

    Sig.　　20mg　　tid.　po.

问题：

(1) 处方中各药物的作用、用途是什么？

(2) 上述处方是否合理？为什么？

(3) 作为药师应如何处理？

(4) 和沙丁胺醇同类的药物还有什么？

(5) 上述处方中沙丁胺醇的用药途径是用来预防发作还是制止发作？

(6) 上述处方治疗何种患者？

(7) 向患者说明各药用法、用量。

2. 朱某，女性，67岁。反复发作呼吸困难、胸闷、咳嗽3年，每年秋季发作，可自行缓解，此已发作半天，症状仍继续加重而来就诊。体检：双肺满布哮鸣音，心率90次/min，律齐、无杂音。经诊断为支气管哮喘。医生开具处方如下。

Rp：

    硫酸沙丁胺醇片2mg×12 片

    用法：2mg　tid.　po.

    氨茶碱片0.1g×100 片

    用法：0.2g　tid.　po.

请给患者正确调配和发放药品，并对其进行用药和健康指导。

3. 李某，男，3岁。喘息，呼吸困难3天，咳嗽无痰等现象，医院诊断为支气管哮喘，携带处方（舒喘灵），来药店买药。患者既往无疾病史，对鸡蛋过敏。作为药师请介绍所需购买药品舒喘灵的通用名称、药品的药理作用特点、适应证、服药方法、主要不良反应及注意事项，并给患者正确调配和发放药品，最后请为患者提供健康指导。

【任务拓展】

调研亲人朋友3人（含老年人、孩子、育龄妇女），了解对支气管哮喘的认识，调研吸入剂的使用方法，针对其中的不合理和不规范的用药情况给出用药指导，并进行合理的健康宣教。

M6-9-1　PPT　　　M6-9-2　答案解析　　　M6-9-3　视频

任务 10 慢性阻塞性肺疾病患者用药指导

【学习目标】

- 知识目标
  1. 掌握慢性阻塞性肺疾病（简称慢阻肺）的治疗药物及用药注意事项。
  2. 熟悉慢性阻塞性肺疾病的临床表现与危险因素。
  3. 了解慢性阻塞性肺疾病的病因。
- 能力目标
  1. 会对慢性阻塞性肺疾病患者处方中的药物进行信息查阅、整理。
  2. 能正确审核慢性阻塞性肺疾病患者处方。
  3. 能熟练调配处方，并对慢性阻塞性肺疾病患者进行合理用药指导和健康教育。
- 素质目标
  1. 培养有仁爱之心的道德品质，善于与患者沟通的服务意识。
  2. 有良好的职业素养，精心呵护患者健康，安全合理选择药物。

勇攀高峰

我国在慢阻肺领域的研究与贡献

慢阻肺被纳入我国重点控制的慢性疾病（MOH 2007—2022），中国在慢阻肺领域研究的 SCI 论文数逐年上升，2001—2019 年间开展的中国慢阻肺相关的临床研究共 191 项，GOLD 2019 引用中国证据 22 篇。

研究成果包括：慢阻肺与生物燃料暴露、烟草（香烟、水管烟）、室外空气污染、GSTM1 及 GSTT1 缺失基因型等存在显著相关性；评价了呼气峰流速初筛的价值（筛查有效率 76.8%），研制出初筛问卷（敏感度/特异度为 78.0%/77.6%），联合问卷与呼气峰流速（阳性预测值提高到 60.7%），建立了慢阻肺病情初步判别系统（判别准确率 70%）；探索了新的早期发现和评估慢阻肺的方法：高分辨 CT、新的 MRI 方法、光学相干成像等。

【任务要求】

柳某，男，83 岁，反复咳嗽、咳痰 30 余年，活动后胸闷气促。医生诊断为慢性阻塞性肺疾病，给患者开了布地奈德福莫特罗粉吸入剂。作为药师，你在接待该患者购买药物时，应该告知哪些用药注意事项？日常生活中应该注意哪些？

××医院处方笺

姓名：柳××	性别：男	
科室：呼吸内科门诊	年龄：83岁	普
日期：2022年8月4日	门诊号：2022080414051	
诊断：慢性阻塞性肺疾病		

Rp:

布地奈德福莫特罗粉吸入剂(Ⅱ)320μg：9.0μg　60吸/瓶　1支
　　　喷雾　1吸/次，2次/d

药费：296.73 元	医生：蔡××
打印日期：	审核人：　核对人：
2022-8-5 8:45:52	调配：　发药人：

一、慢性阻塞性肺疾病概述

1. 慢性阻塞性肺疾病定义

慢性阻塞性肺疾病（chronic obstructive pulmonary disease，COPD）简称慢阻肺，是一种以持续气流受限为特征的可以预防和治疗的常见疾病，其气流受限多呈进行性发展，与气道和肺组织对烟草、烟雾等有害气体或有害颗粒的慢性炎症反应增强有关。

2. 病因及危险因素

引起慢阻肺的危险因素具有多样性的特点，宏观地概括为个体易感因素和环境因素共同作用。

（1）个体因素

① 遗传因素：慢阻肺有遗传易感性。不同的基因与慢阻肺的不同病理或临床特征关联，从遗传基因的角度支持慢阻肺存在异质性。

② 年龄和性别：年龄是慢阻肺的危险因素，年龄越大，慢阻肺患病率越高。慢阻肺患病率在女性中更高，因为女性对烟草、烟雾的危害更敏感。

③ 肺生长发育：妊娠、出生和青少年时期直接和间接暴露于有害因素时会影响肺的生长，肺的生长发育不良是慢阻肺的危险因素。

④ 支气管哮喘（简称哮喘）和气道高反应性：哮喘不仅可以和慢阻肺同时存在，也是慢阻肺的危险因素，气道高反应性也参与慢阻肺的发病过程。

⑤ 低体重指数：低体重指数也与慢阻肺的发病有关，体重指数越低，慢阻肺的患病率越高。吸烟和体重指数对慢阻肺存在交互作用。

（2）环境因素

① 烟草：吸烟是慢阻肺最重要的环境致病因素。与非吸烟者比较，吸烟者的肺功能异常率较高，第一秒用力呼气容积（FEV_1）年下降率较快，死亡风险增加。

② 燃料烟雾：柴草、煤炭和动物粪便等燃料产生的烟雾中含有大量有害成分，例如碳氧化物、氮氧化物、硫氧化物和未燃烧完全的碳氢化合物颗粒与多环有机化合物等。

③ 空气污染：空气污染物中的颗粒物质（PM）和有害气体物质（二氧化硫、二氧化氮、臭氧和一氧化碳等）对支气管黏膜有刺激和细胞毒性作用。

④ 职业性粉尘：当职业性粉尘（二氧化硅、煤尘、棉尘和蔗尘等）的浓度过大或接触时间过久，可导致慢阻肺的发生。

⑤ 感染和慢性支气管炎：呼吸道感染是慢阻肺发病和加剧的重要因素，病毒和（或）细菌感染是慢阻肺急性加重的常见原因。

⑥ 社会经济地位：慢阻肺的发病与患者的社会经济地位相关。室内外空气污染程度不同、营养状况等与社会经济地位的差异可能存在一定内在联系。

3. 慢性阻塞性肺疾病临床表现

（1）主要临床表现　慢阻肺的主要症状是慢性咳嗽、咳痰和呼吸困难。早期慢阻肺患者可以没有明显的症状，随病情进展日益显著；咳嗽、咳痰症状通常在疾病早期出现，而后期则以呼吸困难为主要表现。

（2）症状特征及演变　①慢性咳嗽：是慢阻肺常见的症状。咳嗽症状出现缓慢，迁延多年，以晨起和夜间阵咳为主。②咳痰：多为咳嗽伴随症状，痰液常为白色黏液浆液性，常于早晨起床时剧烈阵咳，咳出较多黏液浆液样痰后症状缓解；急性加重时痰液可变为黏液脓性而不易咳出。③气短或呼吸困难：早期仅在劳力时出现，之后逐渐加重，以致日常活动甚至休息时也感到呼吸困难；活动后呼吸困难是慢阻肺的"标志性症状"。④胸闷和喘息：部分患者有明显的胸闷和喘息，此非慢阻肺特异性症状，常见于重症或急性加重患者。

4. 慢性阻塞性肺疾病临床分期

（1）急性加重期 患者呼吸道症状加重，超过日常变异水平，需要改变治疗方案。表现为咳嗽、咳痰、气短和（或）喘息加重，痰量增多，脓性或黏液脓痰，可伴有发热等。

（2）稳定期 咳嗽、咳痰和气短等症状稳定或症状轻微，病情基本恢复到急性加重前的状态。

二、用药原则

慢阻肺急性加重期和稳定期治疗目标不同。急性加重期治疗目标主要是尽量降低本次急性加重的不良影响，预防未来急性加重的发生。超过80％的急性加重患者可以在门诊接受药物治疗，包括使用支气管扩张剂、糖皮质激素和抗菌药物等。稳定期治疗目标主要为减轻症状和降低未来风险，药物治疗用于预防和控制症状，减少急性加重的频率和严重程度，提高运动耐力和生命质量。应当根据慢阻肺的综合评估采取相应的药物治疗，吸入性支气管扩张剂（长效或短效的抗胆碱能药物和 $β_2$ 受体激动剂）是治疗慢阻肺的首选药物，根据不同的症状及风险分层，初始治疗方案有所区别。若初始治疗有效，且没有出现明显的药物不良反应或病情恶化，可在同一水平维持长期规律治疗。若最初治疗后仍有持续存在的症状，或某些症状改善不大，可能需要改变治疗策略，给予调整治疗方案。

慢阻肺患者气流受限程度不一，选择适宜的吸入装置和指导正确的吸入方法至关重要。吸入装置操作比较复杂，装置使用错误非常普遍，患者依从性不佳也是很大的问题，影响治疗的效果。因此，对慢阻肺的治疗还需重视患者的用药教育及全程管理。

三、常用的慢性阻塞性肺疾病治疗药物

慢阻肺常用药物包括以下几种。

（1）支气管扩张剂：如 $β_2$ 受体激动剂（沙丁胺醇、特布他林、福莫特罗、茚达特罗等），抗胆碱能药物（异丙托溴铵、噻托溴铵等），茶碱类药物（氨茶碱、茶碱缓释片、多索茶碱等）。

（2）糖皮质激素/支气管扩张剂复合制剂：如布地奈德/福莫特罗、氟替卡松/沙美特罗、倍氯米松/福莫特罗等。

（3）支气管扩张剂复合制剂：沙丁胺醇/异丙托溴铵、乌美溴铵/维兰特罗等。

（4）磷酸二酯酶-4抑制剂，如罗氟司特。

（5）止咳祛痰药等其他治疗用药，常用药物有盐酸氨溴索、乙酰半胱氨酸、羧甲司坦等。

慢阻肺的常用治疗药物推荐见表 6-10-1。

表 6-10-1　慢性阻塞性肺疾病的药物治疗推荐

分　期	药物种类	用药指征	推荐药物	备选药物
稳定期	平喘药	稳定期长期治疗	异丙托溴铵（MDI）； 噻托溴铵粉（DPI）； 沙丁胺醇（MDI）； 福莫特罗（DPI）； 福莫特罗/布地奈德（DPI）； 沙美特罗/氟替卡松（DPI）； 茶碱	茚达特罗（DPI）； 噻托溴铵（SMI）； 左旋沙丁胺醇（MDI）； 特布他林（MDI）； 沙丁胺醇/异丙托溴铵（MDI）； 乌美溴铵/维兰特罗（DPI）； 茚达特罗/格隆溴铵（DPI）； 氨茶碱
急性加重期	平喘药	基础治疗	沙丁胺醇（雾化溶液）； 特布他林（雾化溶液）；	氨茶碱

分期	药物种类	用药指征	推荐药物	备选药物
急性加重期	平喘药	基础治疗	异丙托溴铵(雾化溶液); 沙丁胺醇/异丙托溴铵(雾化溶液);布地奈德(雾化吸入混悬液) 倍氯米松(雾化吸入混悬液); 氟替卡松(雾化吸入混悬液); 泼尼松	氨茶碱
	祛痰药	合并黏液不易咳出	溴己新; 氨溴索; 桉柠蒎; 乙酰半胱氨酸; 羧甲司坦	无
	抗菌药物	合并细菌感染者	1. 无铜绿假单胞菌危险因素:青霉素类/酶抑制剂复合物(如阿莫西林克拉维酸钾)、头孢菌素类(如头孢克洛、头孢呋辛、头孢曲松、头孢噻肟),和(或)联合大环内酯类。 2. 有铜绿假单胞菌危险因素:抗铜绿假单胞菌作用的β内酰胺类(如头孢他啶、头孢哌酮/舒巴坦)、环丙沙星、左氧氟沙星,和(或)联合阿米卡星	1. 无铜绿假单细胞菌危险因素:氟喹诺酮类(如左氧氟沙星、莫西沙星)。 2. 有铜绿假单胞菌危险因素:哌拉西林/他唑巴坦

注：出现以下数项中的1项，应考虑可能铜绿假单胞菌感染：①近期住院史；②经常（＞4次/年）或近期（近3个月内）使用抗菌药物；③病情严重（第1秒用力呼气容积占预计值百分比＜30%）；④应用口服糖皮质激素（近2周服用泼尼松＞10mg/d）。MDI指定量吸入气雾剂；DPI指干粉吸入器；SMI指软雾吸入装置。

四、用药注意事项与健康教育

2021版慢性阻塞性肺疾病全球倡议（Global Initiative for Chronic Obstructive Lung Disease，GOLD）指南推荐药师参与COPD患者的闭环管理、门诊管理和社区管理，提供有关用药剂量、吸入器使用技术、用药注意事项及不良反应告知等健康宣教，检查并辅导患者持续正确使用吸入装置进行治疗，甚至辅导患者识别和治疗早期的症状恶化。

1. 用药注意事项

（1）规范应用抗菌药物

① 严格把握抗菌药物使用指征：COPD患者出现呼吸困难加重、痰量增加、脓性痰，或患者需要无创或有创机械通气时可考虑应用抗菌药物。

② 应按照患者生理、病理、免疫状态进行合理用药，注意如新生儿、老年人、妊娠与哺乳期妇女、肝肾功能减退、重度营养不良、低蛋白血症与免疫缺陷等特殊人群的抗感染药品种选用、剂量、疗程的特殊性，确保用药安全。

（2）规范应用糖皮质激素

① 当COPD急性加重时可考虑短期给予全身性激素治疗，待缓解后改为维持量或转为吸入给药。

② 稳定期不主张应用口服或静脉激素。

③ 吸入型糖皮质激素长期、高剂量用药时，可能发生全身不良反应，包括肾上腺皮质功能低下、儿童青少年发育迟缓、骨内矿物质密度减少、白内障和青光眼，对长期接受吸入型糖皮质激素治疗的患儿建议定期监测身高。

④ 患有活动性肺结核及肺部真菌、病毒感染者，以及儿童、妊娠及哺乳期妇女慎用吸入型糖皮质激素。

⑤ 鉴于少数患者在用药后可发生声音嘶哑和口腔咽喉部位的念珠菌感染，吸入后应立即采用氯化钠溶液漱口，以降低进入体内的药量和减少口腔真菌继发感染的可能。

⑥ 如发生感染，则应给予抗菌药物，应用抗菌药物前宜采样进行细菌培养和药物敏感试验。

⑦ 联合应用茶碱等磷酸二酯酶抑制剂时，建议进行血浆药物浓度监测。

（3）β₂ 受体激动剂 对心血管功能不全、高血压、甲状腺功能亢进症患者及妊娠期妇女慎用；老年人及对 β₂ 受体激动剂敏感者慎用；使用时应从小剂量开始，逐渐加大剂量。

（4）抗胆碱能药物 对妊娠期妇女慎用；对阿托品类药过敏者禁用；患有闭角型青光眼、良性前列腺增生症者（可导致急性尿潴留）慎用。

2. 患者教育

（1）减少危险因素暴露：戒烟是影响慢阻肺自然病程最有力的干预措施。减少室外空气污染暴露，减少生物燃料接触，使用清洁燃料，改善厨房通风，并减少职业粉尘暴露和化学物质暴露。

（2）秋冬季注意保暖，预防感冒；保持室内空气新鲜，定时开窗通风。

（3）学会自我控制病情的技巧如腹式呼吸及缩唇呼吸锻炼等。

（4）掌握吸入剂的正确使用方法。

（5）若有严重肺功能不全、精神不安者，慎用镇静药，因其能抑制呼吸、促使肺性脑病的发生。必要时可用少量镇静剂，如水合氯醛，但禁用吗啡、可待因。

【任务实施】

针对任务要求，按下述步骤实施。

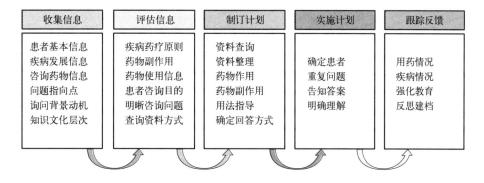

收集信息	1. 基本信息：男，83 岁，身高 175cm，体重 51kg。文化层次为专科。 2. 疾病发展信息：患者反复咳嗽、咳痰 30 多年，活动后呼吸困难加重，医生诊断为慢阻肺；近些天天气变冷，症状加重。 3. 咨询药物信息：支气管扩张剂是 COPD 治疗的基石，吸入用药是其主要的给药方式，而如何提高患者应用吸入装置的技术尤为重要。吸入装置包括雾化器、定量吸入器、软雾吸入器或驱动装置(包括由呼吸促发的单药或多药的定量吸入器和干粉吸入器)。 4. 问题指向点：患者对吸入剂装置使用不熟悉
评估信息	1. 患者用药效果不理想，可能是由于患者使用药物时未掌握正确的使用方法。 2. 需加强非药物治疗和吸入剂装置使用等健康教育
制订计划	1. 药物作用介绍：布地奈德福莫特罗粉吸入剂，本品含有福莫特罗和布地奈德两种成分，通过不同的作用模式在减轻慢阻肺症状方面有协同作用。两种成分的作用机制分别如下：布地奈德是糖皮质激素，可减轻慢阻肺症状，阻缓病情加重。吸入布地奈德的严重不良反应比全身性应用少。福莫特罗是一种选择性 β₂ 肾上腺素受体激动剂，具有舒张支气管平滑肌、缓解支气管痉挛的作用。支气管扩张作用与剂量相关，1～3min 内起效，单剂量至少可维持 12h。 2. 用法用量：仅用于经口吸入。①160/4.5μg 规格：2 吸/次，2 次/d。②320/9.0μg 规格：1 吸/次，2 次/d。 3. 不良反应提示：常见不良反应以口咽部等局部不良反应为主，特别是含有糖皮质激素的制剂。布地奈德/福莫特罗中含有布地奈德，吸入后有些患者可能出现口咽部不适感、声音嘶哑，甚至念珠菌感染，正确的吸入方法和吸入后及时漱口可减少局部不良反应的发生。 4. 用药注意事项：该吸入粉雾剂由药物和吸入装置组成。药物为复方制剂，由福莫特罗和布地奈德两种活性成分组成。吸入装置称为都保，患者通过都保吸嘴吸入药物。 5. 药物使用方法：①打开。旋松并拔出瓶盖，确保红色底座在下方。②旋开。拿直都保，握住底部红色部分和都保中间部分，向某一方向旋转到底，再向反方向旋转到底，即完成一次装药。在此过程中，会听到一次"咔哒"声。③吸入。先尽量呼气(不要将气呼入都保)，用双唇包住吸嘴用力且深长的吸气。然后将都保从口中拿出，继续屏气约 10s。若处方中需要多次吸入，重复步骤②和③。④关闭。旋紧盖子。最后漱口。

制订计划	6.健康教育:非药物干预是稳定期慢阻肺治疗的重要组成部分,与药物治疗起到协同作用,包括:患者管理、呼吸康复治疗、家庭氧疗、家庭无创通气、疫苗、气道内介入、外科治疗等
实施计划	药师:老人家您好! 有什么需要帮助的吗? 顾客:这是医生给我开的处方,我要买这个药。 药师:您患的是慢阻肺啊,医生给您开了布地奈德福莫特罗粉吸入剂,您看,是这个药。 药师:您慢阻肺多少年了啊? 顾客:30多年了,感觉越来越差了,现在稍微多活动一下就喘不上气。 药师:您一直用这个药吗? 顾客:这个以前没有用过,第一次看到,是怎么用的呢? 药师:好的,那我教您怎么用,老人家,这个药一定要用正确了才能控制好您的病情,请您一定仔细学! 顾客:好的。 药师:首先,每一瓶新药第一次使用前,需要进行初始化,打开瓶盖,确保红色旋柄在下方,握住底部红色部分和装置中间部分,先向左转到底,再向右旋转到底,听见"咔哒"一声响,再重复一次向左和向右动红色底座旋转到底,听见第二声响,就初始化成功了。然后,可以开始用药了,先坐直身子,打开瓶盖,分别向左向右旋转到底,拧动一次红色底座进行装药,听见"咔哒"一声响就是装药成功。这时,您先避开药瓶口嘴,对着旁边呼一口气,再轻轻地把吸嘴放在上下牙齿之间,双唇完全包住吸嘴,用力且深长地用嘴吸气,屏住呼吸3~5s,使药物充分吸入肺部,再重复一遍"呼气—咬紧口嘴—吸气—屏住呼吸"的过程,这样一次服药过程就完成了。 药师:您学会了吗? 顾客:我学会了。 药师:您学会怎么使用了,然后我再给您讲讲使用这个药品时要注意的内容: ①严禁对着吸嘴呼气,呼气的时候头可以转到一边去;②每次用完之后盖子要盖好,这个吸嘴可以每周擦拭一次,一定是用干的纸巾;③用完之后一定要用清水漱口;④当红色记号0到达指示窗中部的时候,代表药已经用完了,这个时候您摇动吸入器所听到的声音不是药物产生的,是干燥剂产生的哦,要及时更换新的药品;⑤因为药粉剂量很少,您吸入的时候可能感觉不到,但是,只要您按步骤正确操作,就可以确保已经吸入了所需要的剂量,这个您不用担心的。您记住了吗? 顾客:记住了。 药师:老人家,我再来跟您讲这个药的用法,如果您病情比较稳定,维持每天吸2次,每次1吸,如果您感觉症状突然加重了,可以按需使用,但是如果您一天之内按需使用超过8吸,那就要去医院就诊了。 顾客:好的,谢谢了! 药师:最后,生活中一定要戒烟,远离空气污染,平时注意到空气新鲜的地方去。可适当散步、打太极拳,增强体质,预防感冒,天冷的时候注意保暖,按医嘱规律地使用药物,这些都是防治慢阻肺的有效途径。 顾客:好的,我知道了,谢谢。 药师:祝您早日康复,有什么不清楚的地方请随时与我们联系! 顾客:谢谢!
跟踪反馈	**电话跟踪** 1周后电话随访,顾客表示咳嗽症状好多了,就是痰有点多,建议加服氨溴索祛痰

【任务评价】

项目	内容	分值	评分要求(计分)	评分
收集信息	患者基本信息; 疾病发展信息; 咨询药物信息; 问题指向点; 找出背景动机; 知识文化层次	14分	关键信息准确(2分); 关键信息全面(2分); 准确了解药物使用情况(1分); 细心查看监测数据(2分); 找出的异常信息(3分); 准确找出患者的问题(2分); 用语亲切(1分); 善于沟通(1分)	
评估信息	药物使用情况; 饮食、运动情况; 认知、使用误区; 找出问题的原因	20分	药物使用情况判断准确(5分); 是否存在认知误区判断准确(4分); 是否存在使用误区判断准确(3分); 饮食、运动情况判断准确(3分); 准确找出问题的原因(5分)	
制订计划	药物作用; 药物副作用; 用法指导	24分	作用解析清晰、机制简单易懂(5分); 用法用量指导正确(5分); 用药特殊提示科学(5分); 健康教育全面(5分); 合理用药教育通俗明了(4分)	

项目	内容	分值	评分要求(计分)	评分
实施计划	确定患者； 重复问题； 告知答案； 明确理解	30分	注意礼貌用语(5分)； 耐心解释(5分)； 患者理解解决方案(5分)； 患者接受解决方案(5分)； 能耐心取得顾客配合(5分)； 能细心关注顾客是否理解(5分)	
跟踪反馈	用药情况； 疾病情况； 强化教育； 反思建档	12分	跟踪随访方式能得到顾客认同(2分)； 疾病转归、用药和生活情况信息准确全面(4分)； 强化教育针对性强(2分)； 反思小结能从专业和人文方面考虑(2分)； 在与患者交流中强化责任心(2分)	

【任务训练】

一、知识检测

（一）单选题

1. 慢性阻塞性肺疾病（COPD）首发症状一般为（　　）。

A. 呼吸困难　　　　B. 慢性咳嗽　　　　C. 咳痰　　　　D. 喘息和胸闷　　　E. 食欲减退

2. 患者，男，65岁，吸烟史30年，因咳嗽、咳大量脓痰、呼吸困难入院，诊断为慢性阻塞性肺病急性加重。该患者临床治疗不应选用的药物是（　　）。

A. 沙丁胺醇雾化吸入　　　　　　B. 异丙托溴铵雾化吸入　　　　　　C. 布地奈德混悬液

D. 右美沙芬　　　　　　　　　　E. 羧甲司坦

3. 患者，女，76岁，慢性阻塞性肺病病史10年，一年来多次因急性加重入院，予以抗感染等治疗。近日因咳嗽咳痰加重再次入院，经验性抗感染治疗时适宜选用的药物是（　　）。

A. 阿奇霉素　　　B. 阿米卡星　　　C. 头孢他啶　　　D. 头孢唑林　　　E. 美罗培南

4. 患者，男，67岁，咳嗽、咳痰20年，加重伴气短1周。查体：血压136/81mmHg，双肺呼吸音减弱，语音震颤减弱，叩诊呈过清音。诊断为慢性阻塞性肺疾病。患者可使用的支气管舒张剂不包括（　　）。

A. 特布他林　　　B. 茚达特罗　　　C. 异丙托溴铵　　　D. 缓释茶碱　　　E. 布地奈德

5. 患者，男，68岁，慢性阻塞性肺病病史15年，长期规律应用支气管舒张剂，近期出现低钾血症，可能是由于（　　）导致的。

A. 福莫特罗　　　B. 异丙托溴铵　　　C. 茶碱　　　D. 布地奈德　　　E. 罗氟司特

6. 控制COPD症状的最重要治疗药物是（　　）。

A. 利尿药　　　B. 祛痰药　　　C. 抗菌药　　　D. 支气管舒张剂　　E. 糖皮质激素

7. COPD症状加重、痰液增加且呈脓性时应给予的药物是（　　）。

A. 利尿药　　　B. 祛痰药　　　C. 抗菌药　　　D. 支气管舒张剂　　E. 糖皮质激素

8. 患者，男，65岁，COPD 20余年。近1年因肺部感染、COPD急性加重先后住院4次。现再次出现咳黄痰，喘憋，FEV_1 25%。对于该患者使用抗菌药物治疗的建议，错误的是（　　）。

A. 头孢他啶＋左氧氟沙星　　　　B. 头孢吡肟＋环丙沙星　　　　　C. 亚胺培南西司他丁

D. 头孢呋辛＋阿奇霉素　　　　　E. 头孢哌酮舒巴坦＋环丙沙星

（二）配伍题

A. 阿奇霉素　B. 阿莫西林克拉维酸　C. 泼尼松　D. 布地奈德混悬液　E. 乙酰半胱氨酸

1. 单纯性COPD患者，可选用的抗感染药物是（　　）。

2. 复杂性COPD无铜绿假单胞菌感染风险者，可选用的抗感染药物是（　　）。

A. 长效β₂受体激动剂＋吸入型糖皮质激素

B. 吸入型糖皮质激素＋磷酸二酯酶抑制剂

C. 抗菌药物＋短效支气管舒张剂＋糖皮质激素

D. 吸入型糖皮质激素＋镇咳药＋抗过敏药

E. 吸入型糖皮质激素＋祛痰药＋镇咳药

3. 慢性阻塞性肺病急性加重期伴脓痰者宜选用的治疗方案是（　　）。

4. 慢性阻塞性肺病稳定期患者（$FEV_1 < 50\%$）宜选用的治疗方案是（　　）。

（三）案例分析题

患者，男，60岁，良性前列腺增生病史3年，高血压病史2年，咳嗽、咳痰10余年，伴哮喘，尤以活动后明显，因近半月咳嗽加重入院，主诉便秘，每周2次排便，长期口服硝苯地平控释片30mg/qd.，血压控制良好。体格检查：体温36.6℃，P82次/min，R22次/min，端坐位，喘息貌，桶状胸，双肺叩诊过清音，散在干啰音，双肺下少许湿啰音，辅助检查：血常规11.2×109/L，肺功能：$FEV_1/FVC = 60\%$，$FEV_1 = 55\%$。治疗方案如下：

氨溴索注射液 30mg tid. iv. gtt.

莫西沙星氯化钠注射液 0.4g bid. iv. gtt.

异丙托溴铵溶液 0.5mg bid. 雾化吸入

布地奈德混悬液 1mL bid. 雾化吸入

1. 用药过程中，给药频次错误的是（　　）。

A. 硝苯地平控释片 　　　　　B. 氨溴索注射液 　　　　　C. 异丙托溴铵溶液

D. 布地奈德混悬液 　　　　　E. 莫西沙星氯化钠注射液

2. 预防便秘，给予乳果糖口服治疗，用法用量应为（　　）。

A. 每次20mL，每日三次，餐前给药

B. 每次10mL，每日三次，餐后给药

C. 30mL，早餐时一次服用

D. 40mL，晚餐时一次服用

E. 50mL，睡前一次服用

3. 该患者经以上药物治疗后，症状好转，但出现尿潴留，引起该症状的药物是（　　）。

A. 硝苯地平控释片 　　　　　B. 氨溴索注射液 　　　　　C. 异丙托溴铵溶液

D. 布地奈德混悬液 　　　　　E. 莫西沙星氯化钠注射液

（四）多选题

1. 患者，男，48岁，患有青光眼3年。今日因慢阻肺急性发作，给予舒张支气管、抗炎等治疗，该患者没有顾忌可以使用的药物是（　　）。

A. 多索茶碱注射液 　　　　　B. 布地奈德混悬液 　　　　　C. 孟鲁斯特纳咀嚼片

D. 沙丁胺醇气雾剂 　　　　　E. 异丙托溴铵气雾剂

2. 慢性阻塞性肺病急性加重期伴脓痰者宜选用的药物是（　　）。

A. 吸入型糖皮质激素　B. 镇咳药　C. 抗过敏药　D. 抗菌药　E. 祛痰药

3. 患者，女，47岁，因慢性阻塞性肺疾病使用布地奈德福莫特罗粉吸入剂，每天2次，每次1吸。患者用药时，自觉未吸入药物，于是重复操作十余次，之后出现心慌、手抖等不适症状。考虑是操作不当，误吸入过量福莫特罗所致。药师先请患者演示吸入器的使用方法，针对发现的问题给予用药指导。下列说法正确的有（　　）。

A. 在深吸气将药物吸入后，立即恢复正常呼吸

B. 因为药物颗粒非常小，以至于经常感觉不到，可以通过黑布试验证明药物是否被吸入

C. 用药时应有力且深长地吸气，确保药物被充分吸入肺中

D. 为避免口腔念珠菌感染，建议每次用药后用水漱口

E. 装置初始化后，每转动一次，听到"咔哒"声响，即表示单次装药完成，不应连续转动

二、能力训练任务

患者，男，69岁，患阻塞性肺疾病10年余，近日着凉后，咳嗽、咳黄痰、气喘加剧，伴发热，医生诊断为慢性阻塞性肺疾病伴急性加重期，医生开具了如下处方，作为药师，您应该怎样进行用药指导？请分析并对患者进行健康教育。

××医院处方笺

姓名：谢×× 　　　　　　性别：男 　　　　　普

科室：呼吸内科门诊 　　　　年龄：69岁

日期：2022年7月9日 　　　门诊号：2022070914044

诊断：慢性阻塞性肺疾病伴有急性加重

Rp：

布地奈德福莫特罗粉吸入剂(Ⅱ) 　320μg/9.0μg 　60吸/瓶 　1支
　　喷雾 　1吸/次，2次/d

乙酰半胱氨酸颗粒 　0.2g×21袋 　1盒
　　口服 　0.2g/次 　3次/d

头孢地尼胶囊 　100mg×10粒/盒 　2盒
　　口服 　100mg/次 　3次/d

莫西沙星片 　0.4g×6片/盒 　1盒
　　口服 　0.4g/次 　1次/d

药费：383.96元 　　　　　　医生：陈××

打印日期： 　　审核人： 　　核对人：

2022-7-9 10:05:22 　调配： 　　发药人：

【任务拓展】

调研3位慢阻肺患者，了解他们对慢阻肺用药的认识误区，设计用药宣传小视频。

M6-10-1　PPT　　　M6-10-2　答案解析　　　M6-10-3　视频

任务 11　消化性溃疡患者用药指导

【学习目标】

● 知识目标

1. 掌握消化性溃疡药物治疗方案。

2. 熟悉消化性溃疡患者的用药指导与健康教育。

3. 了解消化性溃疡的临床表现与诊断。

- 能力目标
  1. 会对消化性溃疡患者处方中的药物进行信息查阅、整理。
  2. 能正确审核消化性溃疡患者的处方。
  3. 能熟练调配处方，并对消化性溃疡患者进行合理用药指导和健康教育。
- 素质目标
  1. 以消化性溃疡患者为中心，耐心细心与患者沟通交流。
  2. 有良好的职业素养，精准指导患者合理安全用药，当好用药"把关人"。

⊕ 追求真理

执着的开拓者——记幽门螺杆菌的发现

幽门螺杆菌的发现经历了漫长而艰辛的过程。最早在 1906 年，Krienitz 和 Luger 通过人体解剖首次报道人胃内有螺旋体微生物定居，但并未引起注意。直到 1980 年，澳大利亚病理科医生罗宾·沃伦通过电子显微镜在胃溃疡患者的胃黏膜病理标本里发现了螺旋状细菌。后来学者巴里·马歇尔和罗宾·沃伦一起研究，最终在 1982 年成功培养了螺旋状细菌，当时医学界并不相信这种菌可以导致胃炎或胃溃疡。而后马歇尔亲自口服了约 10mL 纯培养的弯曲杆菌悬液并出现饱胀、呕吐等症状，经胃镜和活检证实患上了胃炎，应用抗生素治疗好转。该研究结果随后被发表在《柳叶刀》上，引起了学术界的轰动。到 1989 年，该细菌正式命名为幽门螺杆菌，并得到了国际医学界的广泛认可和接受。这一成果具有里程碑价值，打破了当时流行的医学教条，最终两位科学家因此获得了 2005 年诺贝尔生理学或医学奖。

【任务要求】

孙某，男，25岁，工作繁忙，经常忙得忘记吃饭，久而久之，每次一饿，肚子就会隐隐作痛。另外，巨大的工作压力还让他养成了吸烟的习惯。最近，因为公司一个大项目，小孙废寝忘食地加了好多天班，好不容易完成任务松了一口气，他感到肚子又饿又痛，还有一种奇怪的灼烧感。小孙这才感觉有些不对劲，赶忙去了医院。医生仔细地问了他的生活和饮食习惯后，让小孙做了胃镜和 ^{14}C 呼气试验，诊断为十二指肠溃疡合并幽门螺杆菌感染。医生开具处方药物有：阿莫西林胶囊、克拉霉素分散片、枸橼酸铋钾胶囊、泮托拉唑肠溶片，要求药师李某和陈某，为患者正确调配处方，并对患者进行用药指导。

××医院处方笺

姓名：孙××	性别：男	
科室：消化内科门诊	年龄：25岁	普
日期：2022年6月20日	门诊号：1909230565	

诊断：十二指肠溃疡；幽门螺杆菌感染

Rp:

克拉霉素分散片　　　　　　　　　　0.25g×28片
　　Sig: 0.5g　口服　2次/d

阿莫西林胶囊　　　　　　　　　　　0.25g×56粒
　　Sig: 1g　口服　2次/d

枸橼酸铋钾胶囊　　　　　　　　　　0.3g×28粒
　　Sig: 0.6g　口服　2次/d

泮托拉唑肠溶片　　　　　　　　　　40mg×14片
　　Sig: 40mg　口服　2次/d

药费：194.04 元		医生：朱××
打印日期：	审核人：	核对人：
2022-6-20 15:04:15	调配：	发药人：

一、消化性溃疡概述

1. 消化性溃疡的定义

消化性溃疡（peptic ulcer，PU）是指在各种致病因子作用下，黏膜发生炎性反应与坏死、脱落，形成溃疡，溃疡的黏膜坏死缺损穿透黏膜肌层，严重者可达固有肌层或者更深，常发生于胃、十二指肠，分别称为胃溃疡（gastrc ulcer，GU）和十二指肠溃疡（dudenal ulcer，DU），临床上十二指肠溃疡更常见。

任何年龄都可能发生消化性溃疡，其中以20～50岁中青年病友居多，男性多于女性，是常见的消化系统疾病。消化性溃疡多在秋冬之交或冬春之交发病，表现出季节性发作的特点。

2. 病因与症状

（1）发病原因　消化性溃疡的发病原因主要与胃、十二指肠黏膜的损伤和黏膜自身防御-修复之前失去平衡有关。

比较明确的病因包括：①黏膜损伤因素增加，如幽门螺杆菌（Hp）感染、胃酸和胃蛋白酶分泌过多、长期使用非甾体消炎药（NSAID）或刺激性食物、嗜烟酒、胆汁反流等；②黏膜保护因素减少，如黏膜血液循环减弱、上皮细胞更新减少、黏膜-HCO_3^-屏障减弱、局部前列腺素减少等；③遗传、免疫、心理、应激等因素。幽门螺杆菌和阿司匹林等非甾体抗炎药是导致该病发生最常见的病因。

（2）症状　消化性溃疡具有发作是周期性、慢性过程和节律性发作等特点（表6-11-1）

表 6-11-1　消化性溃疡的疼痛特点

鉴别点	胃溃疡	十二指肠溃疡
疼痛时间	餐后0.5～1h出现，至下次餐前自行消失，较少发生于夜晚	餐后3～4h出现至下次进餐后缓解，常有夜间痛
疼痛部位	剑突下正中或偏左	上腹正中或稍偏右
疼痛性质	烧灼、痉挛感	饥饿感、烧灼感
一般规律	进餐—疼痛—缓解	疼痛—进餐—缓解

 想一想

老年消化性溃疡患者的症状有什么不同的地方？

（3）诊断　电子胃镜检查是确诊消化性溃疡的首选。通过一条直径约1cm的细长管子，前端装有内镜，由患者口中进入食管、胃、十二指肠，使医生可以直接观察到溃疡部位、大小、数量、严重程度，还可以进行活组织检查，用于鉴别良恶性溃疡。检查前会给予局部麻醉药物以减轻眼部不适。一般检查时间约10min，如做活组织检测所需时间更长一些。另外，对消化性溃疡还应常规检测是否感染幽门螺杆菌，检测方法包括核素标记[14]C或[13]C呼气试验、粪便隐血检测等。

二、消化性溃疡的治疗原则

消化性溃疡的治疗原则是消除病因，控制症状，促进溃疡愈合、防止复发和避免并发症。

消除病因：停用对胃有刺激性的药物，改变不良嗜好，戒烟、戒酒等。

控制症状：大部分消化性溃疡有腹痛、胃灼热、腹胀，严重者可影响工作，生活质量下降，可应用抑酸药物、促动力药物控制症状，促进溃疡愈合；在专科医生的指导下合理用药，这样可以做到迅速减轻痛苦，在最短时间内溃疡愈合（7天），节省开支。

防止复发：治疗消化性溃疡药物很多，但其作用各有利弊。不少药物近期疗效均较好，但停药后复发率却较高。非甾体消炎药如阿司匹林等及幽门螺杆菌感染者是消化性溃疡复发的危险因素。消化性溃疡伴幽门螺杆菌感染者，加强幽门螺杆菌根除后，溃疡的复发率很低，大多数消化性溃疡可望治愈。

避免并发症：消化性溃疡主要并发症有胃出血、穿孔、幽门梗阻、癌变等。一旦发生往往危及生命，防止并发症也是溃疡治疗的重点。

三、消化性溃疡的药物治疗

1. 幽门螺杆菌相关溃疡的治疗

消化性溃疡伴有幽门螺杆菌感染时，必须联合应用抗菌药物以根治幽门螺杆菌。根除幽门螺杆菌应成为幽门螺杆菌阳性消化性溃疡的基本治疗，是溃疡预防和复发的有效治疗措施。《第五次全国幽门螺杆菌感染处理共识报告》指出：推荐铋剂＋PPI（质子泵抑制剂）＋2种抗菌药物组成的四联方案作为主要的经验性治疗根除幽门螺杆菌方案，总共包括7种方案，见表6-11-2。

表6-11-2　幽门螺杆菌根除四联方案[①]中抗菌药物组合剂量、用法和评价

方案	抗生素1	抗生素2	疗效[②]	费用	不良反应率
1	阿莫西林 1000mg bid.	克拉霉素 500mg bid.	C、B	中—高	低
2	阿莫西林 1000mg bid.	左氧氟沙星 500mg qd. 或 200mg bid.	C、B	低	中—高
3	阿莫西林 1000mg bid.	呋喃唑酮 100mg bid.	C、B	低	中—高
4	阿莫西林 1000mg bid.	甲硝唑 400mg tid. 或 qid.	C、B	低	中—高
5	阿莫西林 1000mg bid.	四环素 500mg tid. 或 qid.	C、B	低—中	中
6	四环素 500mg tid. 或 qid.	甲硝唑 400mg tid. 或 qid.	C、B	低	中
7	四环素 500mg tid. 或 qid.	呋喃唑酮 100mg bid.	C、B	低	中—高

①四联方案标准剂量质子泵抑制剂＋标准剂量铋剂（2次/d，餐前半小时口服）＋2种抗菌药物（餐后口服）中，标准剂量质子泵抑制剂为艾司奥美拉唑 20mg 或雷贝拉唑 10mg（或 20mg）、奥美拉唑 20mg、兰索拉唑 30mg、泮托拉唑 40mg、艾普拉唑 5mg，以上选一；标准剂量铋剂为枸橼酸铋钾 220mg（果胶铋标准剂量待确定）。②疗效按 Graham 分级：C 级为 85%～90%，B 级为 90%～94%。

我国多数地区为抗菌药物高耐药地区，推荐经验性铋剂四联治疗方案疗程为 14d，除非当地的研究证实 10d 治疗有效（根除率＞90%）。根除效果通常采用尿素呼气试验进行评估，时间在根除治疗结束后 4～8 周。

2. 抗溃疡治疗

① 抑酸治疗是缓解消化性溃疡症状、愈合溃疡的最主要措施。PPI 是首选药物。抑酸治疗降低胃内酸度，与溃疡尤其是十二指肠溃疡的愈合存在直接关系。PPI 药物包括奥美拉唑、兰索拉唑、泮托拉唑、埃索美拉唑、雷贝拉唑、艾普拉唑等。通常采用标准剂量 PPI，每日 1 次，早餐前 0.5h 服药。治疗十二指肠溃疡的疗程为 4～6 周，胃溃疡为 6～8 周，通常胃镜下溃疡愈合率均大于 90%。对于存在高危因素和巨大溃疡患者，建议适当延长疗程。

另外，也可选用 H_2 受体拮抗剂，如西咪替丁、雷尼替丁、法莫替丁、罗沙替丁等，但抑酸效果略逊于 PPI，常规采用标准剂量，每日 2 次，对十二指肠溃疡的疗程需要 8 周，用于治疗胃溃疡时疗程应更长。

夜间酸突破

夜间酸突破现象是指应用质子泵抑制药（一般指标准剂量）的患者在夜间（当晚 22：00 至次日早上 6：00）胃内胃酸过多且持续超过 60min 的现象。夜间酸突破发生率较高，表现为夜间出现腹痛、胃灼热等。长时间夜间酸突破可使消化性溃疡难以愈合、根除幽门螺杆菌的药物疗效降低、病情反复和产生耐药性，甚至使得消化性溃疡转为难治性溃疡。其产生原因可能包括夜间基础胃酸分泌增加，而且夜间睡眠时缺少食物刺激，质子泵抑制药的抑酸作用降低。治疗方法有以下两种。

（1）药物调整：抑酸治疗依然是夜间酸突破的首选方法。如有夜间酸突破，可在医生指导下加大剂量，早晚服用两次奥美拉唑，或者换用其他抑酸作用时间更长的质子泵抑制药，或者在晨服奥美拉唑的基础上，睡前加服小剂量的 H_2 受体拮抗药。

（2）生活习惯调整：饮食注意不要过于油腻，夜间不要饮酒；保持良好精神状态和心情舒畅。除了消化性溃疡，其他的酸相关疾病（例如胃食管反流病）也会出现夜间酸突破。对于胃食管反流病的患者，睡前空腹可以减少夜间酸反流，应避免睡前 2～3h 进食；睡觉时左侧卧位能减少反流频率。

② 胃黏膜保护剂治疗。联合应用胃黏膜保护剂可提高消化性溃疡的愈合质量，有助于减少溃疡的复发。对于老年人消化性溃疡、难治性溃疡、巨大溃疡和复发性溃疡，建议在抑酸、抗幽门螺杆菌治疗的同时，联合应用胃黏膜保护剂。常见胃黏膜保护剂剂量、服药时间和用药注意见表 6-11-3。

表 6-11-3　胃黏膜保护剂剂量、服药时间和用药注意

药物	常用剂量	服药时间	用药注意
硫糖铝	1g,3～4 次/d	片剂应嚼碎服用,混悬剂服用前混匀,餐前 1h 及睡前服用	肾功能不全或透析患者慎用或不用,可导致便秘、大便无光泽呈灰黑色
枸橼酸铋钾	150mg qid.	餐前 1h 及睡前服用	严重肾功能不全者禁用,妊娠期禁用,可导致口中有氨味、舌苔及大便呈灰黑色、便秘,长期大剂量服用可导致铋性脑病
胶体果胶铋	150mg qid.	前三次于三餐前 0.5h,第四次于晚餐后 2h 服用	严重肾功能不全者禁用,妊娠期禁用,可导致口中有氨味、舌苔及大便呈灰黑色、便秘,长期大剂量服用可导致铋性脑病
吉法酯	50～100mg tid.	饭后 0.5h	严重肝、肾功能不全者减量
替普瑞酮	50mg tid.	饭后 0.5h	
瑞巴派特	100mg tid.	早、晚餐前 0.5h 及睡前	
米索前列醇	200μg qid.	三餐前和睡前服用	腹泻、腹痛;有致畸性,禁用于妊娠期;育龄妇女开始治疗前应排除妊娠,治疗期间应有效避孕

3. 非甾体类相关性消化性溃疡的防治

对于 NSAID-溃疡的治疗，在病情允许的情况下，首先停用 NSAID。除此之外，药物治疗应首选 PPI，其能高效抑制胃酸分泌，显著改善患者的胃肠道症状，预防消化道出血，并能促进溃疡愈合。非甾体类相关性消化性溃疡的预防建议见表 6-11-4。

表 6-11-4　NSAID-溃疡并发症预防建议

风险等级	危险因素	预防建议
高风险	1. 曾有特别是近期发生溃疡并发症; 2. 存在 2 个以上危险因素	停用 NSAID 和阿司匹林,如不能停用则选用选择性环氧合酶 2 抑制剂＋高剂量 PPI

风险等级	危险因素	预防建议
中风险(1~2个危险因素)	1. 年龄＞65岁; 2. 采用高剂量 NSAID 和阿司匹林治疗,或联用两种以上的 NSAID; 3. 有溃疡病史但无并发症; 4. 合并应用 NSAID 和阿司匹林、抗凝剂或糖皮质激素	单独选用选择性环氧合酶2,或非选择性 NSAID＋PPI
低风险	无危险因素	可以应用非选择性 NSAID

四、用药注意事项与健康教育

1. 根除幽门螺杆菌治疗的注意事项

（1）为了确保检测结果的准确性和较高的根除率，尿素呼气试验和四联方案实施前必须停用 PPI 至少 2 周，停用抗菌药物、铋剂和某些具有抗菌作用的中药至少 4 周。

（2）H_2 受体阻断剂对尿素呼气试验的检测结果有轻微影响，抗酸药则无影响。

（3）铋剂可引起大便颜色变为无光泽的灰黑色，停药 2~3 天后可恢复正常，短期使用安全有效。

（4）甲硝唑和呋喃唑酮可引起尿液变色，与酒精可发生"双硫仑样反应"。

（5）克拉霉素为 CYP3A4 强抑制剂，应关注与其他药物的相互作用，加强监测或换药。如克拉霉素不与他汀类同服。

2. 健康教育

（1）生活上，避免过度紧张与劳累，缓解精神压力，保持愉快的心态，禁烟、戒酒，规律饮食，避免过饱、过饥及进食刺激性大的食物，避免使用损伤胃肠道黏膜的药物。

（2）应向患者明确说明幽门螺杆菌根除治疗的意义，强调依从性的重要性。如果中途停药会导致根除失败，还有可能造成幽门螺杆菌对抗菌药物产生耐药。因此不建议随意停药，出现药物不良反应咨询医师或药师。

（3）避免再感染，避免共用餐具，提倡分餐制，使用公筷，不共用水杯、牙刷等。

（4）建议其他家庭成员同时进行检查，对检查阳性者进行根除治疗。

 想一想

> 损伤胃肠道黏膜的药物有哪些？

【任务实施】

针对上述消化性溃疡患者的处方调剂任务要求，按下述步骤实施。

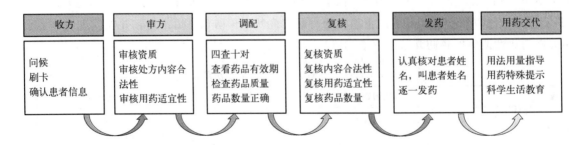

收方	审方	调配	复核	发药	用药交代
问候 刷卡 确认患者信息	审核资质 审核处方内容合法性 审核用药适宜性	四查十对 查看药品有效期 检查药品质量 药品数量正确	复核资质 复核内容合法性 复核用药适宜性 复核药品数量	认真核对患者姓名，叫患者姓名 逐一发药	用法用量指导 用药特殊提示 科学生活教育

收方	药师:您好,请出示您的就诊卡以及发票。 顾客:好的!
审方	 **××医院处方笺** 姓名:孙×× 性别:男 (普) 科室:消化内科门诊 年龄:25岁 日期:2022年6月20日 门诊号:1909230565 诊断:十二指肠溃疡;幽门螺杆菌感染 Rp: 克拉霉素分散片 0.25g×28片 Sig: 0.5g 口服 2次/d 阿莫西林胶囊 0.25g×56粒 Sig: 1g 口服 2次/d 枸橼酸铋钾胶囊 0.3g×28粒 Sig: 0.6g 口服 2次/d 泮托拉唑肠溶片 40mg×14片 Sig: 40mg 口服 2次/d 药费:194.04 元 医生:朱×× 打印日期: 审核人: 核对人: 2022-6-20 15:04:15 调配: 发药人: 1. 审核资质。 2. 处方规范性、合法性审核:处方前记、正文和后记书写是否清晰、完整,并确认处方的合法性。 3. 审核用药的适宜性。 (1)处方用药与临床诊断的相符性: 相符 (2)剂量、用法的正确性: 正确 (3)选用剂型与给药途径的合理性: 片剂,口服合理 (4)是否有重复给药现象: 无 (5)是否有潜在临床意义的药物相互作用和配伍禁忌: 分析过程 (6)其他用药不适宜情况: 无 综合以上分析,该处方的用药是合理的,处方审核通过
调配	1. 仔细阅读处方,按处方药品顺序自上而下调配处方。 2. 根据"四查十对",按照顺序进行逐一调配。 3. 调配时查看药品的有效期(应≥3 个月)。 4. 调配时注意看相似药品的正确调配。 5. 逐一核对克拉霉素分散片、阿莫西林胶囊、枸橼酸铋钾胶囊、泮托拉唑肠溶片的调配数量,名称,剂型,规格等。 6. 按顺序调配好处方上药品后,调配人员在处方调配处签字,以表示处方调配完成,避免发生差错
复核	1. 拿到调配好的药品后,仔细浏览处方信息,运用"四查十对"核对所取药品的名称、规格、用法、用量、患者姓名及年龄,检查药品的外观质量,药品有效期等。 2. 检查有无漏抓、错发。 3. 是否有特殊处理药品(如拆零药品)。 4. 复核处方的适宜性、合理性
发药	1. 呼叫患者姓名,确认为患者本人。 2. 注意核对处方与调配药品的一致性
用药 交代	药师:您的诊断报告显示幽门螺杆菌阳性。为了提高根除幽门螺杆菌的治疗效果,医生一共给您了四种药。这四种药都是一天 2 次,早晚用药,不能漏服。泮托拉唑肠溶片是饭前半小时服用,一次 1 粒,它的作用主要是抑制胃酸分泌,提高胃内 pH,从而增加抗菌药物的作用的治疗效果。枸橼酸铋钾胶囊饭前半小时服用,每次 2 粒,主要作用是形成一层保护膜,有利于溃疡的愈合,增强胃黏膜的屏障作用。阿莫西林胶囊和克拉霉素分散片是两种抗菌药物,都是饭后一小时服用,主要作用是杀灭幽门螺杆菌,一天 2 次,阿莫西林胶囊一次 4 粒,克拉霉素一次 2 粒。我将用法用量写在了药盒上,您服药前可以查看。 顾客:那您看我一天要吃这么多药,会不会有什么副作用呀? 药师:这些药物短期内用药还是很安全的。主要是这个枸橼酸铋钾胶囊,用药期间可能会导致轻微的腹泻、大便不成形、大便发黑以及口中有氨味,不过您不用担心,这都属于正常现象。大部分患者可以耐受并且在停药后自行消失。 顾客:那您说我平时饮食上需要注意些啥?

用药 交代	药师:您在生活中要注意饭前便后要洗手,家庭聚餐使用分餐制或者使用公筷,以避免家庭成员之间交叉感染。饮食方面注意清淡饮食,不喝生水,尽量不吃生食,不要进食辛辣刺激的食物,以免刺激胃黏膜。治疗期间一定不要喝酒。避免过度紧张与劳累,缓解精神压力,保持愉快的心态。 顾客:我看医生给我开了这么多天的药,那我服用七八天后我的症状缓解了,我可不可以停药? 药师:这个是不行的。根除幽门螺杆菌的疗程是 14 天,一定要吃够疗程。提高治疗效果。不要轻易中断治疗,不利于杀菌。 顾客:好的,我知道了,谢谢您!

【任务评价】

项目	内容	分值	评分要求	评分
收方	问候; 确认患者信息	6分	面带微笑(3分); 使用礼貌用语(3分)	
审方	审核资质; 审核内容合法性; 审核用药适宜性	30分	指出漏填的项目(4分); 指出不合理项目(8分); 仔细审查药物的配伍禁忌、用法用量(6分); 审查处方中药品名称、剂型、规格(4分); 审核临床诊断(2分); 判断药品和诊断是否一致(4分); 判断处方开出的药品数量是否正确(2分)	
调配	做到"四查十对"; 查看药品有效期; 检查药品质量; 药品数量正确	20分	调剂时做到"四查十对"(6分); 仔细检查药品有效期,临近有效期的药品应当告知顾客有效期(4分); 调剂完检查药品数量与处方一致(4分); 检查药品规格与处方一致(4分); 调配完毕后签字(2分)	
复核	复核资质; 复核内容合法性; 复核用药适宜性; 复核药品数量	14分	1. 拿到调配好的药品后,仔细浏览处方信息,运用"四查十对"核对所取药品的名称、规格、用法、用量、患者姓名及年龄,检查药品的外观质量,药品有效期等(8分); 2. 检查有无漏抓、错发(4分); 3. 是否有特殊处理药品(如拆零药品)(2分)	
发药	确定患者姓名; 逐一发药	10分	态度亲和(5分); 确认患者为本人(5分)	
用药 交代	用药情况; 疾病情况; 强化教育; 反思建档	20分	语言通俗易懂(5分); 正确指导患者使用药物(5分); 解释用药注意事项(5分); 给患者提供适当的生活指导(5分)	

【任务训练】

一、知识检测

(一) 单选题

1. 消化性溃疡发病机制中,属于黏膜攻击因子的是 (　　)。

A. 黏膜血流　　　　　　　　　B. 前列腺素 E　　　　　　　　C. 胃黏液屏障

D. 碳酸氢盐分泌　　　　　　　E. 胃酸与胃蛋白酶

2. 关于消化性溃疡治疗,叙述错误的是 (　　)。

A. 四联方案,根除率较高

B. PPI 治疗胃溃疡的疗程通常需要 6～8 周,十二指肠溃疡需要 4～6 周

C. 溃疡过于快速愈合将影响愈合质量

D. 铋盐既有黏膜保护作用,也具有杀伤 Hp、抑制 Hp 分泌的酶的作用

E. 除 Hp 治疗失败者，应调整给药方案，克拉霉素和左氧氟沙星可重复应用

3. 抗消化性溃疡根除 Hp 的一线四联方案是（　　）。

A. 雷尼替丁＋阿莫西林＋克拉霉素＋胶体碱式碳酸铋

B. 奥美拉唑＋甲硝唑＋阿莫西林＋胶体碱式碳酸铋

C. 雷尼替丁＋阿莫西林＋胶体碱式碳酸铋＋甲硝唑

D. 西咪替丁＋胶体碱式碳酸铋＋哌仑西平＋替硝唑

E. 兰索拉唑＋克拉霉素＋甲硝唑＋硫糖铝

4. 治疗幽门螺杆菌感染的一线四联治疗方案中，不包括的药物是（　　）。

A. 铋剂　　　　　　　　　　B. 甲硝唑　　　　　　　　　　C. 克拉霉素

D. 质子泵抑制剂　　　　　　E. 组胺 H_2 受体阻断剂

5. 患者，男，65 岁，胃溃疡病史 2 年，医生建议抗幽门螺杆菌治疗的同时，联合应用黏膜保护剂硫糖铝，关于该药物的使用指导，错误的是（　　）。

A. 片剂应嚼碎服用，混悬剂服用前混匀

B. 与四环素、喹诺酮类药物合用，应间隔至少 2h

C. 餐前 1h 及睡前服用

D. 常见不良反应为便秘，长期服用可导致低磷血症

E. 可引起口中有氨味、舌苔及大便呈灰黑色

6. 抗幽门螺杆菌作用强，不易产生耐药，作为幽门螺杆菌根除治疗的首选抗生素是（　　）。

A. 克拉霉素　　　B. 甲硝唑　　　C. 左氧氟沙星　　　D. 阿莫西林　　　E. 四环素

（二）配伍题

A. 兰索拉唑　　　B. 多潘立酮　　　C. 枸橼酸铋钾　　　D. 法莫替丁　　　E. 硫糖铝

1. 长期服用可引起低磷血症的药物是（　　）。

2. 能引起大便颜色变黑的药物是（　　）。

A. 奥美拉唑　　　B. 法莫替丁　　　C. 枸橼酸铋钾　　　D. 莫沙必利　　　E. 克拉霉素

3. 属于黏膜保护剂的是（　　）。

4. 属于 H_2 受体拮抗剂的是（　　）。

（三）案例分析题

患者，女，56 岁，既往有高血压、高脂血症病史，长期服用依那普利片、阿托伐他汀钙片。现因上腹痛 2 周，伴黑便数日就诊。患者自诉 3 周前因膝关节痛，服用布洛芬，疼痛未缓解，自行加用萘普生。胃镜检查显示：胃窦小弯侧有一约 7mm 溃疡，幽门螺杆菌（Hp）阳性。肾功能未见异常。

1. 该患者根除 Hp 的推荐用药方案是（　　）。

A. 埃索美拉唑（艾司奥美拉唑）＋阿莫西林＋克拉霉素

B. 埃索美拉唑（艾司奥美拉唑）＋枸橼酸铋钾＋阿莫西林＋甲硝唑

C. 埃索美拉唑（艾司奥美拉唑）＋枸橼酸铋钾＋阿莫西林＋克拉霉素

D. 埃索美拉唑（艾司奥美拉唑）＋枸橼酸铋钾＋克拉霉素＋左氧氟沙星

E. 埃索美拉唑（艾司奥美拉唑）＋枸橼酸铋钾＋克拉霉素＋甲硝唑

2. 该患者可能选用的 Hp 根除药物中，应餐前服用的是（　　）。

A. 埃索美拉唑（艾司奥美拉唑）、克拉霉素

B. 埃索美拉唑（艾司奥美拉唑）、枸橼酸铋钾

C. 阿莫西林、克拉霉素

D. 枸橼酸铋钾、左氧氟沙星

E. 克拉霉素、甲硝唑

3. 患者溃疡治愈后，因膝关节痛，需要长期服用非甾体抗炎药。为降低溃疡发生风险，首选的预防

药物是（ ）。

    A. 奥美拉唑   B. 多潘立酮   C. 替普瑞酮   D. 枸橼酸铋钾   E. 西咪替丁

（四）多选题

1. 对消化性溃疡患者的用药指导，正确的有（ ）。

A. 老年患者长期应用氢氧化铝，有可能导致阿尔茨海默病

B. 服用铋剂后粪便呈黑色是正常现象

C. 服用铝碳酸镁可导致便秘或腹泻

D. 女性长期服用西咪替丁可导致女性男性化

E. 禁止服用阿司匹林片剂

2. 消化性溃疡药物的治疗目的是（ ）。

    A. 止痛   B. 促进胃黏膜防止复发   C. 促进溃疡的愈合

D. 减弱消化道分泌功能   E. 促进有害物质排泄

二、能力训练任务

    患者，男，60岁，4天前出现柏油样黑便，2次/d，1天前呕吐咖啡样胃内容物1次，伴头晕乏力，去医院就诊，询问其个人史为高血压病史3年，一直服用氨氯地平5mg、阿司匹林100mg/d治疗，患者有嗜烟史30年，20支/d，检查粪便潜血试验阳性，胃镜显示胃窦小弯处有溃，^{14}C呼气试验阴性。医生诊断为胃溃疡合并出血，叮嘱患者停用阿司匹林，开具处方埃索美拉唑肠溶胶囊和替普瑞酮片治疗。请给患者正确调配和发放药品，并对其进行用药和健康指导。

    处方如下：

××医院处方笺

姓名：谭××	性别：男	
科室：消化内科门诊	年龄：60岁	普
日期：2022年7月20日	门诊号：1909230567	
诊断：胃溃疡合并出血(A1期)		

Rp：

埃索美拉唑肠溶片   20mg×28片
    Sig：20mg 口服 2次/d

替普瑞酮胶囊   50mg×40粒
    Sig：50mg 口服 3次/d

药费：294.04元		医生：朱××
打印日期：	审核人：	核对人：
2022-7-20 15:04:15	调配：	发药人：

【任务拓展】

    通过问卷调查、网络等手段了解当地消化性溃疡的发病情况和用药情况等，并形成调研报告。

M6-11-1 PPT   M6-11-2 答案解析   M6-11-3 视频

任务 12 尿路感染患者用药指导

【学习目标】

- 知识目标

  1. 掌握尿路感染的抗感染治疗基本原则，无症状菌尿、预防性给药、妊娠期尿路感染的给药指征及用药特点。

  2. 熟悉常用于尿路感染抗菌药物的用法用量。

  3. 了解尿路感染临床表现及常见病原菌。

- 能力目标

  1. 能根据患者情况推荐合适的药物。

  2. 能针对不同的患者进行科学的用药指导和健康教育。

- 素质目标

  1. 认真细致对患者进行用药指导。

  2. 耐心对患者进行健康教育。

大国工匠

中国抗生素工业化生产的引路人——张为申

张为申，1909 年出生在苏州仓街的书香世家，是新中国抗生素工业化生产的奠基人与开拓者。1953 年 5 月 1 日，青霉素于上海第三制药厂隆重投产，从青霉素菌株到玉米浆替代品棉籽饼的生产工艺以及技术人才，基本都来自张为申和他的团队。直接用棉籽饼粉末做青霉菌的培养基，使青霉素产量在 1500 加仑（1 加仑＝3.785412L）大发酵罐中达到每毫升 2000 单位，超越了发达国家水平。从此，我国实现了青霉素工业化生产，打破了西方国家的封锁，缓解了国民用药的急需。其后，土霉素、链霉素、红霉素、曲古霉素、万古霉素、灰黄霉素、巴龙霉素、卡那霉素、多黏菌素等抗生素，也在张为申的努力下，迅速在中国实现工业化生产。

【任务要求】

李某，女，41 岁，近日反复出现尿急、尿痛、下腹部疼痛，诊断尿路感染，医生开具处方如下：磷霉素氨丁三醇散。要求药师为患者调配处方，并对患者进行用药指导。

××医院处方笺

姓名：李××	性别：女	
科室：泌尿外科门诊	年龄：41 岁	普
日期：2021年12月22日	门诊号：2021122210326	
诊断：尿路感染		

Rp:

磷霉素氨丁三醇散剂(3g) 1盒

口服 1瓶/次 1次/d

药费：16.10 元		医生：王××
打印日期：	审核人：	核对人：
2021-12-22 9:44:47	调配：	发药人：

一、尿路感染概述

尿路感染（UTI）是指各种病原微生物在泌尿道中生长、繁殖引起的炎症，包括尿道炎、膀胱炎（下尿路感染）和肾盂肾炎（上尿路感染）。女性尿路感染发病率高于男性。大肠埃希菌是最常见的 UTI 病原体，其他尿路病原体包括克雷伯菌、变形杆菌、假单胞菌、肠球菌、葡萄球菌以及真菌，特定病原体的感染率部分取决于宿主因素。

二、临床表现

（1）膀胱炎　通常表现为尿频、尿急、尿痛及下腹部疼痛。尿液常混浊并有异味，30％的患者可见血尿。一般无全身感染症状，体温正常或仅有低热。

（2）肾盂肾炎　尿急、尿频、尿痛、腰痛、排尿困难等泌尿系统症状，同时可伴有发热、寒战、恶心、呕吐等全身症状，严重的出现尿脓毒血症。体检时肋脊角压痛及肾区叩痛可阳性。

三、尿路感染的药物治疗

对于临床诊断为尿路感染患者，在未获知病原菌药敏试验结果前，可根据患者的感染部位、发病情况、发病场所等因素，先给予经验性抗菌药物治疗，根据 48～72h 内的治疗反应调整用药。待明确病原及药敏结果后，根据经验治疗反应及药敏结果调整用药方案。药物的选择应结合不同药物的代谢动力学特点。对于下尿路感染，应选择在尿中浓度高的抗菌药物。而对于上尿路感染患者，所选择抗菌药物不仅需要在尿中有高浓度，血液中也需要保证较高浓度。

（1）下尿路感染　首选口服用药，宜选用口服吸收好、毒性小的抗菌药物治疗，疗程通常 3～5 天。由于多数药物尿中药物浓度远高于血药浓度，可应用治疗剂量范围低限。呋喃妥因和磷霉素氨丁三醇等药物尿浓度高但其血药浓度低，仅用于治疗下尿路感染。常用药物用法用量见表 6-12-1。

表 6-12-1　下尿路抗感染药物用法用量

药物	剂量
呋喃妥因	50～100mg，口服，每日 3～4 次
复方磺胺甲噁唑	960mg，每日 2 次
磷霉素氨丁三醇	3g，单次口服
阿莫西林克拉维酸钾	625mg，口服，每日 3 次

（2）上尿路感染（急性肾盂肾炎）　①轻、中度肾盂肾炎：推荐以口服药物门诊治疗为主，疗程 7～14d。②重症肾盂肾炎：推荐以静脉用药住院治疗为主，疗程 10～14d，推荐首选第三代头孢菌素类药物治疗，热退后可改为口服治疗。对于 6 周内出现同一菌种复发的尿路感染，可在去除诱发因素（如结石、梗阻、尿路异常等）的基础上，按药敏试验结果选择强有力的杀菌性抗菌药物，适当延长疗程。肾盂肾炎常用抗感染药物见表 6-12-2。

表 6-12-2　肾盂肾炎抗感染药物

患者情况	药物	适用情况
病情较轻者	氟喹诺酮类；近期未用过氟喹诺酮类可选择左氧氟沙星、环丙沙星	我国大肠埃希菌对氟喹诺酮耐药率高，应基于药敏结果选用；莫西沙星的尿浓度低，不应使用
	氨基青霉素/β-内酰胺酶抑制剂	肠球菌、敏感金黄色葡萄球菌、大肠埃希等

患者情况	药物	适用情况
病情较轻者	头孢菌素（2 代或 3a 代）；如头孢曲松（1～2g，静脉滴注，每天 1 次）等	对革兰阴性菌、阳性菌均有一定的杀菌活性
重症患者或初始经验性治疗失败患者	氟喹诺酮类（如果未被用于初始治疗者）	—
	哌拉西林/他唑巴坦（3.375～4.5g，静脉滴注，每 6～8 小时 1 次）	具有广谱抗菌活性，包括大多数铜绿假单胞菌、肠杆菌科、肠球菌，因为同时带有 β-内酰胺酶抑制剂，对产超广谱 β-内酰胺酶的肠杆菌有一定的抗菌作用
	头孢他啶（2g，静脉滴注，每 8 小时 1 次）、头孢吡肟（2g，静脉滴注，每 8 小时 1 次）	增加了对假单胞菌的抗菌活性
	碳青霉烯类：亚胺培南/西司他丁（0.5～1g，静脉滴注，每 6 小时 1 次）、美罗培南（1g，静脉滴注，每 8 小时 1 次）	用于耐药菌或严重感染的治疗
	氨基糖苷	用于耐药菌或初始疗效不佳的联合治疗
病情严重且尿培养提示耐药革兰阳性球菌	万古霉素（1～2g，静脉滴注，每 12 小时 1 次）	应检测血药浓度，肾功能不全者根据肌酐清除率调整剂量
培养及药敏结果明确	应尽可能改为窄谱敏感抗菌药物	—

（3）无症状菌尿 无症状菌尿又称无症状尿路感染，即尿培养单一细菌菌落计数 $\geqslant 10^5$ CFU/mL，而患者无任何尿路感染的症状或体征。通常不需要治疗，仅妊娠期女性及需要进行可能致黏膜出血的泌尿道侵入性操作的患者需要使用抗菌药物。妊娠期女性：使用抗菌药物 3～5 天。需要泌尿道手术操作的患者：术前 1 天或手术前即刻应用均可，术后如果未留置尿路导管可以不再使用，如果仍有导尿管留置，术后直至导尿管拔除方可停用抗菌药物。

（4）预防性使用抗菌药物 对于反复发作性尿路感染（尿路感染 6 个月内发作 $\geqslant 2$ 次，或 1 年内发作 $\geqslant 3$ 次），在急性发作治疗后 1～2 周，尿培养阴性后可以给予长疗程、低剂量抗菌药物预防：复方磺胺甲噁唑 960mg 口服，每晚 1 次；头孢氨苄 250mg 口服，每晚 1 次；头孢克洛 250mg 口服，每晚 1 次；呋喃妥因 50～100mg 口服，每晚 1 次；磷霉素氨丁三醇 3g 口服，每 10 天 1 次。以上所有药物疗程为长期服用 3～6 个月。

（5）妊娠期尿路感染 无症状菌尿（3～5 天）或急性膀胱炎（7 天）：阿莫西林 500mg 口服，每日 3 次；阿莫西林克拉维酸钾 625mg 口服，每日 3 次；头孢氨苄 500mg 口服，每日 3 次；磷霉素氨丁三醇 3g 口服，隔日一次。妊娠期急性肾盂肾炎：宜选用 β-内酰胺类抗生素，疗程 14 天。

（6）念珠菌感染 无症状念珠菌尿无需治疗。有症状念珠菌尿均需要接受治疗：氟康唑 400mg 口服，每天 1 次；氟胞嘧啶 25mg/kg 口服，每天 4 次；两性霉素 B 0.3～1.0mg/kg，静脉滴注。

（7）导管相关性尿路感染 是指留置导尿管 48 小时内发生的感染。如必须留置导尿管，前 3 天给予抗菌药物可延迟尿路感染的发生。

四、用药注意事项与健康教育

1. 用药注意事项

（1）对于 18 岁以下儿童禁用喹诺酮类药物。2 个月以内的婴幼儿禁用磺胺类抗生素。

（2）碳酸氢钠等碱性药物可减轻尿路刺激征，对氨基糖苷、磺胺类药物有减毒作用，可使呋喃妥因药效下降。

（3）对于尿路感染，应选择在尿中浓度高的抗菌药物。如莫西沙星尿浓度低，不应用于尿路感染的治疗。

（4）尿路感染常见病原菌为大肠埃希菌，我国大肠埃希菌对氟喹诺酮耐药率高，氟喹诺酮类药物应基于药敏结果敏感的情况下使用。

（5）使用磺胺类抗生素、呋喃妥因等应先检查6-磷酸葡萄糖脱氢酶，有缺陷的患者应禁用。

（6）常规抗菌药物治疗无效的患者，应全面检查尿路系统，对于结构异常的患者给予相应的处理。

2. 健康教育

（1）多饮水，勤排尿，促进细菌及炎性分泌物的排出。

（2）注意个人卫生，勤换洗内裤，避免坐浴。

（3）穿着应宽松透气。

【任务实施】

针对任务要求，按下述步骤实施。

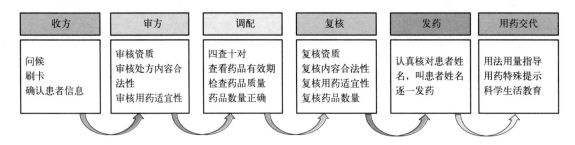

收方	药师：您好，请出示您的就诊卡以及发票。 顾客：好的！
审方	1. 审核资质。 2. 审核内容：处方前记、后记书写是否清晰、完整，并确认处方的合法性。 3. 审核用药的适宜性：（1）处方用药与临床诊断的相符性；（2）剂量、用法的正确性；（3）选用剂型与给药途径的合理性；（4）是否有重复给药现象；（5）是否有潜在临床意义的药物相互作用和配伍禁忌；（6）其他用药不适宜情况。 ×× 医院处方笺 姓名：李××　　　　　　性别：女　　　　　　普 科室：泌尿外科门诊　　　年龄：41岁 日期：2021年12月22日　门诊号：2021122210326 诊断：尿路感染 Rp: 磷霉素氨丁三醇散剂(3g)　1盒 口服　1瓶/次　1次/d 药费：16.10元　　　　　　　　医生：王×× 打印日期：　　　审核人：　　　核对人： 2021-12-22 9:44:47　调配：　　　发药人：
调剂	1. 仔细阅读处方，按处方药品顺序自上而下调配。 2. 根据"四查十对"，调配处方。 3. 调配时查看药品的有效期（应≥3个月）。 4. 调配时注意看相似药品的正确调配。 5. 核对磷霉素氨丁三醇散的药品数量、名称、剂型、规格等。 6. 调配好处方上药品后，调配人员在处方调配处签字，以表示处方调配完成，避免发生差错

复核	1. 拿到调配好的药品后,仔细浏览处方信息,运用"四查十对"核对所取药品的名称、规格、用法、用量、患者姓名及年龄,检查药品的外观质量、药品有效期等。 2. 检查有无漏抓、错发。 3. 是否有特殊处理药品(如拆零药品)。 4. 复核处方的适宜性、合理性
发药	1. 呼叫患者姓名,确认为患者本人。 2. 注意核对处方与调配药品的一致性
用药交代	患者:药师,您好,这是医师给我开的药物,我想咨询一下这个药怎么吃? 药师:医生为您开具的药品只有一盒,一盒里面只有一瓶,只要吃一次就可以了。这个药是抗菌药物,我们俗称"消炎药",对尿路感染常见的细菌有一定的杀灭作用,主要用来治疗急性单纯性尿路感染。 患者:只要吃一次? 药师:对的,医生只给您开了一次剂量,也就是一个疗程。对于普通的尿路炎症,这个药在尿液中的浓度可以达到足够的杀菌效果,对于免疫力正常的人,如果只有尿频、尿急、尿痛,没有发热等其他症状,一般吃一次就可以了。 顾客:哦,原来是这样。那我回去就吃。 药师:不用这么着急,建议您在睡觉之前空腹服用,药物在膀胱停留的时间更久,效果更好。吃的时候用50~70mL水,大约为250mL矿泉水的1/3瓶,溶解后一次喝完,不要用热水,也不要直接服用干燥粉末。如果服药2~3天后,症状没有明显的改善,应及时与医生联系。这个药可能引起头痛、头晕、腹泻、恶心、胃痛、消化不良、背痛、乏力或皮疹等不适,一般较轻微,如果出现严重不适需要来看医生。 患者:吃完可能出现这么多问题,这个药不太安全啊,需不需要做个皮试啊? 药师:请问您是过敏体质吗?以前有服用药物或食物过敏的情况吗? 顾客:那倒没有。 药师:任何吃进体内的药物都有可能出现不良反应,我刚才跟您讲的这些是服药之后可能会出现的情况,不代表您一定会出现。这个药相对来说过敏反应的概率不高,不需要做皮试。这个药只用吃一次,一些轻微的不适大多也会在停药后消失,您不用过于担心。如果出现不能忍受的不舒服的情况,还是需要来看医生。 顾客:哦,原来是这样。 药师:建议您平时多饮水,勤换洗内裤,避免坐浴,尽量穿着宽松透气。 顾客:好的,谢谢!

【任务评价】

项目	内容	分值	评分要求	评分
收方	问候; 确认患者信息	6分	面带微笑(3分); 使用礼貌用语(3分)	
审方	审核资质; 审核内容合法性; 审核用药适宜性	30分	指出漏填的项目(4分); 指出不合理项目(8分); 仔细审查药物的配伍禁忌、用法用量(6分); 审查处方中药品名称、剂型、规格(4分); 审核临床诊断(2分); 判断药品和诊断是否一致(4分); 判断处方开出的药品数量是否正确(2分)	
调剂	做到"四查十对"; 查看药品有效期; 检查药品质量; 药品数量正确	20分	调剂时做到"四查十对"(6分); 仔细检查药品有效期,临近有效期的药品应当告知顾客有效期(4分); 调剂完检查药品数量与处方一致(4分); 检查药品规格与处方一致(4分); 调配完毕后签字(2分)	
复核	复核资质; 复核内容合法性; 复核用药适宜性; 复核药品数量	14分	1. 拿到调配好的药品后,仔细浏览处方信息,运用"四查十对"核对所取药品的名称、规格、用法、用量、患者姓名及年龄,检查药品的外观质量药品有效期等(8分)。 2. 检查有无漏抓、错发(4分)。 3. 是否有特殊处理药品(如拆零药品)(2分)	
发药	确定患者姓名; 逐一发药	10分	态度亲和(5分); 确认患者为本人(5分)	
用药交代	用药情况; 疾病情况; 强化教育 反思建档	20分	语言通俗易懂(5分); 正确指导患者使用药物(5分); 解释用药注意事项(5分); 给患者提供适当的生活指导(5分)	

【任务训练】

一、知识检测

（一）单选题

1. 膀胱炎常见的症状不包括（　　　）。

A. 尿频　　　　　　B. 尿急　　　　　　C. 尿痛　　　　　　D. 下腹痛　　　　　　E. 高热

2. 尿路感染最常见的病原菌是（　　　）。

A. 大肠埃希菌　　　B. 铜绿假单胞菌　　C. 金黄色葡萄球菌

D. 肠球菌　　　　　E. 肺炎克雷伯菌

（二）配伍题

A. 3～5 天　　　B. 10～14 天　　　C. 3～6 个月　　　D. 无需用药　　　E. 一次给药

1. 妊娠期女性诊断无症状菌尿，抗感染治疗（　　　）。
2. 急性单纯性膀胱炎使用阿莫西林抗感染治疗（　　　）。
3. 急性单纯性膀胱炎使用磷霉素氨丁三醇抗感染治疗（　　　）。
4. 急性肾盂肾炎经验性抗感染（　　　）。

（三）案例分析题

患者，女性，孕 37 周，出现尿急、尿频、尿痛，无发热、寒战。

1. 治疗该患者，不宜选用的抗生素是（　　　）。

A. 左氧氟沙星　　B. 头孢克洛　　　C. 阿莫西林　　　D. 头孢氨苄　　　E. 头孢克肟

2. 该患者最可能的诊断为（　　　）。

A. 急性膀胱炎　　B. 急性肾盂肾炎　　C. 慢性肾盂肾炎　　D. 急性肾小球肾炎　　E. 肾病综合征

（四）多选题

尿路感染的预防措施包括（　　　）。

A. 多饮水、勤排尿

B. 膀胱-输尿管反流者，要"二次排尿"，即每次排尿后数分钟，再排尿一次

C. 尽量避免尿路器械的使用，必需应用时，严格无菌操作

D. 如必须留置导尿管，前 3 天给予抗菌药物可延迟尿路感染的发生

E. 与性生活有关的尿路感染，应于性交后立即排尿，并口服一次常用量抗菌药物

二、能力训练任务

吴某，女性，近半年内发生 3 次尿路感染，医生为其开具了复方磺胺甲噁唑口服。请对患者进行用药教育。

【任务拓展】

总结反复尿路感染治疗及预防用药。

M6-12-1　PPT　　　M6-12-2　答案解析　　　M6-12-3　视频

任务 13 抑郁症患者用药指导

【学习目标】

● 知识目标
1. 掌握抑郁症（又称抑郁障碍）的治疗原则、治疗目标、治疗周期、抗抑郁药的分类。
2. 熟悉不同抗抑郁药的特点、不良反应。
3. 了解抑郁症的临床表现、特殊人群的治疗。

● 能力目标
1. 能针对不同的患者进行科学的用药指导。
2. 能根据患者情况进行科学的健康教育。

● 素质目标
1. 认真细致对患者进行用药指导。
2. 耐心对患者进行健康教育。

科技创新

若欣林——开启抑郁症治疗新格局

    2022 年 11 月 3 日，国家药品监督管理局发布通知，绿叶制药自主研发的 1 类创新药盐酸托鲁地文拉法辛缓释片（商品名：若欣林）获批上市，用于治疗抑郁症，标志着我国首个自主研发并拥有自主知识产权、用于治疗抑郁症的化药 1 类创新药正式在中国上市。若欣林的上市，打破了国产抗抑郁化药创新药的研发瓶颈，开启国内抑郁症治疗的新篇章。临床研究证实，若欣林能够全面、稳定地治疗抑郁症，显著改善焦虑、疲劳、快感缺失和认知症状，促进社会功能恢复，而且具有良好的安全性和耐受性，不引发嗜睡，不影响体重和脂代谢，有望改善当前该疾病治疗现状，促进患者重新回归并融入社会。

【任务要求】

    吴某，女性，因家庭不和谐长期心境严重低落、兴趣减退、体重减轻、食欲不佳、悲观厌世，诊断抑郁障碍，医生开具处方如下：草酸艾司西酞普兰片。 要求药师为患者调配处方，并对患者进行用药指导。

××医院处方笺

姓名：吴××	性别：女	
科室：神经心理科门诊	年龄：35岁	普
日期：2019年12月25日	门诊号：2021122215326	
诊断：抑郁障碍		

Rp:

草酸艾司西酞普兰片　10mg×7片　3盒

口服　10mg/次　1次/d

药费：100.10 元		医生：陈××
打印日期：	审核人：	核对人：
2019-12-25 9:44:47	调配：	发药人：

一、抑郁症概述

抑郁障碍是指各种原因引起的以显著而持久的心境低落为主要临床特征的一类心境障碍。临床上可大体分为情感、躯体和认知症状等多个方面的特征。情感症状是抑郁障碍的核心特征，主要表现为心境低落，与其处境不相称，还包括兴趣减退甚至丧失，愉快感缺乏。躯体症状包括体重、食欲、睡眠和行为活动等方面的异常。认知症状包括思维迟缓、注意力不集中、信息加工能力减退。其他临床症状还可能包括焦虑、紧张、自杀倾向等。

二、抑郁症的治疗

抑郁症是遗传、神经生物学、心理、社会文化等多重机制参与形成的复杂病症，治疗包括：药物治疗、心理治疗和物理治疗等。治疗目标在于尽可能早期诊断，及时规范治疗，控制症状，提高临床治愈率，最大限度减少病残率和自杀率，防止复燃及复发，促进社会功能的恢复。

1. 药物治疗

抑制单胺类递质重吸收或降解，从而增加递质含量的抗抑郁药是目前治疗抑郁症的主要方法。抗抑郁药根据作用机制或化学结构的不同分为：选择性5-羟色胺再摄取抑制剂（SSRI）、5-羟色胺和去甲肾上腺素再摄取抑制剂（SNRI）、去甲肾上腺素能和特异性5-羟色胺能抗抑郁剂（NaSSA）、三环（TCA）和四环类抗抑郁药、单胺氧化酶抑制剂（MAOI）等。TCA、四环类抗抑郁药和MAOI属于传统的第一代抗抑郁药，其他均为新型抗抑郁药。新型抗抑郁药在安全性、耐受性和用药方便性方面更有优势，是目前临床推荐首选的药物，其中SSRI最为常用；TCA类药物由于其耐受性和安全性问题，作为二线药物使用。抗抑郁药的分类及特点见表6-13-1。

表6-13-1　抗抑郁药的分类及特点

药理机制	药名	治疗特点	常见不良反应
选择性5-羟色胺再摄取抑制剂	西酞普兰	对合并焦虑症状的抑郁症有效	神经系统反应；胃肠道反应；过敏反应；性功能障碍。禁与MAOI、氯米帕明、色氨酸联用
	艾司西酞普兰	同西酞普兰；疗效和耐受性相对更为平衡	同西酞普兰
	氟西汀	轻度抑制食欲，很少引起体重增加	同西酞普兰，失眠和激越可能更多；可改变胰岛素需要量
	帕罗西汀	有镇静作用，治疗伴有焦虑症状的抑郁症更有优势	同西酞普兰，但抗胆碱能和镇静作用更常见；撤药反应常见
	氟伏沙明	对睡眠有一定改善	同西酞普兰，恶心更常见
	舍曲林	改善认知功能；疗效和耐受性相对更为平衡	同西酞普兰
5-羟色胺和去甲肾上腺素再摄取抑制剂	文拉法辛	高剂量时改善焦虑症状	神经系统反应；胃肠道反应；过敏反应；性功能障碍；出汗；大剂量时血压升高；撤药症状常见；禁与MAOI联用
	度洛西汀	同文拉法辛；对伴有躯体疼痛的抑郁症有效	恶心、失眠、头痛、头晕、口干、困倦、便秘、厌食。心率和血压轻度增加，包括高血压危象；禁与MAOI联用

药理机制	药名	治疗特点	常见不良反应
去甲肾上腺素能和特异性5-羟色胺能抗抑郁剂	米氮平	胃肠道反应小；对食欲和睡眠有改善作用；对性功能影响小	食欲增加、体重增加、困倦、水肿、头晕、头痛、白细胞减少。恶心、性功能障碍相对少见；禁与MAOI联用
褪黑素受体激动剂	阿戈美拉汀	耐受性好；对睡眠有改善作用；对性功能无不良反应	恶心、头晕、头痛、失眠、困倦、偏头痛、肝功能异常
去甲肾上腺素与多巴胺再摄取抑制剂	安非他酮	无体重增加的问题；可用于性功能障碍	失眠、焦虑、激越、震颤、恶心、口干、多汗、耳鸣和皮疹。禁止与MAOI合用
5-羟色胺受体拮抗/再摄取抑制剂	曲唑酮	对焦虑症状有效；改善睡眠结构	镇静、头晕、头痛、恶心、呕吐、震颤、体位性低血压、心动过速、阴茎异常勃起。禁止与MAOI合用
三环类抗抑郁药	阿米替林	对焦虑和抑郁症状均有明显效果	心律失常、体位性低血压、口干、便秘、排尿困难、性功能障碍、谵妄
	氯米帕明	同阿米替林	同阿米替林
	多塞平	同阿米替林	同阿米替林
单胺氧化酶抑制剂	吗氯贝胺	适用于各类抑郁障碍，包括非典型抑郁、恶劣心境和老年抑郁	头疼、头晕、恶心、口干、便秘、失眠，少数患者血压降低；不能和SSRI同时应用，两药的使用间隔时间至少为2周
中成药	圣·约翰草提取物片	耐受性好，用于轻中度抑郁症	少见；相对严重的是皮肤的光过敏反应
	舒肝解郁胶囊	耐受性好，用于轻中度抑郁症	少见
	巴戟天寡糖胶囊	耐受性好；对性功能有改善；用于轻中度抑郁症	少见

2. 治疗原则

（1）**个体化用药** 全面考虑患者症状特点、年龄、躯体状况、药物的耐受性、有无合并症等个体因素，结合药物治疗特点、不良反应、代谢差异等多方面因素，进行个体化用药。

（2）**剂量调整** 剂量在1～2周内逐步递增，尽可能采用最小有效剂量；小剂量疗效不佳时，根据不良反应和耐受性增至足量（有效药物治疗剂量上限）。调整至有效剂量后，继续维持至少4～6周。期间需按时按量服药。

（3）**换药** 抗抑郁药大部分2～4周起效，如果足量治疗6周无效可考虑改用同类其他药物或作用机制不同的另一种药。应注意氟西汀需停药5周才能换用MAOI，其他SSRI需停药2周。MAOI停用2周后才能换用SSRI。

（4）**联合用药** 抗抑郁药应尽可能单一、足量、足疗程使用。当换药无效时，可以考虑选择2种作用机制不同的抗抑郁药联合使用。禁止选择性5-羟色胺再摄取抑制剂、5-羟色胺和去甲肾上腺素再摄取抑制剂、去甲肾上腺素能和特异性5-羟色胺能抗抑郁剂、去甲肾上腺素、多巴胺再摄取抑制剂等药与单胺氧化酶抑制剂联用。伴有精神病性症状时，可使用抗抑郁药和抗精神病药物联合用药。一般不主张超过两种抗抑郁药联用。

（5）**治疗共病** 积极治疗与抑郁共病的其他躯体疾病、物质依赖、焦虑障碍等。

（6）**停药** 对复发风险低的患者，维持期治疗结束后如需终止维持治疗，应缓慢（数周）减量，以便观察有无复发迹象，亦可减少撤药综合征。停药后2个月内复发风险高，在此期间应坚持随访，必要时尽快恢复原有药物的有效剂量。

3. 治疗周期

抑郁症复发率高，目前倡导全程治疗，包括：急性治疗、巩固治疗和维持治疗三期。急性期治疗（8～12周），控制症状，尽量达到临床治愈，最大限度减少病残率和自杀率，促进患者功能恢复到病前水平。巩固期治疗（4～9个月），原则上应继续使用急性期治疗有效的药物，并强调治疗方案、药物剂量、使用方法保持不变，预防复燃。维持期治疗：对有复发倾向的患者，应该至少维持治疗2～3年，多次复发以及有明显残留症状者考虑长期维持治疗。维持治疗结束后，症状稳定者可缓慢减药直至终止治疗，一旦发现有复发的早期征象，应迅速恢复原治疗。

三、特殊人群抑郁症的治疗

儿童青少年：对于系统心理治疗后抑郁症状无明显改善的儿童青少年，建议联合抗抑郁药物治疗。目前还没有一种抗抑郁药对儿童和青少年绝对安全，SSRI不良反应可能较轻。舍曲林在国内外均有治疗儿童青少年抑郁障碍的适应证（6岁以上儿童），疗效和安全性较为确切。国外有氟西汀及艾司西酞普兰在儿童中的适应证。研究显示抗抑郁剂使用与18岁以下儿童青少年的自杀行为相关，用药应从小剂量开始，缓慢加量，使用中应密切监测。

老年患者：首选SSRI，其抗胆碱能及心血管系统不良反应轻微；使用度洛西汀和文拉法辛要关注血压的变化；米氮平适用于伴失眠和焦虑症状的老年患者。慎用TCAs类，此类抗抑郁药有明显的抗胆碱能作用及对心脏的毒性作用，不良反应大。老年抑郁障碍患者对抗抑郁剂较敏感，且耐受性差，应从小剂量开始，缓慢增加药物剂量，剂量应低于成人剂量。

孕产期患者：如果症状较严重、单用心理治疗无效时，应考虑药物治疗联合心理治疗。重度围产期抑郁症的一线药物是选择性5-羟色胺再摄取抑制剂，包括舍曲林、西酞普兰和艾司西酞普兰；帕罗西汀可能增加胎儿心脏畸形的风险，不作首选推荐。三环类抗抑郁药的致畸风险较低，但与早产、低出生体重儿及子痫前期有关。安非他酮致畸风险较低，但可能与自然流产有关。米氮平致畸风险较低，有一定早产发生率。产后抑郁症的治疗原则遵循抑郁症治疗的一般原则，但要考虑患者产后的代谢改变、乳汁对胎儿的影响等，首选SSRI。除氟西汀外，SSRI在乳汁的浓度较低。

四、用药注意事项与健康教育

1. 用药注意事项

（1）抗抑郁药物常见不良反应包括口干、恶心、消化不良、腹泻、失眠、多汗等，往往在服药的最初两周内明显，随着服药时间延长逐渐减轻。在最初阶段与食物同服可减少恶心的发生率。

（2）5-羟色胺综合征是抗抑郁药的严重不良反应，通常表现为自主神经功能亢进、精神状态改变和神经肌肉异常的三联征，有可能危及生命。出现5-羟色胺综合征时应立即停药，并根据症状对症处理。

（3）撤药需缓慢。几乎所有种类的抗抑郁药在服用一段时间后停药或减药时都有可能发生撤药综合征，通常表现为流感样症状、精神症状及神经系统症状等，半衰期越短的药物发生撤药反应的可能性越大，需要的撤药时间越长。

2. 健康教育

（1）积极、乐观认识和对待自身疾病，勇于表达情绪、寻求帮助，以减轻苦恼和心理压抑。

（2）尽量保证充足的睡眠，远离烟酒和其他有害物质。

（3）适当运动，可提高身体抵抗力，也可以改善抑郁情绪。

（4）改变生活方式，控制工作强度，调整心态，必要时寻求心理咨询。

【任务实施】

针对任务要求，按下述步骤实施。

收方	审方	调配	复核	发药	用药交代
问候 刷卡 确认患者信息	审核资质 审核处方内容合法性 审核用药适宜性	四查十对 查看药品有效期 检查药品质量 药品数量正确	复核资质 复核内容合法性 复核用药适宜性 复核药品数量	认真核对患者姓名，叫患者姓名逐一发药	用法用量指导 用药特殊提示 科学生活教育

收方	药师:您好,请出示您的就诊卡以及发票。 顾客:好的!
审方	 ××医院处方笺 姓名: 吴×× 性别: 女 普 科室: 神经心理科门诊 年龄: 35岁 日期: 2019年12月25日 门诊号: 2021122215326 诊断: 抑郁障碍 Rp: 草酸艾司西酞普兰片 10mg×7片 3盒 口服 10mg/次 1次/d 药费: 100.10元 医生: 陈×× 打印日期: 审核人: 核对人: 2019-12-25 9:44:47 调配: 发药人: 1. 审核资质。 2. 审核内容:处方前记、后记书写是否清晰、完整,并确认处方的合法性。 3. 审核用药的适宜性:(1)处方用药与临床诊断的相符性;(2)剂量、用法的正确性;(3)选用剂型与给药途径的合理性;(4)是否有重复给药现象;(5)是否有潜在临床意义的药物相互作用和配伍禁忌;(6)其他用药不适宜情况
调剂	1. 仔细阅读处方,按处方药品顺序自上而下调配。 2. 根据"四查十对",调配处方。 3. 调配时查看药品的有效期(应≥3个月)。 4. 调配时注意看相似药品的正确调配。 5. 核对草酸艾司西酞普兰片的药品数量、名称、剂型、规格等。 6. 调配好处方上药品后,调配人员在处方调配处签字,以表示处方调配完成,避免发生差错
复核	1. 拿到调配好的药品后,仔细浏览处方信息,运用"四查十对"核对所取药品的名称、规格、用法、用量、患者姓名及年龄,检查药品的外观质量、药品有效期等。 2. 检查有无漏抓、错发。 3. 是否有特殊处理药品(如拆零药品)。 4. 复核处方的适宜性、合理性
发药	1. 呼叫患者姓名,确认为患者本人。 2. 注意核对处方与调配药品的一致性
用药交代	药师:您好。请问是吴××吗? 顾客:是的。 药师:请问年龄是? 顾客:35岁。 药师:您好。我是陈明药师,医生这次为您开具了一种药,一共三盒。我来给您简单介绍一下这个药物的用法用量和注意事项。请问您以前吃过这个药吗? 顾客:没有。 药师:这个药是一种5-羟色胺再摄取抑制剂,主要作用是改善您的心情,保持愉悦感,是目前比较常用、安全性较好的药物。这个药建议每天早上饭后服用,目前您只需要每天服用一片。

用药交代	顾客:好的,谢谢。 药师:这个药用药后可能出现恶心、食欲改变、腹泻、便秘、口干、困倦等,一般会随着用药时间延长而越来越轻。但是如果您出现皮肤疹、脸部、咽喉或口唇肿胀,呼吸困难,意识混淆,运动困难,肌肉抽搐等情况时请立即就医。 顾客:好的,请问还有别的需要注意的吗?要不要忌口? 药师:建议您用药期间不要饮酒或食用含酒精的饮料,因为可能会增加药物嗜睡的作用,用药初始阶段避免开车、操作机械等。如果后续需要服用其他药物,需要您告知医师或药师现正在使用的所有药物,以免发生不良药物相互作用。请将药品放在幼儿不易拿到的地方,也不要将本药与他人分享。 顾客:哦,好的。这个药我要一直吃吗?什么时候可以停药? 药师:通常2~4周后才可能获得明显的效果,症状缓解后,应持续治疗至少6个月以巩固疗效。请您不要擅自停药,或擅自加量。如果后续需要调整剂量或停止治疗都应该在医生的指导下进行。 顾客:好的,谢谢。我想再咨询一下,吃药的时候能要小孩吗? 药师:这个药对胎儿可能会有一定影响,最好不要在用药期间怀孕。如果用药期间发现怀孕,请不要突然停药,建议咨询产科医生及当前就诊科室,权衡利弊,决定是否继续妊娠或继续药物治疗。 顾客:好的,谢谢。 药师:不客气,祝您生活愉快!

【任务评价】

项目	内容	分值	评分要求	评分
收方	问候; 确认患者信息	6分	面带微笑(3分); 使用礼貌用语(3分)	
审方	审核资质; 审核内容合法性; 审核用药适宜性	30分	指出漏填的项目(4分); 指出不合理项目(8分); 仔细审查药物的配伍禁忌、用法用量(6分); 审查处方中药品名称、剂型、规格(4分); 审核临床诊断(2分); 判断药品和诊断是否一致(4分); 判断处方开出的药品数量是否正确(2分)	
调剂	做到"四查十对"; 查看药品有效期; 检查药品质量; 药品数量正确	20分	调剂时做到"四查十对"(6分); 仔细检查药品有效期,临近有效期的药品应当告知顾客有效期(4分); 调剂完检查药品数量与处方一致(4分); 检查药品规格与处方一致(4分); 调配完毕后签字(2分)	
复核	复核资质; 复核内容合法性; 复核用药适宜性; 复核药品数量	14分	1.拿到调配好的药品后,仔细浏览处方信息,运用"四查十对"核对所取药品的名称、规格、用法、用量、患者姓名及年龄,检查药品的外观质量药品有效期等(8分); 2.检查有无漏抓、错发(4分); 3.是否有特殊处理药品(如拆零药品)(2分)	
发药	确定患者姓名; 逐一发药	10分	态度亲和(5分); 确认患者为本人(5分)	
用药交代	用药情况; 疾病情况; 强化教育; 反思建档	20分	语言通俗易懂(5分); 正确指导患者使用药物(5分); 解释用药注意事项(5分); 给患者提供适当的生活指导(5分)	

【任务训练】

一、知识检测

(一) 单选题

1. 不属于选择性5-羟色胺再摄取抑制剂的药物是 ( )。

A. 舍曲林　　　B. 西酞普兰　　　C. 氟西汀　　　D. 氟伏沙明　　　E. 文拉法辛

2. 一线抗抑郁药不包括（　　　）。

A. 舍曲林　　　　　B. 西酞普兰　　　　C. 氟西汀　　　　D. 阿米替林　　　　E. 文拉法辛

（二）配伍题

A. 舍曲林　　　　　　　　　　B. 米氮平　　　　　　　　　　C. 阿米替林

D. 圣·约翰草提取物片　　　　E. 度洛西汀

1. 使用后需要注意血压升高不良反应的药物是（　　　）。

2. 胃肠道不良反应少，适用于伴失眠和体重减轻抑郁症患者的是（　　　）。

3. 儿童抑郁症患者适宜选择（　　　）。

4. 伴躯体疼痛抑郁症患者宜选用（　　　）。

（三）案例分析题

患者，男，39岁，失业一年多后临床诊断为焦虑症，给予帕罗西汀30mg qd. 治疗。

1. 对该患者用药教育的说法错误的是（　　　）。

A. 不得随意自行调整帕罗西汀剂量

B. 帕罗西汀应于睡前服用

C. 不能突然停止服用帕罗西汀

D. 帕罗西汀可引起性功能障碍

E. 帕罗西汀可能引起多汗、口干、震颤

2. 该患者如出现感染，不应使用的抗生素是（　　　）。

A. 利奈唑胺　　　　B. 万古霉素　　　　C. 苯唑西林　　　　D. 头孢曲松　　　　E. 美罗培南

（四）多选题

抑郁症患者的治疗原则包括（　　　）。

A. 需个体化给药

B. 剂量逐步递增，尽可能采用最小有效剂量

C. 应尽可能单一用药，足量、足疗程治疗

D. 当换药治疗无效时，可考虑两种作用机制不同的抗抑郁药联合使用

E. MAOI停药5周后才能换用SSRI

二、能力训练任务

吴某，女性，30岁，因工作压力大长期心情低落，近期诊断抑郁障碍，医生为其开具了舍曲林。请对患者进行用药教育。

【任务拓展】

调研3位朋友，了解他们对抑郁症的认识，设计一份抑郁症治疗科普。

M6-13-1　PPT　　M6-13-2　答案解析　　M6-13-3　视频

项目七　特殊人群药学服务

【项目介绍】

　　本项目学习内容主要包括儿童、妊娠期和哺乳期妇女、老年人、肝肾功能不全患者、特殊工作人员等的生理学特点、用药的药效学和药动学特点、用药基本原则、避免应用的药物、用药管理等方面相关理论知识和专业技能。项目下设 6 个工作任务，通过任务学习能帮助提高，提高特殊人群的合理用药水平，降低药物不良反应。

【知识导图】

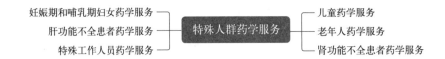

妊娠期和哺乳期妇女药学服务 —　　　　　　　　　　　　— 儿童药学服务
肝功能不全患者药学服务 —　　特殊人群药学服务　　— 老年人药学服务
特殊工作人员药学服务 —　　　　　　　　　　　　— 肾功能不全患者药学服务

【学习要求】

　　1. 知识结构：　掌握特殊人群用药的药动学与药效学差异，熟悉特殊人群的生理学特点、用药特点。
　　2. 技能操作：　能根据特殊人群的临床诊断，实施规范的药学服务。

【药学技能竞赛考点】

　　本项目知识点与药学技能竞赛中理论知识部分"特殊人群的用药指导"相关内容对接，与技能操作部分"用药咨询与慢病管理""处方调剂与用药指导"模块对接。

【1+ X 证书考点】

　　本项目所选疾病及相关知识点与执业药师考试中"特殊人群疾病的药物治疗"对接。除老年人用药外，与药品购销员等级证书考试大纲中处方药的陈列如"儿科用药"和"妇产科用药"等知识点对接。

任务 1　儿童药学服务

【学习目标】

- 知识目标
  1. 掌握儿童合理用药原则、药效学特点、药动学特点、儿童给药方案、剂量计算方法。
  2. 熟悉儿童生理特点和慎用药物。
- 能力目标
  1. 能明确用药目的，制订科学的给药方案。
  2. 能正确审核儿科患者的处方。
  3. 能为儿科患者提供合理用药指导和健康教育。
- 素质目标
  1. 以患者为中心，耐心细心提供合理用药指导。
  2. 有良好的职业素养，精准指导儿童合理安全用药。

医者仁心

儿科圣手——钱乙

　　钱乙（1032—1113），字仲阳，宋代著名儿科医学家。其弟子阎季忠将钱乙的理论、医案和验方整理汇编成《小儿药证直诀》，比欧洲最早出版的儿科著作早三百年，是世界上现存第一部原本形式保存下来的儿科著作。钱乙对儿科医学贡献卓著，后人称其为"儿科之圣"。

　　钱乙在实践中认识到小儿的生理特点："脏腑娇嫩""五脏六腑，成而未全，全而未壮"。其病理特征："易虚易产，易寒易热"。强调要攻克小儿病这道难关，需正确掌握小儿疾病的发展变化规律，对小儿的生理、病理有正确而全面的认识。

【任务要求】

　　患儿，男，10岁，体重35kg，无过敏史，既往体健。一天半前出现发热，扁桃体红肿化脓，体温为38.5℃，服用"泰诺林"、头孢氨苄干混悬剂半小时后入睡。今天早晨，孩子体温再次升高，最高体温39℃。遂来咨询是否需要换用其他药物。作为药师，应该怎样进行用药指导？

【任务准备】

一、儿童用药特点

1. 儿童药动学特点

（1）吸收　新生儿及婴幼儿消化系统发育不完全，其特点表现为胃液分泌少，胃蠕动少，胃排空时间长；胃肠蠕动慢且蠕动不规则；药物吸收不稳定，个体差异大；胆汁分泌减少，脂肪消化能力不足，脂溶性维生素吸收较差。综上所述，新生儿及婴幼儿口服给药影响吸收的因素较多，容易造成给药剂量不准确。皮下注射和肌内注射吸收不规则，药效难以预料，容易引起局部组织损伤，非特殊情况一般不采用皮下或肌内注射。静脉给药无吸收环节，起效快、药效较可靠，重症时宜静脉给药。新生儿及婴幼儿相对体表面积比成人大、皮肤角质层薄，皮肤外用药物吸收快而多易引起中毒，如硼酸、水杨酸、萘甲唑啉。

（2）**分布** 新生儿、婴幼儿体液总量占比高，细胞外液多，水溶性药物消除慢易中毒。新生儿血浆蛋白含量相对低，与药物结合能力弱，血浆蛋白结合率高的药物游离浓度增加易中毒，如新生儿使用苯巴比妥容易中毒，千克体重剂量应较年长儿或成人小些。新生儿血脑屏障通透性高，药物容易进入脑脊液中，如吗啡在幼儿脑浓度明显高于年长儿，易引起呼吸抑制。与血浆蛋白结合能力强的药物，如磺胺类药可置换出与血浆蛋白结合的胆红素，游离的胆红素进入脑脊液，引起新生儿胆红素脑病。婴幼儿脂肪含量低，脂溶性药物不能充分与之结合，血浆中游离的药物浓度较成人高，易发生过量中毒。

（3）**代谢** 小儿参与药物代谢的酶系统随年龄的增长而完善，酶活性一般一年后达成人水平。新生儿期由于酶系不成熟或分泌不足，代谢缓慢，药物半衰期长。如新生儿期葡萄糖醛酸结合酶活性不够完善，使用氯霉素无法与葡萄糖醛酸结合进行排泄，引起灰婴综合征。另外婴幼儿期肝脏的相对重量增加，1岁时约为成人的2倍。因此，幼儿药物的肝代谢速率高于新生儿，亦高于成人。

（4）**排泄** 新生儿肾小球滤过及肾小管排泌功能较差，因此，主要经肾排泄的药物半衰期会延长，如青霉素G、氨基糖苷类、茶碱、吲哚美辛、复方磺胺甲噁唑、地高辛等易引起蓄积中毒，应减少给药剂量或延长给药间隔时间。婴幼儿期肾小球滤过率、肾血流量迅速增加，在6～12个月时可超过成人水平，肾小管分泌功能接近成人水平。

2. 儿童药效学特点

儿童在生长发育的各个阶段，从解剖结构到生理和生化功能都有其特点，所表现出的药效学特征与成人相比有一定的差别，药物对特定系统的影响更加明显（表7-1-1）。

表7-1-1 不同药物对儿童各系统的影响

系统	特点	药物	影响
中枢神经系统	神经系统发育不健全,血脑屏障通透性高,很多药物可通过血脑屏障影响神经系统	抗组胺药、氨茶碱、阿托品	跨过血脑屏障造成患者昏迷、惊厥
		氨基糖苷类	第Ⅷ对脑神经损伤
		四环素、维生素A	良性颅内压升高、囟门隆起
内分泌系统	小儿内分泌平衡易受干扰而影响生长发育	糖皮质激素	影响糖、脂肪、蛋白质代谢,引起生长发育迟缓、身材矮小、免疫力低下
		人参、蜂王浆	导致内分泌紊乱
		促性腺激素	影响儿童性腺发育,导致儿童性早熟
血液系统	骨髓造血功能易受药物影响	氯霉素	再生障碍性贫血
水盐代谢	小儿调节水和电解质代谢的功能较差,对泻药、利尿药等可能引起水盐代谢紊乱的药物特别敏感	泻下药、利尿药	电解质失衡
		糖皮质激素	水钠潴留,低钾、低钙血症
运动系统	骨、关节发育不完全,易受某些药物影响	喹诺酮	引起关节、软骨损害,影响骨骼发育
		糖皮质激素	骨质疏松

二、儿童合理用药基本原则

（1）**明确用药指征，避免儿科毒性** 儿童用药，不仅需要注重疗效，更需要关注药物的安全性。因此，需结合药物的适应证、药物代谢动力学特点及不良反应综合考虑，尽可能避免毒副反应。儿童常见慎用和禁用的药物见表7-1-2。

表7-1-2 儿童常见慎用和禁用的药物

药品名称	禁用或慎用原因
阿司匹林	12岁以下的儿童患流感或水痘后要忌用
磺胺类抗生素	2个月以下禁用。与胆红素竞争蛋白结合部位,可致游离胆红素增高,较易发生高胆红素血症和新生儿黄疸,偶可发生胆红素脑病。用药前应检测葡萄糖-6-磷酸脱氢酶,缺乏者可能发生溶血,应禁用

药品名称	禁用或慎用原因
四环素类:四环素、土霉素、多西环素、米诺环素	8岁以下小儿禁用,易引起牙釉质发育不全及黄染,并有终身不退的可能
喹诺酮类药:诺氟沙星、氧氟沙星、环丙沙星等	18岁以下患者禁用。可导致软骨发育障碍,影响儿童生长发育
氨基糖苷类:庆大霉素、阿米卡星、链霉素、卡那霉素、大观霉素、新霉素等	慎用:未成年儿童和新生儿肾脏功能没有发育成熟,并且导致药物半衰期延长,使用过量会导致听力下降,严重者可使听神经发生变性和萎缩,从而导致不可逆性的耳聋、耳鸣。与呋塞米合用,会增加耳毒性和肾毒性
阿苯达唑	2岁以下小儿禁用
万古霉素	可引起耳、肾毒性;用药前完善耳聋基因筛查,用药过程监测血药浓度及肾功能,注意调整剂量
氨茶碱	新生儿血浆清除率可降低,血清浓度增加,应慎用。超量会导致氨茶碱急性中毒,出现烦躁不安、出虚汗、心动过速甚至休克死亡。静脉使用时注意调整输液速度,避免过快输注
地西泮	新生儿禁用。幼儿中枢神经系统对本药异常敏感,应谨慎给药
奥氮平	18岁以下不宜使用
利培酮	禁用于15岁以下儿童
丙米嗪	6岁以下儿童禁用。6岁以上儿童酌情减量
匹多莫德	3岁以下不宜使用
细菌溶解产物胶囊	6个月以下不宜使用

(2)选择适宜的剂型和给药方式 儿童用药应尽可能根据不同给药途径的生物利用度和临床目的,选择安全、有效、方便的给药方式。口服给药是最方便、最安全、最经济的给药途径,但影响因素较多,剂量不如注射给药准确,幼儿用糖浆、颗粒或分散片等剂型较合适,年长儿可用片剂等。注射给药比口服给药奏效快,病情危重或其他不宜口服给药的情况下,宜选用静脉给药方式,并严格控制滴注速度及给药浓度,同时应防止药物渗出引起组织坏死。新生儿皮下注射药物可损害周围组织且吸收不良,一般不用。儿童皮肤透皮吸收好,使用外用药时,时间不宜太长,用药时需要防止小儿用手抓摸药物,误入眼、口引起意外。

(3)选择适宜的给药剂量与给药频次 药物在儿童体内代谢、排泄过程与成人不完全一致,药物半衰期与成人相比常有较大差异,应根据年龄、体重、营养状况等因素选择适宜的给药剂量与给药频次。

(4)密切监护用药过程,防止产生不良反应 儿童对药物较敏感,且不会表达,极易产生药品不良反应而不易被发现,因此在用药过程中应密切监护。

三、儿童用药剂量的计算方法

由于小儿的体质、体重、身高、体表面积等均随年龄而变化,不同年龄的给药剂量变化很大,小儿药物剂量应个体化。计算药物剂量时应根据具体情况进行分析,结合小儿生理特点、病情轻重、药物作用及适用范围,结合临床经验,酌情运用。较常用的计算方法见表7-1-3。

表7-1-3 儿童常用药物剂量计算方法

计算小儿药物剂量的方法	具体算法		特点
按年龄计算	年龄	按成人剂量折算	计算方法比较粗糙,仅适用于一般药物计算,初次应用时剂量宜偏小
	新生儿	1/18～1/14	
	6个月	1/8～1/6	
	1岁	1/6～1/4	
	4岁	1/3	
	8岁	1/2	
	12岁	2/3	

计算小儿药物剂量的方法	具体算法	特点
按体重计算	每日(次)剂量＝每日(次)每 kg 体重所需药量×儿童体重(kg)	年长儿特别是学龄儿童,所得剂量往往偏高,可采用千克体重剂量下限,用药最大剂量以成人量为限。幼儿按千克体重剂量计算剂量往往偏低,可予千克体重剂量上限。营养不良者,酌情减量
按体表面积计算	体重<30kg:小儿体表面积(m^2)＝0.035×体重(kg)＋0.1 体重>30kg:小儿体表面积(m^2)＝[体重(kg)－30]×0.02＋1.05	是一种比较合理的计算方法,适用于从新生儿至成人
按成人剂量折算	小儿剂量＝成人剂量×小儿体重(kg)/50 或 小儿剂量＝成人剂量×小儿体表面积(m^2)/1.73	计算方法比较粗糙,仅适用于一般药物计算,计算结果对幼儿往往偏小

四、用药注意事项与健康教育

1. 用药注意事项

(1) 结合儿童不同生长发育阶段的生理特征,尽量选择毒副作用小的药品,同时加强监护。对于有明确禁忌的情况避免使用相应的药物。

(2) 儿童超说明书用药需慎重,无明确循证医学证据情况下不应随意超说明书给药;无更合适的选择需要超说明书用药的情况,需有充分的理由,并完善相关超说明书备案及知情同意。

(3) 儿童脏腑娇弱,用药应力求精准。非必要情况下应尽量避免同时给予多种药物,以免不恰当的药物联用导致毒副作用相加。儿童上呼吸道感染多为病毒所致,无细菌感染依据时不应给予抗菌药物,避免抗生素滥用。使用头孢曲松期间避免静脉补充钙剂。

2. 健康教育

儿童用药存在的误区很多,因此,开展儿童合理用药健康教育显得尤为重要。

(1) 滥用抗生素 儿童易患感染性疾病,尤其是上呼吸道感染,症状也比较明显,在对症治疗的同时,应当合理使用抗生素,无明确依据使用抗生素预防儿童感染是不可取的,既会增加药物不良反应的发生,又容易导致耐药性。

(2) 迷信新药或者价格昂贵的药物 新药由于上市时间不长,长期用药可能引发的毒副作用并不清楚,尤其是对生长发育的影响以及“三致”反应,需要一定时间临床实践验证。因此,选用疗效确切、安全可靠、价廉易得的药物是儿童用药基本策略。

(3) 轻信广告或他人的宣传,盲目跟风用药 儿童用药的个体差异性比成人明显,在设计治疗方案时更要注意个体化。夸大宣传的药物对儿童的损害也更加严重,同时要切忌把成人用药经验和方法用在儿童身上,这样容易导致不良反应,甚至是不可挽回的严重后果。

(4) 滥用滋补药品或营养药品 由于机体生长发育受到自身内分泌系统的严格调控,外源性的补充药品和营养品往往会干扰自身系统的正常状态,出现适得其反的现象。如许多“增益补虚”的药物或食物,往往具有一定的“激素样”作用,滥用会导致发育异常,如性早熟等;而脂溶性维生素滥用可导致中毒,如儿童补充维生素 A 过量会抑制骨的发育,对软骨细胞造成不可逆的损害,骨生长提前终止。

【任务实施】

针对任务要求,按下述步骤实施。

收集信息	评估信息	查悉整理	回答咨询	随访建档

（流程图）
- 收集信息：性别、年龄、体重，过敏史、疾病史；疾病发展；伴随症状；用药情况；生活习惯
- 评估信息：患儿基本情况；病情评估；药物使用信息；处理是否合理
- 查悉整理：明确疾病症状；介绍药物；药物机制；用法用量；注意事项；健康教育
- 回答咨询：介绍使用药物；指导合理用药；健康科普教育；确认信息理解
- 随访建档：明确跟踪；疾病转归；用药情况；生活情况；强化教育；反思小结

收集信息	1. 患儿，男，10岁，体重35kg，无过敏史，既往体健。 2. 一天半前开始发热，当时体温为38.5℃，扁桃体红肿化脓，服用"泰诺林"、头孢氨苄干混悬剂半小时后入睡。今天早晨，孩子的体温再次升高，高达39℃。 3. 对乙酰氨基酚混悬剂（泰诺林）的用法：口服，3mL/次，1次。头孢氨苄干混悬剂的使用方法：口服，一次一包半（250mg每包），1次。 4. 患儿食欲可，精神可。无其他症状。 5. 患儿平素健康，饮食、睡眠均正常
评估信息	1. 患儿身体健康，无过敏史、疾病史。 2. 无其他伴发症状，食物、精神状态、睡眠均基本正常。 3. 对乙酰氨基酚混悬剂（泰诺林）的使用方法、剂量均正确，无超量使用药物的情况。 4. 头孢氨苄使用方法正确，无超量使用的情况。 5. 家长对患儿无不合理的处理情况
查析整理	1. 初步考虑为化脓性扁桃体炎，需根据患儿是否出现其他症状判断是否伴有其他疾病。 2. 计划继续使用泰诺林和头孢氨苄。 3. 明确泰诺林的药理成分和作用机制、用法用量、用药注意事项。 4. 明确头孢氨苄的药理成分、作用机制、用法用量、用药注意事项。 5. 明确对发热患儿的健康宣教内容
回答咨询	药师：您好！我是药师，请问有什么可以帮助到您的吗？ 患者：您好。我儿子从前天开始发热，当时量了一下体温，是38.5℃，他还有咳嗽、咳痰，医生说扁桃体红肿化脓，开了泰诺林和头孢氨苄。您看，就是这两个药。回家后服用了泰诺林3mL，头孢氨苄1包半，半小时后他就睡着了，今天早上起来，又发热了，量的体温是39℃，咳嗽也加重了。 药师：请问小朋友是男孩还是女孩？今年多大？平时身体怎么样？体重怎么样？ 顾客：男孩，今年10岁，大概35kg吧，平时身体还可以的。 药师：以前有没有吃什么药物或者食物过敏的情况？ 顾客：好像没有。 药师：除了发热，还有其他症状吗？比如咳嗽、拉肚子、打喷嚏等。 顾客：就是喊嗓子疼，别的没什么不舒服。 药师：在医院做了什么检查？ 顾客：在医院医生检查了喉咙，还验了血，就是这几项检查，您看下。 药师：哦，看到了，那您家孩子的白细胞和C-反应蛋白还是很高的，也提示他有感染。孩子这两天饮食怎么样？ 顾客：昨天晚上和今天早上都按时喝了牛奶，也吃了饭，感觉食欲还可以。 药师：精神状态怎么样，有没有特别没有精神、想睡觉？ 顾客：精神还可以吧，跟平时差不多。 药师：您的小孩应该是急性细菌性扁桃体炎，医生给您的孩子开了泰诺林和头孢氨苄。泰诺林的主要成分是对乙酰氨基酚，既可以退热，也可以缓解疼痛，10~12岁儿童使用剂量为3~3.5mL，用药前需要先摇匀。可以每4~6h用药1次，但最多一天不能超过4次。这个药呢就是发热的时候就使用，不发热了就不需要用药。并且连续使用不能超过3天，如果3天后体温还有反复，建议再去看一下医生。 顾客：好的。 药师：头孢氨苄是一代头孢，是治疗细菌性扁桃体炎推荐的抗菌药物之一，使用剂量是25~50mg/kg/天，一天3次，即每8h用药1次。您这个药是250mg一包的，小朋友体重是35kg，按体重计算，每次一包半、每天3次是比较合适的。药物起作用需要一定的时间，一般而言，判断抗生素有没有效果需要2~3天，您可以继续用药2~3天后看小孩症状有没有改善。 顾客：哦，原来是这样，也就是我们先吃着，继续观察两天。 药师：对的，但是如果在用药过程中，孩子的症状没有好转反倒加重，或者孩子出现严重不舒服的情况还是要及时去看医生的。扁桃体炎的疗程需要10天，如果症状缓解仍然需要吃够10天哦，要不然可能会症状反复。还有注意让您的孩子多休息，多补充水分，近期吃一些清淡、易消化、富有营养的食物。如果用药过程中还有什么问题，可以随时过来咨询。如果再过两天还有发热，或出现了其他症状，还是建议去看医生。 顾客：好的。

回答咨询	药师:还有什么需要咨询的吗? 顾客:没有了,谢谢。 药师:嗯,您慢走,祝孩子早日康复!
随访建档	1. 2天后电话随访,顾客表示孩子已退热,咳嗽减轻。嘱咐不要继续使用退热药,抗生素坚持按疗程用完。 2. 注意休息,不要去人多的公众场合。叮嘱注意孩子个人卫生,增强抵抗力。 3. 记录随访情况,撰写咨询档案。 4. 反思用药指导内容,关注儿童用药剂量与慎用、禁用药品问题

【任务评价】

项目	内容	分值	评分要求(计分)	评分
收集信息	性别、年龄、体重、过敏史、疾病史; 疾病发展; 伴随症状; 用药情况; 生活习惯	15分	基本信息收集准确、全面(4分); 疾病发展情况(2分); 伴随症状(2分); 用药情况(5分); 生活习惯(1分); 善于沟通(1分)	
评估信息	患儿基本情况; 病情评估; 药物使用信息; 处理是否合理	15分	患儿基本情况(4分); 疾病评估(3分); 用药方法是否正确(6分); 对患儿是否有不合理的处理(2分)	
查析整理	了解疾病症状; 介绍药物; 药物机制; 用法用量; 注意事项; 健康教育	28分	疾病介绍科学(4分); 成分清晰,包括通用名、商品名(4分); 作用机制简单易懂(4分); 用法用量计算正确(6分); 注意事项交代全面(6分); 健康教育通俗明了(4分)	
回答咨询	介绍可用药物; 指导合理用药; 健康科普教育; 确认信息理解	30分	介绍药物科学(10分); 指导用药信息全面(9分); 健康科普教育正确全面(5分); 语言通俗易懂(2分); 能耐心配合顾客(2分); 能细心关注顾客理解程度(2分)	
随访建档	明确跟踪; 疾病转归; 用药情况; 生活情况; 强化教育; 反思小结	12分	跟踪随访方式能得到顾客认同(2分); 疾病转归、用药和生活情况信息准确全面(6分); 强化教育针对性强(2分); 反思小结能从专业和人文方面考虑(2分)	

【任务训练】

一、知识检测

(一) 单选题

1. 已知对乙酰氨基酚成人剂量1次400mg。一个体重10kg的12个月的婴儿感冒发热,按照体表面积计算,此时该患者一次剂量应为( )。

A. 60mg   B. 104mg   C. 140mg   D. 80mg   E. 120mg

2. 儿童使用左氧氟沙星可引起( )。

A. 软骨损害   B. 胆红素脑病   C. 灰婴综合征   D. 肺炎   E. 呼吸窘迫综合征

(二) 配伍题

A. 密切监护   B. 明确诊断   C. 严格掌握适应证,避免儿科毒性

D. 根据儿童特点选择适宜的给药方式　E. 严格掌握用药剂量

1. 禁用或慎用氟喹诺酮类、四环素类、氯霉素、氨基糖苷类，即（　　　）。

2. 幼儿用糖浆、水剂、冲剂等较合适，即（　　　）。

3. 使用年龄折算法、体重折算法、体表面积折算法等计算，即（　　　）。

4. 儿童用药易产生药品不良反应，需要（　　　）。

（三）案例分析题

患儿，男，1岁5个月，12kg，先有上呼吸道感染症状，后出现阵发性咳嗽，肺炎支原体抗体滴度1∶640，X线可见右肺斑片状阴影，诊断支原体肺炎。

1. 治疗该患者，首选的抗生素是（　　　）。

A. 阿奇霉素　　　　B. 青霉素　　　　C. 阿莫西林　　　　D. 头孢氨苄　　　　E. 头孢地尼

2. 治疗该患者，选用抗生素适宜的剂量和频次是（　　　）。

A. 120mg，qd.　　B. 120mg，bid.　　C. 120mg，tid.　　D. 60mg，bid.　　E. 60mg，tid.

（四）多选题

抗菌药物对儿童产生的影响包括（　　　）。

A. 喹诺酮类对儿童骨关节有潜在危害

B. 庆大霉素与呋塞米合用，可增加耳毒性和肾毒性

C. 氯霉素抑制骨髓作用明显

D. 新生儿使用磺胺发生胆红素脑病

E. 四环素影响牙釉质发育

二、能力训练任务

患儿，女，12岁，2日前受凉后出现流清鼻涕、打喷嚏，体温36.3℃，家长自行去药店买了左氧氟沙星胶囊、酚麻美敏片。请对该患者的用药风险进行评估。

【任务拓展】

调研身边有发热症状的儿童，了解疾病的症状以及用药的名称、剂量、适应证和用药注意事项。

M7-1-1　PPT　　　　M7-1-2　答案解析　　　M7-1-3　视频

任务2　妊娠期和哺乳期妇女药学服务

【学习目标】

● 知识目标

1. 掌握妊娠期和哺乳期的用药原则。

2. 熟悉妊娠期的药动学特点和药物妊娠毒性分级。

● 能力目标

1. 能根据妊娠期和哺乳期的生理特点和用药原则指导妊娠期妇女和哺乳期妇女正确用药。

2.能够为妊娠期和哺乳期妇女进行合理用药指导，规避用药风险。

● 素质目标

1.培养关爱生命、合理用药的职业素养。

2.培养对妊娠期和哺乳期妇女患者的同理心，强化用药服务意识。

🌐 安全用药

妊娠用药慎选择　母婴健康最重要

妊娠是一个特殊阶段，在对孕妇用药时要从母婴两方面考虑，权衡利弊，以防用药不当。20世纪最大的药物灾难——"反应停事件"，就是一起震惊全球的妊娠药害事件。20世纪60年代前后，在联邦德国、英国、澳大利亚、加拿大等多个国家发现了1万余名新生儿先天四肢残缺，包括肢体缩短或完全缺失，如短臂，缺腿，指（趾）畸形，形似海豹肢体，被称为"海豹肢畸形"。这场灾难的罪魁祸首是一种名为沙利度胺（商品名为"反应停"）的药物，其作用是缓解孕妇的妊娠反应。但后来的研究发现，"反应停"是一种含有手性分子的药物，是两个等量对映体的混合物。两个对映体中只有R-对映体为镇静剂，具有缓解妊娠反应作用，而S-对映体不仅没有镇静作用，反而有致畸作用，在妊娠1～2个月内服用会导致胎儿畸形。

【任务要求】

尹某，女，26岁，孕7周+5天，因细菌性阴道炎服用多西环素片、甲硝唑片两周，前来咨询药物对孩子的影响。

【任务准备】

"反应停"事件的惨痛经历引起了人们对妊娠期安全用药的格外关注。妊娠期患者作为特殊用药人群，用药不仅关乎孕妇的治疗，还可能会影响胎儿的生长发育。随着我国人口生育政策的调整，高龄孕妇人数不断增加，其妊娠期合并症与并发症发生风险明显增高，使孕妇妊娠期用药问题呈多样化与复杂化。

一、妊娠期用药特点

在妊娠过程中，母体、胎盘和胎儿组成一个生物学和药代学的整体。母体用药后，药物既存在于母体，又可通过胎盘进入胎儿体内，而对胎儿产生影响。

1.药物在妊娠母体的药动学特点

（1）吸收　妊娠早孕反应如恶心、呕吐等症状，可致口服药物的吸收减少。体内雌激素、孕激素水平升高，胃酸分泌减少，胃肠道蠕动减慢，药物吸收总量增加，达峰浓度时间滞后。

（2）分布　妊娠期妇女体重平均增长10～20kg，血容量增加30％～50％，体液总量和细胞外液也都有增加，故妊娠期药物分布容积明显增加。药物与蛋白结合能力下降，游离型药物比例增加，药效增强，且易发生不良反应。

（3）代谢　由于受妊娠期高孕激素水平的影响，肝脏微粒体药物羟化酶活性有所增加；另外妊娠期肝血流量增加，药物代谢能力增强。

（4）排泄　妊娠期肾血流量增加25％～50％，肾小球滤过率增加50％。因此，从肾脏排出的药物增多，尤其是一些主要从尿中排出的药消除率加快。但妊娠高血压时，孕妇因其肾功能受影响，药物排泄减慢减少，反而使药物容易在体内蓄积。

2. 药物在胎盘转运的特点

药物从母体进入胎儿体内需要通过胎盘屏障。胎盘对药物的转运与其他生物膜相似，大多数药物通过被动扩散透过胎盘，其他转运方式包括主动转运、胞饮作用、膜孔或细胞裂隙通过等。影响胎盘药物转运的因素有药物和胎盘两方面。一般脂溶性高、分子量小、离子化程度低、蛋白结合能力低、弱碱性药物容易进入胎儿体内。而胎盘的成熟度也会影响药物的转运。

3. 药物在胎儿体内的药动学特点

（1）吸收 大部分药物主要通过胎盘屏障转运到胎儿体内，也有少量药物经羊膜进入羊水，胎儿通过吞饮羊水，使羊水中少量药物进入胃肠道，并被吸收入胎儿血液循环，其代谢产物由尿中排出，排出的部分代谢产物，又可被胎儿重吸收入胎儿血液循环，形成羊水肠道循环。

（2）分布 胎儿的肝、脑等器官占身体的比例相对较大，血流量较多，因此药物分布也较多。胎儿血脑屏障发育尚未完善，药物易进入中枢神经系统。此外，胎儿脂肪组织较少，脂溶性药物随脂肪分布。

（3）代谢 胎儿肝药酶活性弱，对药物的代谢能力有限，因而出现某些药物的胎儿血药浓度高于母体。

（4）排泄 妊娠 11～14 周胎儿肾虽已有排泄功能，但肾小球滤过率低，排泄药物功能极差。药物或其代谢产物需经胎盘返运回母体，经母体消除。当药物经代谢脂溶性降低，则通过胎盘屏障向母体转运的速度减慢，易引起药物在胎儿体内蓄积造成损害。

二、妊娠期用药原则

1. 药物对妊娠期不同阶段胎儿的影响

一般而言，整个妊娠期长达 40 周，药物对胚胎或胎儿的影响与妊娠阶段密切相关。

（1）妊娠早期（1～12 周）

妊娠早期可分为受精后 2 周内和妊娠 3～12 周。受精后 2 周内，受精卵未着床，此期药物对胚胎的影响是"全"或"无"。"全"表现为胚胎细胞早期死亡导致自然流产；"无"表现为胚胎继续发育，不出现异常。妊娠 3～12 周是胚胎器官分化发育阶段，在此期间使用药物极易造成胎儿畸形，因此，在妊娠早期使用任何药物都是十分危险的。

（2）妊娠中晚期（13 周～足月）

妊娠四个月直至分娩，胎儿主要器官已分化形成，而神经系统、生殖系统和牙齿仍在继续分化，需避免使用对这些部位有影响的药物。

2. 药物妊娠毒性分级

美国食品药品监督管理局（FDA）根据药物对胎儿产生的影响、危害程度，将药物分为 A、B、C、D、X 五类，A～X 级致畸系数递增（表 7-2-1）。

表 7-2-1　妊娠期用药的分类

分级	安全性
A 级	经临床对照研究,未见药物在妊娠早期与中晚期对胎儿有危害作用
B 级	经动物实验研究,未见对胎儿有危害,无临床对照试验;或动物研究实验中表现有副作用,但是这些副作用并未在临床研究中得到证实
C 级	动物实验表明,对胎儿有不良影响,且没有临床对照试验
D 级	临床对照或观察试验有足够证据证明对胎儿有危害。但治疗获益可能超过潜在危害
X 级	各种试验证实会导致胎儿异常,禁用于妊娠或即将妊娠的妇女

3. 妊娠期用药原则

（1）妊娠期用药必须有明确的指征，尽量避免妊娠早期用药。

（2）可用可不用的药物不用，可推迟治疗则推迟治疗，小剂量有效的避免大剂量使用，单药有效避免联合使用。

（3）首选 A 级、B 级药物，应避免使用 C 级、D 级药物，禁用 X 级药物。

妊娠期常用药物 FDA 分类见表 7-2-2。有些药物的级别随着妊娠时间的变化会发生改变，对胎儿也会产生不同的影响。如布洛芬，在孕早期和中期为 C 类，晚期变为 D 类。

表 7-2-2　FDA 妊娠期常用药物分类

分级	常用药物
A 级	各种水溶性维生素、正常剂量的脂溶性维生素 A、维生素 D、枸橼酸钾、氯化钾
B 级	多数青霉素类和头孢菌素类药物，多黏菌素 B、红霉素、克林霉素、美洛西林、美罗培南等抗菌药物，阿昔洛韦，降糖药阿卡波糖、二甲双胍、门冬胰岛素，解热镇痛药对乙酰氨基酚，消化系统用药法莫替丁、雷尼替丁、泮托拉唑
C 级	氯霉素、咪康唑、万古霉素、去甲万古霉素、氧氟沙星、环丙沙星、莫西沙星、阿米卡星、利奈唑胺等抗菌药物；更昔洛韦、奥司他韦等抗病毒药；格列吡嗪、罗格列酮、吡格列酮、瑞格列奈等降糖药；奥美拉唑、多潘立酮等消化系统用药；氨氯地平、比索洛尔、美托洛尔等降压药
D 级	卡马西平、妥布霉素、伏立康唑、链霉素、甲巯咪唑、缬沙坦-氨氯地平片；在妊娠中晚期使用的降压药卡托普利、依那普利、比索洛尔、美托洛尔等
X 级	他汀类降脂药；抗病毒药；利巴韦林；激素类：米非司酮、炔诺酮、缩宫素、非那雄胺；沙利度胺、华法林、甲氨蝶呤、米索前列醇、前列腺素 E_1、碘甘油等

三、妊娠期避免应用的药物

1. 妊娠早期

妊娠早期（妊娠初始 3 个月）是胚胎器官的分化期，易受药物的影响而引起胎儿畸形。如怀孕早期使用"反应停"可引起胎儿肢体、耳、内脏畸形。此外，激素、叶酸拮抗剂、烷化剂等药物都可导致胎儿畸形（表 7-2-3）。

表 7-2-3　妊娠早期避免应用的药物

药物	对胚胎及胎儿的不良影响
沙利度胺	可引起胎儿肢体、耳、内脏畸形
雌孕激素、雄激素	可引起胎儿性发育异常
叶酸拮抗剂如甲氨蝶呤	可引起胎儿颅面部畸形、腭裂等
烷化剂如氮芥类药物	可引起泌尿生殖系统异常，指（趾）畸形
抗癫痫药如苯妥英钠、三甲双酮、卡马西平	可致胎儿神经管缺陷
H_2 受体阻断剂	可引起腭裂、腹股沟疝或泌尿系统畸形
5α-还原酶抑制剂	可引起男性胎儿的外生殖器官异常

2. 妊娠中晚期

妊娠 4 个月后，胎儿的组织器官分化大体完成，造成畸形的可能性相对较小，但此时胎儿仍在继续发育生长，若用药不当仍可导致胎儿牙齿黄染、智力低下，甚至死胎，见表 7-2-4。

表 7-2-4　妊娠中晚期避免应用的药物

药物	用药时间	对胎儿的不良影响
四环素	妊娠 5 个月后	可使牙齿黄染,牙釉质发育不全,骨生长障碍
镇静、麻醉、止痛、抗组胺药或其他抑制中枢神经药物	妊娠中晚期	可抑制胎儿神经的活动,甚至影响大脑发育
华法林、大剂量苯巴比妥或长期服用阿司匹林	妊娠晚期	可导致胎儿严重出血,甚至死胎
抗疟药、磺胺药、硝基呋喃类、解热镇痛药如氨基比林、大剂量维生素 K	临产期	可引起溶血
吗啡	分娩前	可引起胎儿呼吸中枢麻痹,导致新生儿窒息

四、妊娠期用药管理

（1）**评估用药时间的风险性**　明确胎龄,对应胚胎或胎儿的发育期合理选择药物。

（2）**评估药物致畸性质和风险**　可通过查阅药品说明书、FDA 五字母系统、用药指南等资料,明确药物的妊娠毒性等级,结合药物效应（时间、剂量、相互作用等）筛选对胎儿致畸风险较低的药物。

（3）**综合风险性评价**　结合患者自身情况、合并疾病等因素,遵循妊娠期用药原则,提供合理的用药建议。

 知识链接

紧急避孕药对宝宝有影响吗?

一些女性吃了紧急避孕药以后,由于紧急避孕药没有发挥应有的作用,意外怀孕了,就会询问吃了紧急避孕药对宝宝有影响吗。目前,最常用的紧急避孕药是左炔诺孕酮片,虽然属于 X 级——妊娠期禁用药物,但是患者服药时间在精子与卵子尚未结合或者刚刚结合的阶段,胚胎尚未到达器官发育的阶段,且有研究表明,左炔诺孕酮紧急避孕失败不会增加胎儿先天性畸形、妊娠期并发症和不良妊娠结局的风险,也不影响后代的体格和智力发育。《紧急避孕药国际协作组的指南》中指出,目前尚无任何证据表明紧急避孕失败会给胎儿带来不利影响,不管是选择继续妊娠还是流产,均无须针对紧急避孕药的影响做出任何举措。

五、哺乳期用药

母乳喂养新生儿,大多数药物均可从乳汁中排出,但多数药物在乳汁中的浓度较低。乳汁中药物含量仅为母体摄药量的 1%～2%,小于乳婴治疗量,因此一般不会对乳婴产生不良的影响。但有些药物自乳汁分泌较多,对哺乳期婴儿影响较大。

1. 药物自乳汁排泄的影响因素

（1）**药物方面**　与药物的相对分子量大小、脂溶性、解离度、血浆蛋白结合率等性质密切相关。由于乳汁脂肪含量比母体血浆高,故脂溶性高、分子量小、解离度高或蛋白结合率低的药物,在母乳中含量高。乳汁 pH 比母体血浆低,碱性药物如红霉素易于分布到乳汁中,而酸性药物如青霉素 G、磺胺噻唑则不易进入到乳汁中。

（2）**母体方面**　主要由乳妇所用药物的剂量、用药次数及给药途径等因素决定。

（3）**乳儿方面**　乳儿每日哺乳量、哺乳时间、胃肠黏膜成熟状态等因素都影响乳儿所摄入的药量。

2. 哺乳期用药原则

（1）明确母体用药指征并选择疗效确定、代谢快的药物,减少药物在婴儿体内的蓄积。

（2）药物应用剂量较大或时间较长时，最好能监测乳儿血药浓度，调整用药和哺乳的间隔时间。

（3）在临床医师指导下使用慎用药物。

3. 常用药物对乳儿的影响

（1）抗菌药物 大多数抗菌药物都能进入乳汁，但进入乳儿体内的量很小，不会对乳儿产生严重危害。大环内酯类如红霉素、克拉霉素、阿奇霉素的半衰期较长，可分布到乳汁中，考虑到其肝损伤、耳毒性、心脏毒性，哺乳期应尽量避免使用。氨基糖苷类具有潜在危害（耳、肾毒性），不宜应用。喹诺酮类对乳儿骨关节有潜在危害，不宜应用。磺胺类在乳汁中的浓度与血浆中一致，在体内与胆红素竞争血浆蛋白，可致游离胆红素增高，尤其在新生儿黄疸时，可促使发生胆红素脑病。氯霉素在乳汁中的浓度为血清中的 $1/2$，有明显骨髓抑制作用，可引起灰婴综合征，故哺乳期禁用。

（2）激素类药物 口服避孕药可分泌至乳汁中，使乳儿出现易激惹、尖叫、惊厥等神经系统症状，男婴则出现乳房增大，故哺乳期禁用。

（3）抗甲状腺药 哺乳期妇女禁用同位素 I^{131} 和 I^{125} 治疗，因放射性同位素在乳汁中仍具有放射活性，尤其在新生儿肝、肾功能尚不健全时更易受损，故哺乳期禁用。

（4）抗高血压药 血管紧张素转化酶抑制剂卡托普利可分泌至乳汁中，因含巯基，对乳儿骨髓有抑制作用，避免使用；依那普利对乳儿肾脏有影响，避免应用。

（5）降糖类药 格列喹酮等能分泌至乳汁中，引起新生儿黄疸，不宜应用。

（6）抗肿瘤药 因具有抗 DNA 活性，并可抑制新生儿造血的功能，故哺乳期禁用。

【任务实施】

针对任务要求，按下述步骤实施。

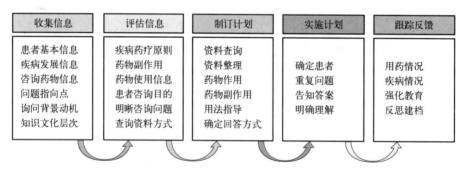

收集信息	1. 基本信息：孕妇，26 岁，平素月经规则，诊断为孕 7 周＋5 天。文化层次为本科。 2. 本次妊娠信息：患者自诉末次月经为 2021 年 1 月 28 日，经期长度是 5～6 天，月经周期长度为 28 天。同房日期是月经后 12 天。月经后第 13 天因细菌性阴道炎服用多西环素片、甲硝唑片两周。 3. 咨询药物信息：使用多西环素片、甲硝唑片后发现怀孕了，宝宝安全吗？ 4. 问题指向点：妊娠期妇女用药风险评估
评估信息	1. 评估用药时间的风险性：确定孕妇用药时胎龄及体内药物残留情况。 2. 评估药物致畸性质和风险：可通过查阅药品说明书、FDA 五字母系统、用药指南等资料，明确药物的妊娠毒性等级，结合药物效应（时间、剂量、相互作用等）评估药物风险性。 3. 综合风险性评价：结合患者自身情况、疾病等因素，评估咨询对象因妊娠期药物暴露导致的风险
制订计划	1. 询问咨询对象基本信息：(1)询问背景信息（生育史、个人及家族疾病史）；(2)询问本次妊娠信息和用药相关信息：①末次月经时间；②经期长度几天；③周期长度几天；④同房日期是哪一天；⑤用药是哪一天；⑥药物及剂量；持续用药几天。 2. 确定孕妇用药时胎龄及体内药物残留情况：(1)确定孕妇接受咨询服务时胎龄；(2)根据用药时间，判断孕妇用药时胎龄；(3)结合药物性质（药物半衰期、血浆蛋白结合率、药代动力学等），评估孕妇体内药物残留情况。 3. 评估药物致畸性质和风险：(1)结合药物效应（时间、剂量、相互作用等），评估药物致畸性质；(2)使用高质量药物循证证据评估药物致畸风险。 4. 提供临床指导：结合药物致畸性质和风险、临床实践经验和咨询对象个体情况，提供药物风险综合评估结果。 5. 随访及收集药物不良反应事件：(1)开展孕期随访工作；(2)收集药物不良反应事件（特别是出生缺陷）

实施计划	药师:您好,请问有什么可以帮助到您? 孕妇:您好,我使用多西环素片、甲硝唑片后发现怀孕了,宝宝安全吗? 药师:请问您以前有过宝宝吗? 孕妇:没有,这是我的第一个孩子。 药师:好的,那您有其他疾病吗? 孕妇:没有,之前得过细菌性阴道炎,吃了药后就好了。 药师:好的,末次月经是什么时候? 孕妇:1月28日。 药师:经期长度一般有几天呢? 孕妇:5到6天的样子。 药师:多久来一次月经? 孕妇:28天吧,我每次来例假都很准时。 药师:还记得同房的时间吗? 孕妇:嗯,月经后的第12天。 药师:什么时候开始吃的药呢? 孕妇:月经后第13天去医院看的病,医生说的细菌性阴道炎,让我吃多西环素片和甲硝唑片,看病当天就开始吃药了。 药师:还记得这两个药吃了多久吗? 每天吃多少? 孕妇:嗯,记得。多西环素片是每天两次,每次1片,甲硝唑片是每天三次,每次1片,一共吃了两周。 药师:好的,你稍等一下,我画一个示意图给你说一下。 孕妇:好的,谢谢。 药师:我们来看一下这是示意图,你使用药物的时间是月经后13天至26天,一共14天。这个阶段属于着床早期,药物对胚胎的影响是"全"或"无"。"全"表现为胚胎细胞受到药物影响早期死亡导致自然流产;"无"表现为胚胎继续发育,不出现异常。服用的药物甲硝唑在FDA分类中归为B级,相对比较安全,但妊娠前三个月不建议使用。不过您在不知道怀孕的情况下,已经使用了,也不用担心,根据妊娠期用药指南,对于细菌性阴道炎的孕妇获益较多,可减少早产的发生率,短期治疗是安全的。 孕妇:好的,谢谢。那多西环素片有没有影响呢? 药师:多西环素在FDA分类中归为D级,主要会影响胎儿的四肢发育。但是您也不用着急,我们还是来看这个示意图。四肢的形成是在受精后的第四周,多西环素的半衰期约为16~22h,经过4~5个半衰期已经代谢完全,不会对宝宝的四肢造成影响。 孕妇:好的,太谢谢啦。我还一直担心宝宝的健康。 药师:您不用过分焦虑,后续定期孕检,关注宝宝的发育情况。 孕妇:好的,谢谢! 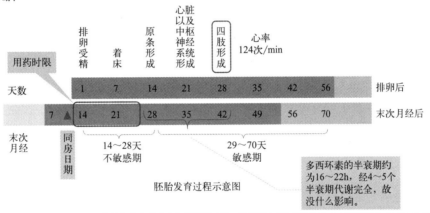 胚胎发育过程示意图
跟踪反馈	电话跟踪 该孕妇在医院正常产检并在预产期内剖宫产1名健康男婴

【任务评价】

项目	内容	分值	评分要求(计分)	评分
收集信息	孕妇基本信息; 本次妊娠信息; 咨询药物信息; 问题指向点; 找出背景动机; 知识文化层次	14分	关键信息准确(2分); 关键信息全面(2分); 准确了解物使用情况(1分); 细心查看监测数据(2分); 找出的异常信息(3分); 准确找出患者的问题(2分); 用语亲切(1分); 善于沟通(1分)	

项目	内容	分值	评分要求(计分)	评分
评估信息	用药时间时胎龄； 体内药物残留情况； 药物 FDA 分类； 药物暴露的风险； 找出问题的原因	20分	药物使用时胎龄判断准确(5分)； 是否存在认知误区判断准确(4分)； 是否存在分类误区判断准确(3分)； 药物暴露风险判断准确(3分)； 准确找出问题的原因(5分)	
制订计划	胚胎发育过程示意图； 药物性质； 药物效应； 药物风险	24分	示意图清晰、易懂(5分)； 药物性质理解正确(5分)； 药物效应表达准确(5分)； 药物风险介绍全面(5分)； 合理用药教育通俗明了(4分)	
实施计划	确定患者； 重复问题； 告知答案； 明确理解	30分	注意礼貌用语(5分)； 耐心解释(5分)； 患者理解解决方案(5分)； 患者接受解决方案(5分)； 能耐心取得孕妇配合(5分)； 能细心关注孕妇是否理解(5分)	
跟踪反馈	用药情况； 疾病情况； 强化教育； 反思建档	12分	跟踪随访方式能得到孕妇认同(2分)； 疾病转归、用药和生活情况信息准确全面(4分)； 强化教育针对性强(2分)； 反思小结能从专业和人文方面考虑(2分)； 在与患者交流中强化责任心(2分)	

【任务训练】

一、知识检测

（一）单选题

1. 药物易通过胎盘屏障的特点是（　　）。

A. 分子量大　　　　B. 弱碱性　　　　C. 脂溶性小　　　　D. 蛋白结合率高　　E. 半衰期短

2. 患者，女，34 岁，在不知道怀孕的情况下服用诺氟沙星胶囊。经询问，获知其服药时间距末次月经时间是 20 天。该行为对胎儿可能造成的影响是（　　）。

A. 骨骼发育异常　　B. 流产或发育成正常胚胎　　　C. 牙齿色素沉着

D. 腭裂　　　　　　E. 耳聋

3. 下列药不是哺乳期妇女完全避免使用的药物为（　　）。

A. 氯霉素　　　　　B. 对乙酰氨基酚　　C. 左炔诺孕酮　　　D. 卡托普利　　　E. 格列喹酮

（二）配伍题

A. 阿米卡星　　　　B. 阿莫西林　　　　C. 枸橼酸钾　　　　D. 沙利度胺　　　E. 妥布霉素

1. 属于 A 级妊娠用药的是（　　）。

2. 属于 B 级妊娠用药的是（　　）。

3. 属于 C 级妊娠用药的是（　　）。

4. 属于 D 级妊娠用药的是（　　）。

5. 属于 X 级妊娠用药的是（　　）。

（三）案例分析题

妊娠期妇女常因一些异常情况或疾病而需要用药治疗。据统计，平均每名妊娠期妇女在妊娠期间服用过 3～4 种药物。孕妇用药对胎儿的影响因药物种类的不同而有所差别。因许多药物可以自由地通过胎盘，有些药物可能会引起胎儿的发育异常，甚至造成胎儿畸形或死胎，所以对于妊娠期妇女用药必须高度重视，做到合理用药。

1. 应用叶酸拮抗剂可导致胎儿颅面部畸形、腭裂的阶段是（　　）。

A. 妊娠1～2周　　　　　　　　B. 妊娠3～12周　　　　　　　　C. 妊娠13～27周

D. 妊娠28～32周　　　　　　　E. 妊娠33～40周

2. FDA将妊娠用药分为（　　）个级别。

A. 3　　　　　　B. 4　　　　　　C. 5　　　　　　D. 6　　　　　　E. 7

（四）多选题

1. 下列关于妊娠期妇女用药原则的说法中，正确的是（　　）。

A. 妊娠期用药必须有明确的指征，尽量避免妊娠早期用药

B. 可用可不用的药物不用，可推迟治疗则推迟治疗

C. 小剂量有效的避免大剂量使用

D. 用药时应尽量选择联合用药

E. 首选A级、B级药物，应避免使用C级、D级药物，禁用X级药物

2. 下列关于药物对孕妇的影响正确的是（　　）。

A. 孕妇不应过量服用含咖啡因的饮料

B. 孕妇患有结核、糖尿病应绝对避免药物治疗以防胎儿畸形

C. 受精后半个月内，几乎见不到药物的致畸作用

D. 受精后3周至3个月接触药物，易发生先天畸形

E. 妊娠3个月至足月除神经系统、生殖系统和牙齿外，其他器官一般不致畸

二、能力训练任务

孕妇27岁，平素月经规则，诊断：孕6周+2天，抑郁症。患者自诉：末次月经是2018年3月4日，有服用劳拉西泮片和马来酸氟伏沙明片3年用药史；2018年4月17日发现怀孕，当时已停药1个月。患者咨询临床药师：孕期服用劳拉西泮片和马来酸氟伏沙明片对胚胎的影响。请对该患者的用药风险进行评估。

【任务拓展】

调研3位孕妇，了解她们妊娠期用药的情况，包括以下内容，自行编写调查问卷。

① 基本情况：包括年龄、文化程度、职业以及孕周等。

② 用药安全认知情况（主要包括以下8个问题）：是否知道叶酸什么时候使用，是否知道钙剂什么时候使用，是否知道铁剂什么时候使用，妊娠期什么阶段使用药物对胎儿影响最大，妊娠期尽可能避免服用哪些药物，药物不良反应的认知水平，是否了解美国FDA的妊娠期药品分级制度，是否知道妊娠2个月时出现严重失眠不能服用安眠药。

③ 药物使用情况：包括葡萄糖、醋酸甲羟孕酮片、复方锌铁钙口服溶液、头孢地尼分散片等常用药物。

④ 安全用药的态度：主要包括是否会主动了解妊娠期用药知识，通过何种途径了解妊娠期用药知识，每次服药是否会认真阅读说明书，对药品用法用量不清楚时采取的态度。

M7-2-1　PPT　　　M7-2-2　答案解析　　　M7-2-3　视频

任务 3　老年人药学服务

【学习目标】

● 知识目标

掌握老年人的用药原则和药动学特点，熟悉老年人生理特点和慎用药物。

● 能力目标

能根据老年人的生理特点和用药原则指导老年人正确用药，具备服务老年人的药学服务基本技能。

● 素质目标

具有仁爱之心的道德品质和善于与老年人沟通的服务意识。

敬老尊贤

弘扬传统美德　尊老敬老爱老

尊老敬老爱老是我国五千年来不变的光荣传统，了解老年人身体状况，关爱老年人身体健康，促进合理用药，降低不良反应，科普健康常识，倡导健康饮食，是药学服务人员义不容辞的责任。针对老年人重视健康，认为"贵重药"就是好药、滋补药有益无害、用药品种越多效果越好、跟着广告慕名用药等用药误区，作为药学服务人员，耐心细致讲解药物作用，根据病情为老年人科学合理选择药物，减轻老年人用药过多造成的经济负担或病情加重。倡导全社会关爱老年人，使老年人实现老有所养、老有所医、老有所为、老有所学、老有所乐，不断提升老年人的健康获得感和生活幸福感。

【任务要求】

张某，女，76岁，因"行动迟缓15年，小便困难，加重1周"入院，患者15年前无明显诱因出现走路小碎步、身体向前倾，字越写越小。医生诊断为帕金森病，给患者开了多巴丝肼片和盐酸普拉克索片。作为药师，你在接待该老年患者购买药物时，应该告知哪些用药注意事项？日常生活中应该注意什么？

××医院处方笺

姓名：张××	性别：女
科室：神经内科门诊	年龄：76岁
日期：2022年8月3日	门诊号：2022080315322
诊断：帕金森病	

（普）

Rp:

多巴丝肼片　　　250mg×40片　　2盒
口服　125mg/次　3次/d

盐酸普拉克索片 0.25mg×30片　　3盒
口服　0.25mg/次　3次/d

药费：238.20元	医生：潘××
打印日期：	审核人：　　　核对人：
2022-8-5 8:47:23	调配：　　　　发药人：

截至 2020 年，我国 65 岁以上人口为 1.9 亿，占总人口的 13.5%，我国已步入老龄化社会。老年患者由于生理功能减退、器官衰竭及多脏器共病，联合用药与长期用药现象更为普遍。在中国，42% 的老年人同时患有 2 种以上疾病，加之老年人学习能力下降，用药依从性差，增加了潜在的用药风险。

一、老年人用药特点

1. 药效学改变

即使作用部位的药物浓度相似，老年人对药物的感受性和耐受性通常与年轻人有着显著差异，这种差异可能是由受体亲和力、密度或平衡稳态机制的变化而引起的。病理学改变也会影响药效学反应，尤其是在衰弱老年患者中。由于不同系统的稳态储备减少，老年人的中枢神经系统、血液系统和消化系统对药物敏感性增加。服用血管扩张剂时，老年人直立性低血压的风险更大，对华法林和肝素的反应更敏感，易发生药物不良反应。一般而言，建议从尽可能小的剂量开始用药，并根据药物效应缓慢滴定剂量。

2. 药动学改变

（1）吸收 随着年龄增加，小肠内壁表面积缩减，对药物吸收有轻微的影响，此外某些特定条件也会影响药物的吸收。胃液的 pH 会影响弱酸性或弱碱性药物的解离度，进而影响口服药物的吸收量；胃排空、肠蠕动速度和胃肠血流减少可直接影响药物在胃肠道内停留的时间和药物在肠道的吸收速率；而组织血灌注减少会影响皮下、肌内和透皮给药的吸收率。

（2）分布 组织器官的血流量、机体的组分和血浆蛋白均能影响药物在体内的分布。老年人心输出量逐年递减，血流量的减少影响药物到达组织器官的浓度，从而改变药物的效应。鉴于血药浓度与表观分布容积呈反比，老年人总体水相的减少会导致某些水溶性药物表观分布容积减小，血药浓度增高；体内脂肪增加可使脂溶性药物表观分布容积增大，药物半衰期延长，长期使用会增加毒性和药物不良反应（adverse drug reactions，ADR）发生的可能。多数药物在体循环中与血浆蛋白结合，只有非结合型药物才具有药理活性。在患有慢性疾病和营养不良的老年人中，血浆蛋白浓度显著降低，导致结合型药物血药浓度降低，而非结合型药物血药浓度升高。若使用与血浆蛋白结合率高的药物，由于血浆蛋白含量的减少，使得非结合型药物浓度增高，药效增强。同时使用多个血浆蛋白结合率高的药物时，由于竞争性结合，未结合的药物浓度增大，药物效应增强，这种影响在老年人体内较青年人更为明显。

（3）代谢 作为药物的主要代谢器官，肝脏的质量和灌注随着年龄的增长而下降，从而降低肝脏的首过代谢能力。虽然肝细胞色素 P450 药物代谢酶的量并不随年龄增长而减少，但由于药酶的活性下降，药物经由这些酶的肝脏代谢也降低。老年人口服某些有首过效应的药物时，因首过效应降低，生物利用度提高，血药浓度增加，药效增强。另外，药物代谢速率存在个体差异，需要因人而异调整药物剂量。

（4）排泄 药物的排泄是药物效应和药物不良反应较为重要的影响因素。老年人的肾脏组织、肾血流量、肾小球滤过率和肾小管分泌功能等随着增龄而下降，可影响药物的排泄，进一步影响药物在体内的浓度和机体消除药物的时间，使药物效应增强或药物不良反应增加。由于老年人肌肉体积减小，血清肌酐浓度并非老年人肾功能的可靠指标。事实上，即使在血清肌酐正常的老年人中，约 74% 存在肾小球滤过率不同程度下降，近 20% 存在隐匿性肾功能不全。

3. 多重用药

多重用药通常指患者同时使用 6 种及以上的药物，除了指药物数量多以外，更强调的另一个定义是联合使用至少 1 种无有效临床指征的、不必要的或目前尚无证据证明有效的药物。多重用药多见于老年患者，其中不适当用药占据很大比例。

多重用药易产生药物不良相互作用。有文献报道，超过 80 岁的老年人多重用药发生率达 64.8%，人均服药 7.5 种。随着年龄和慢性病数量增加，老年人多重用药的发生率逐渐增加。每增加 1 种慢性病，多重用药的风险为原先的 1.3 倍。我国 40% 的卧床老年人处于潜在的药物不良相互作用危险中，其中 27% 处在严重危险状态。在多重药物治疗中，通常可呈瀑布式处方，即增加的新药用以治疗已出现的 ADR。高龄、一病多药和共病多重用药是药物不良相互作用的潜在风险因素。药物-药物、药物-疾病不良相互作用可使药物治疗效应下降，ADR 发生率、住院天数和医疗费用增加。

二、老年人用药原则

老年人是特殊群体，除药动学和药效学改变外，还具有罹患多种疾病、多重用药的现象。老年共病患者的最优化药物处方，应是以患者为中心，全面考虑患者整体情况，确定合适的近期治疗以及远期治疗目标，共病管理与药疗需遵循以下原则。

1. 受益原则

老年人用药需考虑获益所需时间，然后充分考虑现患疾病情况、预期寿命和治疗目标，最后决定是否用药。在安宁疗护阶段，主要是恰当的对症治疗，可以暂停不会获益的一级预防和对因治疗。

2. 个体化原则

根据老年人具体病情、肝肾功能，充分考虑药物与药物以及药物与机体的相互作用，制订适合患者具体情况的个体化治疗方案。

3. 优先治疗原则

突发急症时，应将危及生命的急性问题放在首位处理，可暂停需长期用药才获益或与当下急需用药存在不良相互作用的药物。

4. 小剂量原则

除维生素、微量元素、消化酶等药物外，其余药物需低于成人剂量。应小剂量起始，缓慢滴定增量，确定获得最大疗效和更小不良反应的剂量。

5. 连续管理原则

老年人慢性病管理和连续医疗中的重要内容之一便是药物管理。共病患者应建立用药清单，定期核查，尤其是病情变化、转诊或住院时。

6. 重视非药物治疗原则

在药疗之前首先考虑非药物治疗方案，在药疗的同时考虑是否同时组合非药物治疗方案。如早期糖尿病可采用饮食疗法，轻症高血压可采用限钠、运动、限脂、减肥等措施治疗。

7. 人文关怀原则

耐心沟通，提高老年人用药依从性，帮助其认识疾病的严重性和用药的必要性，并采取措施保证用药依从性。

三、老年人避免应用的药物

药物是治疗疾病的重要手段之一，它在缓解症状、提高生活质量和改善预后方面起了重要作用。

老年人由于增龄性变化使其生理状况不同于中年人，同时老年人比中年人患更多的疾病、病情更重更复杂，导致老年人药动学和药效学的变化，使其对药物不良反应（ADR）的敏感性增加。通常能够用于中年人的药物不一定都能用于老年人。1997 年 Beers 提出当老年人药物治疗的不良风险超过预期的获益（药物对老年人弊大于利），称为老年人不适当药物。不适当药物的使用是导致老年人发病和死亡的一个重要原因。

老年人（不依赖于诊断）不宜使用的药物有 48 种（表 7-3-1），老年人特定病症避免应用的药物有 19 种（表 7-3-2），都说明了不建议使用的理由和危害等级。这些老年人不宜使用的药物大致分为三类：（1）药物对老年人疗效差，如肌松剂、曲美苄胺等药物；（2）老年人对药物毒副反应更敏感，如抗胆碱能类、胃肠解痉剂、长效苯二氮䓬类及吲哚美辛等药物；（3）药物毒副反应明显而又有替代药物治疗，如氯磺丙脲、噻氯匹定、利血平和甲基多巴、长效苯二氮䓬类剂及三环类抗抑郁剂等药物。

表 7-3-1　老年人避免应用的药物

序号	不适当药物	理由	严重等级
1	丙氧芬及其复方制剂	镇痛并不优于对乙酰氨基酚，但有其他镇痛剂的反应	低
2	吲哚美辛	在非甾体类抗炎药中，产生中枢神经系统反应最多	高
3	喷他佐辛	比其他麻醉性镇痛剂引起更多的中枢神经系统反应（精神紊乱、幻觉）；含有激动剂和拮抗剂	高
4	曲美苄胺	镇吐作用弱，又有锥体外系反应	高
5	肌松剂和解痉剂：美索巴莫、肌安宁、氯唑沙宗、美他沙酮、环苯扎林、奥昔布宁（缓释剂例外）	老年人难以耐受副反应（抗胆碱能、镇静、虚弱），使用老年人能耐受剂量而疗效又可疑	高
6	氟西泮（氟安定）	半衰期长（几天），镇静时间长，跌倒和骨折概率增加；如需要，中短效制剂更可取	高
7	阿米替林及其复方制剂	较强抗胆碱能和镇静效应，不是老年人首选抗抑郁药	高
8	多塞平	较强抗胆碱能和镇静效应，不是老年人首选抗抑郁药	高
9	甲丙氨酯	久用易成瘾，需缓慢停药	高
10	短效苯二氮䓬类剂量：劳拉西泮＞3mg、奥沙西泮＞60mg、阿普唑仑＞2mg、替马西泮＞15mg、三唑仑＞0.25mg	老年人对苯二氮䓬类敏感性高，小量既有效又安全，每天剂量不超过建议剂量	高
11	长效苯二氮䓬类：氯氮䓬及其复方制剂、地西泮、夸西泮、哈拉西泮、二钾氯氮䓬	老年人半衰期长（几天），镇静时间长，跌倒和骨折概率增加；如需要，中短效制剂更可取	高
12	双异丙吡胺	负性肌力强，诱发老年人心力衰竭；抗胆碱能作用强	高
13	地高辛（＞0.125mg/d，治疗心房纤颤例外）	老年人肾功能减退，毒性增加	低
14	短效双嘧达莫（长效制剂例外，人工瓣膜例外）	体位性低血压	低
15	甲基多巴及其复方制剂	心动过缓、抑郁加重	高
16	利血平＞0.25mg	抑郁、阳痿、镇静、体位性低血压	低
17	氯磺丙脲	老年人半衰期长导致持久的低血糖；是引起抗利尿激素分泌异常综合征唯一口服降糖药	高
18	胃肠解痉剂：双环维林、莨菪碱、溴丙胺太林、颠茄生物碱	抗胆碱能作用强；疗效不确定	高
19	抗胆碱能和抗组胺药：氯苯那敏、苯海拉明、羟嗪、赛庚啶、异丙嗪、曲吡那敏、右氯苯拉敏	抗胆碱能作用强；老年人过敏反应首选非抗胆碱能、抗组胺药	高

序号	不适当药物	理由	严重等级
20	苯海拉明	可引起精神紊乱和镇静,不能作为安眠药应用;用于过敏反应急症时,尽量用最小剂量	高
21	海特琴、环扁桃酯	已研究的剂量未证明有效	低
22	硫酸亚铁(＞325mg/d)	＞325mg 不增加吸收量,且加重便秘	低
23	所有巴比妥类(苯巴比妥治疗癫痫除外)	易成瘾;比多数镇静安眠药有更多副反应	高
24	哌替啶	常用剂量不是一种有效镇痛剂,可引起精神紊乱;与其他麻醉剂相比,有许多缺点	高
25	噻氯匹定	抗凝并非优于阿司匹林,且有许多毒性;有更安全、有效的替代药物	高
26	酮咯酸	无症状性消化系统病变多见	高
27	安非他命和减食欲剂	高血压、心绞痛和心肌梗死	高
28	长期使用大剂量长半衰期非选择性非甾体类抗炎药:萘普生、奥沙普嗪、吡罗昔康	消化系统出血、肾功能衰竭、高血压、心力衰竭	高
29	长期应用刺激性泻药:比沙可定、美鼠李皮(在用阿片类药时例外)	加重肠功能紊乱	高
30	胺碘酮	Q-T 间期延长,诱发尖端扭转型室速;老年人疗效差	高
31	奥芬那君	较强镇静和抗胆碱能作用	高
32	胍乙啶	体位性低血压;有较安全的替代药物	高
33	胍那决尔	体位性低血压	高
34	环扁桃酯	疗效差	低
35	盐酸苯氧丙酚胺	疗效差	低
36	呋喃旦啶	肾损害,有替代药物	高
37	多沙唑嗪	低血压、口干、尿路问题	低
38	甲基睾丸素	前列腺增生、心脏问题	高
39	甲硫哒嗪	中枢神经系统和锥体外系反应	高
40	美索哒嗪	中枢神经系统和锥体外系反应	高
41	短效硝苯地平	低血压、便秘	高
42	可乐定	体位性低血压,中枢神经系统反应	低
43	矿物油	误吸;有更安全的替代药物	高
44	西咪替丁	精神紊乱等中枢神经系统反应	低
45	利尿酸	低血压、体液失衡;有更安全的替代药物	低
46	干甲状腺片	心脏副反应;有更安全的替代药物	高
47	安非他命(哌醋甲酯、减食欲药除外)	中枢神经系统兴奋剂	高
48	雌激素	致癌(乳腺、子宫);缺乏心脏保护作用	低

表 7-3-2　老年特定疾病避免应用的药物

序号	疾病(症状)	不适当药物	理由	严重等级
1	心力衰竭	丙吡胺,含钠高的药物	负性肌力,体液潴留,心力衰竭加重	高
2	高血压	苯丙胺醇、伪麻黄碱、减肥药、苯丙胺	血压升高	高

序号	疾病（症状）	不适当药物	理由	严重等级
3	胃十二指肠溃疡	非甾体类抗炎药、阿司匹林＞325mg	溃疡恶化	高
4	癫痫	氯氮平、氯丙嗪、甲硫哒嗪、氨砜噻吨	降低癫痫阈值	高
5	血液凝固异常或接受抗凝治疗	阿司匹林、氯吡格雷、非甾体类抗炎药、双嘧达莫、噻氯吡啶	延长凝血时间、升高 INR 或抑制血小板聚集导致出血增加	高
6	膀胱出口梗阻	抗胆碱能、抗组胺、解痉剂、肌松剂、奥昔布宁、泌尿灵、抗抑郁剂、减充血剂、托特罗定	尿流量率降低、膀胱潴留	高
7	压力性尿失禁	α-受体拮抗剂（多沙唑嗪、哌唑嗪、特拉唑嗪）、抗胆碱能、三环抗抑郁剂（丙咪嗪、多塞平、阿米替林）、长效苯二氮䓬类	多尿、尿失禁	高
8	心律失常	三环类抗抑郁剂（丙咪嗪、多塞平、阿米替林）	Q-T 间期延长，致心律失常	高
9	失眠症	减充血剂、茶碱、哌醋甲酯、单胺氧化酶抑制剂、苯丙胺	中枢神经系统兴奋效应	高
10	帕金森病	甲氧氯普胺、传统抗精神病药、他克林	抗多巴胺作用或抗胆碱能作用	高
11	认识损害	巴比妥类、抗胆碱能、解痉剂、肌松剂、中枢神经系统兴奋剂（右旋安非他命、哌醋甲酯、甲基苯丙胺、苯异妥英）	中枢神经系统反应	高
12	抑郁症	长效苯二氮䓬类，交感神经阻滞剂（甲基多巴、利血平、胍乙啶）	产生或加重抑郁	高
13	厌食症、营养不良	中枢神经系统兴奋剂（右旋安非他命、哌酯甲酯、甲基苯丙胺、苯异妥英、氟西汀）	食欲减退	高
14	昏厥、跌倒	短中效苯二氮䓬类、三环类抗抑郁剂（丙咪嗪、多塞平、阿米替林）	共济失调，精神运动受损，昏厥、跌倒	高
15	抗利尿激素分泌异常综合征或低钠血症	选择性 5-羟色胺再摄取抑制剂（氟西汀、帕罗西汀、氢溴酸西酞普兰、舍曲林、氟伏沙明）	引起或加重抗利尿激素分泌异常综合征	高
16	癫痫	安非他酮	降低癫痫阈值	高
17	肥胖	奥氮平	刺激食欲，增加体重	低
18	慢性阻塞性肺疾病	长效苯二氮䓬类（氯氮䓬、地西泮、夸西泮、哈拉西泮、二甲氯氮䓬），β受体阻滞剂（普萘洛尔）	中枢神经系统副反应，呼吸抑制	高
19	慢性便秘	钙通道阻滞剂，抗胆碱能、三环抗抑郁剂（丙咪嗪、多塞平、阿米替林）	便秘加重	低

四、老年人用药管理

（1）优化药物治疗方案　老年患者的 ADR 多与剂量有关，可预测，可避免。临床医师、护士和药师应组成临床药物治疗团队，根据老年患者的生理病理特点，药动学、药效学改变特点及代谢基因组学原理，共同制订出针对特定患者、特定疾病的个体化给药方案，需要同时合用多种药物进行治疗时，应抓住主要矛盾，尽可能减少用药种数以避免可能发生的药物不良相互作用。用药应以最少的药物，最低的有效剂量，最方便安全的使用方法，最简单的用药方案。

（2）合理用药评估　由老年科医师、药师和护理人员组成的治疗团队，应及时对老年患者用药进行监测和评估。鼓励老年患者按时随访，对原发性疾病的进展、新增疾病、药物疗效、药物的不良相互作用、

ADR 风险和继续用药的益处作出科学评估，及时修正用药方案，并告知老年患者用药后可能产生的 ADR，出现 ADR 后及时就诊。在用药期间随访监测药物治疗的有效性和安全性，以达到最优的精准治疗效果。药师也应认真审核处方或用药医嘱，识别潜在的用药风险或错误，减少老年患者的药源性损害。

（3）加强合理用药的宣教和指导 临床药师也要加强对医务人员合理用药的培训，形成老年患者用药临床思维，增强对老年患者药物相互作用和 ADR 观察的意识，提高用药安全性。通过开设合理用药讲座、发放科普宣传资料、用药咨询以及音频视频等多媒体形式，普及合理用药知识，避免药源性疾病的发生。

知识链接

药师在老年人药学监护中的职责

1. 获得患者完整的用药史、评价患者用药的顺应性并采取措施提高患者顺应性、发现和解决药物相关问题和药物不良反应、通过多学科协作为患者制订个体化药物治疗方案、制订策略提高患者合理化治疗结果以及对患者进行用药指导等。

2. 药师要对老年患者药物治疗方案的依从性能力进行评价，特别是行动不便、手部没有力量、认知障碍或视力失明的患者。药师通过观察患者是否能够打开药品容器（如瓶子或包装）来判断患者的用药依从性。

3. 药师应采取措施确保患者的用药依从性，如指导患者服用特殊药物（如吸入剂、透皮贴剂、注射药物、滴眼剂或滴耳剂）；打印药品标签时使用大号字体；使用通俗易懂的语言编写患者教育材料。

【任务实施】

针对任务要求，按下述步骤实施。

收集信息	评估信息	制订计划	实施计划	跟踪反馈
患者基本信息 疾病发展信息 咨询药物信息 问题指向点 询问背景动机 知识文化层次	疾病药疗原则 药物副作用 药物使用信息 患者咨询目的 明晰咨询问题 查询资料方式	资料查询 资料整理 药物作用 药物副作用 用法指导 确定回答方式	确定患者 重复问题 告知答案 明确理解	用药情况 疾病情况 强化教育 反思建档

收集 信息	1. 基本信息：女，76 岁，身高 155cm，体重 45kg。文化层次为小学。 2. 疾病发展信息：行动迟缓 10 年，加重 1 周入院，患者 10 年前无明显诱因出现走路小碎步、身体向前倾，字越写越小，医生诊断为帕金森病。 3. 咨询药物信息：多巴丝肼是复方制剂，是治疗帕金森病的一线药物；盐酸普拉克索被用来治疗特发性帕金森病的体征和症状，单独（无左旋多巴）或与左旋多巴联用。例如，在疾病后期左旋多巴的疗效逐渐减弱或者出现变化和波动时（剂末现象或"开关"波动），需要应用本品。同时查阅《中国帕金森病治疗指南（第四版）》。 4. 问题指向点：患者对药物的不良反应和注意事项不熟悉
评估 信息	1. 患者症状明显改善，生活质量得到提高。 2. 需加强健康教育和用药指导
制订 计划	1. 药物作用介绍 多巴丝肼是左旋多巴和苄丝肼组成的复方制剂。多巴胺是脑中的一种神经递质，帕金森病患者脑基底神经节中多巴胺含量不足。左旋多巴是多巴胺生物合成的中间产物，是多巴胺前体，在芳香族 L-氨基酸脱羧酶的作用下生成多巴胺。左旋多巴可以通过血脑屏障，而多巴胺则不能，因此左旋多巴被用作前药来增加多巴胺水平。 给药后，左旋多巴在脑外以及大脑组织中发生快速脱羧反应生成多巴胺，使得大多数左旋多巴不能到达基底神经节，而外周产生的多巴胺常会引起不良反应。因此，抑制脑外组织中左旋多巴的脱羧反应是十分必要的。左旋多巴与外周脱羧酶抑制剂苄丝肼同时给药即可达到这一目的。

制订计划	多巴丝肼是左旋多巴与苄丝肼按 4∶1 制成的复方制剂,在临床试验和治疗应用中已证明这一比例具有最佳疗效,与单独给予大剂量左旋多巴的效果相当。 盐酸普拉克索是一种多巴胺受体激动剂,与多巴胺受体 D_2 亚家族结合有高度选择性和特异性,对其中的 D_3 受体有优先亲和力并具有完全的内在活性。 普拉克索通过兴奋纹状体的多巴胺受体来减轻帕金森病患者的运动障碍。普拉克索能够保护多巴胺神经元避免因缺血或甲基苯异丙胺神经毒性带来的退化。体外研究证明普拉克索能够保护神经元免受左旋多巴引起的神经毒性。 2. 用法用量 多巴丝肼应尽可能在餐前 1h 或餐后 1.5h 服用,这样可以避免膳食蛋白质对左旋多巴摄取的竞争效应并促进更快速的起效。胃肠不良反应主要出现在治疗早期,可通过同服液体或低蛋白点心(例如糕点)或缓慢调整剂量来减轻胃肠道不良反应。初始治疗第一次推荐剂量是每次 1/2 片,每日 3 次。 盐酸普拉克索为口服用药,用水吞服,饭后服用。每日的总剂量等分为 1 天 3 次服用。 3. 不良反应提示 接受多巴丝肼治疗的患者可能出现抑郁、异动症、性欲增高、溶血性贫血、白细胞减少、血小板减少等不良反应。 普拉克索不良反应有做梦异常、健忘症、冲动控制障碍和强迫行为的症状,如暴饮暴食、强迫性购物、意识混乱、便秘、幻觉、头晕、运动障碍、呼吸困难等。对驾驶和操作机器的人也有影响。患者应该提防使用普拉克索时会出现潜在的镇静作用包括嗜睡以及在日常生活中突然的睡眠发作。由于嗜睡是常见的不良事件,并且有引起严重后果的潜在性,因此患者应当避免驾驶车辆或操作机器。 4. 用药注意事项 当左旋多巴与脱羧酶抑制剂合用于已经接受抗高血压治疗的患者时会出现症状性的直立性低血压。对于同时接受抗高血压治疗的患者应谨慎接受本品的治疗。需要监测血压,必要时对两种药物进行剂量调整。 维生素 B_6 可能会促进外周左旋多巴的转化,避免服用。禁止将本品与非选择性单胺氧化酶抑制剂合用。 普拉克索大于 65 岁的受试者与年轻的受试者相比,口服本品的总清除率大约低 30%,其肾清除率下降是由于肾功能与年龄增长相关的减退。这导致消除半衰期大约从 8.5h 增加到 12h。 5. 健康教育 (1)早期发现、早期诊断、早期治疗,药物为主要的治疗方式。 (2)不能自行停药或随意改变剂量。 (3)避免或减少应用奋乃静、利血平、氯丙嗪等药物,做好预防。 (4)服用左旋多巴期间应少食蛋白质类食物,避免服用维生素 B_6,以免影响左旋多巴疗效。可白天低蛋白饮食,晚上适当增加蛋白质,左旋多巴应空腹用药,不可与高蛋白食物同服。 (5)帕金森患者易便秘,应给予高纤维含量食物,多饮水。还易发生跌倒情况,应注意补钙,预防骨质疏松,可每天睡前一杯牛奶或者酸奶。 (6)让患者正确认识疾病,予以心理疏导,加强营养支持和对症治疗,适度锻炼身体均非常重要。 (7)长期用药患者疗效下降,同时出现异动症,药物难以改善,可考虑手术治疗,术后仍需应用药物治疗
实施计划	药师:您好,请出示您的就诊卡以及发票。 顾客:好的。 药师:您好,您本次就诊的是帕金森疾病,医生一共给您开了两个药。我先向您介绍一下这两个药物的用法用量,第一个药物是多巴丝肼片,它是左旋多巴和苄丝肼胺的复方制剂,能增加您大脑中多巴胺的水平,从而减轻您的帕金森症状,需要在餐前 1h 或餐后 1.5h 服用,每日 3 次,每次 1/2 片。第二个药物是盐酸普拉克索片,是一种多巴胺受体激动剂,能兴奋大脑中的多巴胺受体来减轻您的运动障碍,需要在饭后服用,每日 3 次,每次 1 片。这两个药物的用量都是医生根据您以往的用药情况调整好的,为了以防遗忘,我将用法用量写在了药盒上,您服药前可以查看。 顾客:好的。我在饮食方面需要注意什么吗? 药师:膳食中注意满足糖和蛋白质的供应,以植物油为主,少吃高蛋白食物。多食用新鲜的蔬菜和水果,特别是粗纤维,即可保证机体每日所需营养物质,还可增强机体免疫能力与抵抗能力。 顾客:这两个药有什么严重不良反应吗? 药师:如长期服用抗帕金森病药物可能会引起幻觉、体位性低血压(改变体位时候可能会有头晕)、运动障碍(不自主运动)、胃肠道反应、皮疹等,常伴有睡眠障碍和幻觉等。 顾客:如果真出现了睡眠障碍和幻觉,我应该怎么办? 药师:如果您入睡困难和幻觉持续加重,建议您去医院就诊。医生会给您开具镇静催眠药和抗精神病药物治疗。适度的体育锻炼可降低肌肉痉挛与关节僵硬等情况,增强肢体运动能力,改善睡眠质量,增强治疗信心。希望您的家属也一起参与到您的治疗中。 顾客:我的爱人和儿女也经常提醒我吃药和帮助我进行康复训练。 药师:祝您早日康复! 顾客:谢谢。 药师:不用谢,有什么不清楚的地方请随时与我联系,祝您生活愉快!
跟踪反馈	**电话跟踪** 1 周后电话随访,顾客表示行走困难症状减轻了,合理的体育锻炼手抖症状也比以前好了些,建议严格遵照医嘱按时服药,保持心情舒畅,合理膳食,适度运动

【任务评价】

项目	内容	分值	评分要求(计分)	评分
收集信息	患者基本信息； 疾病发展信息； 咨询药物信息； 问题指向点； 找出背景动机； 知识文化层次	14分	关键信息准确(2分)； 关键信息全面(2分)； 准确了解药物使用情况(1分)； 细心查看监测数据(2分)； 找出的异常信息(3分)； 准确找出患者的问题(2分)； 用语亲切(1分)； 善于沟通(1分)	
评估信息	药物使用情况； 饮食、运动情况； 认知、使用误区； 找出问题的原因	20分	药物使用情况判断准确(5分)； 是否存在认知误区判断准确(4分)； 是否存在使用误区判断准确(3分)； 饮食、运动情况判断准确(3分)； 准确找出问题的原因(5分)	
制订计划	药物作用； 药物副作用； 用法指导	24分	作用解析清晰、机制简单易懂(5分)； 用法用量指导正确(5分)； 用药特殊提示科学(5分)； 健康教育全面(5分)； 合理用药教育通俗明了(4分)	
实施计划	确定患者； 重复问题； 告知答案； 明确理解	30分	注意礼貌用语(5分)； 耐心解释(5分)； 患者理解解决方案(5分)； 患者接受解决方案(5分)； 能耐心取得顾客配合(5分)； 能细心关注顾客是否理解(5分)	
跟踪反馈	用药情况； 疾病情况； 强化教育； 反思建档	12分	跟踪随访方式能得到顾客认同(2分)； 疾病转归、用药和生活情况信息准确全面(4分)； 强化教育针对性强(2分)； 反思小结能从专业和人文方面考虑(2分)； 在与患者交流中强化责任心(2分)	

【任务训练】

一、知识检测

（一）单选题

1. 老年人在用药期间，一旦出现药源性疾病，最简单、有效的干预措施是（　　）。

A. 增加药物剂量　　　　　　　B. 减少药物剂量　　　　　　　C. 暂停用药

D. 改变给药途径　　　　　　　E. 调整用药时间

2. 有关老年药效学改变的特点，下列选项叙述错误的是（　　）。

A. 对大多数药物的敏感性降低　　　B. 对普萘洛尔的敏感性降低　　　C. 用药依从性降低

D. 药物不良反应率增加　　　　　　E. 对阿片类药物的镇痛反应更强

3. 下面有关老年人用药注意事项的说法不正确的是（　　）。

A. 老年人服用甲硝唑期间不宜饮酒

B. 老年人肝药酶的合成增多，用药时可合用肝药酶抑制剂

C. 老年人肾脏衰退，容易发生蓄积中毒

D. 老年人血浆白蛋白含量降低，应用华法林的量应相应降低

E. 老年人对中枢神经系统药物的敏感性增高

4. 由于老年人胃肠道功能变化，而导致按主动转运方式吸收减少的药品是（   ）。

A. 半乳糖　　　　　B. 阿司匹林　　　　C. 对乙酰氨基酚　　D. 苯巴比妥　　　　E. 磺胺甲噁唑

5. 老年人体内总含水量下降而脂肪成分增加，以下药物中随年龄增加，分布容积明显下降，血药浓度升高的是（   ）。

A. 地高辛　　　　　B. 胺碘酮　　　　　C. 地西泮　　　　　D. 替考拉宁　　　　E. 维拉帕米

6. 肝脏是药物代谢的主要器官，以下关于肝脏代谢的描述，错误的是（   ）。

A. 年龄相关的Ⅰ相反应降低主要是因为肝脏体积减小，而不是由于肝脏代谢酶活性降低

B. 年龄相关的Ⅰ相反应降低主要是因为肝脏代谢酶活性降低

C. 老年人Ⅰ相反应降低可导致地西泮、茶碱等药物清除率下降，半衰期延长

D. 劳拉西泮的肝脏代谢不受年龄的影响

E. 老年人心输出量减少，导致肝脏血流量随之减少，会显著降低吗啡的代谢

7. 老年人因血浆蛋白含量低，用药后游离药物浓度可能明显增加的药物是（   ）。

A. 复方磺胺甲噁唑

B. 头孢克洛

C. 诺氟沙星

D. 阿莫西林

E. 华法林

8. 老年人慎用卡那霉素，主要是因为（   ）。

A. 老年人易产生肺毒性反应

B. 老年人肾功能降低，药物半衰期延长，耳肾毒性增加

C. 老年人肝血流量减少，从而使血浓度升高

D. 老年人血浆蛋白含量降低

E. 老年人体内水分少，药物分布容积降低

9. 老年人容易发生用药错误的原因是（   ）。

A. 患者教育欠缺　　　　　　B. 认知缺失或障碍　　　　　　C. 经济原因

D. 药物剂量原因　　　　　　E. 服用方法错误

（二）配伍题

A. 格列喹酮　　　　B. 地西泮　　　　C. 诺氟沙星　　　　D. 阿莫西林　　　　E. 华法林

1. 老年人因血浆蛋白含量低，用药后游离药物浓度可能明显增加，有可能导致出血的药物是（   ）。

2. 老年人因总体液及非脂肪组织逐渐减少，用药后分布容积增大，从体内消除缓慢，药物作用更持久的药物是（   ）。

（三）案例分析题

患者，女，65岁。有高血压病史，右手抖动，行走缓慢4年，诊断为帕金森病。服用复方左旋多巴治疗，症状一度好转后又反复加重，随后采用加大复方左旋多巴剂量并加用苯海索。患者同时服用氨氯地平、缬沙坦等药物控制血压。近日出现运动症状波动，伴有异动症。导致该不良反应的药物是（   ）。

A. 左旋多巴　　　　B. 苄丝肼　　　　C. 苯海索　　　　D. 氨氯地平　　　　E. 缬沙坦

（四）多选题

1. 关于老年人的用药安全，下列说法正确的有（   ）。

A. 尽量不要自行加用非处方药及保健品

B. 用药过程中，根据自身经验增加剂量或给药次数，会有利于提高疗效

C. 除了注意药物间相互作用，也要注意食物对药物的影响

D. 用药过程中，应关注药品不良反应，发现问题及时就医

E. 就诊或用药咨询时，应携带所用药品，或提供药品的名称、剂量等信息

2. 老年人是一个特殊的群体，除了具有特殊的药动学和药效学改变，老年人多罹患共病，多重用药现象普遍。以下属于老年人共病处理原则的是（　　）。

A. 受益原则 B. 个体化原则 C. 小剂量原则

D. 连续管理原则 E. 重视非药物治疗原则

3. 老年人用药配伍时，以下正确的有（　　）。

A. 用强心苷类药物期间注意"补钾禁钙"

B. 两种及以上高浓度药液应避免混合、快速静滴

C. 使用硝酸甘油等心血管药物时，应严密检测血压及心率

D. 糖尿病控制不佳时可同时使用 3 种以上降糖药联合使用

E. 联合用药控制高血压时应综合考虑高血压严重程度和患者个体状况

4. 可用于提高老年人用药依从性的措施有（　　）。

A. 选择简化的用药方案 B. 使用分时药盒 C. 优先选择注射剂

D. 进行用药指导 E. 告知家属帮助督导

二、能力训练任务

患者，男，67 岁，最近一段时间感觉睡眠不好，卧床半小时之后仍不能入睡，睡眠中易醒、多梦，醒后难以入睡，同时次日出现头昏、乏力等不适症状，而且影响到了白天学习和工作的效率。医生诊断为睡眠障碍，开具了阿普唑仑，作为药师的你应该怎样为该老年患者提供用药指导和健康教育？

××医院处方笺

姓名：谭××　　　　　　　　性别：男　　　　　　普

科室：神经内科　　　　　　　年龄：67岁

日期：2022年8月6日　　　　门诊号：2022080615382

诊断：睡眠障碍

Rp:

阿普唑仑片　　0.4mg×20片　　1盒

　　口服　0.8mg/次　1次/1晚

药费：9.4 元　　　　　　　　　医生：谭××

打印日期：　　　　审核人：　　核对人：

2022-8-6 09:38:49　　调配：　　发药人：

【任务拓展】

调研 3 位老年人，了解他们对常见老年病（高血压、冠心病、糖尿病）用药的认识误区，设计用药宣传小视频。

M7-3-1　PPT　　M7-3-2　答案解析　　M7-3-3　视频

任务 4 肝功能不全患者药学服务

【学习目标】

- 知识目标
  1. 掌握肝功能不全患者的用药原则及用药剂量调整方法。
  2. 熟悉肝功能不全患者慎用的药物。
  3. 了解肝功能不全对药动学、药效学的影响。
- 能力目标
  1. 会对肝功能不全患者进行给药方案调整。
  2. 能够为肝功能不全患者进行合理用药指导，规避用药风险。
- 素质目标
  1. 具有敬畏生命、诚实守信、精益求精、保障用药安全的医药道德。
  2. 具有用药个性化和人性化服务劳动意识。

🌐 中国脊梁

中国肝脏外科之父——吴孟超

吴孟超（1922—2021 年），著名肝胆外科专家，中国科学院院士，中国肝脏外科的开拓者和主要创始人之一，李庄同济医院终身名誉院长，被誉为"中国肝胆外科之父"和有可能获得诺贝尔生理学或医学奖的中国大陆学者之一。

"只要拿得动手术刀，我就要站在手术台上，只要还有一口气，我就要为国家肝胆事业做贡献"。吴孟超 96 岁退休，从医 75 年，共施行肝脏手术 16000 余例，早已功成名就的他并不是像其他老人一样安享晚年，而是一直奔波于治病救人第一线。他严格规范自己，始终履行着一个普通外科医生的职责，他关心患者，在他们绝望之际带给他们希望，就算是有传染性疾病的患者，吴孟超也会紧紧拉着他们的手，给他们温暖。他不受贿，力图为百姓谋福利，他用一生的经历，教诲年轻的医者："这世界上不缺乏专家，不缺乏权威，缺乏的是一个'人'——一个肯把自己给出去的人。当你们帮助别人时，请记得医药是有穷尽的，唯有不竭的爱能照亮一个受苦的灵魂。"

【任务要求】

某公司销售部王经理因工作应酬需要，经常大量饮酒，近期自感有腹胀、怕油腻食物等症状，经医院检查 ALT 和 AST 分别达 99U/L 和 66U/L，故考虑为轻度肝功能损害。 为了健康考虑，王经理把酒给戒了，同时进行保肝治疗。 由于担心自己的病情恶化与身体健康，王经理经常夜不能寐，遂到医院就诊，医生在给予王经理心理疏导的同时，开具酒石酸唑吡坦片，嘱其睡前半小时口服 1 片帮助入睡。 服药后，王经理虽然能很快入睡，但每天早晨醒来感到头晕、乏力和困倦。 请分析上述案例，并对患者进行用药指导。

【任务准备】

肝脏是许多药物代谢的主要场所，当肝功能不全时，药物代谢必然受到影响，药物生物转化减慢，血中游离型药物增多，从而影响药物的效应并增加毒性。因此必须减少用药剂量及用药次数，特别是给予肝毒性的药物时更需慎重，应强调个体化给药。

一、肝功能不全时药动学和药效学特点

1. 肝功能不全时药动学特点

（1）吸收 肝脏疾病时，可出现肝内血流阻力增加、门静脉高压、肝内外的门体分流以及肝实质损害、肝脏内在清除率下降。内源性的缩血管活性物质在肝内灭活减少，药物不能有效地经过肝脏的首过效应，使主要在肝脏内代谢清除的药物生物利用度提高，同时体内血药浓度增高而影响药物的作用，从而药物不良反应发生率也随之升高。例如，肝脏疾病或晚期肝硬化时，药物的生物利用度大大增加，临床研究表明肝脏疾病或晚期肝硬化服用哌替啶和普萘洛尔时，药物的生物利用度会增加2倍；对乙酰氨基酚增大50%。首过消除明显的药物有阿司匹林、利多卡因、吗啡、硝酸甘油、对乙酰氨基酚、哌唑嗪和氯丙嗪等。

（2）分布 在肝脏发生疾病时，肝脏的蛋白合成功能减退，血浆中白蛋白浓度下降，使药物的血浆蛋白结合率下降，血中结合型药物减少，而游离型药物增加，虽然血药浓度测定可能在正常范围，但具有活性的游离型药物浓度增加，使该药物的作用加强，同时不良反应也可能相应增加，尤其对于蛋白结合率高的药物，其影响更为显著。这些药物包括维拉帕米、呋塞米、利多卡因、吗啡、普萘洛尔、地西泮、保泰松、苯妥英钠和红霉素等。

（3）代谢 在肝脏疾病时，肝细胞的数量减少，肝细胞功能受损，肝细胞内的多数药物酶，特别是细胞色素P450酶系的活性和数量均可有不同程度的减少，使主要通过肝脏代谢清除的药物的代谢速度和程度降低，清除半衰期延长，血药浓度增高，长期用药还可引起蓄积性中毒。对于某些肝脏高摄取的药物，如阿司匹林、普萘洛尔等，在肝脏摄取后由于生物转化速率降低，口服药物后大量原型药通过肝脏进入血液循环，血药浓度上升，生物利用度增强。另一方面某些需要在体内代谢后才具有药理活性的前体药物如可待因、依那普利、环磷酰胺等则由于肝脏的生物转化功能减弱，这些药物的活性代谢产物生成减少，使其药理效应也降低。

2. 肝功能不全时的药效学特点

慢性肝病时，血浆白蛋白合成减少，药物的蛋白结合率下降，在应用治疗范围的药物剂量时，游离血药浓度相对升高，不仅使其药理效应增强，也可能使不良反应的发生率相应增加。例如临床上在慢性肝病患者中给予巴比妥类药物往往诱发肝性脑病，即与肝功能损害时药效学的改变有关。

二、肝功能不全患者的给药方案调整

1. 肝功能的评估方法

（1）用生化指标评价肝功能损害 常用的指标有ALT、AST、ALP和BIL，一般认为，
当：ALT＞3ULN（ULN：正常范围上限）→肝损害敏感而特异的指标。
ALT＞8～10ULN→肝功能严重损害。
或：ALT＞3ULN且BIL＞2ULN时→肝功能严重损害。

（2）用Child-Turcotte-Pugh（CTP）评分作为肝功能不全分级的评估系统 CTP的评分计分以腹水、肝性脑病、凝血酶原时间、血清胆红素和血清白蛋白等5项指标为依据（表7-4-1）。

表7-4-1 CTP的评分计分标准

项目	1分	2分	3分
血清白蛋白/(g/L)	＞35	28～35	＜28

项目	1分	2分	3分
血清总胆红素/(μmol/L)	<34.2	34.2~51.3	>51.3
凝血酶原时间/s	<4	4~6	>6
肝性脑病/级	0	I/II	III/IV
腹水	无	少量/中量	大量

注：5~6分为CTP A级或轻度肝功能不全；7~9分为CTP B级或中度肝功能不全；10~15分为CTP C级或重度肝功能不全。

知识拓展

肝硬化之 Child-Turcotte-Pugh 分级标准

Child-Turcotte 于1964年提出 Child-Turcotte 分级，以血清胆红素、白蛋白、腹水、肝性脑病和营养为指标评估肝功能状况。然而，其中营养的评估缺乏客观指标，难以量化；白蛋白、腹水及营养状况具有一定的相关性，有重复评价之嫌；不同病因导致的肝硬化临床表现和预后差异很大，Child-Turcotte 分级并未对不同病因予以考虑。因此，1973年，Pugh 改良了 Child-Turcotte 分级标准，以凝血酶原时间延长代替营养状况，对肝性脑病程度予以分期，并充分考虑了新的 Child-Turcotte-Pugh 评分及分级标准，简称 Child-Pugh 标准。Child-Pugh 分级标准自提出以来，一直受到临床医学工作者的广泛认同，并因此为肝硬化患者治疗方案的选择提供了较具体的临床参考，具有重要的临床价值。

2. 肝功能不全患者用药指导原则

（1）明确诊断，合理选药。
（2）避免或减少使用对肝脏毒性大的药物。
（3）注意药物相互作用，特别应避免与肝毒性的药物合用。
（4）肝功能不全而肾功能正常的患者可选用对肝毒性小、并从肾脏排泄的药物。
（5）初始剂量宜小，必要时进行 TDM，做到给药方案个体化。
（6）定期监测肝功能，及时调整治疗方案。

3. 肝功能不全患者调整剂量的方法

（1）根据生化指标调整剂量（表7-4-2）。

表7-4-2　肝功能不全时基于生化检验结果进行剂量调整的方法及部分药物

药物名称	剂量调整方法	药动学信息
尼美舒利	出现黄疸或 ALT 或 AST>3ULN：停药	PB：99%，经肝代谢
胺苯吖啶	BIL>34μmol/L：剂量减半	PB：97%，经葡萄糖酸苷结合反应代谢
比卡鲁胺	ALT 或 AST>3ULN：禁用	PB：98%，经细胞色素 P450(CYP)酶代谢和葡萄糖酸苷结合反应代谢
柔红霉素	BIL 为25~50μmol/L：剂量减半；BIL>50μmol/L：剂量减半	主要经肝代谢，经胆汁(约40%)和尿排泄
多西他赛	ALT 或 AST>1.5ULN 或 ALP>2.5ULN：剂量减25%；ALT 或 AST>3.5ULN 或 ALP>6ULN：禁用	PB：95%，经 CYPA4 代谢，肝功能不全时清除率下降
来氟米特	ALT 升高为正常值的2~3倍：剂量减半；如果继续升高或仍维持在80~120U/L：停药	PB：99.3%，经肝代谢
去甲氧基柔红霉素	BIL 为20~34μmol/L：剂量减半 BIL>34μmol/L：禁用	PB：96%，有肝毒性

药物名称	剂量调整方法	药动学信息
伊马替尼	ALT 或 AST＞5ULN 或 BIL＞3ULN:停药	PB:95%,经 CYP3A 代谢
长春碱	BIL＞51.3μmol/L:剂量减半	PB:高,主要经肝 CYP3A4 代谢为活性代谢产物
长春新碱	BIL＞51.3μmol/L:剂量减半	PB:高,经肝代谢,主要经胆汁排泄
伊立替康	BIL＞3ULN:禁用	PB:30%～68%,11%～25%,经肝代谢,25%经肾和胆汁排泄

注:PB 指蛋白结合率。

(2) 根据 CTP 评分调整剂量 对于未经研究的药物,属于肝功能 Child-Pugh 分类 A 级患者用正常患者 50%的维持剂量;B 级患者用维持剂量的 25%,且根据药效和毒性调整剂量;C 级患者应使用经临床试验证实安全性好或药动学不受肝病影响或可进行有效监测的药物(表 7-4-3)。

表 7-4-3　根据 CTP 评分调整剂量的药物

药物	推荐剂量		
	CTP 评分 5～6 分	CTP 评分 7～9 分	CTP 评分 10～12 分
阿巴卡韦	NA	200mg bid.	不建议使用
氨普那韦	450mg q12h.	300mg q12h.	—
阿那格雷	NA	起始剂量 0.5mg/d	尚无资料,慎用
阿扎那韦	NA	300mg/d	不建议使用
托莫西汀	NA	剂量减半	剂量减至 1/4
卡泊芬净	NA	念珠菌感染 35mg/d;侵袭性曲霉菌病:负荷剂量 70mg,维持剂量 50mg/d	不建议使用
达非那新	NA	每日剂量不超过 7.5mg	不建议使用
埃索美拉唑	NA	NA	最大剂量 20mg/d
艾司佐匹克隆	NA	NA	起始剂量 1mg
呋山那韦	NA	700mg bid.	不建议使用
加兰他敏	NA	不超过 16mg/d	不建议使用
来曲唑	NA	NA	2.5mg 隔日 1 次
氧氟沙星	NA	NA	最大剂量 400mg/d
昂丹司琼	NA	NA	不超过 8mg/d
毛果芸香碱	NA	起始剂量 5mg bid.,如耐受可增加剂量	不建议使用
金刚乙胺	NA	NA	100mg/d
西地那非	NA	起始剂量 25mg	不建议使用
西罗莫司	减至正常剂量的 2/3	减至正常剂量的 2/3	减至正常剂量的 2/3
替加环素	NA	—	负荷剂量 100mg,维持剂量 25mg q12h.
伐地那非	NA	起始剂量 5mg bid.,最大剂量 10mg/次	不建议使用
文拉法辛	NA	剂量减半	减量至少 50%
伏立康唑	起始剂量为正常维持剂量的 1/2	维持剂量减少 1/2	不建议使用

4. 肝病患者慎用的药物

有些药物对肝有损害,正常人用药时要注意。有肝功能不全的患者尤其要谨慎,防止发生药源性肝损伤（表 7-4-4）。

表 7-4-4　肝病患者慎用的药物

损害类别		影响药物举例
代谢性肝损伤		异烟肼、氧丙嗪、三环类抗抑郁药,抗癫痫药、抗菌药、抗风湿药、抗甲状腺药、免疫抑制剂、口服避孕药、甲睾酮和其他蛋白同化激素、巴比妥类、甲基多巴
急性实质性肝损伤	剂量依赖性肝细胞坏死	对乙酰氨基酚等非甾体抗炎药、异烟肼、对氨基水杨酸、氟烷、三环类抗抑郁药、单胺氧化酶抑制剂、抗癫痫药、肌松药、青霉素衍生物、抗真菌药、利尿药、美托洛尔、钙通道阻滞剂、奎尼丁、鹅去氧胆酸、可卡因
	非剂量依赖性肝细胞坏死	
药物引起的脂肪肝	胆汁淤积性损害为主	异烟肼、甲氨蝶呤、苯妥英钠、丙戊酸钠、巴比妥、糖皮质激素、四环素、水杨酸类、环孢菌素、缬沙坦、格列苯脲
	肝肉芽肿浸润	异烟肼、青霉素衍生物、磺胺药、抗癫痫药、阿司匹林、金盐、别嘌醇、保泰松、雷尼替丁、氯磺丙脲、氯丙嗪、奎尼丁、地尔硫䓬、丙吡胺、肼屈嗪
慢性实质性肝损伤	活动性慢性肝炎	甲基多巴、呋喃妥因、异烟肼、对乙酰氨基酚
	慢性胆汁淤积	氯丙嗪、丙咪嗪、甲苯磺丁脲、红霉素、噻苯达唑、丙戊酸、非诺洛芬
	肝纤维化和肝硬化	甲氨蝶呤、烟酸、维生素 A
	肝磷脂和酒精肝炎样	环乙哌啶、胺碘酮
药物引起的胆管病变	硬化性胆管炎	氟尿嘧啶
药物引起的肝血管病变	布加综合征	口服避孕药、达卡巴嗪
	静脉栓塞性疾病	硫唑嘌呤、噻苯达唑、硫鸟嘌呤、环磷酰胺、环孢素、多柔比星、丝裂霉素、卡莫司汀、雌激素、半胱氨酸
	肝窦状隙损害,包括扩张、肝紫癜、周边窦状隙纤维化、非硬化性门脉高压、小节再生性增生、肝动脉和门静脉血栓	硫唑嘌呤、口服避孕药、雄激素、蛋白同化类固醇、维生素 A、甲氨蝶呤、硫嘌呤
肝脏肿瘤	良性肿瘤	口服避孕药、雄激素和蛋白同化激素
	病灶性小节增生	口服避孕药
	肝细胞癌	口服避孕药、雄激素和蛋白同化激素

5. 肝功能不全者给药方案调整

根据肝功能减退对有关药物药动学的影响和发生毒性反应的可能性,可将药物分为以下 4 类,作为给药方案调整时的参考。

（1）由肝脏清除,但并无明显毒性反应的药物需谨慎使用,必要时减量给药。

（2）经肝或相当药量经肝清除,肝功能减退时其清除或代谢物形成减少,可致明显毒性反应的药物在有肝病时尽可能避免使用。有研究表明有些药物在肝硬化患者体内的肾清除率降低,例如头孢匹胺、西拉普利、氟康唑、锂盐和氧氟沙星。

（3）肝肾两种途径清除的药物在严重肝功能减退时血药浓度升高,加之此类患者常伴功能性肾功能不全,可使血药浓度更明显升高,故需减量应用。

（4）经肾排泄的药物在肝功能障碍时,一般无需调整剂量。但这类药物中肾毒性明显的药物在用于严重肝功能减退者时,仍需谨慎或减量,以防肝肾综合征的发生。

【任务实施】

针对任务要求，按下述步骤实施。

收集信息	分析评估	方案制订	提供建议	跟踪随访
患者基本信息 疾病发展信息 咨询药物信息 问题指向点 询问背景动机	明晰咨询问题 患者咨询目的 对问题进行归类 查阅资料、文献 并进行评价、分 析整理	根据发现的问题 提出解决方案 形成答案 确定回答方式	确定患者 重复问题 告知答案 明确理解	用药情况 疾病情况 强化教育 反思建档

收集信息	1. 患者基本信息 基本信息：34岁，男性，身高170cm，体重85kg，销售经理。 社会生活史：吸烟、经常饮酒，很少锻炼，和妻子女儿同住。 家族史：不详。 2. 疾病相关信息 当前疾病信息：睡眠障碍，夜不能寐。 其他问题：ALT 99U/L，AST 66U/L，考虑为轻度肝功能损害。 3. 用药相关信息 当前用药信息：酒石酸唑吡坦片（10mg/片），用药4天。 药物过敏史：无。 药物不良反应史：无。 依从性：较好（按医嘱睡前半小时服用，每次1片）。 4. 患者比较关注的问题 服用药物后第二天仍然有嗜睡反应，影响工作，是否要换药或减少药量？
分析评估	1. 明晰咨询问题：患者有轻度肝功能损伤，因担心自己的身体状况出现睡眠障碍，在服用镇静催眠药酒石酸唑吡坦片后睡眠得到改善，但第二天仍然有明显的嗜睡反应，严重影响其工作生活，想要换药或减少剂量。 2. 问题归类：用药剂量问题。 3. 查阅文献分析评估 (1)参考酒石酸唑吡坦药品说明书：药品通用名称为酒石酸唑吡坦，商品名为思诺思、诺宾、乐坦，是非苯二氮䓬类催眠药。它是一种咪唑吡啶类药物，具有较强的镇静、催眠和轻微的抗焦虑、肌肉松弛、抗惊厥作用。本品口服吸收快，在肝脏进行首过代谢，生物利用度为70%，血浆药物浓度达峰时间为0.5～3h之间。成人常用剂量：10mg/片/d，在临睡前或上床后服用。因为在肝损伤患者中唑吡坦的清除和代谢降低，所以这些患者应该从5mg剂量开始用药。 (2)根据文献显示，肝功能异常的患者，其肝脏内的肝药酶肯定要低于正常水平。与正常人相比，在相同服用剂量下，肝功能异常患者由于肝药酶水平过低，使得所服用的安眠药中只有极少部分被代谢失效，绝大部分仍残留在血液中继续发挥着安眠作用。 (3)综合分析酒石酸唑吡坦片虽说是短效安眠药，平均半衰期为2.4h，但是对于肝功能异常的王先生来说，药物的半衰期会显著延长，导致药物在体内代谢减慢、作用时间延长，从而引起了早晨醒来时出现头晕、乏力和困倦等症状
方案制订	1. 建议在医生的指导下适当减少酒石酸唑吡坦片剂量，按照说明书每天睡前口服半片即5mg。 2. 建议失眠不是特别严重的患者可以间隔服药，也可尝试配合中药治疗，如酸枣仁汤。 3. 对其进行心理疏导，肝功能损伤程度不是很严重，不需要过度担心。 4. 生活方式指导：控制体重，加强运动，控制情绪
提供建议	药师：您好！请问有什么可以帮助您的吗？ 患者：您好！我最近睡眠不太好，医生给我开了酒石酸唑吡坦片这个药，我吃了后睡眠变好了，但是每天早上起来有头晕、乏力和困倦现象，这个药还可以继续吃吗？或者是否需要减量？ 药师：请问您这种药医生嘱咐您是如何服用的呢？ 患者：一天吃一片，睡觉前半小时吃的。 药师：那您现在是做什么工作的，失眠有多长时间了？ 患者：我是做销售的，平时应酬多，前段时间去医院检查有轻度肝功能损害，担心自己的身体情况恶化，经常睡不着。 药师：肝功能损害？那请问您有吃什么药吗？ 患者：吃了一些护肝的药物，效果不明显，现在已经停了。 药师：好的，根据您的描述，您的失眠属于入睡困难型，用短效的酒石酸唑吡坦片起效快，是非常适合您的。根据该药说明书的使用方法，正常成年人酒石酸唑吡坦片10mg/片/d，睡前服用，但对于肝功能不全者，该药物在体内的代谢会受到影响，应从每天5mg剂量开始服用。结合您的身体情况，可能是由于药物在您体内代谢异常而导致作用时间延长，从而引起了早晨醒来时出现头晕、乏力和困倦等症状。建议您把目前的症状及情况向医生反馈沟通，看是否需要减量使用。

提供建议	患者:这样啊,谢谢,那我还请问下,既然这个药物跟肝脏有关系,是不是会加重我肝脏的负担,进一步损害肝功能? 药师:是有可能的,任何药物都可能出现不良反应,我们只有权衡利弊,能不使用时尽量避免使用。考虑您的失眠原因,建议您最重要的是的放宽心,您的肝脏疾病不是很严重,不需要过多担心,平时坚持运动把体重控制好,少吃油腻的食物,戒掉烟酒,这样您的身体会越来越好的。把情绪稳定好了,失眠情况也会得到改善。 患者:好的,谢谢您。 药师:不客气,建议您每隔一段时间定期去医院复查肝功能,有问题及时咨询医生或药师,祝您早日康复!
跟踪随访	**电话跟踪** 一周后电话随访,患者表示减少用药剂量后,服药后不仅失眠症状改善了,第二天早晨的嗜睡反应明显减轻。对药师提供的药学服务表示感谢,后续会努力减肥控制体重,戒酒,让自己轻松快乐起来,争取不再使用催眠药。 **反思小结** 由于肝功能异常患者肝药酶水平偏低,建议此类患者服用安眠药时应该在医生的指导下适当减少剂量,减轻对肝脏的负担,避免药物在体内大量积蓄。

【任务评价】

项目	评分标准	分值
收集信息 (15分)	询问性别、年龄、身高体重、社会生活史、患者关注的问题等信息,计5分	
	询问当前疾病信息(症状和疾病发展、疾病史、家族史等)、用药信息(药物过敏史、不良反应史、当前用药信息、依从性等),计5分	
	仪态大方,用语亲切,口齿清晰,有条有序,计5分	
分析评估 (20分)	根据收集的信息,明晰咨询问题,得出患者咨询目的,计5分	
	对患者问题进行确定并归类为药剂量问题,计5分	
	针对问题,能够有便捷有效的检索方法,且信息来源权威可信(如说明书、指南等),计5分	
	能够对文献资料中的信息进行客观、合理的分析评价,整理出有效信息,计5分	
方案制订 (25分)	能够正确罗列药物的适应证、用法用量、注意事项及不良反应,计5分	
	明晰肝功能不全患者用药原则及给药方案调整方法,计5分	
	能够关注患者的咨询需求,结合患者个体情况、所患疾病、所用药物提出个体化建议,计5分	
	能够形成详细的药物使用指导方案(用药建议、生活指导、回访安排等),计10分	
提供建议 (30分)	确认信息:包括患者信息和疾病症状,计5分	
	用药建议:用通俗易懂的语言向患者说明使用或不使用该药物的理由,并解说需要更改的原因,计10分	
	生活方式调整:对患者进行心理疏导,从运动、生活、情绪等方面给出建议,计10分	
	明确理解:核实患者对药师建议的理解和接受程度,计5分	
跟踪随访 (10分)	进行用药跟踪,了解患者的用药进展、疾病转归、健康习惯等情况,并询问患者实施过程的评价结果,计5分	
	对整体环节进行反思小结,包括用药方面和服务方面,计5分	

【任务训练】

一、知识检测

(一)单选题

1. 根据CTP评分,A级或轻度肝功能不全患者用药剂量为正常患者剂量的(　　)。

A. 80%维持剂量　　B. 70%维持剂量　　C. 60%维持剂量　　D. 50%维持剂量　　E. 40%维持剂量

2. 依据CTP评分,B级或中度肝功能不全患者用药剂量为正常患者剂量的(　　)。

A. 50%维持剂量　　B. 40%维持剂量　　C. 30%维持剂量　　D. 25%维持剂量　　E. 20%维持剂量

3. 依据CTP评分,C级或重度肝功能不全患者所使用的药物应该是(　　)。

A. 经肾清除的药物　　　　　　　　B. 部分经肝清除的药物

C. 只经静脉滴注途径的药物　　　　　D. 经肝、肾两种途径清除的药物

E. 经临床试验证实安全性好或药动学不受肝病影响或可进行有效监测的药物

4. 严重肝功能减退患者常伴功能性肾功能不全，以致使"经肝、肾两种途径清除"药物的血药浓度很高，因此用药原则应是（　　　）。

A. 必须减量应用　　　　　　　　　　B. 尽可能避免使用

C. 一般无需调整剂量　　　　　　　　D. 须谨慎使用，必要时减量给药

E. 需谨慎或减量使用，以防肝肾综合征的发生

5. 以下药物中，肝病患者应该慎用的是（　　　）。

A. 谷氨酸　　　　B. 泛酸钙　　　　C. 氯丙嗪　　　　D. 甘草酸二铵　　　E. 门冬氨酸钾镁

（二）配伍题

A. 药物吸收　　　B. 药物分布　　　C. 药物代谢　　　D. 药物排泄　　　E. 药效学

1. 晚期肝硬化时，哌替啶和普萘洛尔的生物利用度增加2倍，是指肝功能不全影响（　　　）。

2. 在慢性肝病患者中给予巴比妥类药可诱发肝性脑病，是指肝功能不全影响（　　　）。

3. 药物血浆蛋白结合率下降，是指肝功能不全影响（　　　）。

（三）案例分析题

患者，男，46岁，因类风湿性关节炎长期使用免疫抑制剂，近日因出现发热、咳嗽、咳痰入院，经病原学检查，诊断为侵袭性肺曲霉病，临床欲使用伏立康唑治疗。患者同时合并肝功能不全，Child-Turcotte Pugh（CTP）评分为13分。

1. 根据CTP评分结果，该患者肝功能分级为（　　　）。

A. 该患者CTP C级，重度肝功能不全　　B. 该患者CTP A级，轻度肝功能不全

C. 该患者CTP C级，中度肝功能不全　　D. 该患者CTP B级，重度肝功能不全

E. 该患者CTP B级，中度肝功能不全

2. 根据CTP评分结果，用药建议是（　　　）。

A. 不建议使用伏立康唑　　　　　　　B. 伏立康唑维持剂量不变

C. 伏立康唑维持剂量减少25%　　　　D. 伏立康唑维持剂量减少50%

E. 伏立康唑维持剂量减少75%

（四）多选题

1. CTP评分以血清白蛋白、血清总胆红素、凝血酶原延长时间、肝性脑病与腹水五项指标作为依据，临床可以此进行肝功能不全分级评估。以下有关肝功能不全患者用药的叙述中，不正确的是（　　　）。

A. 明确诊断，合理选药　　　　　　　　　　B. CTP评分C级患者用25%正常剂量

C. 定期检查肝功能，及时调整治疗方案　　　D. 避免或减少使用或合用对肝脏毒性大的药物

E. 肝功能不全而肾功能正常者可选用对肝毒性小且从肾脏排泄的药物

2. 关于药物在肝功能不全患者药动学和药效学变化的说法，错误的是（　　　）。

A. 主要在肝内代谢清除的药物，生物利用度提高

B. 需要肝脏生物转化的前体药物，药效降低

C. 蛋白结合率高的药物，血中游离药物浓度增加

D. 首过消除明显的药物，药理作用维持时间缩短

E. 血胆汁酸和胆红素升高，血浆蛋白与药物结合的能力下降

二、能力训练任务

某患者，男，60岁，有慢性乙型肝炎病史20年，肝功能检查：反复有异常，Child-Turcotte Pugh（CTP）评分为8分。查体：T37.5℃，P 80次/min，R 20次/min，生命体征无异常。近段时间因口渴、多饮、乏力到当地医院就诊。查空腹血糖8.7mmol/L，诊断为糖尿病，作为药剂师请分析上述案例，协

助医生为患者制订用药方案，进行用药指导和预防治疗建议。

【任务拓展】

受疫情影响，很多肝病患者在居家时除了要管理好自身疾病外，还要做好生活方式的管理，请通过调研文献、查阅资料等方式，设计并绘制新冠疫情期间肝病患者的用药知识科普宣传画报（可从肝病患者新型冠状病毒的防护、肝病患者自身疾病管理、肝病患者疫情期间生活方式管理、肝病患者就医注意事项等方面思考）。

M7-4-1　PPT　　　M7-4-2　答案解析　　　M7-4-3　视频

任务 5　肾功能不全患者药学服务

【学习目标】

- 知识目标
  1. 掌握肾功能不全患者慎用的药物。
  2. 熟悉肾功能不全患者的用药原则及用药剂量调整方法。
  3. 了解肾功能不全对药动学、药效学的影响。
- 能力目标
  1. 会对肾功能不全患者进行给药方案调整。
  2. 能够为肾功能不全患者进行合理用药指导，规避用药风险。
- 素质目标
  1. 具有敬畏生命、诚实守信、精益求精的医药道德。
  2. 具有关爱生命、安全合理的用药意识。

安全用药

"龙胆泻肝丸"事件

2003 年 2 月以来，全国很多媒体都转载着一条消息，被称为"清火良药"的传统中成药——"龙胆泻肝丸"能够导致肾损害，震惊了国家药监局和众多的"龙胆泻肝丸"受害者。根据调查，该事件的原因有两点：第一，在 20 世纪 30 年代因资源短缺等原因，很多人用关木通取代木通成为"龙胆泻肝丸"的主要药味，而关木通含有马兜铃酸，对肾脏有较强的毒性，会损害肾小管功能，导致肾功能衰竭（2003 年 4 月 1 日，国家药监局已责令龙胆泻肝丸的生产限期用木通科木通替换关木通，现已可放心使用）；第二，缺少合理的用药指导，根据文献"龙胆泻肝丸方中药多苦寒，中病即止，不宜久服"，而"龙胆泻肝丸"的受害者，基本上都有长期服用的历史，因疗效好，有些患者服用时间甚至高达数十年。众所周知，是药三分毒，任何药物都有毒副作用，不论是中药，还是西药。"龙胆泻肝丸"事件的发生关键不在药物是否有毒，而是能否合理地使用。作为药师，有责任利用专业知识指导患者合理用药，减少药品不良反应的发生。

患者××，男，57岁，CKD 5期（尿毒症）行血液透析治疗，透析后出现发热，最高达39.2℃。 医生给药方案为注射用万古霉素（使用方法：1g q.12h. i. v. gtt.），请问该给药方案是否合理？

肾脏是药物排泄的主要器官，也是药物的代谢器官之一。肾功能受损时，药物吸收、分布、代谢、排泄以及机体对药物的敏感性均可能发生改变。

一、肾功能不全时药动学和药效学特点

1. 肾功能不全时药动学特点

（1）吸收 肾功能不全患者肾单位数量减少、肾小管酸中毒。如维生素D羟化不足，可导致肠道钙吸收减少。肾衰尿毒症患者多伴有胃肠道功能紊乱，如腹泻、呕吐，影响药物吸收。

（2）分布 肾功能损害能改变药物与血浆蛋白的结合率。一般而言，酸性药物血浆蛋白结合率下降（苯妥英钠、呋塞米）；而碱性药物血浆蛋白结合率不变（普萘洛尔、筒箭毒碱）或降低（地西泮、吗啡）。其作用机制为：①血浆蛋白含量下降；②酸性代谢产物蓄积，竞争血浆蛋白，使药物蛋白结合率下降；③血浆蛋白结构或构型改变，导致药物与蛋白结合点减少或亲和力下降。

肾功能不全，血浆蛋白结合率改变，药物分布容积也可改变。大多数药物表现为分布容积增加，某些蛋白结合率低的药物，如庆大霉素、异烟肼等分布容积无改变。例外的是，地高辛分布容积减少。

（3）代谢 肾脏含有多种药物代谢酶，氧化、还原、水解、结合反应均可在肾脏发生，所以肾脏疾病时，经肾脏代谢的药物生物转化障碍。如尿毒症患者维生素D3的第二次羟化障碍。

由于肾功能受损，药物的代谢也可能发生改变。如药物的氧化反应加速，还原和水解反应减慢，对药物的结合反应影响不大。肾功能损害患者对苯妥英钠、苯巴比妥和普萘洛尔的排泄均较正常人快。

（4）排泄 肾功能损害时，主要经肾脏排泄的药物消除减慢，血浆半衰期延长。因药物在体内蓄积作用加强，甚至产生毒性反应。如普鲁卡因胺，其代谢产物N-乙酰普鲁卡因胺（NAPA）85％经肾排泄，肾功能不全患者血浆半衰期从正常人的6h延长到45h；美托洛尔，其代谢产物去甲基美托洛尔，正常人经肾排泄量仅为5％～10％，当肾功能不全时其血浆半衰期为正常受试者的4～6倍；少尿期万古霉素血浆半衰期由6h变为9天。其作用机制见表7-5-1。

表7-5-1　肾功能不全药物排泄减少的机制

肾小球滤过减少	肾小管分泌减少	肾小管重吸收增加	肾血流量减少
急性肾小球肾炎及严重肾缺血患者肾小球滤过率下降，主要经肾小球滤过排出的药物如地高辛、普鲁卡因胺、氨基糖苷类排泄减慢	尿毒症患者体内蓄积的内源性有机酸可与弱酸性药物在转运上发生竞争，使药物经肾小管分泌减少	肾功能不全患者体内酸性产物增加，尿液 pH 下降，弱酸性药物离子化减少，重吸收增加	肾小球滤过、肾小管分泌、重吸收功能均可能发生障碍，如休克、心力衰竭、严重烧伤

2. 机体对药物的敏感性

肾功能不全时机体对药物的敏感性见表7-5-2。

表 7-5-2　肾功能不全时机体对药物的敏感性

病症	对药物的敏感性
尿毒症	患者常伴有电解质及酸碱平衡紊乱,从而影响机体对药物的敏感性。如:低血钾可降低心脏传导性,因而增加洋地黄类、奎尼丁、普鲁卡因胺等药物的传导抑制作用
酸血症和肾小管酸中毒	对抗儿茶酚胺的升压作用

二、肾功能不全患者的给药方案调整

1. 肾功能不全患者用药原则

（1）明确诊断，合理选药。
（2）避免或减少使用肾毒性大的药物。
（3）注意药物相互作用，特别应避免与有肾毒性的药物合用。
（4）肾功能不全而肝功能正常者可选用双通道（肝、肾）排泄的药物。
（5）根据肾功能的情况调整用药剂量和给药间隔时间，必要时进行 TDM，设计个体化给药方案。

2. 肾功能不全患者慎用的药物

有些药物对肾脏有损伤，正常人用药时需注意，肾病患者尤其要注意，防止发生药源性肾损害（表 7-5-3）。

表 7-5-3　肾功能不全患者慎用的药物

损害类别	影响药物
肾小球功能障碍	非甾体类抗炎药、四环素类抗生素、抗高血压药(如普萘洛尔、可乐定、利血平、米诺地尔、硝普钠、甲基多巴、哌唑嗪、尼卡地平、卡托普利及硝苯地平等)、两性霉素 B、环孢素等
急性肾小球肾炎	利福平、肼屈嗪、青霉胺、依那普利等
肾小球肾炎及肾病综合征	金制剂、锂制剂、铋制剂、青霉胺、丙磺舒、卡托普利、非甾体类抗炎药、氯磺丙脲、利福平、甲巯咪唑、华法林、可乐定、干扰素、磺胺类等
肾小管损害	头孢菌素、丝裂霉素、口服避孕药、甲硝唑(儿童)、磺胺类、噻嗪类利尿剂、别嘌醇、卡马西平、格列本脲、苯妥英钠、奎尼丁、青霉胺、链激酶、苯丙胺、吡罗昔康及生物制品等
肾小管功能障碍	巯嘌呤、锂制剂、格列本脲、四环素类抗生素、两性霉素 B、秋水仙碱、利福平、长春新碱等
急性肾小管坏死	氨基糖苷类抗生素、鱼精蛋白、地尔硫䓬、氢化可的松、卡托普利(低钾及血容量降低可加重毒性)、抗肿瘤药(如顺铂等)、卡莫司汀、洛莫司汀、甲氨蝶呤、门冬酰胺酶、丝裂霉素。能增大上述各药毒性的有呋塞米、甲氧氟烷、两性能素 B、克林霉素、头孢菌素类及造影剂
尿道阻塞	镇静催眠药、阿片制剂、抗抑郁药、溴苄胺、麦角衍生物、甲基多巴、解热镇痛药、吗啡等镇痛剂、抗凝血药、磺胺类、甲氨蝶呤、过量巴比妥类、乙醇、利福平、氯琥珀胆碱、巯嘌呤及造影剂等
血管阻塞	氨基己酸、噻嗪类利尿剂、磺胺类、糖皮质激素、青霉素、肼屈嗪、普鲁卡因胺、奎尼丁、丙硫氧嘧啶等
肾间质及肾小管损害	氨基糖苷类抗生素、四环素类、利福平、磺胺类、头孢噻吩及青霉素类、环孢素、多黏菌素 B、过量右旋糖酐-40、造影剂
肾前性尿毒症	锂盐、强利尿剂、四环素类
渗透性肾病	甘露醇、右旋糖酐-40、甘油及大量葡萄糖
间质性肾炎	头孢菌素、青霉素类、庆大霉素、对氨基水杨酸、利福平、异烟肼、乙胺丁醇、多黏菌素 B、黏菌素、呋喃妥因、多西环素、磺胺类、氢氯噻嗪、呋塞米、阿米洛利、丙磺舒、非甾体类抗炎药(如吡罗昔康、布洛芬、吲哚美辛、托美丁、舒林酸、阿司匹林、甲氯芬那酸、非那西丁、非诺洛芬及保泰松等)、西咪替丁、硫唑嘌呤、环孢素、干扰素、别嘌醇、卡托普利、普萘洛尔、甲基多巴、苯丙胺、苯妥英钠、苯巴比妥、苯茚二酮等

损害类别	影响药物
肾结石	维生素 D、维生素 A 及抗酸药(如三硅酸镁)、乙酰唑胺、非甾体类抗炎药、替尼酸、大剂量维生素 C(4～6g/d)、磺胺类、丙磺舒及甲氨蝶呤
尿潴留	吗啡、阿片、哌替啶、可待因、罗通定、吲哚美辛、肾上腺素、麻黄碱、阿托品、山莨菪碱、东莨菪碱、溴丙胺太林、樟柳碱、喷托维林、异丙嗪、苯海拉明、氯苯那敏、赛庚啶、羟嗪、黄酮哌酯、溴丙胺太林、氯丙嗪、奋乃静、氟哌啶醇、多塞平、丙米嗪、氯米帕明、苯海索、氯美扎酮、丙吡胺、阿普林定、普萘洛尔、拉贝洛尔、尼群地平、硝苯地平、硝酸甘油、氟桂利嗪、氨茶碱、呋塞米、可乐定、甲基多巴、林可霉素、头孢唑林、诺氟沙星、异烟肼、西咪替丁、曲克芦丁、镇静催眠药、氨甲苯酸等
尿失禁	氟哌啶醇、氯丙嗪、甲基多巴、哌唑嗪
血尿	头孢菌素、多肽抗生素、诺氟沙星、麦迪霉素、甲硝唑、氨基糖苷类、多黏菌素、青霉素类、磺胺类、抗结核药、西咪替丁、雷尼替丁、卡托普利、环磷酰胺、环孢素、解热镇痛药、抗凝血药、阿普唑仑、甲苯咪唑等

3. 肾功能不全患者给药方案调整

当肾功能不全患者必须使用主要经肾脏排泄并具有明显的肾毒性药物时，应按肾功能损害程度严格调整剂量，有条件的可做血药浓度监测，实行个体化给药。剂量调整通常采用减量法、延长给药间隔和二者结合三种方式。减量法即将每次剂量减少，而用药间隔不变，该法的血药浓度波动幅度较小。延长给药间隔即每次给药剂量不变，但间隔延长，血药浓度波动大，可能影响疗效。

(1) 简易法　按肾功能试验结果估计肾功能损害程度调整剂量。其中内生肌酐清除率反映肾功能最具参考价值，血肌酐其次，血尿素氮影响因素较多。肾功能轻度、中度和重度损害时，抗菌药每日剂量分别减低至正常剂量的 2/3～1/2、1/2～1/5、1/5～1/10。

(2) 根据肌酐清除率 (Ccr)　肌酐清除率是评价肾功能的常用指标，通常由血清肌酐计算肌酐清除率：

$$成年男性\ Ccr=[(140-年龄)\times体重]/(72\times Scr)$$

$$成年女性\ Ccr=男性\ Ccr\times0.85$$

其中，体重单位为 kg；血肌酐（Scr）单位为 mg/dL。

肌酐清除率的正常值：男性 Ccr 为 (105±20)mL/min，女性 Ccr 为 (95±20)mL/min。肌酐清除率如低于正常值，表明患者的肾功能有损害。

(3) 个体化给药　使用治疗窗窄的药物时有条件的应进行血药浓度监测，使峰浓度与谷浓度控制在有效而安全的范围。

(4) 其他　可按药物说明书上介绍的各种图、表、公式调整用药剂量与给药间期。

知识拓展

肾功能不全时抗菌药物的选择

肾脏是大部分抗菌药物及其代谢产物的主要排泄器官，在肾功能不全时容易导致这些药物在体内积聚以致发生毒性反应，尤其是肾毒性抗菌药物。因此，肾功能不全患者应用抗菌药物时，不能按常量给予，必须根据肾功能损害程度调整给药方案。

肾功能不全时抗菌药物的选用原则：①有明确指征时方可使用；②选择肾毒性低的有效品种；③避免长时间应用有肾毒性的抗菌药物；④避免与其他肾毒性药物联合应用；⑤密切观察药物的临床疗效及毒性反应；⑥尽可能测定药物（特别是具有肾毒性的抗菌药）的血浆浓度，以调整用药剂量。

【任务实施】

针对上述患者的处方审核任务要求，按下述步骤实施。

收集信息	分析评估	方案制订	提供建议	跟踪随访
患者基本信息 疾病发展信息 咨询药物信息 问题指向点	明晰咨询问题 对问题进行归类 药物信息来源 查询资料方式	根据发现的问题 提出解决方案 形成答案 确定回答方式	重复问题 告知答案 明确理解	用药情况 疾病情况 反思建档

收集信息	1. 患者基本信息:男,57岁,身高172cm,体重75kg。 2. 现病史:CKD 5期行血液透析治疗,透析后出现发热,最高达39.2℃。 3. 过敏史:否认食物、药物等过敏史。 4. 诊断:CKD5期,血流感染。 5. 用药相关信息:注射用万古霉素 1g q.12h. i. v. gtt.。 6. 医师比较关注的问题:可否选用万古霉素? 使用剂量是否合理?
分析评估	1. 明晰咨询问题:患者有重度肾功能损伤,现血液出现感染,可否选用万古霉素抗感染? 如何制订给药方案? 2. 问题归类:药物适应证与禁忌证、用药剂量问题。 3. 查阅文献分析评估:参考万古霉素药品说明书,万古霉素是一种多肽类抗生素,对各种革兰阳性球菌与杆菌均具强大抗菌活性,耐甲氧西林葡萄球菌属、肠球菌属对本品高度敏感。革兰阴性杆菌通常对其耐药。仅用于严重革兰阳性菌感染,特别是耐甲氧西林葡萄球菌属、肠球菌属感染。口服用于甲硝唑治疗无效的艰难梭菌肠炎。和其他糖肽类抗生素一样,万古霉素具有一定的肾、耳毒性,因而轻症感染不宜选用;肾功能不全、老年人、新生儿及重症患者应在血药谷浓度监测下慎用并据以调整剂量,谷浓度宜为10~15mg/L;应避免与各种肾毒性药物合用
方案制订	1. 适应证:该患者血液透析后出现发热,需经验性覆盖血液透析后感染的常见病原体包括耐甲氧西林金黄色葡萄球菌,因此具有使用万古霉素静脉滴注的适应证。 2. 禁忌证:万古霉素注射液说明书提及的禁忌证是对本品有既往过敏性休克的患者禁用。抗菌药物指导原则中提及对于肾功能不全患者避免使用或确有应用指征时在血药浓度监测下减量应用。因此,该患者在剂量调整及血药浓度监测情况下可以使用。 3. 评估用药方案合理性 (1)评估患者肾功能:该患者已行血液透析,为CKD 5期尿毒症患者。 (2)评估万古霉素在肾功能不全患者中的特点:万古霉素在肾功能不全患者中半衰期延长,药-时曲线下面积(AUC)增加,普通血液透析患者万古霉素不透过,所以有必要根据肾功能损害的程度调整给药量及给药间隔
提供建议	1. 该患者血液透析后出现发热,需经验性覆盖血液透析后感染的常见病原体包括耐甲氧西林金黄色葡萄球菌,因此具有使用万古霉素静脉滴注的适应证,可选择使用万古霉素治疗该患者的细菌感染。 2. 该患者为CKD 5期尿毒症患者,万古霉素在肾功能不全患者中半衰期延长,AUC增加,普通血液透析患者万古霉素不透过,根据药品说明书及用药经验,建议该血液透析患者万古霉素经验性用药方案为 0.5g qod.,并进行 TDM 监测,按血药浓度值进行剂量调整
跟踪随访	**随访跟踪** 一周后向医师当面询问患者用药情况,医师在采用了推荐用药方案治疗7天后,患者病情逐渐好转,感染消失,无明显不良反应发生。 **反思小结** 抗菌药物的消除主要就是通过肾脏来完成的。当抗菌药物具有肾毒性,或者患者本身有肾功能减退时,在应用抗菌药物时要非常谨慎。在药物的种类选择、剂量的调整方面应引起注意,合理的药物选择和适当的剂量调整是关键

【任务评价】

项目	评分标准	分值
收集信息 (15分)	患者性别、年龄、身高体重,医师关注的问题等信息,计5分	
	询问当前疾病信息(症状和疾病发展、疾病史、家族史等)、用药信息(药物过敏史、不良反应史、当前用药信息等),计5分	
	仪态大方,用语亲切,口齿清晰,有条有序,计5分	
分析评估 (20分)	根据收集的信息,明晰咨询问题,得出医师咨询目的,计5分	
	对问题进行确定并归类为药物适应证与禁忌证、用药剂量问题,计5分	
	针对问题,能够有便捷有效的检索方法,且信息来源权威可信(如说明书、指南等),计5分	
	能够对文献资料中的信息进行客观、合理的分析评价,整理出有效信息,计5分	

项目	评分标准	分值
方案制订 （30分）	能够正确罗列药物的适应证、用法用量、注意事项及不良反应，计5分	
	明晰肾功能不全患者用药原则及给药方案调整方法，计5分	
	能够关注医师的咨询需求，结合患者个体情况、所患疾病、所用药物提出个体化建议，计5分	
	能够形成详细的药物使用指导方案，计10分	
提供建议 （25分）	确认信息：包括患者信息和疾病症状，计5分	
	用药建议：用专业语言向医师说明使用或不使用该药物的理由，并解说需要更改剂量的原因，计15分	
	明确理解：核实医师对药师建议的理解和接受程度，计5分	
跟踪随访 （10分）	进行用药跟踪，了解患者的用药进展、疾病转归等情况，并询问医师实施过程的评价结果，计5分	
	对整体环节进行反思小结，包括用药方面和服务方面，计5分	

【任务训练】

一、知识检测

（一）单选题

1. 下列关于肾功能不全患者给药方案调整的方法，错误的是（　　）。

A. 肾功能不全者首选肝胆代谢和排泄的药物

B. 肾功能不全而肝功能正常者，可选用双通道（肝、肾）消除的药物

C. 肾功能不全者必须使用明显具有肾毒性的药物时，可以延长给药间隔或减少给药剂量

D. 肾功能不全者必须使用明显具有肾毒性的药物时，可以同时服用碳酸氢钠以碱化尿液，促进药物排泄，防止药源性疾病

E. 使用治疗窗窄的药物，应进行血药浓度监测，制订个体化给药方案

2. 尿毒症患者维生素 D_3 第二次羟化障碍的机制是（　　）。

A. 组织吸收有自限性

B. 药物生物转化障碍

C. 经肾排泄的药物消除减慢

D. 血浆蛋白含量下降，酸性代谢产物蓄积

E. 药物的代谢发生改变，氧化反应加速

3. 肾功能中度损害时，抗菌药的每日剂量应减低至正常剂量的（　　）。

A. 3/4～3/5　　　　B. 2/3～1/2　　　　C. 1/2～1/5　　　　D. 1/5～1/7　　　　E. 1/5～1/10

4. 患者，女，68岁，体重45kg，因发热、咳嗽、咳痰入院治疗，临床诊断为社区获得性肺炎。化验结果：白细胞计数 $1176×10^9/L$，肌酐清除率 18mL/min。该患者使用下列抗菌药物治疗时，不需要减量的是（　　）。

A. 左氧氟沙星　　　B. 莫西沙星　　　C. 头孢噻肟钠　　　D. 阿莫西林　　　E. 头孢吡肟

（二）配伍题

A. 必须减量应用　　　　　　　　　B. 尽可能避免使用

C. 一般无需调整剂量　　　　　　　D. 须谨慎使用，必要时减量给药

E. 需谨慎或减量应用，以防肝肾综合征的发生

1. 经肾排泄的药物，肝功能障碍时服用，应该（　　）。

2. 由肝脏清除但并无明显毒性反应的药物，肝功能不全时服用，应该（　　）。

3. 经肾排泄且肾毒性明显的药物用于严重肝功能减退者时，应该（　　）。

（三）案例分析题

患者，女，68岁，体重54kg，因慢性阻塞性肺病急性加重再次入院，入院后生化检查 ALT 20IU/L，血肌酐（Cr）1.8mg/dL，痰培养为铜绿假单胞菌。查头孢他啶药品说明书成人常用剂量为1日1.5～6g，分2～3次给药，肌酐清除率为31～50mL/min时，剂量为每12小时1g；肌酐清除率为16～30mL/min时，剂量为每24小时1g；肌酐清除率男6～15mL/min时，剂量为每24小时0.5g；肌酐清除率≤5mL/min时，剂量为每48小时0.5g。

1. 成年男性的肌酐清除率计算公式为 Ccr＝（140－年龄）体重/（72×Cr），成年女性的肌酐清除率为男性的0.85倍。该患者的肌酐清除率约是（　　）。

A. 25.5mL/min　　　　　　　　B. 30mL/min　　　　　　　　C. 34mL/min

D. 40mL/min　　　　　　　　　E. 47.2mL/min

2. 该患者头孢他啶的剂量应为（　　）。

A. 每8小时2g　　　　　　　　B. 每12小时1g　　　　　　　C. 每24小时0.5g

D. 每24小时1g　　　　　　　　E. 每48小时0.5g

（四）多选题

1. 以下有关肾功能不全患者用药原则的叙述中，正确的是（　　）。

A. 明确诊断，合理选药

B. 选用主要经肝代谢的药物

C. 进行 TDM，设计个体化给药方案

D. 避免或减少使用肾毒性大的药物

E. 依据肾功能情况调整用药剂量和给药间隔时间

2. 肾功能不全者体内药物"排泄"速度和程度降低，其机制包括（　　）。

A. 肾小管分泌减少　　　　　　B. 肾血流量减少　　　　　　C. 肾小管重吸收增加

D. 肾小管重吸收减少　　　　　E. 肾小球滤过减少

M7-5-1　PPT　　　　M7-5-2　答案解析

任务6　特殊工作人员药学服务

【学习目标】

● 知识目标

　　1. 掌握特殊工作人员的用药原则。

　　2. 熟悉特殊工作人员慎用药物。

● 能力目标

　　1. 能根据特殊工作人员的职业特点指导正确用药。

　　2. 能够为特殊工作人员进行合理用药指导，规避用药风险。

● 素质目标

　　1. 培养关爱生命、合理用药的职业素养。

2. 培养对特殊工作人员的同理心，强化用药服务意识。

安全驾驶　远离"药驾"

　　所谓"药驾"，是指驾驶员服用了某些可能影响安全驾驶的药品后，依然驾车出行的行为。藿香正气水是人们所熟知的可能引起"药驾"的药品。"一直有喝藿香正气水止痛的习惯，虽然说明书上有注明藿香正气水含有酒精，但没留意过，以为会没事。"据2022年3月13日《法治日报》报道，广东省广州市一男子服用了6支藿香正气水（30mL/支，每支酒精含量为40%～50%）后驾车，在某国道上行驶时碰撞防护墙，后被执勤交警查获。经道路交通事故责任认定，该男子承担此次事故的全部责任。经鉴定，从其血液中检出乙醇成分，含量为167.7mg/100mL。据此，其被定为醉驾并被判处拘役1个月，罚款3000元。

【任务要求】

　　陈某，男，30岁，身高171cm，体重73kg。从事空调安装和清洗工作。患者主诉鼻塞很严重，流清水样鼻涕，打喷嚏，测体温37.8℃，喉咙干、痒，偶有咳嗽，但无痰。患者三天前去游泳馆游泳，当时觉得池水较凉，游了一会儿即上岸。次日清晨开始打喷嚏、鼻塞、流涕、咽痒。作为药师，你在接待该患者购买药物时，应该如何问病荐药？应告知哪些用药注意事项？日常生活中应该注意哪些？

【任务准备】

　　在日常各项工作中，特殊工作人员指驾驶飞机、车、船，操作机械、农机，从事高空作业、精密仪器操作的工作人员等。他们会因服药后影响其人体正常反应，出现不同程度的嗜睡、眩晕、幻觉、视物模糊、平衡力下降、多尿等，从而导致安全事故的发生。从交通事故的事后分析中发现，驾驶员因服用有关药物而导致交通肇事发生率正在逐年上升。奥地利科学家调查了9000例交通事故的原因，发现16%是因为驾驶员"药驾"后所致。

一、特殊工作人员避免应用的药物

1. 导致嗜睡的药物

　　许多药物中含有中枢抑制类成分，从而使特殊工作人员产生嗜睡、困倦、疲乏等症状。导致嗜睡的药物见表7-6-1。

表7-6-1　导致嗜睡的药物

药物类别	药物举例	不良反应
抗感冒药	复方盐酸伪麻黄碱、维C银翘片、感冒灵颗粒、感冒清片	嗜睡
抗组胺药	氯苯那敏、苯海拉明	嗜睡、口干、恶心、呕吐
镇静催眠药	地西泮、氯硝西泮、阿普唑仑、巴比妥类、水合氯醛	抑制中枢神经，诱使睡眠
抗偏头痛药	苯噻啶	嗜睡、困倦、疲乏
质子泵抑制剂	奥美拉唑、兰索拉唑、泮托拉唑	偶有疲乏、困倦

2. 导致眩晕、幻觉的药物

驾驶车辆、从事高空作业和操作精密仪器的过程中最重要的就是精神集中，如果服药后出现眩晕或幻觉，势必会影响人身安全和财产安全。具有此不良反应的药物主要包括以下几类（表7-6-2）。

表7-6-2　导致眩晕、幻觉的药物

药物类别	药物举例	不良反应
镇咳药	右美沙芬	嗜睡、眩晕
	喷托维林	服用10min左右可出现头晕、眼花、全身麻木，并持续4～6h
解热镇痛药	阿司匹林、氨基比林	可导致耳鸣、视听力减退，眩晕
	吲哚美辛、萘普生、布洛芬	可导致老年人精神模糊
抗心绞痛药	普萘洛尔	头痛、眼花、耳鸣和低血压
	硝酸甘油	眩晕、乏力
抗病毒药	金刚烷胺	产生幻觉、精神错乱、眩晕、嗜睡、视物模糊等症状
降血糖药	磺酰脲类、格列奈类	低血糖反应，出现眩晕、心悸和大汗

3. 导致视物模糊的药物

如果工作时视力受损其严重后果可想而知。下列药物（表7-6-3）均可引发视力降低、视物模糊或复视等症状，工作前应谨慎服用。

表7-6-3　导致视物模糊的药物

药物类别	药物举例	不良反应
解热镇痛药	布洛芬	少数人出现视力降低、辨色困难
	吲哚美辛	视物模糊
解痉止痛药	东莨菪碱	扩大瞳孔，持续3～5h视物不清
	阿托品	视近物不清或模糊，约持续一周
扩张血管药	二氢麦角隐亭	视物不清，偶发呕吐、头痛等症状
抗心绞痛药	硝酸甘油	视物模糊
抗癫痫药	卡马西平、苯妥英钠、丙戊酸钠	视物模糊、复视、眩晕

4. 导致定向力障碍药物

定向力是指人对时间、地点（或方位）及人物的判断能力，这也是工作过程中的重要能力。当特殊工作人员定向力出现障碍时，极有可能引发事故，故应引起重视。导致定向力障碍的药物见表7-6-4。

表7-6-4　导致定向力障碍的药物

药物类别	药物举例	不良反应
镇痛药	哌替啶（杜冷丁）	偶致定向力出现障碍、幻觉
H$_2$受体拮抗剂	雷尼替丁、西咪替丁、法莫替丁	引发幻觉、定向力障碍
避孕药	左炔诺孕酮片	长期使用可导致定向力障碍

5. 导致多尿或多汗的药物

多尿、多汗在一定程度上也会影响特殊工作人员的情绪及注意力，对安全造成威胁。导致多尿、多汗的药物见表7-6-5。

表 7-6-5 导致多尿或多汗的药物

药物类别	药物举例	不良反应
利尿药	阿米洛利	尿量增多
降压药	吲达帕胺	4h后利尿作用最强,出现多尿、多汗或尿频
	哌唑嗪	尿频、尿急

二、特殊工作人员用药原则

（1）选药原则 避免使用影响安全驾驶的药品，包括抗组胺药、抗抑郁焦虑类药、镇静催眠类药、解热镇痛药、抗高血压药、抗癫痫药、降血糖类药等。

（2）使用原则 开车前 4h 慎用上述药物，或服药后 6~8h 再开车。

（3）剂量原则 切忌超剂量用药，同时也应注意服药方式，需整片服用的药勿分割或嚼碎服用。

三、特殊工作人员用药管理

（1）特殊职业者看病或买药时，应主动告知其职业，避免工作时出现不良反应，造成安全事故。

（2）感冒时选用不含抗组胺药的复方制剂。有些感冒药分为日片或夜片，如日夜百服咛片、白加黑，日片（白片）不含抗组胺药，不会引起嗜睡，在白天宜选用日片（白片）。

（3）过敏时尽量选用对中枢神经抑制作用小的抗组胺药如氯雷他定、地氯雷他定。

（4）如患糖尿病，在注射胰岛素和服用降糖药后稍事休息，如血糖过低或头晕、眼花、手颤，可进食易吸收的糖类食品。

（5）不要饮酒或含酒精饮料，乙醇是一种中枢神经抑制剂，可增强催眠药、镇静药、抗精神病药的毒性。

（6）注意药品的通用名和商品名，有时同一药品有不同的商品名，医师和药师要注意辨认，并向患者交代清楚。

【任务实施】

针对任务要求，按下述步骤实施。

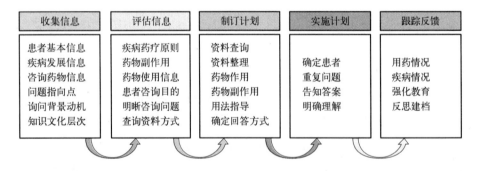

收集信息	1. 基本信息:男,30 岁,身高 171cm,体重 73kg。从事空调安装和清洗工作,文化层次为专科。 2. 疾病发展信息:患者鼻塞很严重,流清水样鼻涕,打喷嚏,测体温 37.8℃,喉咙干、痒,偶有咳嗽,但无痰。患者三天前去游泳馆游泳,当时觉得池水较凉,游了一会儿即上岸。次日清晨开始打喷嚏、鼻塞、流涕、咽痒。 3. 咨询药物信息:基于患者主诉及身体状况,药师为患者制订用药方案,并进行用药指导。 4. 问题指向点:患者为从事空调安装和清洗工作,应避免服用某些可能影响高空作业安全的药品
评估信息	1. 患者鼻塞、流涕、打喷嚏,低热,干咳无痰,无全身酸痛症状,考虑普通感冒,可选用复方制剂对症治疗。所选制剂需包含解热、鼻减充血剂、抗组胺和镇咳成分。 2. 抗组胺药有嗜睡的不良反应,患者从事高空作业,需特别注意。 3. 进行个性化用药教育

制订 计划	1. 药物选择:(1)对因治疗。普通感冒是由多种病毒引起的常见病,为自限性疾病,目前尚无针对普通感冒的特异性抗病毒药物,故无需对因治疗。(2)对症治疗。患者的主要症状是鼻塞、流涕、打喷嚏,低热,干咳无痰,应选用包含解热、鼻减充血剂、抗组胺和镇咳成分的复方制剂,如复方美敏片。(3)特殊职业。患者从事高空作业,应避免服用可能影响高空作业安全的药品,如抗组胺药。因此选择分日片或夜片的感冒药,如日夜百服咛,在白天选用日片,日片不含抗组胺药,不引起嗜睡,保障高空作业安全。 2. 用法用量:口服,日用片1次1片,1日2次(需间隔6h);夜用片1次1片,睡前用。 3. 不良反应:轻度头晕、乏力、恶心、口干、食欲缺乏等,可自行恢复。 4. 贮藏条件说明:遮光,密闭,在干燥处保存。 5. 健康教育:服药期间不得饮酒或含有酒精的饮料,避免合并使用含对乙酰氨基酚或其他解热镇痛药的药品;夜用片服用期间,不得开车,从事高空作业。根据气温合理添加衣物,避免再次受凉;多喝白开水,饮食上清淡,避免辛辣食物刺激加重咳嗽等。 6. 个性化用药教育:因高空作业有其职业的特殊性,若不了解药物的不良反应,选择不当,往往可能导致事故的发生。因此,特殊职业者看病或买药时,应主动告知其职业,避免工作时出现不良反应,造成安全事故
实施 计划	药师:您好,请问有什么可以帮助到您? 顾客:您好,三天前去游泳馆游泳,当时觉得池水较凉,游了一会儿后就上岸了,第二天早上就不舒服,我怀疑自己可能是感冒了,想买点感冒药。 药师:那您有什么症状吗? 顾客:一开始喉咙有点痒,然后就开始鼻塞、打喷嚏、流鼻涕,清水鼻涕一直在流,鼻子都要擦破了。 药师:听你这个鼻音也挺重,那你有没有量过体温? 顾客:来之前量了一下,体温是37.8℃。 药师:咳嗽次数多吗?有痰吗? 顾客:偶尔咳一下,没有痰。 药师:那听您这些症状应该是普通感冒。之前有在服用药物吗? 顾客:本来觉得问题不严重,就没有服药,但好像愈发严重了,因此到药店买点感冒药缓解一下。 药师:好的。您有对药物过敏的情况吗? 顾客:没有。 药师:好的。那您有其他疾病吗?比如高血压、甲亢、心脏病之类的? 顾客:也没有。 药师:好的,我建议您服用酚麻美敏片。酚麻美敏片的有效成分可以缓解您的这些感冒症状。每次吃两片,每六小时吃一次,一天不超过4次。 顾客:那好的,我还想问一下,因为我是干空调安装这一行的,经常要高空作业,我吃这些药会不会有什么不良反应啊? 药师:您是从事高空作业,那酚麻美敏片就不适合啦,这个药是复方制剂,制剂中所含药物马来酸氯苯那敏,可能会引起您嗜睡,高空作业时存在安全隐患。我给您换个日夜百服咛吧,白天吃日片,一次吃1片,白天吃两次,每隔6小时吃一次;晚上睡觉前吃1片夜片。然后,日片和夜片千万不可以弄错,因为夜片是有嗜睡成分的,您吃完夜片之后就不要从事高空作业,也不能开车。 顾客:好的,我记住了。 药师:服药期间不得饮酒或含有酒精的饮料;多喝白开水,饮食上清淡,避免辛辣食物刺激加重咳嗽;根据气温合理添加衣物,避免再次受凉,居住环境也要保持清洁、通风等。 顾客:好的,谢谢。 药师:如果用药一日后,症状未缓解,请您及时去医院。切记不能增大剂量或同时服用两种感冒药。因为感冒药大部分都是复方制剂,有相同成分,吃多了会造成严重不良反应的。 顾客:好的,懂了。 药师:那您的药拿好了,相关的用法和用量我也写在药盒外面了,祝您早日康复! 顾客:谢谢!
跟踪 反馈	电话跟踪 1周后电话随访,顾客表示鼻塞、流涕症状好多了,就是痰有点多,建议加服氨溴索祛痰。 反思小结 顾客从事空调安装和清洗工作,需尤其注意药物选择中避免引起嗜睡不良反应的成分

【任务评价】

项目	内容	分值	评分要求(计分)	评分
收集信息	患者基本信息; 疾病发展信息; 咨询药物信息; 问题指向点; 找出背景动机; 知识文化层次	14分	关键信息准确(2分); 关键信息全面(2分); 准确了解药物使用情况(1分); 细心查看监测数据(2分); 找出异常信息(3分); 准确找出患者的问题(2分); 用语亲切(1分); 善于沟通(1分)	

项目	内容	分值	评分要求(计分)	评分
评估信息	药物使用情况； 饮食、运动情况； 认知、使用误区； 找出问题的原因	20分	药物使用情况判断准确(5分)； 是否存在认知误区判断准确(4分)； 是否存在使用误区判断准确(3分)； 饮食、运动情况判断准确(3分)； 准确找出问题的原因(5分)	
制订计划	药物作用； 药物副作用； 用法指导	24分	作用解析清晰、机制简单易懂(5分)； 用法用量指导正确(5分)； 用药特殊提示科学(5分)； 健康教育全面(5分)； 合理用药教育通俗明了(4分)	
实施计划	确定患者； 重复问题； 告知答案； 明确理解	30分	注意礼貌用语(5分)； 耐心解释(5分)； 患者理解解决方案(5分)； 患者接受解决方案(5分)； 能耐心取得顾客配合(5分)； 能细心关注顾客是否理解(5分)	
跟踪反馈	用药情况； 疾病情况； 强化教育； 反思建档	12分	跟踪随访方式能得到顾客认同(2分)； 疾病转归、用药和生活情况信息准确全面(4分)； 强化教育针对性强(2分)； 反思小结能从专业和人文方面考虑(2分)； 在与患者交流中强化责任心(2分)	

【任务训练】

一、知识检测

(一) 单选题

1. 特殊工作人员应避免使用的感冒药成分是 (　　)。

A. 对乙酰氨基酚　　　　　　　　B. 氨溴索　　　　　　　　C. 盐酸伪麻黄碱

D. 氯苯那敏　　　　　　　　　　E. 咖啡因

2. 下列关于特殊工作人员的用药注意事项，不正确的是 (　　)。

A. 看病或买药时，主动告知其职业

B. 感冒时可以选用日夜百服咛、白加黑

C. 过敏时尽量选用对中枢神经抑制作用小的抗组胺药如氯雷他定、地氯雷他定

D. 如患糖尿病，在注射胰岛素和服用降糖药后稍事休息，如血糖过低或头晕、眼花、手颤，可进食易吸收的糖类食品

E. 药物治疗同时可以饮酒或饮用含酒精的饮料

(二) 配伍题

A. 氯苯那敏　　　　B. 格列本脲　　　　C. 卡马西平　　　　D. 西咪替丁　　　　E. 吲达帕胺

1. 易引起嗜睡的药物是 (　　)。

2. 易引起定向力障碍的药物是 (　　)。

3. 易引起视物模糊的药物是 (　　)。

(三) 多选题

特殊工作人员工作期间用药，应避免使用 (　　)。

A. 阿米洛利　　　　B. 阿托品　　　　C. 硝酸甘油　　　　D. 阿莫西林　　　　E. 地西伴

二、能力训练任务

患者，男，57 岁，从事精密仪器操作，心律失常 10 年余，近日着凉后，头痛、鼻塞、流涕，伴发热，测体温为 37.6℃，无咳嗽，患者最需要的治疗是什么？作为药师的你应该如何对患者进行药学服务？请对该患者的用药风险进行评估。

【任务拓展】

调研 3 位特殊工作人员（如驾驶员、从事高空作业人员、操作精密仪器工作人员），了解他们对常见病（普通感冒、高血压、糖尿病）用药的认识是否误区，设计用药宣传小视频。

M7-6-1　PPT　　　　M7-6-2　答案解析　　　M7-6-3　视频

项目八　智慧药房

【项目介绍】

　　本项目的学习内容包括互联网药学服务、药店新零售服务等。项目下设 2 个工作任务，通过任务学习，能够掌握网络药学服务技能，熟悉专业药房运营，为公众用药提供更多选择。

【知识导图】

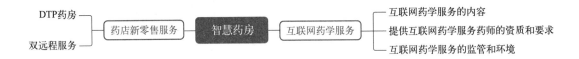

【学习要求】

　　1. 知识结构：　了解 DTP（直接面向患者）药房与传统药房的区别，熟悉零售药店双远程服务的内容，掌握互联网药学服务的内容、DTP 药房的服务规范等。
　　2. 技能操作：　能为顾客提供线上处方审核、用药交代、用药咨询、用药教育等服务，熟悉 DTP 药房运营和双远程服务。

【药学技能竞赛考点】

　　本项目知识点与药学技能竞赛中理论知识部分"互联网药学服务"相关内容对接，与技能操作部分"用药咨询与慢病管理""处方调剂与用药指导"模块对接。

【1+ X 证书考点】

本项目相关知识点与药品购销员等级证书考试大纲中"电商服务"对接。

任务1　互联网药学服务

【学习目标】

- 知识目标
  1. 掌握互联网药学服务的内容。
  2. 熟悉药师提供互联网药学服务的资质要求。
  3. 了解互联网药学服务的监管环境。
- 能力目标
  1. 能为顾客提供线上处方审核、用药交代、用药咨询、用药教育等服务。
  2. 能熟练操作互联网药学服务相关设备、软件。
- 素质目标
  1. 以患者为中心，热情周到，细心与患者进行沟通交流。
  2. 呵护患者健康，线上、线下同心同情。

🌐 大医精诚

药学之重，生命之托

在 2020 年新冠疫情暴发期，武汉大学药学院丁虹教授利用自己的专业知识，义务指导疑似感染者和急需治疗却因各种原因不能住院的病患科学用药，早发现、早治疗、早干预，避免了许多感染者由轻症转为重症。通过"虹说健康"微信平台，对千余名新冠肺炎患者进行了心理安慰和医药咨询，全程跟踪了很多患者的病情进展，并根据不同个体的情况，给予精准护理方案，帮助他们渡过难关，受到民众广泛赞誉，获评"民盟湖北省委抗击新冠肺炎疫情先进个人"称号。她提出的临床治疗方案得到国家药监局备案，正式进入临床试验；人民日报等多家媒体报道了该方案，多家医院将其辅助用于新冠肺炎患者的治疗。

【任务要求】

赵某，执业药师，从事药学服务工作近 10 年，新入职某医药连锁总部审方室，从事远程审方工作。作为执业药师，赵某在新岗位的工作流程和工作内容是什么呢？

【任务准备】

一、互联网药学服务的内容

互联网药学服务是互联网医疗的一部分，是互联网技术在药学服务领域中的应用，包括以互联网为载体和技术手段开展的处方审核、用药交代、用药咨询、用药教育、药物治疗管理、药学科普等药学专业技术服务。

1. 处方审核

药师可以通过互联网对来自互联网医院、处方流转平台的电子处方及患者上传的电子或纸质处方进行规范性和适宜性审核。审核处方时，应确认处方来源的合法性，不能确认处方来源合法时，不得进入下一步审核流程。对处方适宜性进行审核时，应收集并复核患者的相关信息，如疾病情况、过敏史、检验检查结果、现用药情况等。若患者病情发生变化或续方超过 12 周，应要求患者联系医生重新开具处方。若处方存在不规范、用药不适宜等问题，应与处方医生联系，或与患者说明情况，请患者与处方医生联系确认。

互联网药学服务运营方应提供处方审核所需的软硬件条件和工作环境，如电脑、移动终端、符合规范要求的电子处方系统、药学信息查询软件、必要的参考资料等。处方审核可采用人工在线审核，或信息系统辅助人工审核模式，即经信息系统辅助审核、药师人工在线复核的方式进行。线上处方审核辅助工具见图 8-1-1。

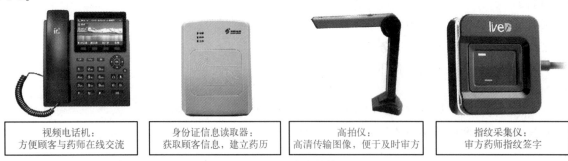

| 视频电话机：
方便顾客与药师在线交流 | 身份证信息读取器：
获取顾客信息，建立药历 | 高拍仪：
高清传输图像，便于及时审方 | 指纹采集仪：
审方药师指纹签字 |

图 8-1-1　线上处方审核辅助工具

2. 用药交代

药师通过互联网向患者进行用药交代，应按照处方或医嘱进行。通过互联网调剂的药品，应同时附有通俗易懂的书面用药指导单，应标明患者姓名与药品名称、规格、用法用量、储存方法、使用注意事项等内容。用药交代内容也可采取向患者直接发送文字、图片、音频、视频或二维码等方式提供。向患者提供的用药交代内容应有记录，并完整留存。

3. 用药咨询

药师利用互联网技术及工具，通过文字、图片、音频、视频等形式，对患者及患者家属、医务人员以及公众提出的用药相关问题进行解答。咨询结束时，药师应询问服务对象是否还有疑问，确认咨询者能清楚并正确理解回复内容，必要时应提供电子资料。

药师应如实记录用药咨询相关内容，至少包括：咨询者姓名、年龄、性别、联系方式，咨询问题与回复内容，与咨询问题相关的患者疾病与用药情况、患者生活习惯等。用药咨询全过程应留存文字、图片、音频、视频等记录。

4. 用药教育

用药教育是指药师对患者提供合理用药指导、普及合理用药知识等药学服务的过程，以提高患者用药知识水平，增强用药依从性，降低用药错误发生率，保障医疗质量和医疗安全。

药师向患者提供用药教育可通过与患者直接互动或者通过发送文字、图片、音频、视频等用药教育材料的方式进行。药师还可在软件系统的辅助下，为患者定制并发送个性化的用药提醒，进一步扩展用药教育的服务内容。

5. 药物治疗管理

药物治疗管理是指药师通过互联网对患者药物治疗的全过程进行有针对性的、连续的全程管理。与患者一起管理药物治疗方案，可增强用药依从性，提升患者自我用药管理能力。药物治疗管理的流程包括：收集患者疾病与用药信息、评估和确认患者是否存在药物治疗问题、与患者一起确定治疗目标并制订干预措施、执行计划、跟踪随访。

药师可通过开设互联网药学门诊或者建立相应患者群的方式对患者进行药物治疗管理服务。通过互联网开设药学门诊应遵循线下药学门诊的规范要求。

6. 药学科普

药师通过互联网向公众提供用药科普信息时，应在突出科学性和专业性的同时，兼顾通俗性和实用性，发布的药学信息应真实、准确、客观，不得发布有争议性的内容，避免误导公众。

药学科普信息可以通过文字、图片、音频及视频等形式发布，发布内容须经相关发布平台审核。

7. 不适合开展互联网药学服务的情况

（1）涉及特殊管理药品、终止妊娠药品等国家规定不允许通过互联网渠道销售的药品。

（2）针对危重症、急症、病情复杂的患者的服务。

（3）超出药师自身专业能力的药学服务需求。

（4）药师不得出于商业目的介绍或推荐药品。

二、提供互联网药学服务药师的资质和要求

提供互联网药学服务的药师资质要求与线下一致，并应接受过开展互联网药学服务的相关培训。

1. 处方审核

应具有药师及以上专业技术职务任职资格，并具有 3 年及以上医院药房或零售药店处方调剂工作经验，接受过处方审核相应岗位的专业知识培训并考核合格。负责抗菌药物、抗肿瘤药物处方审核的药师还应当接受专科药物培训并考核合格。

→ 知识拓展

药品网络销售禁止清单（第一版）

为贯彻落实《中华人民共和国药品管理法》和《药品网络销售监督管理办法》要求，保障公众用药安全，国家药品监督管理局组织制定并发布了《药品网络销售禁止清单（第一版）》，自 2022 年 12 月 1 日起施行。网络禁售的药品主要包括以下品种。

1. 政策法规明确禁止销售的药品

疫苗、血液制品、麻醉药品、精神药品、医疗用毒性药品、放射性药品、药品类易制毒化学品；医疗机构制剂、中药配方颗粒。

2. 其他禁止通过网络零售的药品

（1）注射剂（降糖类药物除外）。

（2）含麻黄碱类复方制剂（不包括含麻黄的中成药）、含麻醉药品口服复方制剂、含曲马多口服复方制剂、右美沙芬口服单方制剂。

（3）《兴奋剂目录》所列的蛋白同化制剂和肽类激素（胰岛素除外）。

（4）地高辛、丙吡胺、奎尼丁、哌唑嗪、普鲁卡因胺、普罗帕酮、胺碘酮、奎宁、氨茶碱、胆茶碱、异丙肾上腺素；苯妥英钠、卡马西平、拉莫三嗪、水合氯醛、达比加群酯、华法林、替格瑞洛、西洛他唑、扑米酮、碳酸锂、异氟烷、七氟烷、恩氟烷、地氟烷、秋水仙碱；米非司酮、复方米非司酮、环丙孕酮、卡前列甲酯、雌二醇、米索前列醇、地诺前列酮；法罗培南、夫西地酸、伏立康唑、利奈唑胺、奈诺沙星、泊沙康唑、头孢地尼、伊曲康唑、左奥硝唑、头孢泊肟酯（限于单方制剂，其中抗菌药不含外用剂型）。

2. 用药交代与用药教育

应具有药师及以上专业技术职务任职资格或具有执业药师资格。

3. 用药咨询

应具有主管药师及以上专业技术职务任职资格或具有执业药师资格。

4. 药物治疗管理

应具有主管药师及以上专业技术职务任职资格，取得临床药师岗位培训证书或药物治疗管理培训证书，且从事临床药学工作 2 年及以上；或具有高级职称、从事临床药学工作 2 年及以上；或取得药物治疗管理培训证书，且具有 3 年以上药学服务相关工作经验的注册执业药师。

5. 药学科普

应具有药师及以上专业技术职务任职资格或具有执业药师资格。

> **知识拓展**
>
> **网上药店销售额增长迅速**
>
> 　　米内网的数据显示，2021 年零售药店终端销售规模达 7950 亿元（含药品和非药品），同比增长 10.9%，而网上药店销售额首破 2000 亿元，达到 2234 亿元（含药品和非药品），虽然增速较前几年有所放缓，但同比仍高达 40.2%。
>
> 　　与早期药店试水电商时药品销售占比较少不同，如今药品已成为药店网上销售的主力品种之一。2021 年网上药店药品销售额达 368 亿元，同比增长 51.5%，高增长的强劲态势明显。据业内专家推测，预计到 2030 年我国医药电商市场可能增长 10 倍，达到上万亿元的规模，上升空间依旧巨大。与此相对应的是，近两年京东健康、阿里健康、美团等电商巨头纷纷加大了进军医药电商的力度和速度。

三、互联网药学服务的监管和环境

开展互联网药学服务应坚持线上、线下一致的原则，遵守国家相关法律法规。包括但不限于《药品管理法》《处方管理办法》《医疗机构处方审核规范》《药品经营和使用质量监督管理办法》《药品网络销售监督管理办法》《关于印发医疗机构药学门诊服务规范等 5 项规范的通知》《关于印发互联网诊疗管理办法（试行）等 3 个文件的通知》等。

同时，开展互联网药学服务应遵循中国医院协会制定的《医疗机构药学服务规范》、原国家食品药品监督管理总局执业药师资格认证中心制定的《执业药师业务规范》等行业规范，以及参考中国药学会医院药学专业委员会制定的《药师通过互联网提供药学服务指南》、中国药师协会制定的《药师提供互联网科普与咨询服务的专家共识》《互联网药学服务专家共识》等行业共识，提供规范的药学服务。对卫生健康行政部门已经制定规范或有明确要求的药学服务项目，在提供互联网药学服务时应遵循相应规范或要求。

互联网药学服务应服从各级卫生健康、药品监管行政部门及互联网医院登记机关的监管，确保药学服务质量和患者安全。药学服务运营方应建立互联网药学服务管理体系和相关管理制度，对所开展的互联网药学服务进行严格管理，同时进行人员资质审核，加强过程管理，明确人员岗位职责和服务流程，建立质量保证体系和应急预案。

互联网药学服务管理体系文件应包括但不限于互联网药学服务管理制度、药学服务信息系统使用管理制度、药学服务质量控制和评价制度、在线处方管理制度、患者知情同意与登记制度、在线药学服务记录管理制度、药学服务患者风险评估与突发状况预防处置制度、人员培训考核制度、记录与数据保存管理制度，以及各种突发事件的应急预案。

想一想

与线下处方审核相比，互联网处方审核需要特别注意的事项有什么？

【任务实施】

针对任务要求，按下述步骤实施。

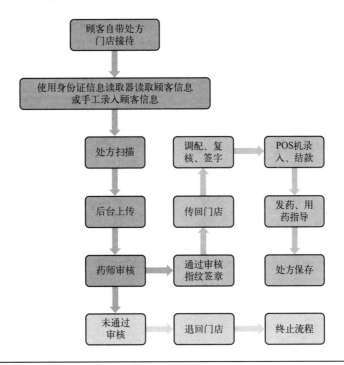

1. 门店服务人员在收银 POS 机上输入处方药品商品编码或扫描商品二维码。
收银 POS 机出现下图所示界面(以下图片来源:湖南海王星辰健康药房连锁有限公司)

门店前台处方上传操作流程

系统自动识别该商品为处方药,并跳出如下界面。

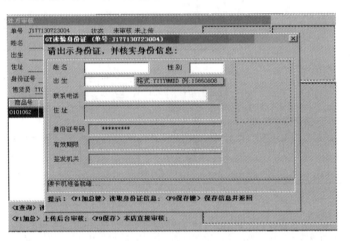

2. 出现顾客信息录入界面,提示读取或手工录入顾客信息。

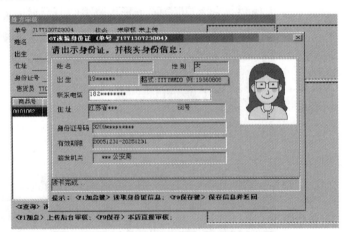

3. 读取或录入顾客身份信息。

门店
前台
处方
上传
操作
流程

4. 保存信息,并按 POS【F2 现金】键,系统提示扫描处方单。

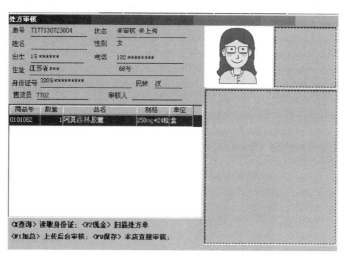

5. 扫描处方单并保存。

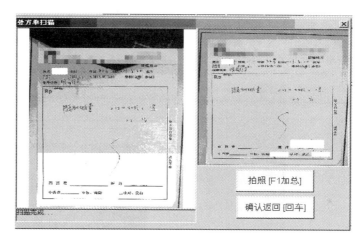

6. 按 POS【F1 加总】键,处方单上传至后台。

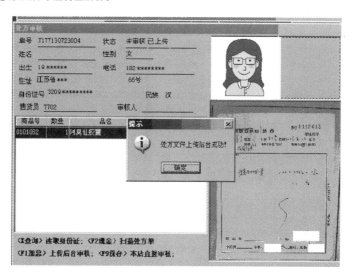

1. 门店上传处方单后,后台审方系统自动跳出提示信息"门店有新处方申请,请审核"。

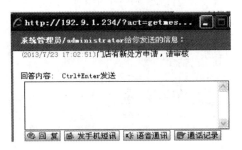

2. 后台审方执业药师进入审方系统,系统界面出现红色的"未审核"提示。

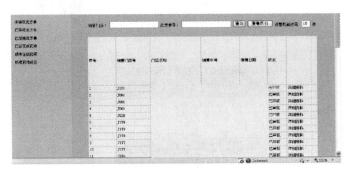

3. 打开"详细资料",出现以下图示界面,获取上传的处方单及顾客信息。

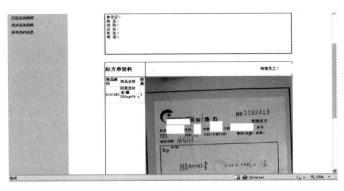

处方 后台 审核 操作

4. 审方执业药师审核处方后,根据审核结果,选择【审批】或【拒绝】键。

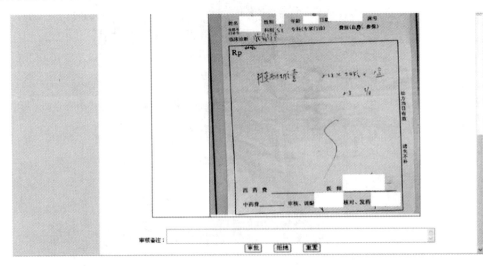

5. 在指纹识别器上按压指纹签字,完成审方。

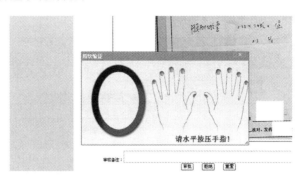

6. 完成审方操作后,系统出现【审核成功】界面。

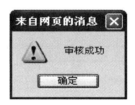

完成审方后资料可查询并显示以下内容:审方人的姓名、指纹及审批时间。

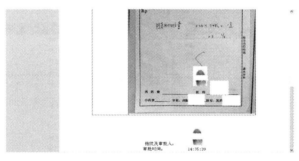

处方后台审核操作

7. 若处方单审核不合格,审方药师点击"拒绝",指纹签字后,会出现"处方单被拒绝"的提示。

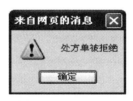

8. 门店同时收到被拒绝的信息,被拒绝的处方单,系统锁定,不能进行发药收银的操作。

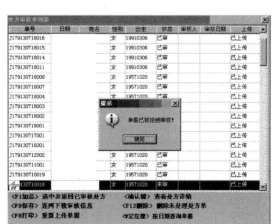

1. 门店根据后台审核结果,进行收银发药或拒绝调配。

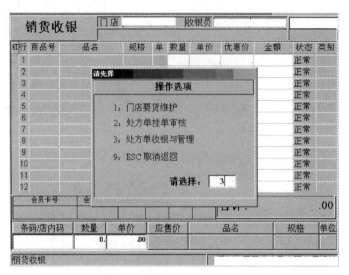

收银
发药
操作

2. 找到上传的处方单号,下载审核信息。

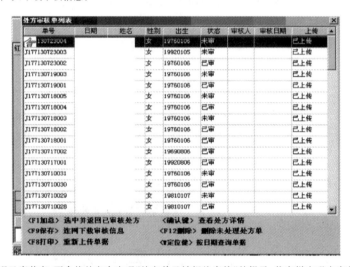

3. 合格的处方会出现已审状态,不合格处方会出现"处方单已被拒绝审核"的提示,状态栏出现未审状态。

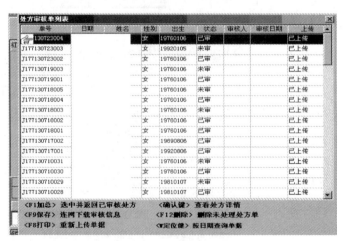

4. 返回收银界面:审核通过的则可以进行发药收银操作。

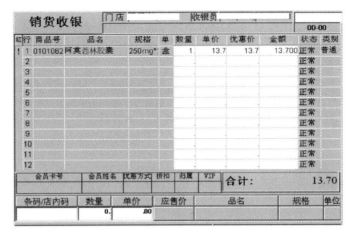

5. 审核合格的处方,由药师核对发药,收银员进行收银。若处方还未审,上面第4步中,商品信息为空白,门店不能进行收银操作。

收银
发药
操作

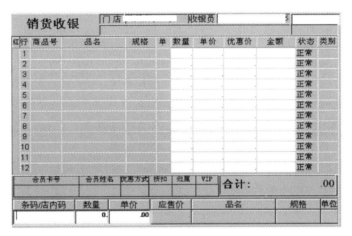

6. 完成发药收银工作。

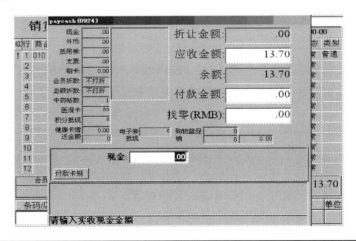

【任务评价】

项目	内容	分值	评分要求	评分
处方上传	顾客信息; 处方信息	20分	顾客信息齐全(10分); 处方上传清晰(10分)	

项目	内容	分值	评分要求	评分
处方后台审核	处方合法性审核；处方适宜性审核；确认审核结果	30分	合法性审核(10分)； 适宜性审核(共15分,其中药品和诊断是否一致5分,药品名称、剂型、规格5分,药品用法用量5分)； 确认审核结果(5分)	
收银发药	药品调剂；签字复核；收银发药	30分	调剂时做到"四查十对"(5分)； 检查药品有效期(5分)； 调剂完检查药品数量与处方一致(5分)； 检查药品规格与处方一致(5分)； 调配完毕后签字(5分)； 复核、收费、发药(5分)	
实施过程	服务质量；操作熟练度	20分	服务热情规范(10分)； 操作熟练(10分)	

【任务训练】

一、知识检测

(一) 单选题

1. 以下不属于互联网药学服务的任务是 (　　)。

A. 处方审核　　　　B. 治疗药物监测　　C. 用药咨询　　　D. 用药教育　　　E. 药学科普

2. 通过互联网进行处方审核的内容不包括 (　　)。

A. 处方合法性审核　　　　　　　　　　B. 药品用法用量　　C. 药品和诊断的一致性

D. 药品名称、剂型、规格　　　　　　　E. 药品价格

3. 药师通过互联网向公众提供用药科普信息应具有的特性不包括 (　　)。

A. 科学性　　　　　B. 专业性　　　　　C. 通俗性　　　　D. 详实性　　　　E. 实用性

(二) 多选题

1. 远程药学服务内容包括 (　　)。

A. 处方审核　　　　B. 用药交代　　　　C. 用药咨询　　　D. 用药教育　　　E. 药学科普

2. 远程药学服务需要遵守的法律法规包括 (　　)。

A.《药品管理法》　　　　　　　　B.《处方管理办法》　　　　　C.《医疗机构处方审核规范》

D.《药品经营和使用质量监督管理办法》 E.《医疗机构药事管理规定》

3. 互联网药学服务运营方应提供处方审核所需的软硬件条件包括 (　　)。

A. 电脑　　　　　　　　　　　　　B. 符合规范要求的电子处方系统　　　C. 视频制作软件

D. 药学信息软件　　　　　　　　　E. 必要的参考资料

4. 不适合开展互联网药学服务的情形包括 (　　)。

A.《药品网络销售监督管理办法》中禁止通过互联网渠道销售的药品

B. 针对危重症、急症、病情复杂的患者的药学服务

C. 通过互联网开展药学科普

D. 超出药师自身专业能力的药学服务

E. 通过互联网推荐药品

5. 互联网药学服务管理体系文件应包括 (　　)。

A. 互联网药学服务管理制度　　　　B. 药学服务信息系统使用管理制度

C. 药学服务质量控制和评价制度　　D. 在线处方管理制度

E. 患者知情同意与登记制度

二、能力训练任务

请写出互联网处方审核的工作流程。

【任务拓展】

结合上述远程审方工作任务，谈谈具体操作过程中还存在哪些问题？您有什么完善工作流程的建议？

M8-1-1　PPT　　M8-1-2　答案解析

任务 2　药店新零售服务

【学习目标】

- 知识目标
  1. 掌握 DTP 药房的概念及服务规范。
  2. 熟悉零售药店双远程服务的内容。
  3. 了解 DTP 药房与传统药房的区别。
- 能力目标
  1. 能为顾客提供专业药学服务，并追踪用药进展。
  2. 能熟练利用相关设备、软件为顾客提供双远程服务。
- 素质目标
  1. 以患者为中心，热情周到，细心与患者进行沟通交流。
  2. 呵护患者健康，线上、线下同心同情。

合理用药

多一分关爱　多一分健康

李红是一名执业药师，在一家 DTP 药店工作三年，每天都会遇到很多前来购药的肿瘤患者，能够为患者提供简单的咨询回复，解决患者用药中的困惑，她从心底由衷地感到高兴。有一次，店里来了一位老顾客家属，需要购买一种治疗慢性粒细胞白血病的药物尼罗替尼。购买这类药物的患者，通常是带着处方直接购买，因为药物疗效显著，服用方便，老顾客购药时咨询的问题也比较少。在与家属的沟通过程中，李红没有因为是老顾客而直接收款付货了事，而是详细询问了患者的近期的情况，无意中得知患者最近偶尔会有偏头痛，正在服用治疗癫痫与神经性疼痛的药物卡马西平。李红马上意识到，卡马西平属于肝药酶诱导剂，会诱导尼罗替尼在人体内加快代谢，有可能导致治疗失败。经过李红深入浅出的解释，患者家属很快认识到问题所在，去医院将患者用药情况与医生沟通后，医生将卡马西平改成了布洛芬。

【任务要求】

鲍某，执业药师，在零售药店工作近 20 年，新入职某 DTP 药房，从事处方审核和调剂工作。今遇某男性非小细胞肺癌患者家属，持处方前来购买盐酸安罗替尼胶囊，该如何提供专业药学服务？

一、DTP药房

1. DTP药房的概念与特点

DTP，是英文Direct to Patient的缩写，中文译为"直接面向患者"。DTP药房是直接面向患者提供更有价值的专业服务的药房。患者在医院开具处方后，药房根据处方调配药品，以患者或患者家属指定的时间和地点送药上门，患者也可以凭处方到药房购药。药房工作人员关心和追踪患者的用药进展，提供用药咨询等专业服务。

与传统出售非处方药为主的普通药房不同，DTP药房主要是销售高价值新特药或对储存要求比较高的药，如抗肿瘤药、抗丙型肝炎药、治疗罕见病药、生物制品等。同时，配备执业药师提供专业用药指导及服务。DTP药房是零售药店的高端模式，其差异主要体现在药品品种、客户以及服务上。其特点如下。

（1）具有更高端的药物品类 传统药房经营的药物品类大部分为非处方药和一些"三高"慢病用处方药，DTP药房提供的多为高价值新特药。从价格对比上看二者差别很大，传统药房中一些比较名贵的中药材才能卖到上千元，但这种高价值药品在DTP药房却很常见，如用于治疗化疗呕吐的奈妥匹坦帕洛诺司琼胶囊一粒药售价达七百多元，用于黑色素瘤的生物制剂帕博利珠单抗注射液一剂价格接近一万八千元，有一些肺癌用的生物制剂价格更高。

（2）提供更专业的药学服务 传统药房一般仅提供简单的用药咨询服务，以及一些血压、血糖监测服务。DTP药房提供的专业药学服务包括处方审核、特殊用药指导、24小时用药咨询、健康档案建立、用药跟踪管理、协助医保报销、申请慈善援助项目等内容，覆盖患者的整个用药周期和治疗周期。常见专业接待场景如图8-2-1所示。

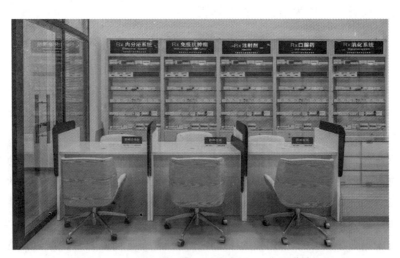

图8-2-1 专业接待场景（图片来源：《中国药店》）

同时，DTP药房能够为特殊药品如单抗注射液提供冷链仓储，为患者提供送药上门服务，满足特殊药品的冷链配送需求，如图8-2-2所示。药物配送能力也是影响DTP药房发展的重要因素。

（3）拥有更精简的运转模式 DTP药房模式如图8-2-3所示，能绕过商业代理、政府药品招标采购等环节，直接向药品生产企业采购药品，使药品流通链条更为精简。传统药房相当一部分慢病用药会受到政府药品招标采购环节的影响。

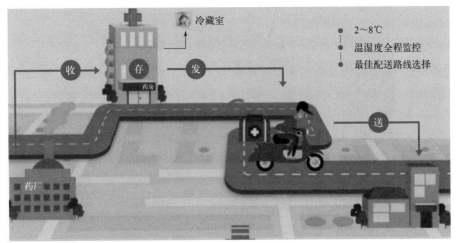

图 8-2-2　冷链运输（图片来源：《中国药店》）

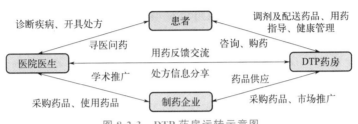

图 8-2-3　DTP 药房运转示意图

2. DTP 药房的药学服务规范

根据中国医药商业协会 2021 年对 229 家标准达标 DTP 药房的调查统计，DTP 药房店均员工人数 15.2 人，其中药学技术人员店均 7.8 人，远高于传统零售药房。达标的 DTP 药房均具有药学服务信息系统和处方管理系统，能利用信息化技术开展药学服务；建立了药品储运、销售等管理制度，通过标准化管理，保证了药品尤其是冷链药品的质量安全；建立了年培训制度，通过培训，药学技术人员能力水平有明显提升，能运用所学知识为患者开展初级的药物治疗管理，提升了药学服务能力和水平。

具体来讲，达标的 DTP 药房应符合以下要求。

（1）人员与培训方面　要求药房配备与规模相当的药学技术人员，执业药师应具有药学或相关专业大学专科以上学历；药学技术人员应经过岗位专业培训并考核成功后上岗；执业药师负责审核药品处方，对药品调配过程进行专业指导。相关人员应当具有应用药学工具（软件）解决患者用药相关问题的能力，了解国内外在重大疾病药物治疗方面的最新进展。

（2）经营服务环境方面　要求 DTP 药房或普通药房特殊疾病药品经营区域相对独立，并具备明显标识；设立特殊疾病药品药学服务咨询区；承担援助药品项目的应设立相对独立的领用药品和资料审核评估的服务区域，慈善赠药服务区域环境如图 8-2-4 所示。

（3）信息系统管理方面　要求药房配备与经营服务相适应的计算机和网络系统；应具有包括药品信息管理功能和患者信息管理功能的药学服务信息系统，服务过程有记录、可追溯；药品信息管理应包括药品基本信息管理、药品信息查询、药物相互作用查询等，患者信息管理功能应包括患者相关信息、疾病相关信息等，且具有保护患者隐私的措施；药品质量管理系统和医疗保险信息系统应当分别符合《药品经营质量管理规范》和医疗保障管理部门的要求。

（4）冷链药品管理方面　要求药房具有与经营冷链药品规模相适应的储存、配送设施设备，能实现陈列环境温度和储存环境温湿度实时有效监测和调控；并建立完善的冷链药品质量管理体系，冷链管理全过程有记录、可追溯。

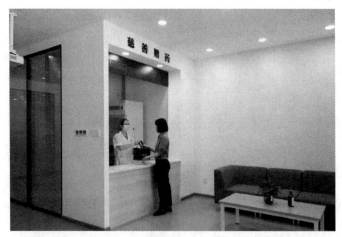

图 8-2-4 慈善赠药服务区域（图片来源：《中国药店》）

  （5）药学服务管理方面 要求药房执业药师或药师应当为特殊疾病患者提供用药咨询与专业用药指导服务，咨询和答复内容应做记录并保存；执业药师或药师应能结合临床治疗方案，为特殊疾病患者提供药物治疗管理服务。同时，积极开展特殊疾病药品使用和健康管理的科普教育，帮助患者正确使用药品，提升生命质量。

  此外，还要求DTP药房开展药物警戒工作，建立用药监测制度，对药物使用的安全性和有效性进行监测、分析、评估。

  DTP药房是否达标，可参照表8-2-1进行检查评价。

表 8-2-1　DTP药房达标检查项目及标准

规范项目		编号	达标检查标准
诚信建设	诚信建设	—	药品经营企业应当坚持诚实守信，禁止任何虚假、欺骗行为
人员与培训（95分）	人员数量 人员资质（14分）	1.1	药学技术人员不少于6名，其中执业药师不少于2名
		1.2	执业药师应具有药学或药学相关专业大学专科及以上学历，至少一名执业药师必须是药学专业
	人员培训（72分）	1.3	药学技术人员应当掌握特殊疾病药品知识以及相对应的疾病知识和服务技能
		1.4	企业应制订培训计划并建立培训档案。培训内容应包括特殊疾病及药品基本理论、基本知识和基本技能，以及岗位服务操作规范、常规急救基础知识、冷链药品管理知识等
		1.5	药学技术人员参加涉及特殊疾病知识和特殊疾病药品知识以及服务技能的培训，每年不少于30课时
		1.6	执业药师与药师应经过药物治疗管理相关知识培训并考核合格
		1.7	药学技术人员应当经过特殊疾病药品岗位专业培训并考核合格后上岗
	人员能力（9分）	1.8	药学技术人员应当具有应用药学工具（软件）解决患者用药相关问题的能力
		1.9	执业药师和药师应当具有国内外文献的检索能力，能够了解国内外在重大疾病药物治疗方面的最新进展

规范项目		编号	达标检查标准
经营服务环境（55分）	经营要求	2.1	有生物制品经营范围,经营特殊疾病药品一年以上
	区域要求(40分)	2.2	经营面积与经营规模相适应
		2.3	设立相对独立(专区或专柜)的特殊疾病药品经营区域,并设置明显标志
		2.4	设立相对隔离的能保护患者隐私的特殊疾病药品药学服务咨询区域
		2.5	开展援助项目服务,并设立相对独立的用于患者领用援助药品和进行相关资料审核评估的援助药品服务区域
		2.6	设立能够开展患者教育以及为患者提供休息的区域
	服务公示(8分)	2.7	在醒目位置公示相关服务内容,如用药咨询电话、药学服务项目、药学技术人员岗位服务公示牌、医保和商保报销规定等
	设施配备(7分)	2.8	患者教育和患者休息区域应配备相应设施
		2.9	配备供患者阅览的科普书刊、健康宣教资料或科普专栏等
信息系统管理（35分）	系统保障(2分)	3.1	配备与经营服务相适应的计算机和网络系统,能够满足特殊疾病药品和服务质量的管理要求
	药学服务信息系统(23分)	3.2	药学服务信息系统应具有包括药品信息管理功能和患者信息管理功能。应具有保护患者隐私的措施,记录可追溯
	电子处方管理系统(10分)	3.3	电子处方管理系统至少具有以下功能:登录管理,调剂(处方录入、审核、调配)过程记录,处方保存和查询,权限控制管理等
冷链药品管理（60分）	追溯管理(5分)	4.1	冷链管理全过程有记录、可追溯
	设施设备(29分)	4.2	具有与经营冷链药品规模相适应的储存、配送设施设备,能实现陈列环境温度和储存环境温湿度实时有效监测和调控
		4.3	冷链相关设施设备及监测系统符合冷链验证标准和验证操作规程,并能正常运行,验证报告按规定存档
	管理能力(26分)	4.4	冷链药品收货、验收、储存、养护、销售、售后管理规范,操作人员熟悉操作步骤,以及相应问题的处理
		4.5	冷链药品包装与发运符合制度与操作规程要求,具有冷链药品配送服务的能力
药学服务管理（100分）	处方调剂(10分)	5.1	执业药师审核特殊疾病药品处方,并对处方调配的全过程进行专业指导
	咨询与指导(23分)	5.2	对患者进行用药咨询与指导时,应对患者生活习惯(饮食、烟酒、运动)、疾病情况(现病史、既往史)、用药情况(既往用药经历、过敏史、目前正在使用的所有药物)等进行询问,应特别关注老年、儿童、肝肾功能损害、多病共存人群的用药情况,综合判断给予客观的指导意见,应对首次购药、用药复杂或记忆有困难的患者提供用药指导单。分析整理咨询内容并分享
	药物治疗管理(42分)	5.3	执业药师和药师应能结合临床治疗方案,为特殊疾病患者提供药物治疗管理服务。为特殊疾病患者建立药历,持续跟踪患者的用药情况,发现、解决和预防患者药物治疗相关问题。药历记录内容应包含特病患者基本信息、疾病情况、使用的药物、用药效果评估、用药指导、健康指导以及随访情况等
	患者教育(16分)	5.4	开展特殊疾病药品使用和健康管理的科普教育
	药学服务工具(9分)	5.5	配备供药学技术人员使用的及时更新的专业书籍或参考资料,配备必要的专业服务设备
药物警戒管理（15分）	药物警戒(9分)	6.1	开展药物警戒工作,建立用药监测制度,对药物使用的安全性和有效性进行监测、分析、评估
	药品不良反应报告(6分)	6.2	有专人负责药品不良反应、用药错误和药物损害事件监测报告工作,发现药品不良反应、用药错误和药品损害事件后进行分析和评估,做好相应记录,按规定程序上报,需要召回的,应当及时召回
制度建设(40分)		7.1	人员配备与岗位职责的规定
		7.2	人员培训管理制度
		7.3	特殊疾病药品经营环境管理与设施设备配置制度

规范项目	编号	达标检查标准
制度建设（40分）	7.4	冷链药品相关管理制度与标准操作规程：收货及验收管理；储存管理；零售包装、发运；设施设备验证管理
	7.5	处方调剂制度与标准操作规程
	7.6	药学服务制度与标准操作规程
	7.7	特殊药品配送服务制度与标准操作规程
	7.8	药物警戒管理制度
	7.9	援助药品领用与管理制度（承担开展援助药品项目的）
	7.10	突发事件处理制度与应急预案

> **知识拓展**
>
> **发展中的 DTP 药房**
>
> 　　自 2015 年 DTP 药房的概念开始盛行以来，DTP 药房的市场规模就开始快速扩张，2019 年 DTP 的市场规模已较 2015 年实现翻倍。从增长率的角度来看，DTP 药房 6 年的复合年均增长率达到了 15%，而零售渠道（含线上药房）仅为 10%。由此可见，无论从政策还是市场的角度，DTP 药房都是备受关注和青睐的。另外，虽然 DTP 药房目前的规模仅刚突破百亿，也仅占零售渠道的不足 10%，但随着处方外流的效应逐步显现，DTP 药房市场规模将迎来爆发期。

二、双远程服务

　　按照《处方药与非处方药分类管理办法》《药品经营质量管理规范》等文件规定，执业药师不在岗的情况下，购药人将无法从药店购买到处方药。由于药品零售行业发展迅猛，执业药师资源较为紧缺，部分药店无法落实执业药师的驻店服务。同时，由于大部分医疗机构与药店未建立信息互联互通，无法实现处方流转，购药人需要先到医院就诊获取处方后再到药店购药，过程烦琐。为了达到快速销售处方药的目的，药店在利益驱使下存在不凭处方直接销售处方药的违法违规行为。

　　2015 年，习近平总书记在中央政治局会议上指出："用最严谨的标准、最严格的监管、最严厉的处罚、最严肃的问责，加快建立科学完善的食品药品安全治理体系。"药品监管部门对处方药的监管措施更加严格，在处置处方药违法行为时常以顶格处罚或直接以"情节严重"处罚。面对公众方便快捷、安全高效购买处方药的现实需求，矛盾交织下急需寻求破解之法。

　　2018 年国务院提出发展"互联网＋"医疗服务，允许依托医疗机构发展互联网医院，为互联网时代下医疗机构线上线下融合式发展提供了机遇。同年，国家卫生健康委员会和国家中医药管理局联合印发意见，提出规范电子处方，为传统药学服务模式的转型发展提供了机遇。

　　为了弥补药品监管力量不足，减少违法违规行为带来的药品安全风险，一些城市在实体零售药店全面推进"远程电子处方"和"远程审方"政策，简称"双远程"服务。该政策允许网络问诊平台把系统终端投入零售药店，使常见病、慢性病患者在药店直接进行线上诊疗，由线上医生开具电子处方，再经执业药师线上处方审核、合理用药指导，最终完成购药。

　　"双远程"政策辅助性地解决了无处方或未审方销售处方药的违法问题，又解决了执业药师资源紧缺带来的药学服务力量薄弱问题。对于购药人，享受到了专业、快捷且不需要花费医疗费用的药学服务，确保合理用药。对于药品监管部门，既规范了处方药销售秩序，又有效提升了药品零售环节药品安全质量。

【任务实施】

　　针对任务要求，按下述步骤实施。

收集信息	评估信息	处方调配	实施过程	跟踪反馈
顾客基本信息 疾病信息 药物信息 用药习惯 处方信息	处方合法性审核 处方适宜性审核 药物治疗作用 药物不良反应 用药注意事项	按照处方取药 进行"四查十对" 药品复核 处方签字 收费发药	热情服务 处方调配 用药指导 联合用药 健康教育	用药情况 疾病恢复情况 强化教育 反思建档

收集信息	1. 陈某,男,62岁,某国有企业退休人员,患有非小细胞肺癌。 2. 医生开具处方,患者家属凭处方到 DTP 药房购买药品,主要药品有盐酸安罗替尼胶囊。 3. 询问患者合并用药情况时,患者家属表示不理解,不愿意配合。经解释询问目的及患者的获益情况后,家属表示了支持。经过沟通,药师了解到该患者既往有慢性胃炎、胃酸多的症状,一般会习惯性使用奥美拉唑治疗。经核实,患者仍在服用该药。
评估信息	1. 处方合法性、规范性审核:处方书写是否符合基本要求,药物名称、缩写词是否规范等。 2. 用药适宜性审核:(1)处方用药与临床诊断的相符性;(2)剂量、用法和疗程的正确性;(3)选用剂型与给药途径的合理性;(4)是否有潜在临床意义的药物相互作用和配伍禁忌;(5)其他用药不适宜情况等。 3. 反馈处方审核结果:合用的奥美拉唑属于肝药酶诱导剂,可能加速安罗替尼的代谢,减低安罗替尼的血药浓度,建议患者联系医生更换胃药。
处方调配	1. 仔细阅读处方,按处方药品顺序逐一调配。 2. 按照"四查十对"要求,核对盐酸安罗替尼胶囊药品名称、剂型、规格、数量等。 3. 调配人员在处方调配处签字,以表示处方调配完成,避免发生差错。 4. 复核药品,仔细向患者交代药物的用法、用量、不良反应、药品有效期等。 5. 收费、发药。
实施过程	药师:先生,您好! 您需要购买什么药品? 患者家属:我爸的安罗替尼胶囊快吃完了,这是医生给我新开的处方。 药师:好的,我看看。您先请坐,喝杯温水。 患者家属:好的,谢谢。 药师:陈先生,您好! 盐酸安罗替尼胶囊是一款很好的非小细胞癌治疗药,这次医生开的是 4 盒,一个半月的用量。您父亲最近还有在吃其他药物吗? 患者家属:我爸吃安罗替尼效果挺好的,快一年没复发了,医生说不用加其他药物。 药师:陈先生,您误会了,我不是说要合用抗癌药,是想问问患者最近有没有因为其他不舒服吃了别的药,怕合用了能降低安罗替尼疗效的药物,导致不好的后果。 患者家属:前两天我爸胃部有点不舒服,医生说是慢性胃炎,给开了奥美拉唑肠溶胶囊,还在吃呢,这个药跟安罗替尼可以一起吃吗? 药师:还好问了您,奥美拉唑是一种典型的肝药酶诱导剂,会诱导肝脏中的代谢酶加速相关药物的代谢,就是说会更快地降低安罗替尼服用后的血药浓度,可能会导致药物浓度过低而治疗失败,一般不建议合用。您看是否方便咨询下医生改用其他治疗慢性胃炎的药物,如一些中和胃酸的药物? 患者家属:这样啊,那我回去问问医生,看能不能这样替换,太谢谢您了。 药师:好的,不用客气,那我今天先给您拿 4 盒盐酸安罗替尼胶囊,用法用量贴在药盒上了,请提醒老人家按时服用。 患者家属:好的,谢谢!
跟踪反馈	1. 电话跟踪用药效果,并询问奥美拉唑肠溶胶囊是否已替换为其他药物,盐酸安罗替尼胶囊是否有药物不良反应,并提醒饮食注意事项。 2. 记录患者反馈档案。

【任务评价】

项目	内容	分值	评分要求	评分
收集信息	顾客信息; 处方信息	10 分	顾客信息齐全(5分); 用药信息全面、详实(5分)	
评估信息	处方合法性审核; 处方适宜性审核; 确认审核结果	30 分	合法性审核(10分); 适宜性审核共(20分), 其中药品和诊断是否一致5分,药品名称、剂型、规格5分,药品用法用量5分,药物相互作用5分); 正确反馈审核结果(5分)	

项目	内容	分值	评分要求	评分
处方调配	做到"四查十对"； 查看药品有效期； 检查药品质量； 药品数量正确； 药品复核、签字、收费、发药	20分	调剂时做到"四查十对"(5分)； 检查药品有效期、药品质量(5分)； 调剂完检查药品数量、规格等与处方一致(5分)； 调配完毕后复核、签字、收费、发药(5分)	
实施过程	热情服务； 处方调配； 用药指导； 健康教育	25分	语言通俗易懂(5分)； 服务热情(5分)； 沟通顺畅(5分)； 专业知识扎实，用药指导合理(10分)	
跟踪反馈	用药情况； 疾病情况； 强化教育； 反思建档	15分	及时咨询患者用药情况(5分)； 强化饮食、生活教育(5分)； 记录患者反馈档案(5分)	

【任务训练】

一、知识检测

（一）单选题

1. 直接面向患者的药房简称（   ）。

A. DTP 药房   B. OTP 药房   C. OTC 药房   D. GSP 药房   E. ATP 药房

2. 零售药店双远程服务是指（   ）。

A. 远程电子处方和远程审方   B. 远程电子处方和远程购药

C. 远程购药和远程审方   D. 远程监管和远程电子处方

E. 远程监管和远程审方

（二）多选题

1. DTP 药房与传统普通药房的区别包括（   ）。

A. 具有更高端的药物品类   B. 提供更专业的药学服务

C. 拥有更精简的运转模式   D. 店均员工人数更高

E. 工作人员平均年龄更低

2. 规范的 DTP 药房应具有（   ）。

A. 药学服务信息系统   B. 处方管理系统   C. 管理制度

D. 员工均具有执业药师资格   E. 冷链设施设备

二、能力训练任务

请您写出 DTP 药房达标检查的要点。

【任务拓展】

远程电子处方和远程审方还存在哪些问题？

M8-2-1　PPT   M8-2-2　答案解析   M8-2-3　视频-1   M8-2-4　视频-2

参 考 文 献

[1] 国家药品监督管理局执业药师资格认证中心．药学综合知识与技能［M］.8 版．北京：中国医药科技出版社，2022.

[2] 蒋红艳，向敏，范高福．药学服务［M］.北京：高等教育出版社，2020.

[3] 吴新荣，杨敏．药师处方审核培训教材［M］.北京：中国医药科技出版社，2019.

[4] 王卫平，孙锟，常立文，等．儿科学［M］.北京：人民卫生出版社，2018.

[5] 徐虹，孙锟，李智平，等．临床药物治疗学-儿科疾病［M］.北京：人民卫生出版社，2016.

[6] 李凌江，马辛．中国抑郁障碍防治指南［M］.北京：人民卫生出版社，2015.

[7] 邓梓辛，徐传新．一则利用药师服务患者流程进行门诊用药咨询实例［J］.中国医院药学杂志，2021，41（20）：2142-2145.

[8] 中国医院协会药事专业委员会编写组．医疗机构药学服务规范［J］.医药导报，2019，38（12）：1535-1556.

[9] 李维筠．1 例代谢综合征患者出院用药教育的实施和体会［J］.中国医药指南，2011，9（03）：176.

[10] 罗利雄，汪延安，卢童．某院用药指导单的设计与效果［J］.医药导报，2019，38（06）：826-828.

[11] 李倚娴．调剂药师开展出院带药用药教育实践与体会［J］.临床合理用药杂志，2021，14（04）：135-136.

[12] 林江涛．普通感冒规范诊治的专家共识［J］.中华内科杂志，2012（04）：330-333.

[13] 宋元林．特殊人群普通感冒规范用药的专家共识［J］.国际呼吸杂志，2015，35（01）：1-5.

[14] 卫生部流行性感冒诊断与治疗指南编撰专家组，钟南山．流行性感冒诊断与治疗指南（2011 年版）［J］.中华结核和呼吸杂志，2011（10）：725-734.

[15] 陆权，安淑华，艾涛，等．中国儿童普通感冒规范诊治专家共识（2013 年）［J］.中国实用儿科杂志，2013，28（09）：680-686.

[16] 邹多武．中国功能性消化不良专家共识意见（2015 年）解读：定义和流行病学［J］.中华消化杂志，2016，36（04）：231-232.

[17] 吴捷，王雪峰．儿童功能性消化不良中西医结合诊治专家共识［J］.中国实用儿科杂志，2022，37（01）：7-11.

[18] 中华预防医学会微生态学分会．中国微生态调节剂临床应用专家共识（2020 版）［J］.中华临床感染病杂志，2020，13（04）：241-256.

[19] 缪晓辉，冉陆，张文宏，等．成人急性感染性腹泻诊疗专家共识［J］.中华传染病杂志，2013，31（12）：705-714.

[20] 中华医学会，中华医学会杂志社，中华医学会消化病学分会，等．慢性腹泻基层诊疗指南（2019 年）［J］.中华全科医师杂志，2020，19（11）：973 982.

[21] 中华医学会消化病学分会胃肠功能性疾病协作组，中华医学会消化病学分会胃肠动力学组．2020 年中国肠易激综合征专家共识意见［J］.中华消化杂志，2020，40（12）：803-818.

[22] 中华医学会，中华医学会杂志社，中华医学会消化病学分会，等．慢性便秘基层诊疗指南（2019 年）［J］.中华全科医师杂志，2020，19（12）：1100-1107.

[23] 中国便秘联谊会，中国医师协会肛肠分会，中国民族医药学会肛肠分会，等.2017 版便秘的分度与临床策略专家共识［J］.中华胃肠外科杂志，2018，21（03）：345-346.

[24] 李晔，王宝，于普林，等．老年人功能性便秘中西医结合诊疗专家共识（2019）［J］.中华老年医学杂志，2019，38（12）：1322-1328.

[25] 中华医学会．高血压基层诊疗指南（实践版·2019）［J］.中华全科医师杂志，2019（08）：723-731.

[26] 郭艺芳，杨宁．强化血压控制中国专家建议［J］.中华高血压杂志，2022，30（02）：113-117.

[27] 中国老年保健医学研究会老年内分泌与代谢病分会，中国毒理协会临床毒理专业委员会．老年人多重用药安全管理专家共识［J］.中国全科医学，2018，21（29）：3533-3544.

[28] 中华医学会呼吸病学分会慢性阻塞性肺疾病学组，中国医师协会呼吸医师分会慢性阻塞性肺疾病工作委员会．慢性阻塞性肺疾病诊治指南（2021 年修订版）［J］.中华结核和呼吸杂志，2021，44（03）：170-205.

[29] 《中成药治疗优势病种临床应用指南》标准化项目组．中成药治疗慢性阻塞性肺疾病临床应用指南（2021 年）［J］.中国中西医结合杂志，2022，42（08）：901-914.

[30] 孙陆童．史密斯模型视角下济南市零售药店“双远程”政策执行问题及对策研究［D］.济南：山东大学，2021.

[31] 中国神经科学学会精神病学基础与临床分会抑郁障碍研究联盟．伴焦虑痛苦特征抑郁症的临床诊治专家共识［J］.精神医学杂志，2021，34（1）：74-78.

[32] 中华医学会妇产科学分会产科学组．围产期抑郁症筛查与诊治专家共识［J］.中华妇产科杂志，2021，56（8）：521-527.

[33] 中华医学会，中华医学会杂志社，中华医学会全科医学分会，等．抑郁症基层诊疗指南（2021 年）［J］.中华全科医师杂志，2021，20（12）：1249-1260.

[34] 中国中西医结合学会神经科专业委员会．抑郁症中西医结合诊疗专家共识［J］.中国中西医结合杂志，2020，40（2）：141-148.

[35] 尿路感染诊断与治疗中国专家共识编写组．尿路感染诊断与治疗中国专家共识（2015 版）——复杂性尿路感染［J］.中华泌尿外科杂志，2015，36（4）：241-244.

[36] 尿路感染诊断与治疗中国专家共识编写组．尿路感染诊断与治疗中国专家共识（2015 版）——尿路感染抗菌药物选择策略及特殊类

型尿路感染的治疗建议［J］.中华泌尿外科杂志，2015，36（4）：245-248.

［37］ 中国女医师协会肾脏病与血液净化专委会.中国女性尿路感染诊疗专家共识［J］.中华医学杂志，2017，97（36）：2827-2832.

［38］ 中华医学会内分泌学分会.中国高尿酸血症与痛风诊疗指南（2019）［J］.中华内分泌代谢杂志，2020（01）：1-13.

［39］ 中华医学会内分泌学分会.高尿酸血症和痛风治疗的中国专家共识［J］.中华内分泌代谢杂志，2013，29（11）：913-920.

［40］ 中国营养学会"缺铁性贫血营养防治专家共识"工作组.缺铁性贫血营养防治专家共识［J］.营养学报，2019，41（05）：417-426.

［41］ 中华医学会围产医学分会.妊娠期铁缺乏和缺铁性贫血诊治指南［J］.中华围产医学杂志，2014，17（07）：451-454.

［42］ 《抗菌药物临床应用指导原则》修订工作组.抗菌药物临床应用指导原则［M］.北京：人民卫生出版社，2021.

［43］ 中华耳鼻咽喉头颈外科杂志编辑委员会鼻科组，中华医学会耳鼻咽喉头颈外科学分会鼻科学组.中国变应性鼻炎诊断和治疗指南（2022年，修订版）［J］.中华耳鼻咽喉头颈外科杂志，2022，57（02）：106-129.

［44］ 中华医学会.血脂异常基层诊疗指南（实践版·2019）［J］.中华全科医师杂志，2019（05）：417-421.

［45］ 中华人民共和国卫生部.处方管理办法［S］.中华人民共和国卫生部令第53号，2007.

［46］ 国家卫生健康委员会办公厅，国家中医药管理局办公室，中央军委后勤保障部办公厅.关于印发医疗机构处方审核规范的通知［J］.中华人民共和国国家卫生健康委员会公报，2018（07）：35-38.